慢性病居家护理系列

肿瘤疾病居家护理手册

曹　洋　主审

周丽群　吴胜菊　主编

中山大学出版社
SUN YAT-SEN UNIVERSITY PRESS

·广州·

版权所有　翻印必究

图书在版编目（CIP）数据

肿瘤疾病居家护理手册/周丽群，吴胜菊主编 . —— 广州：中山大学出版社，2024. 11
（慢性病居家护理系列）
ISBN 978 - 7 - 306 - 08108 - 7

Ⅰ. ①肿… Ⅱ. ①周… ②吴… Ⅲ. ①肿瘤—护理—手册 Ⅳ. ①R473. 73 - 62

中国国家版本馆 CIP 数据核字（2024）第 103889 号

出 版 人：王天琪
策划编辑：鲁佳慧
责任编辑：罗永梅
封面设计：曾　婷
责任校对：梁嘉璐
责任技编：靳晓虹
出版发行：中山大学出版社
电　　话：编辑部 020 - 84111996，84113349，84111997，84110779
　　　　　发行部 020 - 84111998，84111981，84111160
地　　址：广州市新港西路 135 号
邮　　编：510275　传　　真：020 - 84036565
网　　址：http://www.zsup.com.cn　E-mail：zdcbs@mail.sysu.edu.cn
印 刷 者：广东虎彩云印刷有限公司
规　　格：787mm×1092mm　1/16　27.75 印张　700 千字
版次印次：2024 年 11 月第 1 版　2024 年 11 月第 1 次印刷
定　　价：118.00 元

如发现本书因印装质量影响阅读，请与出版社发行部联系调换

本书编委会

主　审：曹　洋
主　编：周丽群　吴胜菊
副主编：李　玲　肖文莉　张建东　魏　霞
编　委（按姓氏笔画排序）：

叶美霞　田　霞　朱向定　陈应平

林　霞　林彩频　欧阳颖　周晓君

周瑞生　周碧玉　胡　丹　钟宝珠

钟倩怡　侯模丽　凌云巧　黄丽至

黄咏琪　曹艳雯　梁丽枝　臧立娜

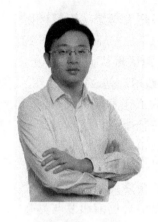

曹洋 主任医师，医学博士，博士研究生导师，博士后合作导师。广州中医药大学第一附属医院肿瘤中心党总支书记、肿瘤中心主任、第一临床医学院肿瘤学系主任。

世界中医药学会联合会肿瘤姑息治疗研究专业委员会副会长、世界中医药学会联合会肿瘤经方治疗研究专业委员会副会长、中国抗癌协会中西结合胆道肿瘤专业委员会副主任委员、中国民族医药学会肿瘤分会副会长、中国老年学和老年医学学会肝癌临床康复专家委员会副主任委员、中华中医药学会肿瘤创新共同体副主席、中国中医药信息学会肿瘤康复分会副会长、中国中医药信息学会理事、中华中医药学会肿瘤分会第七届常务理事、广东省中西医结合学会肿瘤心理学专业委员会第二届委员会主任委员、广东省临床医学学会临床心身医学和心理治疗专业委员会第一届副主任委员、广东省精准医学应用学会头颈肿瘤分会第二届副主任委员、广东省医师协会肿瘤重症专业委员会副主任委员、广东省基层医药学会肿瘤多学科综合诊治专业委员会第二届常务副主任委员、广东省医学教育协会肺肿瘤中西医康复治疗专业委员会第一届副主任委员、广东省中西医结合学会第九次全省会员代表大会第九届理事会理事等。

主持科研课题21项（包括国家自然科学基金项目3项、省部级科研项目7项）。以第一作者及通讯作者发表学术论文（包括SCI论文）100余篇。编写论著10部。

先后获评首届全国"白求恩式好医生"提名奖、国家中医药创新骨干人才、广州中西医协同临床重大创新技术首席专家、广东省教育系统优秀共产党员、广东省高校千百十培养对象、第二届"羊城好医生"、广东省杰出青年医学人才、广州中医药大学第一附属医院首届杰出中青年医学人才、广州中医药大学优秀共产党员。

擅长中西医结合治疗肺癌、结直肠癌、肝癌、鼻咽癌、胃癌、食管癌、卵巢癌、宫颈癌、恶性淋巴瘤等恶性肿瘤。

· 主 编 简 介 ·

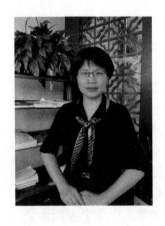

周丽群 副主任护师，广州中医药大学第一附属医院肿瘤中心科护士长。从事肿瘤专科护理及护理管理工作20余年。赴港肿瘤专科护士及粤港澳大湾区再认证专科护士。广东省护理学会4个专科护士临床实践培训基地负责人，广东省护士协会肿瘤专科名医护士团队工作室负责人，广东省护理学会肿瘤护理专业委员会副主任委员，广东省护士协会中西医融合肿瘤护理分会副会长，广东中医药研究促进会肿瘤护理分会副主任委员，广州抗癌协会肿瘤护理专业委员会常务委员，广东省中医药学会疼痛特色护理与管理专业委员会常务委员，广东省抗癌协会癌症康复与姑息治疗专业委员会护理学组组员。主持厅局级课题1项、院级课题1项，参与省部级课题多项，在核心期刊发表护理论文多篇，获批实用新型专利1项，参与实用新型专利2项、发明专利1项。获省级中医护理创新技术大赛二等奖，岭南百佳优秀护士"十佳独门绝活"奖。主要研究方向为肿瘤护理、静脉治疗专科护理及护理管理。

吴胜菊 主任护师，广州中医药大学第一附属医院白云医院护理部主任。曾任广州中医药大学第一附属医院乳腺科、心胸外科、皮肤科、肛肠科、综合科等病区护士长及肿瘤中心科护士长。从事临床护理及护理管理工作30年，广东省卫生健康委员会第一批科普专家库成员，广东省护士协会静脉治疗专科名医护士团队工作室负责人，广东省首届静脉治疗专科护士及粤港澳大湾区再认证专科护士，广东中医药研究促进会肿瘤护理分会主任委员，广东省护理学会静脉治疗护理专业委员会副主任委员；广东省护士协会人文关怀护理分会副会长。主持省部级及厅局级课题5项，主编护理专著2部，作为副主编参编技能教材1部，在核心期刊发表护理论文多篇。主要研究方向为静脉治疗专科、肿瘤护理、慢病居家护理及护理管理。

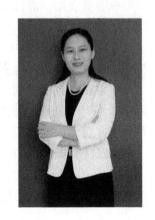

·序·

年初，丽群向我传达了一个令人欣喜的消息，她与吴胜菊主任所主编的《肿瘤疾病居家护理手册》即将付梓出版，并恳请我为之作序。对此，我深感荣幸并予以诚挚的祝贺。然而，由于事务繁忙，此事一度搁置。直至昨夜，看见该书精美的封面，方忆起此序之责。

丽群是 2010 年赴港肿瘤专科护士，当时我有幸担任其班主任，见证了她的求学之路。她所在的班级人才辈出，俱是肿瘤护理领域的璀璨新星，经过十四余载的磨砺与成长，如今多数已成为省内肿瘤护理界的佼佼者。

肿瘤疾病居家护理的重要性不言而喻。患者在医院接受治疗后，往往需要在家中度过漫长的康复期。在此过程中，家属的陪伴与护理显得尤为重要。然而，鉴于肿瘤疾病的复杂性与专业性，许多家属在居家护理过程中难免会遇到诸多困惑与挑战。因此，本手册的编纂具有极高的实用价值。除了为临床护士、为肿瘤患者提供切实可行的居家健康教育知识，同时也可以帮助患者家属更好地了解肿瘤疾病的相关知识，掌握居家护理的基本技能，为患者提供更为专业、细致的照顾。

本书着重关注肿瘤患者居家期间的护理需求，全方位为患者及其照顾者和相关的医护人员提供居家护理知识和技能指导，助力其掌握居家常见症状的相关知识和处理程序，从而提高肿瘤患者的居家护理质量，降低患者再住院率、病死率、不适症状的出现频次及减少医疗费用等，达到改善患者居家生活质量、减轻照顾者照护负担的目的。

本书内容丰富，分为上、下两编。上编为肿瘤疾病居家护理总论，包括十三章，涵盖了肿瘤患者居家护理的特点、肿瘤疾病的基本知识、肿瘤患者常见症状管理、肿瘤患者居家常见急症的防治与处理、居家中医特色护理技术，以及居家安宁疗护与人文关怀等方面。下编则对常见肿瘤疾病的居家护理进行了详细的阐述，共十七章，从病因、临床表现、治疗配合、常规护理及居家护理等多个角度进行了深入的剖析。

我衷心希望，《肿瘤疾病居家护理手册》能够成为广大患者及其家属在居家护理过程中的得力助手，帮助他们更好地应对肿瘤疾病带来的挑战。同时，我也期待这本手册能够为临床护士提供有益的参考，促进肿瘤居家护理水平的提升，为患者的康复之路增添更多的温暖与希望。

因此，我向读者，向需要了解肿瘤疾病居家护理知识的读者们，隆重推荐此书！

2024 年 5 月 14 日

· 前 言 ·

　　肿瘤分为良性肿瘤及恶性肿瘤，恶性肿瘤又称为癌症。国家癌症中心定期发布的中国恶性肿瘤疾病负担情况报告，帮助广大医务工作者全面了解中国癌症的现状，也使医务工作者深刻意识到癌症防控的紧迫性。

　　随着科技进步，全球在肿瘤诊断和治疗方面取得了突破性进展，精准医疗、免疫治疗等新技术的应用，进一步延长了肿瘤患者的生存期。国医大师周岱翰早在1997年所著的《肿瘤治验集要》一书中便提出"带瘤生存"的概念。世界卫生组织也于2006年将肿瘤论述为可控性疾病，全球对肿瘤的认识从"绝症"到"可根治"，从"可控性疾病"到"慢性病"，肿瘤是一种慢性病的观念逐渐被人们接受。"有时是治愈，常常是帮助，总是去安慰"，大部分肿瘤患者仅须定期住院进行相关治疗，更多时间是在家里接受调养照护。为切实提升肿瘤患者及其家属的居家护理知识，进一步推进健康中国行动和肿瘤防治行动方案的实施，我们汇聚多家三甲医院具有丰富临床经验的肿瘤护理骨干共同编写此书，供广大医护人员、居家肿瘤患者及其照护者参考。

　　本书分上、下两编。上编介绍了肿瘤疾病居家护理相关知识，主要概述了肿瘤患者居家护理的特点、肿瘤疾病的基本知识、肿瘤患者常见症状管理、肿瘤患者居家中医特色护理技术，以及肿瘤患者居家安宁疗护与人文关怀等。下编详细介绍了不同肿瘤疾病患者的居家护理，依次从病因、临床表现、治疗配合及居家护理等方面进行阐述。本书具有较强的科学性和实用性，为广大医护人员和居家肿瘤患者及其照护者提供规范指引和帮助。

　　本书的编写得到国医大师周岱翰传承工作室的大力支持，特此对周岱翰教授及其团队成员致以崇高敬意！也对所有编者们的辛勤付出致以诚挚感谢！

　　我们编写虽力求精益求精，但由于编者水平所限，难免有疏漏、不妥之处，恳求读者批评指正。

编者

2023 年 12 月 12 日

· 目 录 ·

上编　肿瘤疾病居家护理总论

下编　常见肿瘤疾病的居家护理

上编 | 肿瘤疾病居家护理总论

第一章　肿瘤疾病居家护理的特点

第一节　肿瘤疾病居家护理的程序

居家护理是指由专业人员为具有较多复杂治疗、护理和康复需求的居家患者提供疾病治疗与管理、生活护理和康复护理、心理疏导、灵性照顾、哀伤辅导，以及社会资源支持等服务，从而达到降低再住院率、降低病死率、减少医疗费用及恢复日常生活功能的目的。

居家护理程序是指导护理人员以满足患者的身心需求、恢复或增进患者的健康为目标，科学地确认患者的健康问题，凭借整体护理理念和循证辨证的方式，将患者、家庭成员与家庭环境动态系统相互作用、相互影响的因素结合起来进行分析并制订居家护理方案，从而提高对患者的居家护理水平。居家护理程序主要包括评估患者、明确患者需求、建立患者个人信息电子档案、制订护理计划并为患者提供护理服务、对患者居家护理效果进行评价并随访 5 个流程。

一、评估患者

首次进行护理评估时须做到及时、全面、准确，护理措施有的放矢，护理指导到位；亟须解决的护理问题积极解决，遇到解决不了的问题要及时向肿瘤科相关专家进行咨询后再回复患者。肿瘤患者居家护理评估内容一般包括了解一般资料、评估患者当下的情况、评估过去 1 周的情况、评估癌痛及管道固定等需求情况。

二、明确患者需求

明确肿瘤患者居家护理的需求，可帮助护理人员更好地做好护理前的准备（如相关物品及相关知识的准备）。肿瘤患者居家护理需求主要包括姑息照护需求、症状控制需求、疾病信息需求、外周中心静脉导管（peripherally inserted central venous catheter, PICC）维护需求、居家肿瘤疾病用药及居家安宁疗护等。

三、建立患者个人信息电子档案

选择专业知识扎实、经验丰富、语言沟通能力强、交流技巧娴熟的护士为肿瘤患者建立居家护理档案，准确了解肿瘤患者的基本信息和家庭背景。档案内容包括患者的疾病情况、出院情况、康复过程、相关需求评估表、用药情况、自理能力、院外随访信息等。建立患者个人信息电子档案有利于为护理人员提供精准全面的康复信息，使居家需求管理更加及时、高效。

四、制订护理计划并为患者提供护理服务

明确患者居家护理需求后，护理人员应针对患者的居家护理需求制订护理计划，如癌性疼痛的居家护理计划常包括对患者及家属进行疼痛知识及用药知识的健康教育，指导患者学会自我管理和疼痛监测的方法。居家护理和团队随访过程中，护士会对患者及家属进行相关内容的健康教育和指导。常见居家护理模式包括"互联网＋居家护理"模式、医院－社区－家庭一体化居家护理模式、多学科合作居家护理模式及以家庭为中心的居家护理模式等。

五、对患者居家护理效果进行评价并随访

居家护理服务完成后，护理人员可对服务状况进行定期与不定期评估。对于长期接受服务的患者，照顾专员须定期进行评估，根据肿瘤患者自理能力的改善情况，及时更改照护计划。随访形式主要有家庭访视、电话随访、网络随访及相关居家需求咨询热线（如疼痛随访热线、PICC 维护随访热线等），随访内容包括患者的日常健康状况、不适症状缓解程度、用药情况、药物副作用、有无并发症、生活质量及心理状况等。

第二节　肿瘤疾病居家护理的安全管理

一、化疗不良反应安全护理

由于化疗反应存在滞后性，部分患者居家期间面临很多化疗毒副反应，如恶心呕吐、骨髓抑制及皮肤反应等。肿瘤所致的机体高分解代谢状态，以及放化疗副作用所致的摄入减少和吸收障碍都会导致患者营养缺乏。

（一）恶心呕吐

肿瘤患者化疗后易出现食欲下降，恶心、呕吐，可根据患者病情变化随时调整饮食，并通过网络互动平台，为患者提供多样化的食谱，鼓励患者多进食富含维生素、优质蛋白、碳水化合物及粗纤维的食物，避免进食辛辣刺激性食物。

（二）骨髓抑制

大多数化疗药有不同程度的骨髓抑制，首先表现为中性粒细胞减少和白细胞总数减少，继而出现血小板减少、白细胞水平偏低等情况。主要危险因素包括存在营养风险、化疗前血红蛋白水平偏低、铂类化疗药物、合并两种或以上基础疾病、其他不良反应

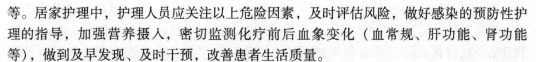

等。居家护理中，护理人员应关注以上危险因素，及时评估风险，做好感染的预防性护理的指导，加强营养摄入，密切监测化疗前后血象变化（血常规、肝功能、肾功能等），做到及早发现、及时干预，改善患者生活质量。

（1）白细胞水平偏低的护理。白细胞特别是中性粒细胞水平下降时，患者发生感染的风险增加。此时应告知患者要保持房间空气流通，加强个人卫生，严密监测体温，增加住处消毒次数，减少亲朋好友探视。当白细胞计数低于 $1 \times 10^9\ L^{-1}$ 时，患者应佩戴口罩，并进行保护性隔离。

（2）血小板水平偏低的护理。当血小板水平偏低时，应指导患者进食软食，避免大便干燥，避免剔牙、抠鼻等动作。

（三）皮肤反应

皮肤瘙痒（67.92%）、皮肤干燥（58.66%）和色素沉着（44.77%）是肿瘤患者最常见的 3 种皮肤不良反应症状。而手足部位（55.57%）、胸背部（39.45%）和头面部（38.77%）是肿瘤患者出现皮肤不良反应最常见的 3 个部位。皮肤不良反应严重影响患者的日常生活质量、干扰患者的情绪状态、加重患者的心理负担并降低患者的生活积极性。

1. 居家健康宣教

（1）鼓励患者树立战胜疾病的坚定信念。居家肿瘤患者应正确、全面地了解疾病及其治疗相关不良反应的知识，保持乐观的生活态度，坚定战胜疾病的信心。

（2）提高对皮肤不良反应的重视度。护理人员应帮助居家肿瘤患者充分意识到，皮肤不良反应不仅可以对身心健康和生活质量产生显著的影响，还可能导致抗肿瘤方案的改变或终止，甚至导致死亡。

（3）及时对皮肤不良反应进行专业诊治。居家肿瘤患者一旦出现了肿瘤治疗相关的皮肤不良反应，要及时前往皮肤科或肿瘤相关科室进行求诊，避免从轻症小病发展至沉疴宿疾。

2. 做好科学的日常管理及皮肤护理

（1）指导患者居家期间避免接触刺激性药品（如酒精）、刺激性清洁物品（如肥皂），每次进食后用生理盐水漱口等。

（2）指导患者穿着宽松柔软的棉质居家衣物，避免皮肤过敏或衣物过紧致皮肤出现勒痕。

（3）鼓励患者穿戴皮肤保护性装置。

（4）增强皮肤屏障等来预防皮肤不良反应的发生。

二、深静脉置管安全护理

深静脉导管（如 PICC）具有避免反复穿刺、降低化疗药物对血管的损伤、穿刺成功率高及保留时间长等优点，目前已成为需要中长期输液的肿瘤化疗患者的最优选择。患者在化疗间歇期需要带管出院休养，可通过居家维护、社区维护和返院维护 3 种方式来进行导管的维护，前 2 种方式可减轻患者的经济负担并节省时间，为大多数患者及家属所推崇。

肿瘤患者带管出院居家期间，除可能存在机械性静脉炎、局部感染、导管部分脱出、导管漏液等导管相关并发症外，还存在维护间隔时间超过 7 天、不及时更换贴膜、提重物、过度活动等导管自我维护问题，以及限制家务、减少沐浴等日常生活护理问题。

（一）导管居家护理注意事项

（1）导管一般 7 天维护 1 次。可根据实际情况或季节变化适当调整维护间隔时间。居家过程中应保持贴膜局部清洁干燥，不要擅自撕下贴膜，若出现贴膜卷曲、松动或贴膜下有汗液时及时寻求专业医护人员的帮助。

（2）告知肿瘤患者可从事一般性的日常工作、家务，如写字、穿衣、洗脸、炒菜等，但应避免置管侧肢体提过重的物体，避免引体向上、举哑铃等活动，以及打球、游泳等剧烈运动。

（3）告知患者居家过程中可携导管进行淋浴，但应避免盆浴、泡浴。淋浴前使用保鲜膜将导管包裹严密，用胶布贴紧，淋浴后检查敷料有无浸湿，若有浸湿应及时更换敷料。

（4）告知患者若出现导管部分脱出时绝对不能自行推回血管，应暂时用透明贴膜固定，并立即向专业护理人员寻求帮助。若导管完全脱出时应立即用无菌纱布、无菌棉签按压穿刺点，并妥善保存导管，立即前往医院处理。

（二）居家异常情况的处理

居家带管患者出现以下不适症状时，应及时向相关医护人员寻求帮助，立即前往医院进行处理：伤口侧手臂出现红、肿、热、痛或活动障碍等症状；穿刺口处有渗液、分泌物、化脓等；敷料出现污染、潮湿、翘起或脱落；导管漏气、漏水；患者出现寒战、高热等。

三、癌性疼痛安全护理

癌性疼痛严重影响患者的生命质量，及时、准确的评估和正确的治疗措施是缓解疼痛的关键。随着多种抗肿瘤治疗方式的发展，肿瘤患者的生存期不断延长。治疗正在从医院转向家庭，家庭逐渐成为癌性疼痛护理的主要场所。对于患者而言，控制癌性疼痛是全程抗癌治疗的一部分，在患者居家治疗期间实现全程规范化的疼痛护理至关重要。

（一）疼痛知识教育

宣教癌性疼痛机制、影响因素和治疗过程，定时定量服药的重要性；指导缓解疼痛的放松技巧和基础照护技能；进行营养饮食教育。

（二）疼痛监测

观察疼痛程度、时间、用药时间及效果，利用智能健康设备进行监测。

（三）药物不良反应

非甾体抗炎药会引起消化道溃疡、出血，对乙酰氨基酚会引起肝功能受损和肾损伤，阿片类药物会引起便秘、恶心、呕吐、呼吸抑制等不良反应及并发症。

（四） 自我效能

鼓励患者主动学习癌痛护理相关知识和技巧，掌握应对癌痛的基本技巧，如通过听歌、看电视、玩游戏或者做家务、参与体育活动来分散个人注意力，提高患者对癌痛的管理能力和信心。同时，还可利用慢性疼痛自我效能量表来评估自我管理效果。

（五） 情绪管理

创造良好的康复环境；调动积极情绪、保护自尊心，加强康复信心；促进家庭成员间沟通，定期开展心理咨询。合理宣泄情绪。

四、居家用药安全护理

肿瘤是威胁人类健康的世界性公共卫生问题，其治疗手段和方式多样。相比注射类治疗，口服治疗的优势在于可以实现居家治疗，减轻治疗对日常工作和生活的影响，因此通常成为患者首选。但肿瘤患者居家服用化疗药期间，药物依从性差、不良反应管理较差等问题逐渐显现。

（一） 肿瘤患者居家口服用药安全问题

（1）居家口服用药安全知识缺乏。肿瘤患者口服药物知识是其用药安全行为的基础，相关研究显示，患者用药安全知识缺乏和对用药方案的不理解导致其在药物服用过程中存在担忧，进而影响服药相关行为的规范性，对安全用药造成威胁。

（2）居家口服药物依从性欠缺。居家环境中患者的药物依从性无法得到有效保证，患者容易出现漏服、错服药物等安全问题。

（3）口服化疗药不良反应尚未引起重视。相关研究显示，部分患者往往会因为不良反应严重而认为药物没有效果，进而影响药物依从性，间接导致药物不良反应增加，加重患者痛苦，增加病死率。

（二） 肿瘤患者居家口服用药安全护理

（1）加强对患者的教育。口服化疗药物可以为患者治疗提供益处，但需要建立在有效的患者教育基础上。居家护理过程中，护理人员应为接受口服治疗的患者制订计划和目标，使患者认识到正确服用药物的重要性。此外，还须充分了解患者居家口服用药的需求和困境，从而提供个性化的护理指导。在保证肿瘤患者居家用药物安全的同时，也能使药效得以充分发挥，从而达到更佳的治疗效果。

（2）应用移动监测系统。医护人员应该监测居家肿瘤患者的用药依从性及不良反应情况，如通过电话等方式随访，一方面可建立患者与护士或医生之间的信任关系，另一方面也方便护士对肿瘤患者居家用药进行实时监督。

第三节　肿瘤疾病居家护理的沟通技巧

肿瘤的治疗是一个漫长的过程。在住院期间，医生和护理人员能及时为患者提供相关的疾病知识，提醒患者按时进行治疗和检查，对患者的生活作息进行指导；出院后，患者还需要经历长期复查和综合治疗的过程。因此，进行定期的居家护理非常重要。居家护理过程中护理人员人性化的沟通技巧能加强护患之间的沟通与交流，促进患者身心健康。肿瘤患者居家护理沟通技巧如下。

（1）居家护理时，护理人员应礼貌地介绍自己，亲切地询问患者出院后的饮食、作息、服药及运动等情况，提醒患者及时复诊。

（2）重点关注患者出院时的问题，如对于癌性疼痛患者，应详细询问患者疼痛程度、止痛药服用时间、止痛药效果等。

（3）帮助患者排遣心理压力，认真倾听患者的诉说，对患者的行为予以理解，并与患者共同探讨解决办法。

（4）对患者进行健康教育和疾病相关知识讲解，让患者了解按时去医院复查的重要性，患者即使感受不到病情的变化也要定期去医院进行系统检查。

（5）对患者及其家属进行心理调节，认可患者居家护理质量和理解家属的辛苦付出，给予患者及家属适当的心理调适。

第四节　居家护理最新进展

一、居家护理的概念

居家护理是指在有医嘱的前提下，社区护士直接到患者家中，应用护理程序，向有疾病的患者，即出院后的患者或长期家庭疗养的慢性病患者、残障人士、精神障碍者等，提供连续的、系统的基本医疗护理服务。居家护理的内涵如下。

（1）地点。居家护理的地点是在家中，包括护理者家中或护理对象家中。

（2）对象。护理对象是处于不同健康状况的人，包括患有慢性病或有残障的人，患急性病的人，正常人或者整个家庭。

（3）内容。护理内容可以是由专业人员提供的专业性服务，也可以由是非专业人员提供的日常生活服务。

国家统计局数据显示，截至 2019 年底，我国 60 岁及以上人口为 2.54 亿人，占总人口的 18.1%，65 岁及以上人口为 1.76 亿人，占总人口的 12.6%。其中，失能、半失能老年人有4000余万人，呈现出对专业的医疗护理、康复、居家护理服务等的庞大刚性需求。

2019年1月，国家卫生健康委员会印发《关于开展"互联网＋护理服务"试点工作的通知》，确定北京等6省市开展"互联网＋护理服务"试点工作，重点为高龄或失能老年人、出院后患者、康复期患者和终末期患者等行动不便的人群提供医疗护理服务。部分省市积极开展"互联网＋护理服务"试点工作，在完善管理制度、防控执业风险、制订医疗服务价格和医保支付政策等方面进行了有益探索，取得了一定成效。

为贯彻落实党中央、国务院积极应对人口老龄化、实施健康中国战略重大战略部署，增加护理服务供给，在总结地方试点经验、深入研究的基础上，国家卫生健康委员会研究起草了《关于进一步推进"互联网＋护理服务"试点工作的通知》，以进一步扩大试点范围，惠及更多老年人。

二、主要内容

《关于进一步推进"互联网＋护理服务"试点工作的通知》分为七部分。第一部分为"进一步扩大试点范围"。原明确的试点省份按要求继续开展试点，其他省份原则上至少确定1个城市开展"互联网＋护理服务"试点工作。第二部分为"规范开展试点工作"。卫生健康行政部门和医疗机构要按照《"互联网＋护理服务"试点工作方案》的有关要求，规范开展试点工作。第三部分为"增加护理服务供给"。各地卫生健康行政部门须针对本区域内的居民，特别是高龄和失能等行动不便的老年人，满足他们迫切的护理服务需求，统筹区域医疗资源，合理引导医疗机构增加护理服务供给。第四部分为"加大护士培训力度"。各地要结合"互联网＋护理服务"新业态的特点，对提供"互联网＋护理服务"的护士开展针对性培训，规范护理服务行为，提高护理服务质量。第五部分为"积极防范执业风险"。各地卫生健康行政部门和开展"互联网＋护理服务"的医疗机构要采取有效措施积极防控和有效应对风险，保障医疗安全。第六部分为探索价格和支付政策。各地卫生健康行政部门要主动协调有关部门，结合"互联网＋护理服务"新业态的特点和服务形式，建立完善有利于"互联网＋护理服务"试点工作发展的相关医疗服务价格政策和医保支付政策。第七部分为"有关要求"。各地要加强组织领导，支持实践创新，及时跟踪评估。

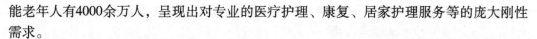

国家卫生健康委办公厅关于进一步推进"互联网＋护理服务"试点工作的通知

国卫办医函〔2020〕985号

各省、自治区、直辖市及新疆生产建设兵团卫生健康委：

2019年，我委开展了"互联网＋护理服务"试点工作，部分省市积极开展"互联网＋护理服务"试点工作，在完善管理制度、防控执业风险、建立医疗服务价格和医保支付政策等方面进行了有益探索，取得一定成效。为贯彻落实党中央、国务院积极应对人口老龄化、实施健康中国战略重大战略部署，增加护理服务供给，进一步推进"互联网＋护理服务"试点工作，现将有关要求通知如下。

一、进一步扩大试点范围

各省（区、市）结合实际均可开展"互联网＋护理服务"试点工作。原明确的试点省份（北京、天津、上海、江苏、浙江、广东）按本通知要求继续开展试点，其他省份原则上至少确定1个城市开展"互联网＋护理服务"试点工作。试点期限1年，2021年1月—12月。

二、规范开展试点工作

卫生健康行政部门和医疗机构要按照《"互联网＋护理服务"试点工作方案》有关要求，规范有序开展"互联网＋护理服务"试点工作。卫生健康行政部门要制定完善"互联网＋护理服务"管理制度、服务规范和技术标准，确定辖区内"互联网＋护理服务"试点项目。向社会公开符合条件的试点医院，接受社会监督。加强对互联网信息平台的管理，采取有效措施防控和应对风险。积极协调有关部门建立完善"互联网＋护理服务"的价格和医保支付政策。试点医疗机构要依法合规开展"互联网＋护理服务"，对服务对象进行全面评估，选派符合资质和能力条件的护士提供相关服务，切实保障医疗质量和安全。

三、增加护理服务供给

各地卫生健康行政部门要根据区域内群众重点是高龄、失能等行动不便老年人等迫切护理服务需求，统筹区域医疗资源，合理引导医疗机构增加护理服务供给。将"互联网＋护理服务"与家庭医生签约、家庭病床、延续性护理等服务有机结合，为群众提供个性化、差异化的护理服务。鼓励有条件的医疗机构按照分级诊疗要求，结合功能定位和实际情况，积极开展"互联网＋护理服务"试点工作。充分发挥大型医院优质护理资源的帮扶带动作用，借助城市医疗集团、县域医共体、专科联盟以及远程医疗等形式，提升基层护理服务能力，让二级及以下医疗机构和基层医疗机构在"互联网＋护理服务"中发挥更大的作用。

四、加大护士培训力度

各地要结合"互联网＋护理服务"新业态的特点，对提供"互联网＋护理服务"的护士开展针对性培训。通过培训，不仅提升护士护理服务能力和专业技能，同时增强其突发状况下的紧急救治和应急处置能力。强化护士依法执业意识，规范护理服务行为，提高护理服务质量。

五、积极防范执业风险

各地卫生健康行政部门和开展"互联网＋护理服务"的医疗机构要采取有效措施积极防控和有效应对风险。如对服务对象进行全面评估，核验其身份信息、病历资料、家庭签约协议、健康档案等资料；对提供"互联网＋护理服务"的护士要加强培训，并对其资质、服务范围和项目内容提出要求；对"互联网＋护理服务"项目的适宜性进行评估，严格项目范围并予以公开；为护士提供手机App定位追踪系统，配置工作记录仪，配备一键报警、延时预警等装置；购买医疗责任险、人身意外伤害险等。要制定完善"互联网＋护理服务"试点工作应急处置预案，有效应对处置突发情况，保障医疗安全。

六、探索价格和支付政策

各地卫生健康行政部门要主动协调有关部门，结合"互联网＋护理服务"新业态的特点和服务形式，建立完善有利于"互联网＋护理服务"试点工作发展的相关医疗服务价格政策和医保支付政策。

七、有关要求

（一）加强组织领导。各地卫生健康行政部门和医疗机构要高度重视"互联网＋护理服务"试点工作，加强组织领导，建立联动机制，加强沟通协调，推进试点工作有序开展。

（二）支持实践创新。各地要结合实际积极开展"互联网＋护理服务"试点工作，在服务模式、管理规范、信息支撑、风险防范、行为监管、价格支付等方面大胆实践、勇于创新，形成示范经验和典型做法，以点带面、逐步推广。

（三）及时跟踪评估。卫生健康行政部门要加强对辖区内医疗机构开展"互联网＋护理服务"试点情况的指导，及时跟踪评估工作进展。在开展试点过程中出现新情况新问题，要积极研究解决。我委将适时对各地"互联网＋护理服务"试点情况开展第三方评估。

请各省级卫生健康行政部门按照本通知要求，结合实际制订辖区内"互联网＋护理服务"试点工作具体实施方案，于2020年12月底前报送我委医政医管局。

三、实施方案

为进一步拓展护理服务模式，提升护理服务能力，增加护理服务供给，满足多样化、差异化的护理服务需求，规范引导"互联网＋护理服务"健康发展，制订"互联网＋护理服务"工作实施方案。

（一）工作目标

（1）建立健全"互联网＋护理服务"工作制度、服务规范、运行机制等，推动"互联网＋护理服务"规范开展，持续提升医疗护理质量安全。

（2）优化护理服务资源配置，整合线上、线下资源，将护理服务更好地延伸到社区和家庭，为有需要的群众提供居家护理、居家康复、慢病管理、健康教育、安宁疗护等服务，不断满足人民群众多样化、多层次的健康服务需求。

（3）提升护理人员职业价值，充分调动护理人员工作和学习积极性，培养复合型护理人才，增强护理队伍职业自豪感。

（二）范围

鼓励卫生健康事业有关单位和综合医院积极开展"互联网＋护理服务"，充分发挥优质护理资源的帮扶带动作用，尤其在标准规范制定、人员培训等方面充分发挥引领示范作用。

（三）内容

"互联网＋护理服务"主要是指符合条件的医疗机构派出本机构注册护士，依托互联网等信息技术，以"线上申请、线下服务"的模式为主，为出院患者或罹患疾病且行动不便的特殊人群提供的护理服务。

1. 服务主体和资质

（1）医疗机构资质要求。试点医疗机构须为取得医疗机构执业许可证并具备家庭病床、巡诊等服务方式的实体医疗机构。

（2）护理人员资质要求。开展"互联网＋护理服务"的护士需要在派出医疗机构进行执业注册，具备5年以上临床护理工作经验和护师以上技术职称，且通过派出医疗机构统一组织的岗前培训。提供气管切开护理等专业性较强的专科护理服务项目的护士应当取得市级以上相关专业专科护士培训合格证书。

2. 服务对象

服务对象为有上门护理服务需求的人群，主要为出院患者、高龄或失能老年人、康复期患者、孕产妇、残障人士、疾病终末期患者等行动不便的人群，包括与基层家庭医生服务团队签约的人群。

3. 服务项目

原则上，服务项目应以需求量大、医疗风险低、易操作实施的技术为宜，实行服务项目"正面清单"和"负面清单"，组织专家论证编定服务项目，并在开展过程中对服务项目实施动态管理，根据实际情况进行调整。各地卫生健康委可结合本地实际，扩充服务项目和内容，须确保护理质量与安全。以下服务列入"负面清单"，不得通过"互联网＋护理服务"方式提供：一是服务对象病情疑难复杂或病情不稳定，上门提供护理服务存在医疗安全风险的；二是涉及麻醉药品、精神药品、医疗用毒性药品、放射性药品等特殊管理药品的；三是须提供输液等创伤性且医疗安全风险大或对操作环境有特殊要求的；四是超出常规护理服务项目范畴的其他情况。

4. 服务平台

提供"互联网＋护理服务"的互联网信息技术平台至少具备服务双方身份认证、病历资料采集存储、服务人员定位追踪、一键报警、延时预警、个人隐私和信息安全保护、服务行为全程保护、服务行为全程留痕追溯、工作量统计分析、群众满意度评价等基本功能。医疗机构与第三方互联网信息技术平台合作时，应签订合作协议，在协议中明确双方在护理服务、信息安全、隐私保护、护患安全、纠纷处理等方面的责任及义务。服务过程中产生的数据资料，医疗机构应当按照要求全程留痕，保证可查询、可追溯，满足行业监管需求。

（四）服务收费

医疗机构上门为患者提供护理服务，可以收取家庭护理出诊费，同时按照实际提供的服务内容收取护理费用。家庭护理出诊费（每名护士每半天收取1次）价格由派出医疗机构依据成本自主确定。护理费用执行派出医疗机构的医疗服务项目价格，各级医疗保障部门不另设项目和定价。互联网信息技术平台要严格落实知情同意制度，接受社会监督。

（五）工作要求

医疗机构和护理人员在开展"互联网＋护理服务"过程中，要严格遵守有关法律法规、技术操作标准，规范护理行为，恪守职业道德。各级卫生健康行政部门要加强指导和监管，切实保障医疗护理质量和安全。

1．建立健全"互联网＋护理服务"管理体系和制度规范

开展"互联网＋护理服务"的医疗机构要建立健全"互联网＋护理服务"管理组织，明确管理职能，为"互联网＋护理服务"的组织、培训、质控等提供保障。建立覆盖"互联网＋护理服务"全环节的管理制度、工作流程和服务规范，制定完善的应急处理预案，有效应对处置突发情况。建立健全"互联网＋护理服务"纠纷投诉处理机制，指定专门管理部门负责调查核实纠纷情况，妥善处理纠纷，保障护患双方合法权益。

2．做好患者情况综合评估

医疗机构在提供"互联网＋护理服务"前，要对服务对象进行科学、充分的综合评估，重点评估其疾病状况、健康需求等情况，经评估后确认适合提供"互联网＋护理服务"的，派出具备相应资质和技术能力的护士提供相关服务。

3．尊重患者知情同意权和隐私权

医疗机构实施"互联网＋护理服务"前，应当与服务对象签订知情同意书，告知患者服务内容、流程、双方责任和权利、可能出现的风险等。医疗机构、护理人员、第三方互联网信息技术平台均不得泄露、买卖患者个人信息。

4．规范处置医疗废物

医疗机构和护理人员要规范处置开展"互联网＋护理服务"过程中产生的医疗废物，不允许将医疗废物留置在患者家中或随意放置，应统一带回医疗机构，按有关规定处理。

5．保障护理人员安全

在提供"互联网＋护理服务"前，服务对象应上传身份信息、病历资料等进行验证。申请人须为具有相应民事行为能力的自然人，申请人不得要求护士提供约定服务以外的任何服务。服务对象若患有精神疾病、传染性疾病等特殊情况，应如实告知。鼓励互联网信息技术平台购买或共享公安系统个人身份信息，通过人脸识别等人体特征识别技术进行比对核验。提供"互联网＋护理服务"的互联网信息技术平台应为护士配置护理工作记录仪，使服务行为全程留痕可追溯；提供手机 App 定位追踪系统，配备一键报警装置，购买责任险、医疗意外险和人身意外险等，切实保障护士执业安全和人身安全，有效防范和应对风险。

6．加强指导和监管

开展"互联网＋护理服务"的医疗机构要根据《关于开展"互联网＋护理服务"试点工作的通知》要求，及时向同级卫生健康行政部门报告。医疗机构应对提供"互联网＋护理服务"的护士建立准入退出机制，定期开展考核评价，重点考核依法执业、技术能力、规范服务、医德医风等方面，对出现不良执业行为等的护士，应及时终止其提供"互联网＋护理服务"的资格。各护理学会、护理质控中心要充分发挥专业组织作用，加强"互联网＋护理服务"的行业指导、专业培训和质量控制。各级卫生健康行政部门应当向社会公布开展"互联网＋护理服务"的医疗机构名单、监督电话等，接受社会监督，受理和处置主诉举报。

"互联网＋护理服务"项目清单详见附录六。

参考文献

［1］郭晶，张玲芝，袁亚琴，等.医养结合居家医护服务体系的构建与管理［J］.中华护理杂志，2018，53（7）：773－777.

［2］李呈，孟爱凤，智晓旭，等.肿瘤患者居家护理需求研究进展［J］.护理研究，2018，32（24）：3819－3822.

［3］李敬仪，杨方英，周琴飞，等.癌痛患者居家护理研究进展［J］.护理研究，2022，36（11）：1945－1950.

［4］李晓莉，孟爱凤，徐桂华，等.癌症患者居家口服化疗用药安全管理的研究进展［J］.护理学杂志，2021，36（8）：25－28.

［5］刘溢思，高学莉，陈海荣，等.国家居家护理模式现况与研究进展［J］.中华现代护理学杂志，2021，9（27）：1121－1127.

［6］田军香，孙雪影，赵孟淑，等.国外居家护理服务的研究进展及启示［J］.中华护理杂志，2019，54（4）：637－640.

［7］张芳瑜.癌症患者出院后电话随访的沟通技巧［J］.甘肃医药，2016，35（11）：850－851.

［8］赵亚杰，岳林，田畅，等.居家癌症患者疼痛评估与治疗的研究进展［J］.护理研究，2022，36（8）：1436－1440.

（吴胜菊　梁丽枝）

第二章 肿瘤疾病的基本知识

第一节 肿瘤流行病学

一、肿瘤流行病学的概念

流行病学是研究人群中疾病与健康状况的分布及其影响因素，并研究与评价防治疾病及促进健康相关策略、措施和效果的科学。肿瘤流行病学是将流行病学的理论与方法应用在肿瘤研究中，促进对肿瘤发生原因和预防的研究的发展，为肿瘤的治疗研究方向提供依据和参考。

二、肿瘤的流行现状和发展趋势

（一）肿瘤对人类的危害愈发严重

据《2020 全球癌症报告》显示，全球癌症发病和死亡数不断升高。2020 年全球新发癌症 1929 万例，我国新发癌症 457 万例，占全球 23.7%，位居第一。全球癌症死亡 996 万例，中国癌症死亡病例 300 万例，占死亡总人数的 30%。发病率从高至低肿瘤类型依次为肺癌、乳腺癌和结直肠癌；病死率从高至低的肿瘤类型依次为肺癌、胃癌和肝癌。无论是发病率还是病死率，肺癌都排在第一位。所有确诊后 3 年内存活的患者中乳腺癌患者例数最高。

我国肿瘤流行趋势特点包括：①过去 30 年以来，死于癌症的人数呈明显的上升趋势，主要是人口老龄化所致。②20 世纪 70 年代，死亡率从高至低的肿瘤类型依次为胃癌、食管癌、肝癌、肺癌及宫颈癌；90 年代已有所改变，依次为胃癌、肝癌、肺癌、食管癌及结直肠癌；2000 年已变为肺癌、肝癌、胃癌、食管癌及结直肠癌；2020 年，新发病例数前十的癌症分别是肺癌、结直肠癌、胃癌、乳腺癌、肝癌、食管癌、甲状腺癌、胰腺癌、前列腺癌、宫颈癌。③在城乡癌症发病率和死亡率的比较中，城市的发病率高于农村的，农村的死亡率高于城市的。

（二）部分肿瘤呈现区域性高发聚集现象且癌谱发生变化

北京市、天津市、河北省、辽宁省、上海市、江苏省、浙江省、福建省、山东省、广东省、海南省恶性肿瘤发病第一位的为肺癌，其次为结直肠癌、胃癌、女性乳腺癌和肝癌；恶性肿瘤死亡第一位的为肺癌，其次为肝癌、胃癌、结直肠癌和食管癌。

黑龙江省、吉林省、山西省、安徽省、江西省、河南省、湖北省、湖南省恶性肿瘤发病第一位的为肺癌，其次为胃癌、肝癌、结直肠癌和女性乳腺癌；恶性肿瘤死亡第一位的为肺癌，其次为肝癌、胃癌、食管癌和结直肠癌。

内蒙古自治区、广西壮族自治区、重庆市、四川省、贵州省、云南省、西藏自治区、陕西省、甘肃省、青海省、宁夏回族自治区、新疆维吾尔自治区恶性肿瘤发病第一位的为肺癌，其次为肝癌、结直肠癌、胃癌和食管癌；恶性肿瘤死亡第一位的为肺癌，其次为肝癌、胃癌、食管癌和结直肠癌。

第二节　常见的肿瘤

癌症是一种严重危害我国人民健康和生命的疾病，国内外近年来的回顾性研究显示，我国的癌症发展趋势呈现发达国家与发展中国家高发癌谱并存的局势，这给我国癌症防治工作带来了更大的挑战。现阶段我国常见的肿瘤有以下几种。

一、肺癌

肺癌又称为支气管肺癌，在我国现阶段是主要的恶性肿瘤之一，世界卫生组织调查的数据显示，每年全球新发肺癌高达183万例。1980年以来，肺癌在全世界各地区的发病率已经有了明显的变化，20世纪80年代，大部分肺癌患者来自发达国家；2012年，超过58%的肺癌患者来自发展中国家；2020年，肺癌已位居我国癌症发病数首位。

肺癌的发生与吸烟行为有着密不可分的关系，我国吸烟人群占全球烟民的30%以上，而不吸烟的人群有超过一半的人成为被动吸烟者，戒烟和不吸"二手烟"成为最佳预防肺癌发生的方法。此外，工业生产中接触石棉、砷、铀、镍、铬等物质也是肺癌的致病危险因素。大气污染及基因突变也是导致肺癌的重要因素。

肺癌主要症状有刺激性干咳、咳血痰或痰中带血、胸闷、胸痛、气促、发热等，随着疾病的发展，后期会出现其他部位的转移瘤并出现相应的症状。

二、结直肠癌

结直肠癌是常见的消化系统恶性肿瘤之一，发病率位居我国恶性肿瘤的第二位。近30年来，我国结直肠癌的发病率和死亡率呈显著增长的态势，男性发病数和死亡数均高于女性。

结直肠癌的发生与家族遗传密不可分。同时，饮食结构不合理（如高蛋白、高脂肪、低纤维素饮食）也易导致癌症的发生。溃疡性结肠炎、肠息肉、腺瘤、克罗恩病患者较其他人群更易发生结直肠癌，环境因素、生活方式也对结直肠癌的发生有重要影响。

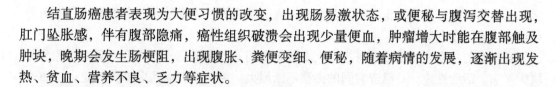

结直肠癌患者表现为大便习惯的改变，出现肠易激状态，或便秘与腹泻交替出现，肛门坠胀感，伴有腹部隐痛，癌性组织破溃会出现少量便血，肿瘤增大时能在腹部触及肿块，晚期会发生肠梗阻，出现腹胀、粪便变细、便秘，随着病情的发展，逐渐出现发热、贫血、营养不良、乏力等症状。

三、原发性肝癌

原发性肝癌简称肝癌，其发病率居全球恶性肿瘤第六位，死亡率居全球恶性肿瘤第三位。我国是肝癌高发国，肝癌的发病率和死亡率均居我国恶性肿瘤前列，且长期以来一直呈上升状态。肝癌发病率具有明显的地域差异，沿海地区高于内地，在气候温暖、空气潮湿、降雨较多的地区尤其高发。各个年龄层次均可发病，平均发病年龄在43.7岁，男性多于女性。

大量研究证实，肝癌的发生与乙型肝炎病毒感染、丙型肝炎病毒感染、肝硬化密切相关。黄曲霉毒素、饮用水中的有机物污染、大量饮酒或酗酒、家族遗传、营养不良、肝吸虫、农药及性激素的影响等都与肝癌的发病有关。

持续的右上腹疼痛是肝癌的主要症状，伴有食欲减退、恶心、呕吐、腹胀、乏力、消瘦、午后发热、上腹部肿块等表现。肿瘤组织破裂时可出现剧烈疼痛、腹膜刺激征、失血性休克。疾病后期出现全身皮肤及巩膜黄染、腹水、下肢水肿、皮肤或牙龈出血、右肩背疼痛、皮肤瘙痒、肝掌、蜘蛛痣、腹壁静脉曲张等症状。

四、胃癌

胃癌是我国最常见的恶性肿瘤之一，农村的发病率高于城市的，男性病例多于女性。定期消化内镜检查对胃癌的早期发现、早期诊断、早期治疗、提高疗效有重要意义。

胃癌的发生与幽门螺杆菌感染、饮食因素［如食物中含有致癌物质或营养失衡（缺乏）］、吸烟、胃的癌前疾病（慢性萎缩性胃炎、胃溃疡、胃息肉等）、遗传因素，以及其他因素（如免疫机制失调）等密切相关。

胃癌的临床症状不典型，主要表现为腹胀、腹痛、食欲减退、恶心、呕吐、消化道出血和黑便等。体检时上腹部触诊会扪及肿块，出现深压痛。晚期胃癌会出现胃肠梗阻的体征。

五、乳腺癌

乳腺癌是女性最常见的肿瘤之一。截至2020年，乳腺癌在全球发病数高居第一，在中国位居第四。随着年龄的增长，乳腺癌的发病率也逐渐增加，尤其好发于45～49岁的女性。男性乳腺癌患者占所有乳腺癌人群的0.6%～1%。乳腺癌的死亡率在20世纪90年代以后逐步下降。

乳腺癌的病因尚未明确，已发现以下与乳腺癌相关的危险因素：①家族史。有家族史者较无家族史者的患癌风险高2～3倍。②月经、婚育因素。月经首次来潮年龄小、周期短、绝经年龄大、终身不孕、生育第一胎年龄大于30岁或无哺乳史都属于高危因素。③乳腺疾病，如乳腺重度不典型增生、乳头状瘤等。④雌激素和孕激素联合使用的替代疗法等。⑤电离辐射。

乳腺癌的早期症状极易被忽视，大多数患者扪及乳房部位的肿块后才就诊，乳房肿块无疼痛、活动性差，并随着时间的推移不断增大。后期会出现乳房皮肤的变化，如酒窝征、橘皮样改变、病变部位周围出现散在分布的结节（卫星征）、皮肤溃烂或炎症样病变（红、肿、热、痛等），以及乳头的变化（如乳头回缩）、溢液或溢血或呈湿疹样改变，还可出现腋窝、锁骨上淋巴结肿大。

六、食管癌

食管癌属于一种常见的恶性肿瘤，排在全球恶性肿瘤发病率的第六位，中国是食管癌发病率和死亡率最高的地区之一。食管癌具有明显区域性高发聚集的特征，好发于我国太行山区、闽粤地区、四川省、湖北省、河南省、江苏省、甘肃省、山西省等，尤以晋东南地区及河南安阳市、河北邯郸市的死亡率最高。

中华人民共和国成立以来，我国研究者对食管癌的病因进行了一系列的调查研究，发现以下因素对食管癌的发生有着重要的影响：①存在于食物（如酸菜）中的亚硝胺化合物；②霉变的食物；③环境中微量元素钼、锌、铜、镍的缺乏；④喜食热、粗、硬食物，有吸烟、饮酒等饮食习惯；⑤遗传因素；⑥食管的慢性炎症、反流性疾病等食管癌癌前病变。

食管癌典型的症状是进行性吞咽困难，早期可无明显症状，从吞咽固体食物感觉费力，到逐渐只能进食粥水、面条等半流质食物，最后连水也无法咽下。由于长时间缺乏营养会出现脱水、消瘦，甚至恶病质，同时伴有胸背部持续性的隐隐作痛。当肿瘤细胞侵犯气管，可引起呼吸困难等症状。

七、前列腺癌

前列腺癌是男性生殖泌尿系统最常见的恶性肿瘤。患者的病情发生发展进程、表现出来的症状对治疗的反应个体差异极大，早期发现并治疗可以达到临床治愈，部分患者也可长期生存。前列腺癌的发病有显著的地域和种族差异，欧美远高于亚洲，前列腺癌发病率按照种族排序依次为黑人、白种人、亚洲人种。

前列腺癌的发病与雄激素密切相关，具有一定的家族遗传性。同时，高脂肪饮食、红肉的摄入、维生素 E 和硒摄入不足、胡萝卜素摄入过多等饮食因素也会增加罹患前列腺癌的概率。

前列腺癌患者会出现排尿不畅，如尿频、尿急、血尿、尿失禁或急性尿潴留等症状，若肿瘤增大压迫输尿管，还会相应出现少尿、无尿、尿毒症等其他症状。

八、鼻咽癌

鼻咽癌是指来自鼻咽部被覆上皮的恶性肿瘤，好发于东南亚地区和我国华南地区，我国广东省尤为高发。放射治疗配合化学治疗对鼻咽癌有较好的疗效。各个年龄层次的人群均可发病，以 30～60 岁年龄组常见，男性多于女性，具有地区聚集发病、种族易感性、家族聚集等特性。

鼻咽癌的病因尚未明确，但与 EB 病毒感染有密切联系，遗传易感性突出，亚硝胺、芳香烃、硫酸镍等环境因素是鼻咽癌发病的相关危险因素。

鼻咽癌常见的症状有：①涕血，用力回吸鼻腔出现涕中带血；②鼻塞，常为逐渐加重的单侧鼻塞；③耳鸣与听力减退，常伴有耳内闷塞感；④头痛，以单侧颞顶部或枕部疼痛为主，常为持续性；⑤脑神经损害如眼睑下垂、瞳孔缩小等；⑥颈部淋巴结肿大等。

第三节　常见肿瘤的早期临床症状

恶性肿瘤的早发现、早诊断、早治疗对患者的疗效和预后起决定性作用，因此了解常见肿瘤的早期症状、及时预警、尽早就诊就显得极其重要。

一、肺癌的早期临床症状

肺癌的早期症状没有特异性，咳嗽是最常见的症状，表现为刺激性干咳、无痰、伴有少许白色黏液痰。若原有咳嗽症状的患者，出现近期咳嗽规律改变，或出现频繁呛咳，伴咳血痰，胸部固定部位痛，要警惕肺癌。定期体检是早期发现肺癌的重要方式。

二、结直肠癌

结直肠癌的早期症状不明显，若出现大便习惯改变、次数增加、伴有黏液血便，或大便形状变扁变细，治疗效果不佳，要考虑结肠癌或直肠癌。

三、原发性肝癌

肝癌早期往往没有明显的症状，若原有肝炎病史或饮酒史，近期发现右上腹部有可触及的质硬肿块，要警惕肝癌。对高危人群（有肝炎病史、肝癌家族史者）定期筛查是早期发现肝癌的有效方法。

四、胃癌

胃癌的早期症状不典型。若原有胃病史，出现疼痛规律突然改变，且有胃胀、厌食、消瘦现象，或最近胃部不适及嗳带有臭鸡蛋味气，同时发生贫血，要考虑是否患胃癌。胃镜检查是早期发现胃癌的有效方法。

五、乳腺癌的早期临床症状

乳腺出现肿块，可触及无痛性肿块，质硬，表面不光滑，可活动，随着病情的进展呈进行性增大，活动度变差，与皮肤粘连，皮温增高，呈橘皮样改变。乳头内陷，乳腺外形改变，有肿物隆起。若出现乳头、乳晕糜烂，经久不愈且向外扩展，要警惕乳腺癌。女性应掌握乳房自检方法。

六、食管癌的早期临床症状

食管癌的早期症状称为食管浅表癌症状，吞咽时，食物通过食管有短暂的停留或不顺，逐渐发展到进食干硬食物有困难。发现以上症状应及时前往医院检查。

七、前列腺癌

前列腺癌早期症状与前列腺增生症状类似，基本难以发现，只有当肿瘤增大阻塞膀胱外口或输尿管下段，出现排尿困难、血尿、少尿、尿失禁或尿潴留等症状时才得以发现。若老年人排尿困难、尿流变细、尿意频数、夜尿增多，要考虑是否患前列腺癌。

八、鼻咽癌的早期临床症状

鼻咽癌患者早期无明显表现，当癌细胞浸润范围扩大，鼻咽分泌物中血量增加会出现大量的鼻出血。有鼻咽癌家族史的人群须重点关注回吸鼻腔时鼻咽分泌物的颜色；若出现偏头痛、单侧耳鸣等症状，并伴有颈部肿块，要警惕鼻咽癌。

第四节　肿瘤的诊断

根据肿瘤诊断依据的可靠性，可将诊断水平分为临床诊断、专一性检查（理化）诊断、手术诊断、细胞病理学诊断、组织病理学诊断五级。组织病理学诊断是目前肿瘤定性诊断的标准方法。同时，医生需要应用知识与经验，结合病史、体格检查、影像学检查、实验室检查等，综合得出诊断结论。

一、病史

病史是指从患者发病到此次就诊前的患病过程，根据患者对自己身体状况的讲述进行归纳总结，包括起病原因、病情发展过程及目前主要的异常问题，重点内容是相关的症状、体征。

二、局部表现

患者常因触及身体某一部位的肿块而就医，随着病情的发展，肿块阻塞或压迫组织引起一系列的症状如呼吸困难、吞咽困难、肠梗阻、少尿、尿潴留，以及其他症状，如疼痛、分泌物异常、溃疡等。

三、全身症状

肿瘤全身症状包括发热、疲乏无力、体重下降、全身皮肤巩膜黄染等。同时，出现

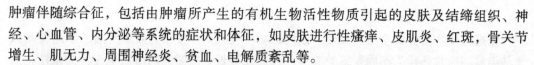

肿瘤伴随综合征，包括由肿瘤所产生的有机生物活性物质引起的皮肤及结缔组织、神经、心血管、内分泌等系统的症状和体征，如皮肤进行性瘙痒、皮肌炎、红斑，骨关节增生、肌无力、周围神经炎、贫血、电解质紊乱等。

除以上症状，按照肿瘤流行病学的规律，有些肿瘤对性别、年龄有明显的偏向性，需要结合患者的性别、年龄、家族史及病程长短来综合考虑。

四、体格检查

根据患者主诉的重要症状，对特定的部位进行必要的体格检查，对患者进行全身和局部的检查。

（一）全身检查

全身检查的目的主要是判断患者是否患癌，分辨肿瘤的性质，判断是原位癌还是已开始转移，确定患者体质、营养状况、身体耐受力等。

1. 视诊

评估患者的精神面貌、营养状况，判断是否有畸形或其他显而易见的异常症状。

2. 闻诊

当患者皮肤、口腔、肛管、外阴、宫颈发生癌变时，分泌物会散发异常难闻的气味。

3. 触诊

通过触诊来了解肿瘤发生的部位、大小、活动度、质地、形状、表面温度等。

4. 叩诊

通常用于空腔脏器（如腹腔、胸腔）的体检，叩诊时的实音、浊音、鼓音等，能了解叩诊部位是否存在病变。

5. 听诊

通过听患者的发音来判断声带的功能，评估患者患喉癌的可能性，血运丰富的肿瘤往往能听到震颤音或血管杂音，消化道肿瘤合并肠梗阻时可闻及肠鸣音亢进和气过水音。

（二）局部检查

1. 肿块

体表部位的肿瘤可以通过视诊和触诊来确定具体的部位及大小，深部脏器的肿瘤则需要借助仪器设备等行特殊检查来确诊。通过局部检查来评估肿瘤的部位、大小、形状、质地、边缘形状，肿块的光滑程度、是否能活动、有无疼痛、表面温度及肿瘤内部血管的搏动和杂音，综合以上因素来判断肿块的性质。

2. 与肿瘤相关的淋巴结检查

人体体表有6个重要的淋巴结群，即双侧的颈部、腋下、腹股沟淋巴结群，通过查看淋巴结的质地、是否肿大、数量、分布特点等，以及检查与肿瘤相关的重要淋巴引流范围的淋巴结，初步判断肿瘤是否存在淋巴结转移，对拟订肿瘤治疗方案有极为重要的作用。

（三）常规化验

常规化验主要是对小便、大便、血液的化验检查。小便中若发现肿瘤的脱落细胞或者红细胞，通常怀疑为泌尿系统的肿瘤；大便在很长一段时间内隐血检查皆为阳性，要考虑消化道的肿瘤；血液常规检查若找到未成熟的白细胞，应疑为白血病；其他的检验项目，如碱性磷酸酶、血沉等，已列入肿瘤筛查的常规项目。

临床常用的肿瘤标志物，即肿瘤相关性指标：本周蛋白，出现于多发性骨髓瘤患者的尿液中；激素和异位激素，内分泌腺肿瘤常表现为激素分泌亢进，目前发现，肿瘤分泌的异位激素只有肽类或蛋白类激素；糖脂类，许多肿瘤标志物的化学本质是中性鞘糖衍生物或神经节苷脂；糖蛋白类，目前临床上最常用的肿瘤标志物（如甲胎蛋白、癌胚抗原等胚胎型蛋白）及肿瘤相关性抗原大多属于糖蛋白。

（四）特殊检查

1. X 线检查

X 线检查包括 X 线平片、体层摄影、造影检查。X 线平片是 X 线检查最基本的方法，主要适用于胸部等具有良好自然密度对比部位的检查。体层摄影用于异常胸片影像的进一步检查。脑、脊髓、消化道、泌尿系统的肿瘤则需要造影检查，造影检查也可以用于血管和淋巴系统的显影检查。

2. CT 检查

CT 检查能直接检查出许多实质器官内部的肿瘤。CT 检查在癌症诊断、分期、预后判断、制订放疗计划、放疗后随诊等方面具有重要地位。

3. 磁共振成像检查

磁共振成像（magnetic resonance imaging，MRI）基于核内磁性变化的原理，经模数转换及图像处理后生成直观的图像。与 CT 相比，MRI 检查可以显示机体任何解剖截面的图像，有助于更直观地了解肿瘤病变范围、起源和侵犯的结构；同时运用 MRI 检查，软组织对比度更高，参数及成像方法较多，对软组织和淋巴结转移灶的显示能力强。

4. 核医学显像

核医学显像诊断癌症的方法分为两大类：一类是普通的放射性核素扫描；另一类是放射免疫显像。这两类方法都是将放射性核素注射或口服入体内，利用显像设备获得放射性核素在体内的聚集部位和范围等分布情况。其中，放射性免疫显像灵敏性、特异性和准确性更高。

5. 超声波检查

超声波检查对肝脏、胸腔积液、腹水、子宫、附件、前列腺等部位疾病的诊断，具有较大的优势。近年来，B 型超声在临床医疗实践的应用全面普及，其诊断仪探头和成像技术有了质的进步。超声三维图像诊断仪、C 型超声扫描、F 型超声扫描、超声 CT 及超声全息装置等技术也已经进入积极探索研究阶段。

（五）内镜检查

内镜检查在癌症诊断中具有非常重要的地位。内镜检查不仅可以直接窥视评估体内腔及孔隙部位的癌前病变及癌种，而且可以取活检。常用的内镜种类包括纤维鼻咽镜、

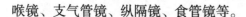

喉镜、支气管镜、纵隔镜、食管镜等。

（六）病理检查

病理检查堪称恶性肿瘤的"金标准"，是诊断肿瘤最准确的检查方法。

1. 细胞学检查

将人体内各脏器分泌物或液体（如唾液、痰液、胃液、胸腔积液、腹水、尿液等）收集起来，经过处理后在显微镜下寻找癌细胞，该方法实用而有效。

2. 组织学检查

用适当的方法获取部分活体组织，切片后在显微镜下寻找癌细胞，具体的方法如下：

（1）咬取活检：用活检钳在皮肤和黏膜的肿瘤组织与正常组织之间咬取部分组织作为检查标本。

（2）切取活检：切取肿瘤组织边缘的部分组织作为标本，切取活检的标本量会更大一些，有时需要切取完整的具有包膜的淋巴结。

（3）切除活检：适用于较小的肿瘤，全切肿瘤组织，同时须连同周围的少量正常组织一并切取送检。

（4）针吸活检：用特定的穿刺针抽吸肿瘤组织涂片检查。

（5）刮活检：用刮匙刮取肿瘤组织表面的组织或分泌物做组织切片活检或涂片检查。

（七）诊断性手术

在使用以上方法检查后仍无法判断患者组织病变的性质，但又高度怀疑为肿瘤时，可通过手术切开直观地观察病变局部的情况，发现确为肿瘤时可同时切除。

（八）肿瘤的临床分期

一旦确诊为恶性肿瘤，须对肿瘤进行分期以判断癌细胞侵犯正常组织的程度和范围，这对制订诊疗方案、评价既往治疗手段的效果、准确地评估患者的预后有重要意义。

（九）恶性肿瘤的诊断原则

（1）病理组织学检查阳性。在实施治疗方案前必须有确定阳性的病理组织学检查。

（2）经过治疗已经缓解的患者，为了确定是新发癌还是转移癌，必须做病理组织活检。

（3）前期检查已经怀疑癌变的病灶，直接对病灶使用灵敏度最高的检查手段进行检查，协助诊断。

（4）对既往的恶性肿瘤诊断存疑时，应复查以往手术切除的组织病理切片，结合临床观察到的症状，可能会得出新的观点和诊断。

（5）对于临床罕见病例，应及时组织会诊，开展二次鉴定。

（6）分期。病理组织学诊断一旦成立，应进行恶性肿瘤分期，为制订准确的治疗方案提供依据。

第五节　肿瘤防治概述

一、肿瘤的预防

尽管许多肿瘤的发生原因仍不明确，但大量的研究已发现许多肿瘤发生的相关因素，针对这些相关因素或诱因采取措施，能对恶性肿瘤起到重要的预防作用。

（一）养成良好的卫生习惯，摒弃有损健康的生活方式

吸烟与许多恶性肿瘤的发生有着密切的关联，呼吸系统、心脑血管系统、消化系统的恶性肿瘤基本都与吸烟有关，戒烟是预防这些肿瘤发生与发展最经济有效的预防措施。此外，保持健康正常的性生活能有效预防宫颈癌的发生。

（二）营养摄入全面、均衡

饮食营养应全面均衡，多吃低脂、低盐、适量蛋白质和微量元素、富含维生素与纤维素食物，不吃过期、霉变、温度过高食物。

（三）发现并消除环境中的有害物质

定期对环境中已发现的致癌物进行检测和鉴定，以便及时发现并采取措施消除，避免环境污染造成的危害。

（四）开展疫苗接种

对已经明确因某些微生物感染引起的恶性肿瘤，可以通过疫苗接种的方式来预防，如预防原发性肝癌可以接种乙肝疫苗，预防子宫颈癌可以接种人乳头瘤病毒疫苗。

二、肿瘤的治疗

（一）肿瘤的外科治疗

1. 明确诊断

（1）病理诊断。通过外科手术治疗恶性肿瘤可能会造成较大的创伤，甚至切除部分器官，对外观和功能均会造成较大的影响，如乳腺癌、直肠癌等。因此，在进行外科手术治疗前必须有明确的病理诊断，即使在术前无法获取病理标本，在术中也可切取组织行快速冰冻切片病理检查。

（2）临床分期。国际抗癌联盟和美国癌症联合会制定的 TNM 分期法已广泛应用于患者的临床分期诊断，为术前制订准确的治疗方案提供重要的依据，也对术后为患者预判远期疗效及选择适当的辅助治疗方法具有重要的意义。

2. 制订适当的治疗方案

根据患者的病理诊断、临床分期、分化程度、全身营养和各系统器官功能状况选择适当的治疗方案。早期恶性肿瘤应尽快采用手术根治。局部晚期恶性肿瘤若无法切除局

部病灶，可在术前先行辅助治疗，待肿瘤缩小后再行手术切除；术后病理检查发现癌灶残留或转移，须开展辅助治疗（放疗、化疗、生物治疗）。

3．选择合理的手术方式

综合评估患者的全身状况后，遵循以下原则，选择适当的手术方式。

（1）手术切除的范围、术中是否行淋巴结清扫、多大范围的清扫等必须以肿瘤的病理和生物学特性为根据。

（2）在争取手术治愈的前提下，最大可能保留正常组织，最大范围切除肿瘤组织，当二者存在冲突时须先符合后者的要求。

（3）综合评估患者年龄、营养状况及重要脏器功能状态，据此选择适当的术式，有基础疾病（高血压、糖尿病等）者应先控制症状，并提前制订相应的应急措施，方可进行手术。

4．避免医源性播散

在肿瘤手术切除过程中，须严格建立无瘤观念。

（1）手术探查的顺序应由远及近、操作轻柔，不可挤压，防止癌细胞被带至远处播散。

（2）手术操作时注意不接触隔离，当肿瘤表面已溃烂，应先以敷料包裹覆盖，行肠道手术时先将肿瘤组织前后两端结扎，再向瘤段肠道灌入化疗药物，防止癌细胞种植或播散。

（3）应采取锐性切割的方式分离组织，切面分割清晰，利于观察；不用或尽量少用钝性分离，并减少组织挤压，锐性分离组织极易因挤压操作造成癌细胞种植或播散。

（4）在结扎动脉前应先结扎静脉，防止癌细胞经静脉回流入心脏后进入全身血液循环造成播散。

（5）淋巴结清扫亦应遵循由远至近的原则，避免因肿瘤组织被挤压脱落后沿淋巴管向远处转移。

（6）肿瘤组织严禁分块取出，必须整块连续切除以根治。

（7）肿瘤组织切除取出后须更换手套及整套手术器械，方可进行后续的手术操作。

5．肿瘤常见的外科术式

（1）诊断性手术。该术式主要是指为了获取病理涂片或切片标本采取的手术方式，包括抽吸、穿刺、切取、切除活检和前哨淋巴结活检。

（2）治愈性手术。该术式的要求是将肿瘤彻底切除以达到治愈的目的。适用于癌细胞仅存在于原发部位和紧挨着的区域淋巴结，或已浸润至旁侧组织器官但仍能够与原发部位一同整块切除的肿瘤。

（3）姑息性手术。该术式是指无法对肿瘤原发部位或转移病灶进行彻底切除的手术方式，是为了缓解症状、减轻痛苦，配合综合治疗的一种外科手术方式。

（4）远处转移癌切除手术。恶性肿瘤若已发生远处转移，常常意味着难以治愈，但现阶段的研究和临床实践表明，转移癌切除手术也能起到一定的治疗效果，但要在肿瘤原发病灶已得到控制的前提下才能实行。

（5）激素依赖型肿瘤的内分泌腺切除术。激素依赖型肿瘤（如乳腺癌、前列腺癌等）的发生与内分泌腺（如卵巢、睾丸等）分泌的激素有着密切的联系，可通过切除相应的内分泌腺来缓解症状和避免复发。

（6）重建与康复手术。肿瘤的手术治疗会对患者的外形和脏器功能造成巨大的影响，重建与康复手术是为了保持外形美观和保留机体部分功能，如乳房重建或发音重建等。此外，行肢体部位的肿瘤外科手术后，因关节和肌肉的缺失而须进行康复手术，可以行骨或肌肉的移植手术。

（7）恶性肿瘤的预防性手术。对于一些组织的癌前病变或有潜在恶性发展倾向的肿瘤，为了预防其发展为癌症须进行手术切除，如肠道多发性息肉、生长于易发生反复摩擦部位的黑痣等。

（二）肿瘤的内科治疗

1. 抗肿瘤化疗药物的发展

自1943年利用氮芥治疗淋巴瘤获得成功后，新的抗肿瘤药物不断被研制出，癌症的化疗已经从单纯的姑息治疗转向以根治为目的的治疗模式。

2. 化疗药物的分类及作用机制

详见第七章第一节。

3. 抗肿瘤药物的毒性反应

（1）骨髓抑制。部分化疗药物会导致血色素、血小板、白细胞下降，发生严重下降时会进一步引起各脏器出血、感染甚至败血症。骨髓抑制反应程度是化疗能否顺利进行的最大影响因素，输入造血细胞集落刺激因子、白细胞介素-2、血小板生成素、血小板等可缓解症状。

（2）胃肠道反应。恶心、呕吐、食欲减退是较常见的胃肠道反应，可用昂丹司琼等药物治疗。

（3）肝功能损害。许多化疗药物会引起肝功能损害，药物的剂量应根据肝功能损害的程度进行适当的调整，必要时进行护肝治疗，尤其应注意各型肝炎在化疗时可能导致急性重型肝炎。

（4）肾功能损害。部分化疗药物在使用过程中会引起肾功能损害，而癌细胞在应用抗肿瘤药物后的大量坏死也会引起肾脏代谢障碍，应注意观察并及时处理。

（5）心脏毒性。阿霉素、柔红霉素等化疗药物会影响心肌细胞代谢，产生心脏毒性，用药期间须监测心电图和心功能。

（6）肺毒性。博来霉素、白消安、易瑞沙等药物可引起肺纤维化或间质性肺炎，应密切观察相关症状，监测肺功能。

（7）变态反应。有些化疗药物会引起水肿、寒战、发热，甚至过敏性休克等，应提前预防、及时处理。

（8）局部毒性。细胞毒性药物对注射部位的组织和血管刺激性大，药物外渗极易引起坏死，注射时宜通过中心静脉给药，发生外渗时立即进行局部封闭治疗并积极处理。

（9）其他。脱发、疼痛、色素沉着、肢体肿胀、红斑等，必要时及时调整药物的剂量和频次。

（10）远期毒性。有些化疗药物可能会增加出现其他肿瘤的概率，有一定的致癌风险；大部分化疗药物会影响精子和卵巢的功能，造成不孕不育。

4．肿瘤化疗的基本原则

（1）患者在化疗前必须有明确的病理学和细胞学检查并被诊断为恶性肿瘤，若无充分证据而须紧急治疗时，应在经验丰富的医师指导下权衡利弊后酌情使用化疗。

（2）肿瘤化疗方案应由熟悉药物作用机制、使用剂量、用法、毒性反应的肿瘤科医师制订并执行，同时需要医生熟练掌握各种药物的禁忌证、适应证。

（3）医生在综合评估患者营养状况、重要脏器功能、恶性肿瘤病灶累及范围等情况后，方可制订化疗方案，必要时通过多学科合作来加强治疗效果和减少副作用。

（4）尽量联合用药，使用经过实践应用后，被证明为可行的、疗效确切的、行业内认可且通用的化疗标准方案。

（5）实施化疗前充分告知患者和监护人相关信息，如目的、近期疗效和远期效果、不良反应、费用等，并要求患者或监护人签署知情同意书。

5．确定治疗目的

依据患者的全身情况和癌症病灶及其侵犯的组织范围确定患者的治疗目的，一般分为治愈性化疗、辅助化疗、新辅助化疗、姑息性化疗、研究性化疗。

6．克服抗药性

肿瘤细胞对化疗药物产生抗药性最终会导致化疗失败，在抗癌治疗中应尽早开始化疗，并尽量制订两套可以交替使用、由不同类型抗癌药物排列组成的抗癌化疗方案。

7．造血干细胞支持下的大剂量化疗

最大限度提高药物剂量强度可以增强疗效和减少抗药性，即使使用亚致死剂量的化疗药物，在造血干细胞的支持下，患者也能够耐受。

8．选择适当的用药途径

根据药物的特性和剂型，选择合适的给药途径，如口服、静脉注射、腔内注射、介入灌注等。

9．综合治疗和个体化治疗

癌症的治疗除了通过多学科合作方式，如采用外科手术、放疗、化疗、生物治疗、中医中药治疗等综合手段进行治疗外，也要在充分考虑个体差异的基础上制订综合的治疗方案。

（三）分子靶向药物治疗

随着基因工程和分子生物学技术的不断发展，研究人员发现了一些在癌症发生过程中起决定作用的蛋白分子。将这些蛋白分子作为攻击的靶点，可以有效地抑制癌细胞的增殖。这类药物具有对癌细胞选择性高、来源广阔、疗效独特、毒性较小的特点。分子靶向药物的分类如下：

（1）大分子药物。大分子药物主要为大分子单克隆抗体，可以特异性识别并与抗原结合，具有极为特异的靶向性。大分子药物包括：作用于人类表皮生长因子家族的单克隆抗体（如西妥昔单抗、帕尼单抗、曲妥珠单抗等）；抑制肿瘤血管生成的单克隆抗体（如贝伐单抗、阿帕西普、恩度等）；针对细胞膜分化抗原的单克隆抗体（如利妥昔单抗、替伊莫单抗、阿伦单抗、布妥昔单抗等）。

（2）小分子药物。小分子药物主要为分子量较小，化学结构简单，且易于合成的药物，其靶向特异性较大分子药物弱。小分子药物包括：酪氨酸激酶抑制剂（如伊马替尼、吉非替尼、克里唑替尼等）；多靶点的激酶抑制剂（如索拉非尼、舒尼替尼、达沙替尼、拉帕替尼等）；其他靶点的小分子药物（如替西罗莫司、伏瑞斯特等）。

分子靶向药物治疗为抗癌治疗开辟了一条新的途径和思路，但仍须严格掌握药物的适应证和禁忌证，在与抗癌化疗药物联合应用时必须密切观察重要脏器的功能和指标，避免引起严重的不良后果。

（四）肿瘤的放射治疗

放射治疗（简称放疗）分为近距离照射（直接把放射源放于肿瘤边缘或组织内）和远距离照射（源皮距大于 30 cm），2 种治疗的流程基本相同。

1．放疗的流程

获取明确的肿瘤病理学诊断及其临床分期后，确定治疗原则；体位固定，要将摆位误差限制在几毫米之内；应用 X 线模拟机进行肿瘤中心部位定位；在三维 TPS 工作站的虚拟设计下制订放疗计划；适形照射方法的拟定，即在照射过程中使射线与肿瘤的形状大小适合，尽最大可能保护正常组织；网络传输，TPS 设计完成放疗计划后，将各参数形成处方传输到治疗机，以控制每次放疗；实施照射。

2．放疗的治疗原则

（1）放疗开始前必须已获取明确的病理学诊断，特殊情况下须紧急采取放疗，也必须综合考虑临床症状和肿瘤标志物检查结果，在足以诊断癌症的前提下经集体讨论和患者及家属知情并签署同意书的情况下才可以进行放疗。

（2）重点关注首程治疗，充分评估患者病情的前提下制订放疗计划，以争取获得最佳的近期及远期的治疗效果。

（3）优化放疗计划，尽可能提高靶区适形度，尽量减少照射区内正常组织的照射剂量。

（4）适当的辅助治疗，当放射治疗过程中出现相关不良反应时，及时对症处理。

3．放疗反应及处理

（1）全身反应。恶心、呕吐、食欲减退、失眠、白细胞和血小板下降等，对症处理即可，无须停止放疗。

（2）局部反应。局部反应指在照射的过程中照射区皮肤、黏膜、血管发生急性反应，出现皮肤破溃、出血、水肿等。当放疗患者发生脑水肿、喉头水肿时须紧急处理。实行照射时应注意观察，及时处理紧急突发状况。

（3）放射性损伤。放疗引起的器官组织功能的损伤有时是永久且不可逆的，应尽可能避免。

（五）其他治疗

1．中医治疗

中医学认为恶性肿瘤的病因病机是正气虚损、邪毒入侵而造成气滞血瘀、痰凝毒聚。中医学治疗恶性肿瘤的常用治法有扶正培本、清热解毒、化痰软坚、理气散结、活血化瘀等。

（1）扶正培本法。该法主要用于正虚，调节体内的阴阳、气血、经络和脏腑的生理功能，增强人体的抗病能力。常用的扶正培本法包括养阴生津法、健脾益气法、益气养阴法、温肾壮阳法、滋补肾阴法。

（2）清热解毒法。该法适用于治疗邪热壅盛的癌症患者，临床主要表现为发热、肿块增大、局部灼热肿痛、口渴、苔黄、舌质红绛、脉数等。常用的药物有白花蛇舌草、半枝莲、石上柏、龙葵、七叶一枝花、蛇莓、白英、蒲公英等。

（3）化痰软坚法。该法适用于一切痰凝之证，如肿块、淋巴结肿大等。常用药物有夏枯草、海藻、皂角刺、昆布、生牡蛎等。

（4）活血化瘀法。该法适用于治疗肿瘤有瘀血之证，临床主要表现为肿块，痛有定处，肌肤甲错，舌质青紫或暗，有瘀点、瘀斑，脉细弦或涩等。常用药物有三棱、莪术、川芎、丹参、地鳖虫、赤芍、红花、当归、穿山甲等。

（5）理气降逆法。该法适用于气机失畅所致的气滞与气逆之症，主要临床表现为胸闷、胸胁胀痛、胃脘及腹部胀痛、气急、咳嗽、乳房胀痛等。常用药物包括枳实、陈皮、厚朴、砂仁、木香等。

2．肿瘤免疫治疗

免疫治疗的作用主要在于手术、化疗、放疗等常规治疗后对少量残留的肿瘤细胞予以清除，以收获最好的治疗效果。其分类如下：

（1）肿瘤疫苗。将肿瘤细胞作为抗原，刺激机体诱导产生抗肿瘤免疫过程，从而使机体产生自我免疫保护机制。肿瘤疫苗分为以细胞为载体的肿瘤疫苗（包括以肿瘤细胞为载体的肿瘤疫苗、以树突细胞为载体的肿瘤疫苗、树突细胞/肿瘤融合细胞疫苗）、蛋白/多肽疫苗、核酸疫苗。

（2）免疫调节剂。这主要是指一些非特异性增强或调节机体免疫功能的生物学制剂，分为免疫增强剂、免疫抑制剂、双向免疫调节剂。

（3）过继性细胞免疫治疗。这种治疗又称为体细胞免疫治疗，是将患者外周血中的单个核细胞在体外进行诱导进而激活，运用扩增手段后重新输入机体以达到诱导/直接杀伤癌细胞目的的免疫治疗方法。用于这种治疗方法的免疫活性细胞包括细胞因子激活的杀伤细胞、肿瘤浸润淋巴细胞、细胞因子诱导的杀伤细胞、其他抗肿瘤效应细胞。

（4）免疫结合点阻断治疗。这种治疗包括2种治疗方法：单克隆抗体通过补体的作用引起靶细胞的破坏；找到限制免疫反应的小分子，消除其抑制作用，激发身体的抗肿瘤免疫反应。

参考文献

［1］崔念基，卢泰祥，邓小武. 实用临床放射肿瘤学［M］. 广州：中山大学出版社，2005.

［2］李益农，陆星华. 消化内镜学［M］. 北京：科学出版社，2004.

［3］万德森. 临床肿瘤学［M］. 北京：科学出版社，2014.

［4］王俊杰，张福君，黄毅，等. 放射性粒子组织间近距离治疗肿瘤［M］. 北京：北

京大学医学出版社，2004.

［5］殷蔚伯，余子豪，徐国镇，等. 肿瘤放射治疗学［M］. 北京：中国协和医科大学出版社，2008.

［6］张思维，郑荣寿，孙可欣，等. 2016 年中国恶性肿瘤分地区发病和死亡估计：基于人群的肿瘤登记数据分析［J］. 中国肿瘤，2023，32（5）：321－332.

［7］周岱翰. 中医肿瘤学［M］. 广州：广东高等教育出版社，2020.

［8］中华人民共和国恶性肿瘤地图集编辑委员会. 中华人民共和国恶性肿瘤地图集［M］. 北京：中国地图出版社，1980.

［9］SUNG H，FERLAY J，SIEGEL R L，et al. Global Cancer Statistics 2020：GLOBOCAN estimates of incidence and mortality worldwide for 36 cancers in 185 countries［J］. CA：a cancer journal for clinicians，2021，71（3）：209－249.

［10］ZHENG R S，ZHANG S W，ZENG H M，et al. Cancer incidence and mortality in China，2016［J］Journal of the national cancer center，2022，2（1）：1－9.

（吴胜菊　魏　霞）

第三章　肿瘤患者常见症状管理

第一节　恶心、呕吐

一、恶心、呕吐的概念

恶心、呕吐是肿瘤患者最常见的症状之一，尤其是化疗患者最难以忍受的不良反应之一。恶心是一种可以引起呕吐冲动的胃内不适感，常为呕吐的前驱感觉，可单独出现，自行终止，也可干呕。恶心主要表现为上腹部特殊不适感，常伴有头晕、心率加快、面色苍白、血压降低等迷走神经兴奋症状。呕吐是指胃内容物或部分小肠内容物，通过胃的强力收缩使之经口排出的病理生理反射。恶心与呕吐可相互伴随，也可单独存在。肿瘤患者在发病中晚期、放化疗期间经常会伴有恶心、呕吐等不适。恶心、呕吐会影响患者正常饮食，导致食欲不振，严重时可发生脱水、电解质紊乱、酸碱失衡、营养不足、体重下降等，发生剧烈呕吐时会吐出胆汁甚至引起黏膜出血。

二、恶心、呕吐的原因

恶心、呕吐主要与肿瘤疾病、相关治疗及心理因素相关。胃癌、食管癌等疾病发展到一定阶段则可引发不同程度的恶心、呕吐症状；化疗药物直接刺激胃肠道黏膜引起恶心、呕吐；由于照射部位和照射剂量的不同，放疗也可引起一定程度的恶心、呕吐；心理因素（如焦虑、疼痛、恐惧等）可刺激神经中枢引发恶心、呕吐反应。一般情况下，化疗所致的恶心、呕吐多在应用化疗药后 1～6 h 发生，有时恶心、呕吐可能持续数天，甚至长达 10 天以上。

三、恶心、呕吐的分度

化疗药物引起的恶心、呕吐根据其呕吐的次数分为 3 个级别。

（1）轻度：每天呕吐 1～4 次。

（2）中度：每天呕吐 5～9 次。

（3）重度：每天呕吐 10 次以上。

四、恶心、呕吐的居家护理

（一）日常起居

（1）保持居住环境安静、整洁通风、空气新鲜、无异味，营造清洁、舒适的环境。

（2）患者呕吐时，家人应在旁守护，给予帮助，协助患者侧卧，使头偏向一侧以防呕吐物误吸入肺，引起吸入性肺炎或窒息进而危及生命，轻拍背部有利于呕吐物排出，并指导患者进行缓慢深呼吸。呕吐后家属应协助患者漱口，保持口腔清洁，及时清理呕吐物、更换衣物，避免残留呕吐物引起患者应激反应，去除异味，增进患者舒适感，若呕吐物含血性液体应及时就近就诊。

（二）饮食护理

（1）化疗期间患者消化功能下降，要注意补充营养。以少食多餐，高热量、高蛋白质、富含维生素的清淡易消化饮食为原则，多吃新鲜蔬菜水果，宜选择温和、少刺激性，香料含量少等的调味品。避免甜腻、辛辣、油炸、烘烤食品，忌烟酒和浓烈气味的食物（如臭豆腐、酸笋等），尽量少吃冷食或含薄荷类的食物等，可根据患者口味和个体需求，调整食物的色、香、味，以增加食欲。

（2）进食应细嚼慢咽，感到恶心时尝试深呼吸，待恶心感觉缓解后再进食。餐后不宜立即躺下，以免食物反流而引起恶心。不必固定每天进餐次数和时间，鼓励但不勉强患者进食，一般早晨恶心、呕吐症状较轻，病情允许下患者可在进餐前、后适当增加活动，以促进胃肠蠕动。

（3）患者多饮水，注意餐前、餐后 1 h 尽量少饮水；化疗前可选择进食少许碱性食物，如咸饼干、烤面包、干馍片等干而温和的食物；严重营养失调且不能经口进食者，可在医生指导下给予肠内或肠外营养支持治疗。

（三）用药护理

用药护理重在预防预期性恶心、呕吐，积极控制每一周期化疗相关的恶心、呕吐，消除患者的负性体验，可减轻预期性恶心、呕吐的发生。预防优于治疗，常规予以止吐药物，而不是按需给药。临床常用的止吐药物包括 5 - 羟色胺受体拮抗药（如昂丹司琼、格拉司琼等）、糖皮质激素（地塞米松）、NK-1 受体拮抗药（阿瑞匹坦）、多巴胺受体阻滞药（甲氧氯普胺）、抗精神病药（氟哌啶醇、奥氮平及劳拉西泮等）及吩噻嗪类。

（四）情志护理

耐心倾听患者表达的想法及感受，安慰患者，让其正确认识恶心、呕吐的发生，教会患者放松技巧，可以通过深呼吸、听音乐、冥想等分散注意力，减少对恶心、呕吐的焦虑及恐惧，正视疾病，增强患者治疗疾病的信心及依从性。

（五）居家适宜中医护理技术

（1）穴位敷贴。可取足三里、内关、中脘、神阙、合谷等穴位。具体药物须在专业人员指导下使用，穴位敷贴时间一般为 6～8 h，药物应均匀涂抹于棉纸中央，厚薄一般以 0.2～0.5 cm 为宜，覆盖敷料大小适宜，敷贴部位应交替使用，不宜单个部位

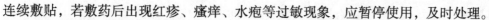

连续敷贴，若敷药后出现红疹、瘙痒、水疱等过敏现象，应暂停使用，及时处理。

（2）耳穴压豆。可取神门、胃、脾、皮质下交感等穴位。耳穴贴压每次选择一侧耳穴，双侧耳穴轮流使用。每天自行按压 3～5 次，每次每穴 1～2 min；夏季易出汗，留置时间 1～3 天，冬季留置 3～7 天。观察患者耳部皮肤情况，留置期间应防止胶布脱落或污染耳郭，局部有炎症、冻疮或表面皮肤有溃破者不宜施行。

（六）居家自我监测

观察是否有恶心、呕吐症状的发生，记录呕吐发生的频率及呕吐物的颜色、性质、量，及时补充能量及水分，若出现头晕、乏力、腹胀、腹软、恶心、呕吐症状加重，及时就医，防止水电解质紊乱。

第二节 食 欲 减 退

一、食欲减退的概念

食欲减退又称为食欲不振（anorexia），是临床最常见的症状之一，指患者进食欲望下降，食物摄取减少，进食量不到正常食量的 1/2 或不能进食，伴有或不伴有体重下降。食欲减退在新确诊恶性肿瘤患者群体中的发生率约为 50%，在晚期肿瘤患者群体中的发生率可高达 80%。长期食欲不振会严重影响肿瘤患者的营养状况，降低其免疫力，进一步增加抗肿瘤治疗的难度及发生肿瘤恶病质的风险，并且对肿瘤患者的心理健康、社会交际等造成严重不良影响，甚至影响患者的生存质量，降低其生活积极性和生存信念。

二、食欲减退的临床表现

长期食欲减退可引起消瘦、体重下降、营养不良。食欲减退首先表现为蛋白质、脂肪和碳水化合物三大物质的缺乏，同时出现多种维生素和微量元素的缺乏。严重时可出现血压下降、心动过缓、体温过低等症状，还可致机体免疫力下降。有些患者由于长期食欲减退，可能会出现焦虑不安、精神萎靡等精神症状。

三、食欲减退的常规护理

（一）日常起居

创造良好的就餐环境，保持环境空气新鲜，温度适宜，安静舒适。

（二）饮食护理

（1）注意饮食的科学性和合理性，以满足机体代谢修复的需要，向患者讲解摄取营养物质的重要性，合理安排饮食，改善营养状况。制订详细的饮食计划：在营养师的指导下，根据患者的身高、体重及每天营养的需要量，详细计算出营养物质的配比，制订每天食谱。

（2）给予高蛋白、高热量、高维生素、易消化饮食。高蛋白饮食可以促进细胞的修复和再生，应多食用含优质蛋白质食物（如牛奶、鱼类、蛋类等）。多食含丰富维生素食物（如胡萝卜、菠菜、谷类、水果等）。

（3）教育患者认识改进食欲、增加营养的重要性。合理搭配食物，常更换饮食品种，以促进食欲。烹饪时讲究色、香、味，在病情允许下，可使用一些调味剂。

（4）根据患者的自身情况，安排每天就餐时间，最初应少食多餐。进餐前勿过量饮水。

（三）病情观察

监测体重，观察食欲是否改善，若出现体重持续下降、皮肤弹性差、精神萎靡、表情淡漠等状况，及时给予营养支持。

（四）心理护理

指导患者保持乐观情绪。护理人员应重视精神因素对食欲不振的影响，注意观察患者的情绪变化，关心、体贴、劝慰、开导患者，讲明不良情绪对食欲的影响，教会患者应对措施，使患者有战胜疾病的信心。

四、食欲减退的居家护理

（一）日常起居

创造良好的就餐环境，保持环境空气新鲜、温度适宜、安静舒适。进餐前洗手，督促并协助患者漱口或做口腔护理，采取舒服的体位就餐。

（二）饮食护理

改善饮食结构，根据患者喜好调整搭配，以促进食欲。多与患者沟通，寻求患者易于接受的食物。色泽鲜明、口味突出的食物更容易刺激患者食欲。适当增加食物种类，并提高食物的更换频率，避免重复和类似的食物。观察患者食欲有无好转，若食欲减退持续甚至出现厌食、营养不良表现，应及时就医。

（三）情志护理

调整心情，平和心态。久居卧室不利于改善患者食欲和情绪，尽可能让患者下地活动，适当散步、观赏花草，均有助于改善患者的身心状态。

（四）居家适宜中医护理技术

（1）穴位按摩。取中脘、神阙、内关及足三里等穴位。一般宜在饭后 1～2 h 进行，可用点法或揉法对每个穴位按摩 1～2 min，按摩力度适度，以局部穴位透热为度，操作过程中注意保暖，若有不适应及时调整手法或停止操作。

（2）艾灸。取中脘、神阙、内关及足三里等穴位。将艾条对准施灸穴位，艾条与皮肤距离 2～3 cm，使局部皮肤有温热感而无灼痛为宜，灸至皮肤红晕为度，每处 10～15 min，防止烫伤皮肤。施灸过程中随时观察局部皮肤及病情变化，询问患者有无不适，防止艾灰脱落造成烧伤或毁坏衣物。

（五）居家自我监测

出现以下情况须及时就医：

（1）长期食欲减退。

（2）伴反复腹痛、腹胀、恶心、呕吐、嗳气、反酸、呕血、黑便、腹泻等消化系统症状。

（3）伴发热、虚弱、乏力、消瘦等全身表现。

（4）伴面色苍白，眼睑和颊部水肿、表情淡漠等。

第三节　口腔黏膜炎

一、口腔黏膜炎的概念

口腔黏膜炎是指发生在口腔黏膜及口腔软组织的疾病。口腔黏膜炎的发生与化疗药物的使用有关。原发性口腔炎是指化疗药对黏膜产生直接破坏作用。继发性口腔炎即化疗药导致白细胞数目下降，继发口腔局部感染症。易引起口腔炎的化疗药物有 5 - 氟尿嘧啶、氨甲蝶呤、长春新碱、柔红霉素、阿霉素、环磷酰胺、顺铂、丝裂毒素等。其中，尤其以氨甲蝶呤、5 - 氟尿嘧啶的大量反复使用而造成的口腔炎多见。

二、口腔黏膜炎的防治

口腔黏膜有出血时，局部使用凝血酶粉末，或者制成凝血酶溶液（生理盐水稀释至 50 ~1000 IU/mL）局部喷雾；进食后使用复方硼砂溶液、3% 碳酸氢钠溶液或 3% 过氧化氢溶液漱口，亦可选用维生素 E，每天 2 次口腔内涂抹；真菌感染多伴有白斑或者白膜，以制霉菌素漱口或局部涂敷；培美曲塞引起的口腔溃疡可以用叶酸及维生素 B_{12} 预防；化疗期间口含碎冰或颊部冰敷，可减少口腔黏膜炎的发生。

对于化疗药物引起的口腔炎，中医治法宜扶正祛邪，扶正当益气养阴、敛疮生肌，祛邪当清热解毒化浊。中成药如外用康复新液、金喉健喷雾剂、云南白药等。亦可用蜂蜜缓解，具体用法为：用清水清洁口腔后，用无菌棉签蘸取适量蜂蜜，涂抹于口腔黏膜患处，每天数次，用药后 30 min 内勿进食饮水。

三、口腔黏膜炎的分级

Ⅰ级反应：口腔黏膜充血水肿、红斑，口咽干燥，轻度疼痛，进食固体食物困难。

Ⅱ级反应：斑点状白膜，黏膜明显充血水肿，有红斑、溃疡形成，间歇性中度疼痛，可耐受，进软食困难。

Ⅲ级反应：主要是口腔溃疡，成片纤维性黏膜炎，黏膜极度充血、糜烂，融合成片状白膜，疼痛剧烈，只能进流质饮食。

Ⅳ级反应：黏膜大面积溃疡，常伴随有脓性分泌物，剧痛导致不能进食，需要对症治疗。

四、口腔黏膜炎的居家护理

（一）日常起居

保持口腔清洁和湿润，改变不良的口腔卫生习惯。饭前、饭后漱口，睡前及晨起用软毛牙刷刷牙，避免损伤口腔黏膜，可将牙刷放在热水中浸泡，以增加牙刷的柔软性。有活动性义齿的患者，尽量减少戴义齿的时间，减轻牙龈的负荷。患者可经常张口做示齿运动，通过该方法使口腔黏膜皱襞处充分进行气体交换，破坏厌氧菌的生长环境，防止口腔感染发生。

（二）饮食护理

进食高蛋白、高热量、富含维生素 B 和维生素 C、无刺激的温凉软食（如肉、鱼、鸡蛋、牛奶、蔬菜及水果汁），以维持良好的营养状况，从而促进黏膜组织的增生，加速溃疡愈合。摄取足量的液体，少食多餐，避免酸性、过热、过冷、辛辣、粗糙等刺激性食物和饮料。若患者有吸烟喝酒习惯，应指导患者戒除烟酒。

（三）用药护理

为了让药物能与口腔黏膜更好地接触，充分发挥药物的治疗作用，应先用生理盐水和清水漱口，充分清洁口腔后再用药，用药后 30 min 内禁止进食和漱口。漱口液在口腔内须保留 5 min 以上，片剂须在口腔内含服至融化。

（四）情志护理

口腔溃疡、疼痛发生时，会使患者的舒适度降低、营养摄取不足，引起睡眠障碍，并产生焦虑的情绪，导致患者的生活质量下降。患者应相信这种化疗引起的口腔黏膜炎是可以治愈的，坚持治疗的同时，听从医护人员的指导，做好正确的预防及治疗。营养不良或免疫抑制者须加强全身支持治疗，加速口腔溃疡愈合。

（五）居家自我监测

每天观察口腔内黏膜、舌苔、咽部、口唇的变化，注意颜色（白斑、红斑）、湿度（润滑程度、唾液量和黏稠度）、污染（口气、牙齿黄色、黄厚苔）及损伤（黏膜溃疡、水疱）等情况发生，出现不适及时就医。

第四节　吞咽困难

一、吞咽困难的概念

吞咽困难（dysphagia），也称为吞咽障碍，是由于下颌、双唇、舌、软腭、咽喉、食管括约肌或食管功能受损所致的进食障碍。临床表现为对液体或固体食物的摄取、吞咽发生障碍，或吞咽时发生呛咳、哽咽，严重者可发生吸入性肺炎、脱水、营养不良等并发症。

二、吞咽困难的原因

（1）疾病因素。出现吞咽障碍较多的肿瘤有脑瘤、头颈部肿瘤、食管癌等，大部分临终患者会出现吞咽困难。

（2）药物因素。许多药物（如抗精神病药物、抗组胺类药物等）存在吞咽困难的副作用，药物可能影响患者吞咽的整个过程，包括患者的意识状态、口腔和咽部的润滑和完整性、味觉和嗅觉，影响运动的协调性，导致胃肠道功能失调等。

（3）其他异物及心理因素。

三、吞咽困难的居家护理

居家评估患者吞咽功能可以直接观察患者进食、饮水或服药时的情况，从而得到有关患者吞咽功能失调的信息，如咀嚼无效、饮水呛咳、口腔或咽部有食物残留、误吸、分泌物管理困难或梗阻等。

摄食训练的内容如下：

（1）摄食训练的适应证为不受刺激也处于清醒的意识状态，全身状态稳定，经口进食能产生吞咽反射，少量误吸能通过自身咳嗽将异物咳出的患者。

（2）摄食训练的时间一般安排在饭前，每天 3 次，每次 20 min，训练前应清洁口腔。

（3）保持安全的吞咽体位，目的是提高患者吞咽的安全性和有效性，减轻患者疲劳，辅助吞咽过程，减少误吸的发生。体位视病情而定，常用的是颈部前屈的姿势，可以增加食团的压力，限制吞咽过程中喉的开放，降低咽部渗出和误吸的风险。能坐起的患者取躯干垂直、头正中、颈部轻度向前屈曲位，这种体位可以最大限度地保护气道。对于不能坐起的患者，一般让患者取躯干 30°仰卧位，头部前屈，头转向咽部麻痹的一侧，通过重力的作用引导食物接触咽部健侧，提高食物通过咽部的有效性。颈部前屈也是预防误吸的一种方法，能减少食团通过咽部的时间。

（4）根据患者吞咽障碍的程度及康复阶段调整食物的结构、形状和黏稠度，同时兼顾营养和热量的需要，对所需食物进行加工。原则是先易后难，选择适宜吞咽障碍患者食用的食物（柔软且密度均一，有适当的黏性、不易松散，通过咽及食管时容易变形，不易在黏膜上残留），禁食刺激性食物。慢性疾病消耗导致衰弱的患者可以选择软食，即将食物切成小片，或用肉汁、汤汁浸润食物；咀嚼功能障碍的患者，可以将食物磨碎、切碎或切成丁，稍微咀嚼就能形成食团；对于咀嚼功能明显下降及食管狭窄的患者可以采用匀浆膳，加入酸奶或土豆泥使之均匀光滑，不需要咀嚼即可下咽。

（5）调整喂食行为，合适的一口量即最适于吞咽的每次摄食入口量，正常人约为20 mL。对患者进行摄食训练时，如果一口量过多，会从口中漏出或引起咽部残留导致误吸，过少则难以诱发吞咽反射。一般先以少量（3～4 mL）开始，然后逐渐增加。增加患者感官意识的技巧：用勺子给患者喂食时增加向下的压力；给患者提供酸的、冷的、需要咀嚼的食团，或大容量的食团。这些技巧在降低患者误吸风险的同时可诱发快速的喉部反射。

（6）当吞咽无力时，食团常常不能被一次咽下而残留在口腔和咽部，应去除咽部残留食物。去除残留的方法有：①空吞咽与交互吞咽。每次进食吞咽后，反复做几次空吞咽，使食团全部咽下，然后再进食。亦可每次进食吞咽后，饮极少量的水（1～2 mL），这样既有利于刺激诱发吞咽反射又能达到除去咽部残留食物的目的，称为"交互吞咽"。②侧方吞咽。咽部两侧的"梨状隐窝"是最容易残留食物的地方，让患者转动或倾斜颈部，使同侧的梨状隐窝变窄，挤出残留物。同时，另一侧的隐窝变浅，咽部产生高效的蠕动式运动可去除残留物。③点头样吞咽。会厌谷是另一处容易残留食物的部位。当颈部后屈，会厌谷变得狭小，残留食物可被挤出，接着颈部前屈（点头）同时吞咽，便可去除残留食物。

（7）口腔清洁。为患者提供食物、液体或药物之前用手电筒仔细检查和评估口腔的状况；予口腔清洁湿润，有助于稀释分泌物，湿化口腔黏膜，最大限度地增进患者的舒适度。

第五节 发 热

一、发热的概念

发热指产热增多或散热减少，导致体温的升高。临床上按照体温的高低把发热分为低热（37.3～38 ℃）、中热（38～39 ℃）、高热（39～40 ℃）、超高热（40 ℃以上）。发热是一种症状，以感染性发热为多见，非感染性发热常见于血液病、恶性肿瘤、物理或化学因素等。

二、发热的原因

肿瘤相关性发热多见于实体瘤和血液系统肿瘤，如恶性淋巴瘤、恶性组织细胞增多症。发热特点为通常不伴有寒战，常伴有进行性消瘦、贫血，而且抗菌药物治疗无效。患者如果在放疗过程中出现发热，一方面可能是放疗本身造成的组织损伤，另一方面可能是放疗毒副反应引起的血象下降、免疫功能减退，造成病毒或细菌感染而引起发热。

三、发热的居家护理

（一）日常起居

合理作息，注意休息和保暖。尽量避免到人群聚集的地方，可戴口罩防止病原菌侵入。居家维持室内空气流通，脱掉过多的衣物以便于协助散热。对于反复发热的患者，勤测体温，注意心率、脉搏、呼吸及血压的变化。出汗较多者及时更换汗湿衣服和床单被套。头部放疗患者宜定期进行口腔清洁、鼻腔鼻咽部冲洗，减少因口腔黏膜糜烂及鼻腔引流不畅引起的发热。

（二）饮食护理

发热期间的饮食应以高热量、高蛋白、高维生素、易消化的食物为主，每天摄入量大约为 2000 mL。少量多餐，推荐食物有软饭、面条、米粥、鸡蛋羹、果汁。患者发热时鼓励患者每天饮水 3000 mL 以上。

（三）用药护理

体温超过 38.5 ℃时，可以适度使用退烧药。目前认为最适用的退烧药为布洛芬和对乙酰氨基酚，这 2 种药物在适当的剂量下正确使用对发热患者是安全有效的。使用任何药物处理发热前最好到医院就诊，明确引起发热的原因后在医生的指导下使用退烧药。

（四）情志护理

家属多倾听患者的诉说，指导患者通过呼吸放松、肌肉放松、想象放松等来缓解焦虑紧张心理。

（五）发热护理

（1）一般患者体温在 38 ℃以下，可以在家观察，鼓励患者多喝水；若体温持续上升，或体温超过 38.5 ℃，患者及家属可以采用温水拭浴降温。用温水（37 ℃）浸湿的毛巾搓揉全身上下（时间控制在 5 ～ 10 min，室温控制在 22 ～ 24 ℃），可使血管扩张使体温下降，而且水汽由体表蒸发时，也会使体温下降。若发热伴寒战且合并其他症状，应及时就医。

（2）冰袋降温。一般放在前额、颈部、腋窝、腹股沟及腘窝等血管丰富的地方。每次放置时间不超过 30 min，以免局部冻伤。使用前要查看冰袋是否完整、有无漏水情况；放置冰袋后每 10 min 查看局部皮肤颜色，有无皮肤苍白、发紫、冻伤或麻木情况，出现上述情况停止使用冰袋；腋窝放置冰袋降温 30 min 后再测量体温，同时注意患者呼吸、脉搏、血压、心率的变化；应用冰袋时不能将其放在心前区、耳郭、腹部、后颈部、足底等处。

（六）居家自我监测

（1）发热患者宜有家属陪伴照顾，做好居家防跌倒措施，起床遵循"起床三部曲"。首先要完全清醒，在平仰卧的状态下，凝视天花板或窗外 30 s。然后缓缓坐起来，将双脚移至床沿，双眼正视前方，或头颈稍做转动，持续 30 s。再扶着床边站立 30 s，这时如果认为头脑清晰，反应正常，便可离床缓步去做想做的事情。

（2）肿瘤患者免疫功能低下，且放化疗可引起骨髓抑制，应按照医生建议每周复查 2 次血常规，防止因白细胞减少引起的发热。

第六节　癌因性疲乏

一、癌因性疲乏的概念

癌因性疲乏（cancer related fatigue，CRF）是指恶性肿瘤本身或相关的放化疗使患者的精神高度紧张，心情极为痛苦，随后出现的虚弱、活动无耐力、注意力不集中等一系列主观感受。癌因性疲乏是恶性肿瘤患者最常见的症状之一，影响患者的自理能力和生活质量。癌因性疲乏的疲乏感发生快、程度重、能量消耗大、持续时间长、不可预知，通常不能通过休息或睡眠缓解。

二、癌因性疲乏的临床表现

癌因性疲乏表现为非特异性乏力、虚弱、全身衰竭、嗜睡、疲劳，多数患者在化疗期间感觉非常疲倦和四肢乏力，表现为精神萎靡、出虚汗、头晕、头痛、嗜睡、体重下降、虚弱等。同时，患者可出现冷漠、注意力不集中、记忆力减退、沮丧等症状。这些症状可持续 1～2 天，有时也可持续较长时间。化疗引起的疲乏可以从体力、精神、心理、情绪等方面严重影响患者的生活质量及患者对治疗的耐受性和依从性。

三、癌因性疲乏的居家护理

（一）日常起居

（1）睡眠调整。根据患者的习惯制订睡眠时间表，有困意时再上床睡觉，入睡困难时不要待在床上。卧室宜光线柔和、通风、温湿度适宜、安静舒适，穿纯棉宽松的睡衣，注意床垫和枕头的舒适性，睡觉前避免被其他人打扰，将手机调成静音或关机，停止工作，谢绝会客，不思考苦恼的事情。鼓励患者在入睡前听轻音乐，达到舒缓压力、分散注意力的目的。睡眠前避免过度活动、饮食过饱及进食刺激食物（如咖啡、奶茶、巧克力、辛辣食物等）。睡前洗热水澡、用温水泡脚、喝热牛奶或者蜂蜜也可以帮助睡眠。

（2）化疗患者每天进行有规律的、低强度的体育锻炼，锻炼坚持时间越长，化疗相关的疲乏程度就越低。过多的休息并不利于疲乏的缓解，逐渐增加白天活动时间和次数，有利于晚间睡眠。轻、中度疲乏患者，在病情许可的情况下家属陪同患者坐轮椅或拄杖去户外呼吸新鲜空气、散步等，有利于缓解疲乏程度。

（二）饮食护理

加强营养，少食多餐，合理的营养摄入有利于消除疲乏、恢复体力。患者应进食高热量、高蛋白质、富含维生素、易消化的食物，高热量饮食可增加能量和减缓体重下降。增加蛋白质的摄取能促进细胞的修复和再生，禽蛋、肉类、鱼虾类、大豆、牛奶等食物对缩短疲劳持续时间、减轻疲劳具有重要作用。对于进食困难的患者，必要时可采取胃肠外营养，以维持最佳的营养状态。

（三）情志护理

疲乏患者常常由于疲倦而不能做任何事情、不能集中精力，并由于不能自理而感觉沮丧，部分患者认为疲劳意味着他们不能做好事情或者是病情的恶化。疲乏是一种主观感受，鼓励患者主动讲述自己的真实感受，正视疲乏并提高自我调整能力。患者可向护理人员咨询癌因性疲乏的相关知识和生活护理注意事项，增强战胜疾病的信心。鼓励患者积极参加娱乐及与朋友、家人、病友谈心等活动，相互督促，相互鼓励支持。

（四）居家适宜中医护理技术

（1）艾灸。可取足三里、三阴交、关元、气海等穴位温通经络，温阳益气。可选用艾灸箱，将纱块放置于施灸部位上，将艾箱对准施灸穴位放置、妥善固定，艾条与皮肤距离2～3 cm，使局部皮肤有温热感而无灼痛为宜，灸至皮肤红晕为度，每处10～15 min。艾灸过程注意用火安全。

（2）耳穴压贴。可取神门、交感下、肝、肾、内分泌等穴位。

（五）居家自我监测

将患者经常使用的物品放置在容易拿取的地方，减少其活动量和体力消耗。对于重度疲乏患者，应加强防坠床、防跌倒的安全措施，家属要多陪伴左右，协助完成生活，如协助患者进行床上擦浴、洗头、清洁口腔等。若出现较长时间的严重疲乏且不能舒解，应及时就医。

第七节 便 秘

一、便秘的概念

化疗所致便秘是由于一些化疗药物直接损伤胃肠道，使胃肠蠕动减弱，加上很多化疗辅助药物会干扰神经体液调节，抑制了胃肠运动，从而导致患者每周大便少于3次并伴有疼痛，患者会出现腹痛、腹胀、食欲减退、恶心或呕吐、肛门撕裂、痔疮加重或发炎等。

二、便秘的居家护理

（一）日常起居

（1）养成排便习惯。养成定时排便的习惯，每天按时如厕，胃肠反射最敏感的时间是在早餐后，可尝试养成此时间排便的习惯。每天起床前进行有规律的腹部按摩，双手按顺时针或逆时针方向进行按摩，有利于促进肠蠕动及排便。

（2）运动通便。在病情允许下，尽可能下床活动，进行力所能及的日常自理活动。治疗便秘的体操、按摩、穴位指压和适当的运动能反射性促进肠蠕动加强，改善便秘症状。运动时交感神经兴奋，会抑制肠蠕动，但运动后副交感神经兴奋可促进肠蠕动，步行是很好的改善便秘的运动方式。不能下床者可在床上可做简单运动：平卧屈膝，双手抱膝，头部靠近双膝，反复多次练习，可起到促进肠道蠕动达到通便效果。

（3）避免自我抑制排便。在化疗时由于体力弱，常因倦怠而不去厕所排便，或因肛裂痛苦而抑制排便。这种自我抑制会引起排便意识阈值上升，生理条件反射减弱，延长粪便在肠内滞留时间，水分吸收过多，使粪便变硬而难以排出。床上排便者要解除患者的羞耻感和对他人的顾虑等心理障碍，有痔疮和肛裂者要保持肛门清洁并及时就医处理。

（二）饮食护理

饮食中可适当增加纤维素的摄取，多吃新鲜蔬菜、水果。粗粮、牛奶、粗纤维食物会促进胃肠反射。可多吃润肠通便的食物（如蜂蜜、脂肪类食物、香蕉等），并鼓励患者多饮水，每天饮水 2000 ～ 3000 mL，防止呕吐导致的脱水。

（三）用药护理

根据患者进食情况，若 3 天无大便须积极处理，一般可服用乳果糖、四磨汤、苁蓉通便口服液或用开塞露塞肛等，严重者应立即就诊处理。

（四）情志护理

使患者认识便秘发生的原因及缓解的方法，减少其紧张、焦虑心理，同时建立信心，通过正确的方法可达到通便的目的。家属可通过倾听患者诉说，了解患者的不安情绪，使其放松身心，并及时给予安慰和鼓励，尽量不要责怪患者。

（五）居家适宜中医护理技术

（1）穴位敷贴。可取中脘、神阙、天枢、足三里等穴位。遵医嘱选取合适药方，穴位敷贴时间一般为 6 ～ 8 h，皮肤微红为正常现象，局部皮肤有红肿及溃烂时不宜敷贴药物。

（2）耳穴贴压。可取大肠、小肠、直肠、三焦、交感、神门等穴位。一般可留置 3 天，双耳交替贴压，每天自行按压 3 ～ 5 次，每次每穴 1 ～ 2 min。

（六）居家自我监测

观察排便情况，留意排便习惯的改变，如粪便的性状、量、次数，以及伴随的症状（如腹痛、腹胀、食欲下降、恶心、呕吐、口臭、舌苔厚腻、失眠、焦虑不安等）。

第八节 恶性浆膜腔积液

一、恶性浆膜腔积液的概念

恶性浆膜腔积液包括恶性胸腔积液、恶性心包积液和恶性腹水，是恶性肿瘤晚期的常见并发症之一。恶性胸腔积液是恶性肿瘤侵犯脏层和壁层胸膜引起的胸液渗出和淋巴管阻塞。胸腔积液增加迅速会对心肺造成机械性压迫，限制肺的扩张，使肺容量减少，造成肺不张，短期内会使患者的全身状况急剧恶化，并伴有大量的蛋白和体液丢失，甚至威胁患者的生命。引起恶性心包积液的恶性肿瘤主要是肺癌，还有乳腺癌、淋巴瘤等。正常生理状态时，心包腔内有 20 mL 液体，起润滑作用。心包积液量 50 ~ 100 mL 为少量，100 ~ 500 mL 为中量，500 mL 以上为大量。恶性腹水也称为恶性腹腔积液，腹腔恶性肿瘤引起的低蛋白血症、肿瘤侵及腹膜，使体液渗出增加，腹腔静脉和淋巴管阻塞导致回流障碍，使腹腔内液体增加。恶性腹水常见于肝脏恶性肿瘤、肠道恶性肿瘤、卵巢癌的晚期患者。

二、恶性浆膜腔积液的临床表现

少量恶性胸腔积液时症状不明显，仅见患侧呼吸运动减弱。大量恶性胸腔积液则会引起呼吸困难、咳嗽、胸痛、消瘦乏力、不能平卧、食欲减退等；表现为肋间隙饱满，呼吸运动受限，呼吸急促，叩诊呈浊音或实音，听诊呼吸音减弱或消失，支气管偏移至对侧。

恶性腹水量较少时，可出现食欲减退、有饱食感。大量腹水者，可出现腹部膨隆、行动困难、易疲倦，有明显的腹胀、腹痛、消化不良、消瘦。腹部检查有移动性浊音及波动感。

恶性心包积液由于积液影响到血流动力学及其他脏器的转移，患者会出现胸痛、气急、咳嗽、肺充血，甚至多器官功能衰竭而危及生命。

三、恶性浆膜腔积液的治疗原则

恶性浆膜腔积液可采用化疗（含浆膜腔内化疗）、放疗、外科治疗等方法。腔内给药最常用的化疗药物是顺铂，在化疗的基础上对原发灶进行放疗可取得一定疗效。浆膜腔穿刺引流出腔内积液，注入硬化剂，使浆膜腔闭塞不再产生积液，可以长期有效地控制恶性浆膜腔积液生成。

四、恶性浆膜腔积液的居家护理

（一）日常起居

恶性浆膜腔积液多为肿瘤晚期患者常见合并症，患者基础情况较差，应多注意休息，保持室内空气流通，减少活动，维持舒适体位，以减轻呼吸困难等症状。

（二）饮食护理

宜高蛋白、高热量、高维生素饮食，多食优质蛋白和新鲜蔬菜水果。优质蛋白（如蛋、奶、禽、肉、鱼、大豆等）有利于及时补充营养，补充人体所需蛋白，增强体质，提高免疫功能。

（三）情志护理

有恶性浆膜腔积液的晚期肿瘤患者会出现恐惧、紧张、多虑或绝望感，甚至对治疗失去信心。因此家属要给患者全面的关爱，耐心倾听患者的讲述，理解其感受，消除其思想顾虑，予以心理安抚。同时多渠道获得科学的治疗方法和调养方法，增进舒适感，使患者解除心理压力，积极配合治疗。

（四）居家自我监测

（1）恶性腹水的患者应定期测量体重及腹围，并做好记录，记录每天出入液量。根据腹水量适当限制钠盐及水分的摄入，必要时可遵医嘱使用利尿剂。

（2）恶性胸腔积液的患者灌注化疗药后，由于药物刺激胸膜可引起胸痛。注意观察胸痛的性质、部位、程度，必要时遵医嘱给予止痛药，并观察用药的反应。灌注化疗后鼓励患者多饮水，有利于药液排泄，减轻对肾脏的毒性。

（3）预防感染：浆膜腔内灌注化疗后，患者抵抗力下降，注意预防感染。穿刺部位定期消毒，并更换敷料。注意观察治疗期间置管引流的穿刺部位有无出血、皮下积血或积液外渗，轻度皮下出血不予处理，可自行吸收。若出现皮下大面积瘀血或积液外渗，应立即就医处理。

第九节　免疫检查点抑制剂相关的皮肤毒性

一、免疫检查点抑制剂相关的皮肤毒性的概念

免疫检查点抑制剂（immune checkpoint inhibitors，ICIs）在增强抗肿瘤免疫效应的同时，也可能会使自身正常的免疫反应异常增强，导致免疫耐受失衡，累及正常组织，从而发生不良反应，这种不良反应称为免疫相关不良反应。免疫相关不良反应可发生于全身各个器官，皮肤毒性是其中最常见的不良事件，发生率为30%～40%。该不良反应通常发生在治疗早期，治疗后几天或几周后都有可能出现，表现为斑丘疹或皮疹、瘙痒、白癜风等。

二、各种皮肤毒性的临床表现

皮肤免疫相关不良反应多数较轻，严重的不良反应较为罕见。最常表现为斑丘疹和瘙痒，其次为银屑病和苔藓样皮炎等。重症皮肤毒性（severe cutaneous adverse reaction，

SCAR）包括史 – 约综合征（Stevens-Johnson syndrome，SJS）综合征、中毒性表皮坏死松解症（toxic epidermal necrolysis，TEN）等。

（1）斑丘疹：是免疫检查点抑制剂引起的最常见皮疹。欧洲肿瘤内科学会免疫检查点抑制剂相关的毒性管理指南将斑丘疹皮肤毒性分为 4 级（表 3 – 1）。需要注意的是，斑丘疹可能是其他皮肤免疫相关不良反应的早期表现，如苔藓样反应、银屑病、大疱性类天疱疮等。因此，对于不典型的、严重的、持续反复的皮疹，需要行进一步的检查，如皮肤活检。（图 3 – 1）

表 3 – 1　欧洲肿瘤内科学会皮肤毒性分级

分级	内容
1 级	皮疹区域小于 10% 体表面积，伴或不伴症状
2 级	皮疹覆盖面积为 10% ～ 30%，有或没有症状，影响正常生活
3 级	皮疹覆盖面积为 30%，有或没有症状，影响照顾自己的能力
4 级	皮疹覆盖面积大于 30%，伴有感染或其他并发症，需要住院治疗

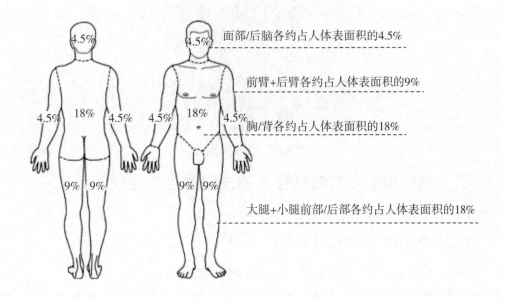

图 3 – 1　皮疹覆盖体表面积比例

（2）瘙痒症。瘙痒也是免疫检查点抑制剂引起的最常见的不良反应之一。瘙痒发生率为 13% ～ 20%。联合使用药物时发生率更高，瘙痒可以与皮疹同时存在，也可以出现在皮肤外观正常的患者中。

（3）苔藓样皮炎。苔藓样皮炎可在治疗后数周至数月后出现。临床上可表现为脓疱、丘疹和斑块。

（4）银屑病。在免疫检查点抑制剂治疗过程中可出现银屑病病情加重或新发银屑病。新发的银屑病常在用药数月后出现，掌跖和头皮都可能受累，可伴有银屑病关节炎。常见斑块型银屑病，可同时出现点滴型银屑病、掌跖银屑病或掌跖脓疱病。免疫检查点抑制剂引起银屑病的病理机制尚未明确。

（5）重症皮肤毒性（SCAR）：通常包括 SJS 和中毒性表皮坏死松解症（TEN）。SJS 临床表现为非特异性斑丘疹、水疱、表皮坏死剥脱，主要累及躯干，可出现黏膜和生殖器溃疡，平均死亡率为 30%，可伴有发热、咽痛、关节痛或腹痛。TEN 临床表现为广泛的红斑、水疱、表皮坏死、松解、剥脱，伴有全身中毒症状和黏膜受累。（图 3-2）

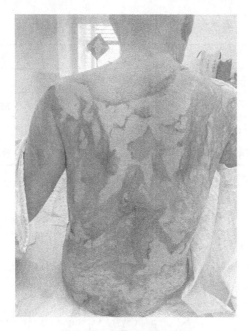

图 3-2　SCAR 皮肤表现

三、免疫检查点抑制剂相关的皮肤毒性的治疗

（一）以斑丘疹为代表的皮疹治疗

以斑丘疹为代表的皮疹治疗见表 3-2。

表 3-2　斑丘疹的分级及治疗

分级	治疗
1 级	局部使用保湿润肤霜，口服或局部使用抗过敏药止痒，和/或局部使用激素软膏；继续行免疫治疗
2 级	
3 级	局部使用保湿润肤霜，口服或局部使用抗过敏药止痒，和/或局部使用强效激素软膏和静脉激素；暂停免疫治疗，待不良反应缓解后重新开始
4 级	静脉激素，专家会诊，永久终止免疫治疗

（二）瘙痒症的治疗

瘙痒症的治疗见表3-3。

表3-3 瘙痒症的分级及治疗

分级	治疗
轻度瘙痒	只需局部外用中效糖皮质激素，口服抗组胺药即可
中度瘙痒	要局部外用强效糖皮质激素，口服抗组胺药
重度瘙痒	应口服糖皮质激素，如泼尼松，并口服抗组胺药；若症状无明显改善或症状加重，则须永久终止免疫疗法

（三）银屑病的治疗

一般局部应用糖皮质激素、维生素 D_3 类似物、维 A 酸等药物即可控制病情。

（四）苔藓样皮炎的治疗

以温和的保护性措施为主，如局部应用强效糖皮质激素。

（五）SJS/TEN 的治疗

对这类并发症的治疗与监护十分重要，包括院内支持疗法，快速建立静脉通路，纠正维持水、电解质与酸碱平衡紊乱。应用大剂量糖皮质激素，如泼尼松或甲泼尼龙。另外，需要永久性终止免疫治疗。

（1）选用生理盐水或抗菌剂，以冲洗、点蘸的方式清洗皮肤，使用0.5% 聚维酮碘消毒液、1∶8000 高锰酸钾溶液、3% 硼酸水溶液等消毒患处。

（2）全身皮肤完好者建议采用油性润肤剂直接涂抹皮肤，如50% 凡士林和50% 液状石蜡制剂。

（3）大疱表皮松动未脱落者可保留疱皮，起到生物敷料的作用。对于已坏死、脱落并粘贴在创面上的表皮，可移除的直接移除，不易移除的用灭菌剪刀剪掉。

（4）小水疱及渗液少的水疱待其自然吸收，不做特殊处理。直径大于2 cm、充满液体的大水疱，常规消毒后用5～20 mL 无菌注射器低位抽吸疱液，并送疱液行细菌和真菌培养。

（5）抽吸疱液后，为防止再次损伤，可使用非黏性敷料（如水胶体油纱）覆盖予以保护。

（6）银离子抗菌敷料等外用抗菌剂可用于表皮剥脱处使用。

（7）对糜烂创面可采用泡沫敷料、水胶体敷料等覆盖，以保持创面温湿度适宜，有利于创面修复。

（8）对于剥脱面积较大部位，采用暴露疗法，如红外线、电磁波频谱照射治疗，促进皮损处皮肤干燥。

（9）病情严重者，遵医嘱早期给予大剂量糖皮质激素、人免疫球蛋白等治疗。

四、免疫检查点抑制剂相关的皮肤毒性居家护理

（一）皮疹及瘙痒居家护理要点

1. 保护皮肤

（1）清洁皮肤时，使用无刺激的皂液、浴液，水温不宜过高。

（2）每天使用无刺激的保湿润肤霜，顺着毛发生长的方向涂抹，直至完全吸收。

（3）外出时避免阳光照射，采取防晒措施，如戴遮阳帽、打遮阳伞、涂抹防晒用品。

2. 皮肤护理

（1）保持皮肤的清洁和湿润，使用保湿润肤霜，每天 2～3 次。

（2）使用柔软纸巾时避免来回擦拭皮肤，使用温水洗浴，避免水温过高损伤皮肤。

（3）穿着质地柔软宽松的纯棉衣服，不要穿化纤和材质较硬的衣服，防止因衣服材质粗糙或摩擦使皮肤破损。

（4）勤剪指甲，以免指甲过长抓破皮肤，瘙痒时避免用手抓挠皮肤，可轻拍以缓解局部不适。

（5）睡眠时保持空气凉爽。

（6）一旦出现瘙痒或红斑时，局部外用清凉剂（如薄荷），用布类物品冷敷或轻拍局部皮肤。

（7）出现严重皮肤反应，及时与医生联系并遵照医生处方正确使用口服或外用药物。

（二）中毒性表皮坏死松解症居家护理

该症状主要表现为全身弥漫性、融合性红斑、水疱、大疱。受外力挤压后，大疱可破裂形成深红色糜烂面，状似烫伤样创面。由于失去物理屏障，患者易受细菌和真菌感染，最终可因败血症而死亡，一旦出现疑似症状应立即与医生联系，及时返院治疗。

第十节　骨髓抑制

一、骨髓抑制的概念

骨髓抑制是骨髓中的血细胞前体的活性下降所致，是化疗最常见的限制性毒副反应。化学治疗常常会导致正常的骨髓细胞受到不同程度抑制，其程度和持续时间与药物的种类、剂量、用药周期及患者个体因素等有关，也与不同造血细胞正常分化机制有关。导致该毒副反应的常见化疗药物为卡莫司汀、阿霉素、氨甲蝶呤、长春碱、5-氟尿嘧啶、依托泊苷等。

二、世界卫生组织抗肿瘤药物致骨髓抑制分度标准

世界卫生组织抗肿瘤药物致骨髓抑制分度标准见表3-4。

表3-4 世界卫生组织抗肿药物致骨髓抑制分度标准

分度	血红蛋白/（g·L^{-1}）	白细胞/10^9 L^{-1}	粒细胞/10^9 L^{-1}	血小板/10^9 L^{-1}	出血
0度	≥110	≥4.0	≥2.0	≥100	无
Ⅰ度	95~109	3.0~3.9	1.5~1.9	75~99	淤点
Ⅱ度	80~94	2.0~2.9	1.0~1.4	50~74	轻度失血
Ⅲ度	65~79	1.0~1.9	0.5~0.9	25~49	明显失血
Ⅴ度	<65	<1.0	<0.5	<25	严重失血

三、骨髓抑制的临床表现

骨髓抑制通常先表现为白细胞减少，尤其是中性粒细胞的下降，患者可能出现超过38℃的发热，也可伴有其他部位的感染症状和体征（表3-5至表3-7）。当血小板减少时，会发生出血的危险，当血小板不足10×10^9 L^{-1}时，容易发生中枢神经系统、胃肠道及呼吸道出血。化疗通常不会引起严重的贫血。

表3-5 粒细胞减少时常见感染部位和相应症状、体征

部位	相应症状、体征
胃肠道	腹痛、消化道黏膜炎或腹泻
呼吸道	发热、咳嗽、劳力性呼吸困难和呼吸音不清
泌尿道	发热、尿痛、尿频、血尿、尿混浊
体内装置	发热、红斑、疼痛或压痛、水肿、溢液、局部硬结
皮肤和黏膜	红斑、压痛、皮肤发热、水肿（尤其是在腋下、臀部、口腔、鼻窦、会阴部、直肠区）
中枢神经系统	精神状态改变、头痛、谵妄发作

表3-6 贫血症状

部位	症状
消化系统	食欲下降、恶心呕吐、口腔黏膜苍白、便秘
呼吸系统	气短、运动后呼吸急促、呼吸困难
循环系统	心悸、脉数、面色苍白、四肢疲倦、浮肿、出血斑

续上表

部位	症状
感觉	疲倦、头晕目眩、耳鸣、头痛、恶寒、麻木感
神经系统	活动下降、昏睡
全身	指甲变化、低热

表 3-7 血小板下降程度与出血倾向

血小板值/（$\times 10^4 \, mm^{-3}$）	出血倾向
5～10	有出血可能，止血时间延长
3～5	黏膜、皮肤出血
<3	内脏出血
<1	致命性大出血（脑内出血）

四、骨髓抑制的预防及处理原则

（1）化疗前检查血象。通常白细胞低于 $3.5 \times 10^9 \, L^{-1}$、血小板低于 $80.0 \times 10^9 \, L^{-1}$，不宜使用骨髓抑制的化疗药物。

（2）白细胞低于 $2.0 \times 10^9 \, L^{-1}$ 或粒细胞低于 $1.0 \times 10^9 \, L^{-1}$，应给予重组人粒细胞集落刺激因子或重组人粒细胞巨噬细胞集落刺激因子治疗。白细胞低于 $1.0 \times 10^9 \, L^{-1}$ 或粒细胞不足 $0.5 \times 10^9 \, L^{-1}$，可考虑适当应用抗菌药物预防感染，一旦出现发热应立即做血培养和药敏试验，并给予广谱抗生素治疗。同时做好保护性隔离，有条件的医院应让患者住单间或层流病房。

（3）血小板不足 $50.0 \times 10^9 \, L^{-1}$，可皮下注射白介素-11 或血小板生成素，并酌情使用止血药物预防出血。血小板不足 $20.0 \times 10^9 \, L^{-1}$ 属血小板减少出血危象，应予输注血小板及止血支持等治疗。观察病情变化，应注意预防出血，协助做好生活护理，嘱患者少活动、慢活动，避免磕碰。避免服用阿司匹林等非甾体类药物，女性患者在月经期间应注意出血量和持续时间，必要时使用药物推迟经期。

（4）血红蛋白不足 100 g/L，可皮下注射促红细胞生成素，同时注意补充铁剂。贫血一般在化疗后数周或数月才发现，红细胞在 $2.5 \times 10^6/mm^2$ 以下、血红蛋白浓度在 70 g/L 以下即可诊断为贫血。红细胞的寿命是 120 天，因此不会突然出现贫血。出现贫血时，患者会自觉疲乏，应多休息，就医一般给予吸氧、医嘱用药物或输血治疗。

五、骨髓抑制的居家护理

（一）日常起居

（1）开窗通风，保持室内空气清新，避免风直接吹向患者，以防受凉；保持环境清洁，室内摆放物品尽可能少，不要放置鲜花。做好个人卫生，经常洗手，减少人与人之间的病原体传播，做好保护性隔离，少去人群密集的地方，尽量减少逗留时间，外出应戴口罩。

（2）合理休息与活动。根据体力情况进行适当的有氧活动，避免磕碰，可散步、打太极拳。轻度贫血者可适当活动，中度或重度贫血者应卧床休息；卧床患者应有专人陪护，满足生活所需，防止跌倒等意外伤害发生。

（二）饮食护理

鼓励患者进食营养丰富、高热量、高蛋白、高维生素、清淡、易消化饮食，少食多餐，缺铁性贫血者增加含铁丰富食物（如动物肉类、肝脏与血、蛋黄、海带、木耳和铁强化食物等）的摄入，但含铁丰富食物不应与降低食物铁吸收的食物或饮料（如浓茶、咖啡、牛奶等）同服。适量增加新鲜蔬菜和水果的摄入，维持营养均衡。注意饮食卫生，不吃冷凉、不洁生食，避免食用未蒸熟的肉类、海鲜、蛋类，以及未洗净的水果和蔬菜。

（三）用药护理

根据医嘱按时给予患者升血药物，因升血药物可刺激患者骨髓造血系统，出现肌肉、关节酸痛等不适症状，指导患者卧床休息，减少活动，可遵医嘱用止痛药缓解疼痛。

（四）情志护理

骨髓抑制情况的发生，通常会引起患者的焦虑与恐惧，应根据患者的理解能力，让其认识病情发展的可能性及治疗的重要性，积极配合专业治疗，教会患者正常的自我护理方法，树立信心，减轻对未来治疗的担忧及焦虑。

（五）居家自我监测

（1）保持口腔卫生，每天多次用凉的盐开水含漱，尤其是进食前后、晨起、晚睡前，以清除食物残渣。多饮水，并观察口腔黏膜有无异常、牙龈有无红肿，若并发口腔黏膜改变，及时就医。

（2）避免增加腹压的动作，注意保持大便通畅，避免用力排便，必要时使用软化剂；保持良好排便习惯，多饮水，多进食蜂蜜、香蕉等，防止大便干结致肛裂而造成肛周感染。注意保持肛周及会阴部卫生，每次便后要清洗，避免骤起骤坐。

（3）保护患者的皮肤和黏膜免受损伤。不要用力擤鼻涕及用手挖鼻腔；用软毛牙刷刷牙，避免使用牙签剔牙；避免进食粗糙、生硬、刺激的食物，预防消化道出血；避免剧烈咳嗽，必要时应用镇咳药，呕吐时可使用止吐药。

（4）自我观察并监测体温变化，定期监测血常规（每周 1 ～ 2 次），观察有无发热、寒战、咳嗽、咳痰、呼吸困难、疼痛，口腔黏膜有无溃疡、糜烂，牙龈出血等，皮肤黏膜有无瘀点、瘀斑等。注意大便的性质、颜色，警惕消化道出血，观察有无咯血、鼻腔出血、便血、阴道出血等，以及自觉症状（如乏力、头晕、心悸、胸闷、气短等），若有异常，及时就诊治疗。

第十一节　凝血功能障碍

一、凝血功能障碍的定义

肿瘤患者因疾病本身或放、化疗导致骨髓抑制，营养不良或肝脏病变造成凝血因子生成减少，药物引起纤维蛋白分解、高凝状态或合并感染等因素，致使其血液系统的稳定遭到破坏，凝血功能发生异常，极易导致出血倾向。影响凝血功能的因素包括血小板数量异常（减少或增多）、血小板功能异常、凝血因子异常等。凝血功能障碍导致出血是恶性肿瘤的常见并发症，也是肿瘤患者常见死亡原因之一。约50%的患者在其患病的过程中产生凝血功能异常，包括弥散性血管内凝血、血栓、出血等问题。

二、凝血功能障碍的居家护理

（一）日常起居

（1）居家环境安全、湿度适宜，一般湿度为50%～60%，防止空气干燥引起鼻黏膜破损。

（2）设置防止磕碰或摔倒的安全措施（如防滑地板、床栏、夜间室内照明等），预防黏膜出血。

（3）指导患者预防，避免压迫、摩擦、扭伤及外伤。保持口腔和鼻腔的清洁、湿润，不要用手挖鼻腔或用牙签剔牙，防止黏膜损伤，避免使用硬毛牙刷刷牙。

（二）饮食护理

注意合理搭配饮食，进食高蛋白、易消化食物，多吃新鲜蔬菜和水果；进食质地偏软的食物，避免进食粗硬食物，防止出现消化道出血。

（三）用药护理

遵医嘱使用改善凝血功能药物，避免使用非甾体抗炎药（如阿司匹林、布洛芬等），防止引起消化道出血。

（四）情志护理

出血时患者易出现情绪不安、紧张，应安慰患者。随访期间，通过讲解出血原因及预防方法，提高患者与家属的疾病认知，指导家属加强与患者的沟通，使患者感到被关心，消除其不良情绪。

（五）居家自我监测

（1）尽量避免能引起出血的侵入性操作或治疗，若必须使用时应先检查血小板及凝血时间。若有血小板缺乏或凝血时间异常时，补充血小板及改善凝血时间，并密切观察伤口出血情况。

（2）采用有效的止血技术，表浅部位出血时，应采取加压止血，并抬高患肢；鼻腔出血时，可用吸收性明胶海绵填塞鼻腔，局部冷敷；鼻咽腔出血时，可行鼻咽腔填塞压迫止血，必要时就医，可局部使用肾上腺素止血。

（3）必要时居家给予较高浓度的湿化氧气，以保证重要脏器的供氧，减轻组织缺氧。取舒适体位，大咯血的患者应患侧卧位，呕血的患者应注意头偏向一侧以免误吸。

（4）早期发现弥散性血管内凝血的症状和体征，如发热、寒战、肌肉触痛、皮肤淤点淤斑等，及时就医。家属多陪伴左右，与患者聊天谈心，给予其心理安慰。

（六）不同部位出血的应对策略

（1）皮下出血：减轻皮肤摩擦和压迫。

（2）口腔出血：禁止刷牙，用冷生理盐水含漱。

（3）鼻出血：头部抬高，冷敷鼻根部，以棉球蘸矛头腹蛇血凝酶充填鼻腔内。鼻出血易进入胃内，会诱发呕吐，故要尽可能吐出，并嘱患者要多次漱口，预防口腔内血液残留，引发感染。前鼻腔出血可以采取压迫止血，后鼻腔出血需要请耳鼻喉科会诊进行加压填塞。

（4）咯血：抬高上半身，侧卧，保证气道通畅。

（5）便血、尿血：禁食，安静，卧床休息，多饮水以增加尿量。留置导尿管时，注意防止感染。

（6）脑出血：予吸氧、止血剂和降低颅内压，注意患者神志、感觉、运动和呼吸节律的变化。

第十二节　手足综合征

一、手足综合征的概念

化疗药物导致的皮肤手足反应也称手足综合征，其确切机制尚未明确，一个基本的特征就是手掌和脚掌表皮基底细胞的增殖率高，使这些细胞对化疗药物的毒性尤为敏感。使用卡培他滨、环磷酰胺、多柔比星、博来霉素等化疗药物的患者更容易患手足综合征，主要表现为在化疗数周或数月开始出现感觉异常及感觉麻木，如手足部位麻刺感、烧灼感、疼痛，以及持物行走时触痛等各种不适。发病 2～4 天内出现红斑及肿胀，疼痛加重，大小鱼际隆起部位变红并可扩展到整个掌及足跟。

二、手足综合征的分级（世界卫生组织标准）

1 级：手足感觉迟钝或异常，有麻刺感；可见红斑，组织学可见表皮网状组织血管扩张。

2 级：持物或行走时不适，出现无痛性肿胀或红斑，还可出现红肿。

3级：掌和足部痛性红斑和肿胀，出现甲周红斑和肿胀，可见皮肤皲裂，组织学表皮见孤立坏死的角质细胞。

4级：出现脱屑、溃疡、水疱、剧烈疼痛。

手足综合征常见症状如图3-3、图3-4所示。

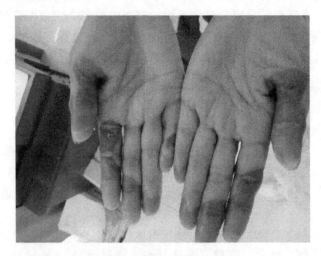

图3-3　手足综合征症状（一）

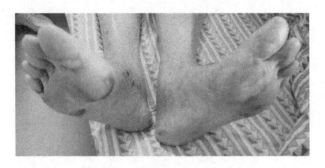

图3-4　手足综合征症状（二）

三、手足综合征的居家护理

（一）日常起居

（1）保持皮肤干爽，减少手部和足部的摩擦，涂抹无刺激的保湿乳液，使用温水轻轻擦洗手足。不可用手挠抓或用过热的水清洗，避免寒冷刺激，避免涂刺激性药物及酒精、碘酒或接触化学洗涤剂。

（2）穿宽松的衣服、鞋袜和戴手套，注意保暖。鞋子加用软垫以减少摩擦，避免反复搓揉手脚，避免手和足部的外伤，尤其在治疗后最初的4～7天内。避免暴露于过热和压力高的环境中，外出时避免阳光直射。活动过程应注意安全。

（3）告知患者不要搔抓局部皮肤及撕去脱屑，可以用已消毒的剪刀剪去掀起的部分。

（二）饮食护理

调理饮食，饮食清淡，多摄入新鲜蔬菜、水果及高蛋白食物，避免辛辣刺激之物。

（三）用药护理

（1）全身应用皮质类固醇，在出现手足综合征症状后的第 1～5 天，遵医嘱每天给予 8 mg 的地塞米松；局部使用麻醉药或含苯海拉明的乳霜。

（2）必要时服用神经营养药物，每天服用 50～150 g 的维生素 B_6。塞来西布和罗非昔布对手足综合征有缓解作用。

（3）在手足局部涂抹含绵羊油的乳霜可减轻皮肤的脱屑、溃疡和疼痛。如果出现水疱时避免挤破水疱，以防感染。

（4）如果在使用卡培他滨治疗过程中患者发生严重皮肤反应，应永久性停用卡培他滨，并立即进行治疗。

（四）情志护理

患者出现不同程度的皮肤改变，容易出现担忧、焦虑心理，医护人员应及时给予专业的支持鼓励，向患者讲解预防和减轻手足综合征的发生的重要性及预防措施，树立患者战胜疾病的信心，使其积极配合治疗。家属应多陪伴，给予家庭的温暖，和患者共同面对困难。

（五）居家适宜中医护理技术

中药泡洗：遵医嘱选取合适药物，将 40 ℃左右的药液注入盛药容器内，将浸洗部位浸泡于药液中，浸泡 30 min，以全身微微汗出为宜。泡洗过程中应防烫伤，糖尿病、足部皲裂患者的泡洗温度适当降低。泡洗过程中，应关闭门窗，避免患者感受风寒。注意观察患者的面色、呼吸、汗出等情况，出现头晕、心慌等异常症状应停止泡洗。心肺功能障碍及出血性疾病患者禁用中药泡洗。

（六）居家自我监测

了解手足综合征分级，观察手、脚麻木及皮肤变化情况，有无红、肿、痛、破溃等情况发生，对病情进展有清晰认知，当发现症状未得到改善时及时就医。监测是否发生不良反应。

第十三节　放射性皮炎

一、放射性皮炎的定义

放射性皮炎是由放射线（主要是 β 射线、γ 射线和 X 射线）照射引起的皮肤黏膜炎症性损害。放射性照射会产生大量活性氧和自由基，损伤皮肤基底层细胞，导致基底层细胞分裂增殖受阻，从而减少向表皮层的迁移，角化明显减少。低剂量放疗导致基底层细胞分裂减慢，皮肤变薄，高剂量的放疗会引起湿性脱皮甚至溃疡、坏死。随着放疗剂量增加，部分基底层细胞完全破坏，导致干性脱皮。（图3-5）

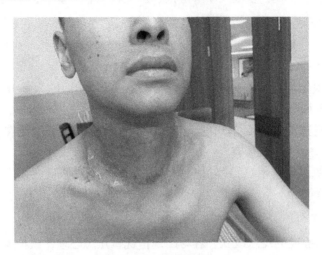

图3-5　放射性皮炎

二、放射性皮炎的影响因素

在放疗期间，照射野区域皮肤出现一定的放疗毒性反应是不可避免的，其反应的程度与放射源种类、照射剂量、照射野的面积、照射部位及患者体质等因素有关。通常，身体潮湿的部位及皮肤皱褶的部位（如头颈部、乳腺下、腋窝、会阴部和腹股沟等部位）较易出现皮肤反应；营养状态不佳可延长伤口的愈合；此外，表面涂抹有香味的油脂或含有金属元素的物质（如汞或银等）可加重皮肤的反应。

三、放射性皮炎的分级

（1）根据美国放射肿瘤协作组急性放射反应评价标准，将急性皮肤毒性反应分4级（表3-8）。

表3-8　急性皮肤毒性反应分级

分级	内容
Ⅰ级	轻微红斑，轻度皮肤干性反应
Ⅱ级	散在红斑，因皮肤皱褶而导致的皮肤湿性反应或中度水肿
Ⅲ级	融合的皮肤湿性反应，凹陷性水肿，直径不小于1.5 cm
Ⅳ级	皮肤溃疡 坏死或出血

（2）慢性反应。慢性反应指放疗后数天、数年出现的反应。表皮萎缩变薄，浅表毛细血管扩张，有时有色素沉着、脱屑、皮肤瘙痒，易受损溃破。高能射线可致皮下组

织纤维化，有时呈板样坚硬，纤维化的程度与皮肤反应的严重性无关。有皮下组织纤维化的患者常可合并感染，发生放射性蜂窝织炎，有高热、局部红肿热痛，可用抗生素治疗但易复发。晚期慢性放射性皮炎，其溃疡可向深部组织发展，甚至累及骨组织，并发坏死性骨髓炎。一般剂量（20～30 Gy）放疗后 2～3 周出现，表现为红斑、皮肤干燥、脱毛。照射剂量35～40 Gy放疗后 3 周至 1 个月出现，表现为角质层脱落、色素沉着。照射剂量 50～60 Gy 放疗后 5～6 周出现，表现为水疱、糜烂、感染。放疗晚期超量照射，可出现皮肤溃疡、坏死，皮肤萎缩等。

四、放射性皮炎的分级处理

Ⅰ级：局部外用薄荷淀粉、氢地油等药物，可起到清凉止痒作用。芦荟软膏可以使皮肤湿润舒适。勿用手抓挠，减少局部皮肤摩擦刺激，保护照射野皮肤清洁干燥。

Ⅱ级：局部外用氢地油或湿润烫伤膏等，可减轻局部炎症反应、促进皮肤愈合。照射区域皮肤充分暴露，切勿覆盖或包扎。避免外伤和感染。

Ⅲ级：当皮肤湿性反应面积较大、患者出现发热等全身中毒症状时，密切观察皮肤局部反应的发展，积极对症处理，预防感染，调整全身营养状况，促进损伤皮肤修复。疼痛较重的患者遵医嘱应用镇痛药物缓解症状，注意观察用药后效果和反应。必要时可暂停放疗，避免损害继续加重。

Ⅳ级：停止放疗，积极对症处理，预防感染，营养支持，促进损伤修复。此类反应临床上较少见，应避免发生。

五、放射性皮炎的居家护理

（一）日常起居

（1）放疗期间尽量着宽松、吸湿性强的纯棉材质内衣，颈部放疗的患者最好穿无领的开衫，便于穿脱，减少颈部摩擦刺激。

（2）保持照射野皮肤的清洁干燥，特别是多汗区皮肤，如腋窝、腹股沟、外阴等处。放疗期间可以洗澡，照射野区域皮肤可以用温水浸湿过的软毛巾清洗，禁止使用碱性强的肥皂、粗糙的毛巾搓洗；局部不可涂乙醇、碘酒及对皮肤有刺激性的药物、化妆品。

（二）饮食护理

在放化疗期间易并发低蛋白血症，须补充高蛋白、高维生素的无刺激性的温凉食物。当出现白细胞下降时，饮食上宜选择有补血效果的食物，同时多饮水。

（三）用药护理

照射野局部用药后，宜充分暴露，切勿覆盖或包扎。避免冷热刺激，不可使用冰袋和暖水袋。冬季外出注意防寒保暖，夏季避免长时间暴露在强烈日光下，外出时防止暴晒及风吹雨淋。

（四）情志护理

通常在治疗开始12周后，放疗范围内的皮肤毛发会有脱落，大部分患者可能出现负面情绪，应安慰、告知患者脱发只是暂时的，一般治疗结束后毛发会逐渐生长出来。

（五）居家自我监测

（1）观察皮肤颜色、有无损伤。应避免照射野皮肤损伤。切勿粘贴胶布，剃毛发时宜用电动剃须刀。皮肤出现脱皮或结痂时，忌用手撕剥，以免损伤皮肤，增加感染风险而导致伤口不愈合。

（2）放射性皮肤反应，照射区皮肤颜色会发红，随后转为褐色，甚至会脱皮，这时不要用力搓揉照射区皮肤，新皮肤长出后，旧皮肤会自行脱掉，不要用力撕揭。皮肤色素沉着不必进行特殊处理，放疗结束后会逐渐恢复。

第十四节　脱　　发

一、脱发及引起脱发的原因

头发的毛囊细胞具有很快的分裂、代谢能力，头发平均每 24 h 生长 0.35 mm，化疗药会损伤发根的主细胞，造成脱发，机理尚不清楚。

化疗所产生的脱发与化疗药物的种类、剂量及化疗周期的长短有关。最常见的引起脱发的化疗药物是阿霉素、环磷酰胺、抗生素和植物碱类等。阿霉素的剂量超过 50 mg/m^2 或环磷酰胺的剂量超过 500 mg/m^2 即可引起脱发。

化疗脱发反应是可逆的，脱发通常发生于首剂化疗后 2～3 周，2 个月到达高峰。随着疗程的增强，脱发进一步加重，如给予长期或大剂量化疗，还可导致腋毛、阴毛、眉毛和胡须的脱落。化疗停止 1～2 个月后，毛囊细胞开始再生，约半年后长出新的头发。脱发后再生的毛发变得细而卷曲，其颜色也可发生变化，化疗完全停止之后头发的量和分布会逐渐恢复正常。

二、脱发的评价标准

脱发程度及评价标准见表 3 - 9。

表 3 - 9　脱发程度及评价标准

脱发程度	脱发面积	外观表现
轻度	<25%	患者自己有感觉，他人难以察觉
中度	25%～50%	头发明显变薄，但可覆盖头皮
高度	75%	须戴假发和帽子

三、脱发的居家护理

（一）日常起居

自我精神安慰，患者要相信脱发只是暂时现象，治疗结束后头发会重新长出。根据患者头发的特征（颜色、粗细、曲直），在治疗前选一个与其头发相似或喜欢的假发套，以减轻脱发造成的心理负担。

（二）饮食护理

每天膳食应包括下列五大类食物：①谷类、薯类、干豆类；②动物性食品（如肉、禽、蛋、鱼、乳）及乳制品等；③大豆及其制品；④蔬菜、水果；⑤动植物油脂、食用糖。

（三）情志护理

脱发对患者心理的创伤大于对生理的创伤。脱发后，患者易产生自卑感，不愿与周围人群接触。情绪上容易受压抑，对治疗产生抵触情绪。在目前对脱发尚无特效药物及有效措施的情况下，心理关注是首要的。应给予患者充分的理解和关怀，不断鼓励其树立战胜疾病的信心。配偶、家庭成员及朋友对此应有充分的思想准备，给患者营造一个温馨、轻松的氛围。

（四）头发护理

（1）脱发后头皮很敏感，宜使用中性洗发液，减少洗发次数，不应使用有刺激性的香皂和洗发水。头发可剪短，但不要染发和烫发，也不要用温度太高的吹风机吹头发。保持床周围的清洁，每天注意将床上的脱发打扫干净，减少感观刺激。

（2）梳头疗法。用双手十指指端在头皮上向前或向后梳理头皮和头发。头皮的梳理按摩可起到行气活血、理筋顺络之功效，是一种行之有效的保健按摩术。该方法可促进头皮内毛细血管的血液循环，改善毛囊内毛乳头营养状况，有助于毛囊生发功能的恢复。

（五）脱发的防治

防治化疗药脱发的方法（如物理预防法、药物治疗及中医治疗等）都有一定效果，但不可能完全控制脱发。物理预防方法包括头皮冷却、脉冲静电治疗等。促进毛发生长的药物有米诺地尔、环孢素 A 和他克莫司等，防止毛发脱落的药物有 1，25－二羟维生素 D、甲状旁腺激素受体激动剂和拮抗剂、二十二碳六烯酸等，这些都需要在医生指导下进行。

中医学认为脱发与肝肾关系密切，毛发之滋荣源于血，毛发之生机根于肾。化疗药物在祛邪的同时，损伤人体的正气，耗气伤血，加之肿瘤患者本身正气亏虚，因此化疗后脱发的病机多由心血虚弱、肝血不足，以致血虚生风，风胜生燥，不能营养肌肤、毛发；或肝气郁结、气机不畅，以致气滞血瘀，发失所养；或肝肾阴虚、精血耗伤，发枯脱落；或过食辛辣、油腻酒酪，导致蕴湿积热，发失所养，发根不固；或由于思虑过度，心绪烦扰，以致血热生风，风动发落。治当滋补肝肾，养血润燥祛风。可在中医师诊疗指导下使用中成药（如六味地黄丸、养血生发胶囊等）治疗脱发。

参考文献

[1] 白敏，伍青. 肿瘤免疫治疗相关不良反应护理研究进展 [J]. 现代医药卫生，2022，38（2）：249－253.

[2] 陈皖晴. 艾灸治疗非消化道肿瘤含铂类化疗所致食欲减退的临床研究 [D]. 合肥：安徽中医药大学，2017.

[3] 付艳枝，田玉凤，许新华. 肿瘤化学治疗护理 [M]. 2 版. 北京：科学出版社，2017.

[4] 贾立群. 中西医防治肿瘤放化疗不良反应 [M]. 北京：中国中医药出版社，2015.

[5] 齐海燕，刘宗淑. 社区肿瘤护理指导 [M]. 兰州：兰州大学出版社，2015.

[6] 秦元莉，孙永翠. 常见肿瘤的护理与健康教育 [M]. 广州：中山大学出版社，2013.

[7] 孙丽，吴晓燕. 肿瘤疾病护理健康教育 [M]. 武汉：湖北科学技术出版社，2017.

[8] 斯晓燕，何春霞，张丽，等. 免疫检查点抑制剂相关皮肤不良反应诊治建议 [J]. 中国肺癌杂志，2019，22（10）：639－644.

[9] 缪景霞，蔡姣芝，张甫婷. 肿瘤内科护理健康教育 [M]. 北京：科学出版社，2018.

[10] 宁宁，侯晓玲. 实用骨科康复护理手册 [M]. 武汉：科学出版社，2016.

[11] 吴素慧. 妇产科恶性肿瘤非手术治疗 [M]. 武汉：华中科技大学出版社，2019.

[12] 吴晓明，于雷. 肿瘤患者常见症状自我调控 [M]. 北京：人民卫生出版社，2015.

[13] 王霞，王会敏. 实用肿瘤科护理手册 [M]. 北京：化学工业出版社，2019.

[14] 夏小军. 肿瘤中西医结合护理 [M]. 兰州：甘肃科学技术出版社，2021.

[15] 张子理，金宇. 中西医结合肿瘤学 [M]. 兰州：兰州大学出版社，2018.

[16] 张方圆，沈傲梅，郭凤丽，等.《中国癌症症状管理实践指南》——厌食 [J]. 护理研究，2019，33（15）：2549－2556.

[17] 邹艳辉，周硕艳，李艳群. 实用肿瘤疾病护理手册 [M]. 北京：化学工业出版社，2018.

[18] 张莉瑶. 中药贴敷联合穴位按摩对卵巢癌化疗患者食欲减退的影响 [J]. 齐鲁护理杂志，2017，23（10）：77－78.

[19] 周岱翰，林丽珠. 中医肿瘤食疗学 [M]. 广州：广东科技出版社，2021.

[20] KUMAR V, CHAUDHARY N, GARG M, et al. Current diagnosis and management of immune related adverse events（irAEs）induced by immune checkpoint inhibitor therapy [J]. Frontiers in pharmacology, 2017, 8：49.

[21] HASSEL J C, HEINZERLING L, ABERLE J, et al. Combined immune checkpoint blockade（anti-PD-1／anti-CTLA-4）：evaluation and management of adverse drug reactions [J]. Cancer treatment reviews, 2017, 57：36－49.

[22] WANG L L, PATEL G, CHIESA-FUXENCH Z C, et al. Timing of onset of adverse cutaneous reactions associated with programmed cell death protein 1 inhibitor therapy [J]. JAMA dermatology, 2018, 154（9）：1057－1061.

（李　玲　吴胜菊　周丽群　凌云巧　钟倩怡）

第四章 肿瘤患者居家常见急症的防治与处理

第一节 恶性肠梗阻

肠梗阻是指肠内容物基于各种原因不能正常、顺利通过肠道，是临床上常见的外科急腹症之一。恶性肠梗阻（malignant bowel obstruction，MBO）是指原发性、转移性恶性肿瘤或其治疗造成的肠梗阻，是晚期恶性肿瘤患者严重的并发症，15％的胃肠道癌患者和50％的晚期卵巢癌患者会发生恶性肠梗阻。肠梗阻被认为是卵巢癌患者最常见的死因。肠梗阻可以引起肠道本身形态和功能的改变，还会导致全身性生理紊乱。

一、病因

（一）按梗阻发生原因分类

（1）机械性肠梗阻。这包括由病理变化引起的外源性管腔梗阻，如肠系膜和网膜肿块、粘连和纤维化；肠道肿瘤生长引起的管腔内阻塞；肠壁内的肿瘤引起的壁内阻塞。

（2）功能性肠梗阻。这是由肿瘤浸润肠系膜、肌肉或神经和/或腹腔、肠神经丛，以及副肿瘤综合征导致的动力障碍引起的肠梗阻。

（3）其他诱因。诱发或加重晚期癌症患者肠梗阻的其他因素包括便秘/粪便嵌塞、药物（阿片类药物、腹腔内化疗）、纤维化，以及先前的治疗（如手术和放射治疗）导致粘连。此外，还包括患者年龄大、身体虚弱、长期卧床合并腹水、低钾血症和腹腔感染等因素。

（二）按照梗阻部位分类

（1）小肠梗阻。

（2）大肠梗阻。

小肠梗阻更常见，小肠梗阻发生率（61％）比大肠梗阻发生率（33％）更高，有20％以上的患者小肠和大肠均受累。

二、临床表现

恶性肠梗阻常见的症状包括腹痛、恶心、呕吐、腹胀、排便和排气消失等。开始症状表现不显著，一般是间歇出现、可自行缓解的腹痛、恶心、呕吐或腹胀，可有排气和排便。

（一）腹痛

疼痛是肠梗阻患者最常见的症状。机械性肠梗阻由于梗阻部位以上肠管剧烈蠕动，患者表现为阵发性腹部绞痛，患者自觉腹内有"气块"游动，但受阻于某一部位，即梗阻部位。动力性肠梗阻常以全腹持续性胀痛或不适为主。从梗阻部位来看，梗阻的部位和程度会导致患者疼痛症状和强度不同。当梗阻位于空肠、回肠水平，疼痛通常位于脐周，疼痛剧烈且间歇期短。大肠梗阻的疼痛位置更深、疼痛较轻且间歇期更长，并且向结肠壁扩散。若疼痛发作急，疼痛逐渐加重或发作部位固定，则提示可能出现穿孔或绞窄。

（二）恶心、呕吐

高位（如空肠上段）肠梗阻呕吐发生较早且频繁，呕吐物主要为胃和十二指肠内容物等，呕吐频繁、腹胀较轻；低位（如回肠末端与结肠）肠梗阻呕吐症状不明显或出现较晚，呕吐物初期为胃内容物，后期可呈粪样。

（三）腹胀

腹胀发生时间较腹痛、呕吐晚，腹胀程度与梗阻部位有关。

（四）排气排便

高位肠梗阻早期，由于梗阻以下部位肠腔内还残留少量气体和粪便，灌肠后或可自行排出，随着梗阻加重，排气和排便逐渐消失。

三、治疗

恶性肠梗阻没有适合所有患者的固定治疗方案，以个体化为治疗原则，旨在改善患者生活质量。根据患者自身疾病阶段、预后，以及患者和家属意见等综合因素决定治疗方案。常规治疗方法有手术治疗、药物治疗、营养支持、胃肠减压、支架置入及中医治疗。

（一）手术治疗

手术是治疗恶性肠梗阻的重要方法之一，适用于粘连引起的机械性梗阻，以及局限肿瘤引起的单一部位梗阻的患者。但手术风险较高，目前对恶性肠梗阻手术治疗指征和方式选择仍无定论。既往手术或影像学资料显示肿瘤广泛转移、有可触及的腹内包块、大量腹水、有腹腔放疗史、心肺功能差、凝血功能明显异常、营养状态差及高龄患者不宜行手术治疗。常用的手术方式有粘连松解术、病变肠段切除术、肠段吻合术及造瘘术。

（二）药物治疗

药物是治疗与缓解不能手术的恶性肠梗阻的重要方式之一。

1. 止痛药

恶性肠梗阻患者出现疼痛主要有两方面原因，一方面是肿瘤侵犯神经导致的疼痛，另一方面是梗阻导致的肠管痉挛而引起的绞痛。控制疼痛首选阿片类药物，临床应用应遵循世界卫生组织提出的疼痛治疗指南实施规范化和个体化治疗。阿片类药物为阿片受体激动剂，可作用于中枢阿片受体产生镇痛作用。常用药物为吗啡，其他强阿片类止痛药有羟考酮、芬太尼、美沙酮等。对于无法口服用药的患者，可首选吗啡皮下注射或芬太尼透皮贴剂等。此外，抗胆碱药（如山莨菪碱、氢溴酸东莨菪碱）对于缓解腹部痉挛引起的绞痛有较好效果，可以配合阿片类药物联合使用。但阿片类药物和抗胆碱类药物均有潜在的加重肠梗阻症状的副作用，因此此类药物的选择和用量须慎重考量。

2. 止吐药

止吐药可以缓解患者由于肠梗阻导致的恶心、呕吐等症状。常用药物主要有以下4类：

（1）促动力药。此类药物可加强胃和肠道运动，促进胃的蠕动和排空，适用于早期、梗阻较轻的患者，不推荐完全性肠梗阻患者使用。常用药物包括甲氧氯普胺、多潘立酮、莫沙必利等。其中比较特别的是甲氧氯普胺，除可加强胃肠道蠕动外，还能作用于延脑的催吐化学敏感区，产生强大的中枢性镇吐作用。

（2）中枢止吐药。此类药物主要作用于与呕吐反应相关的中枢化学感受器，是神经阻滞剂，起到中枢性止吐的作用。药物主要包括氟哌啶醇、甲氧异丙嗪、丙氯拉嗪、氯丙嗪、地西泮，其中地西泮、氟哌啶醇是通过镇静起辅助止呕作用。

（3）抗组胺类药物。这类药物主要包括赛克力嗪、茶苯海明、苯海拉明及美克洛嗪等。

（4）类固醇类药物。这类药物主要通过加强肠道对水和电解质的吸收，用于辅助止吐，同时还可达到抗炎作用。但是，这类药物容易引起消化性溃疡和免疫抑制，副作用较大，会进一步加重病情，因此在治疗中须慎重考量后进行使用。

3. 抗分泌药物

（1）生长抑素类药物。这类药物可抑制胰腺、胃肠道的内、外分泌，抑制多种胃肠道激素的释放，从而通过减少胃肠道液体分泌，调节胃肠道功能，同时减少胆道分泌、降低内脏血流，以及增加肠壁对水、电解质的吸收，从而减轻肠梗阻患者的恶心、呕吐症状。常用药物为奥曲肽。

（2）抗胆碱能药物。抗胆碱能药物包括氢溴酸东莨菪碱、丁溴东莨菪碱、山莨菪碱及格隆溴铵，为外周胆碱能抑制剂，有抑制平滑肌蠕动、抑制胃肠道腺体分泌的双重作用。抑制蠕动作用比抑制分泌作用强，但可能引起口干、口渴或加重腹胀。

4. 糖皮质激素类

糖皮质激素类是临床常用抗炎药物，兼有止吐效果，常见药物有地塞米松。

5. 化疗药

恶性肠梗阻的根本原因在于肿瘤。因此，积极控制原发肿瘤对于缓解恶性肠梗阻的症状有重要的意义。根据患者的综合情况，给予化疗药物以控制患者的原发病。

（三）其他治疗

1. 补液

恶性肠梗阻患者的体液代谢特点是有效循环不足、无效循环增多等，重要脏器的灌注量得不到保证，第三间隙液增多。因此，患者的液体治疗特点是补液与脱水需要同时进行。补水的途径主要有口服、静脉或皮下输液。皮下输液更加安全，且具有方便、有效及费用相对较低等优点。有研究显示，超过 1 L 的静脉输液可显著缓解患者的恶心与困倦症状。各种原因导致的组织水肿都有可能造成肠梗阻的加重，因此脱水对于恶性肠梗阻患者来说也很重要。

2. 胃肠减压

常用的减压方式有鼻胃管引流、经鼻肠梗阻导管引流和经肛肠梗阻导管引流。鼻胃管引流仅推荐用于暂时性减少胃潴留，小肠潴留效果不明显，单纯应用药物不能有效缓解症状且不适合胃造瘘者可以长期使用。经鼻肠梗阻导管较鼻胃管能更有效地吸引胃肠腔内容物，降低消化道压力，减轻胃肠水肿，改善胃肠道血液循环，恢复胃肠道动力，更好地减轻患者恶心、呕吐、腹痛等症状。经肛肠梗阻导管引流主要用于结、直肠的低位梗阻，该法能有效清除结直肠处内容物，更好缓解低位肠梗阻患者的不适症状。有研究显示经肛肠梗阻导管对结直肠癌低位梗阻患者短期症状的缓解率可达 80%。

3. 营养支持

营养支持在恶性肠梗阻治疗中的作用仍存在争议，目前不推荐作为恶性肠梗阻的常规治疗。

4. 支架置入

常选择于结直肠及十二指肠置入支架，对于这些部位梗阻的患者应用效果较好。支架置入常见的并发症有穿孔、支架移位、出血、疼痛、发热等。支架置入禁用于多部位梗阻及肿瘤腹膜播散的患者。

5. 胃造瘘

胃造瘘适用于药物治疗无法缓解呕吐者，常用方法包括经手术胃造瘘和经皮内镜引导下胃造瘘。胃造瘘由于创伤小，为首选办法。胃造瘘禁用于门静脉高压、大量腹水及全身存在出血风险的患者。

6. 中医治疗

对于一些肿瘤晚期和体质虚弱不能耐受手术治疗或不需要手术治疗的患者，在接受肠外营养支持治疗的同时，给予中医综合治疗十分必要。主要包括以下措施：①中药内服，一般以大承气汤为基础，西医药理研究发现，大承气汤可增加胃肠道蠕动，减轻肠壁水肿及淤血，并具有一定抗菌作用。②中药灌肠，对于梗阻无法口服药物的低位梗阻患者较适用，灌肠汤药主要基于大承气汤，根据患者实际病情，适当增减药物种类及用量。③穴位贴敷，将中药打粉制成膏剂，贴于特定穴位，药物吸收后，可激发经气，从而起调节机体气机及脏腑功能的作用，达到预防和治疗疾病的目的。神阙穴与肠道联系密切，因此神阙穴贴敷可使药物更直接地作用于患病部位。④针灸、电针，针灸治疗恶性肠梗阻可辨证选取胃经、脾经、小肠经的相关腧穴进行针刺。⑤穴位注射，将中医经络的优势与西医药物直达患处的优势相结合，这种结合使治疗效果翻倍。其中，药物注射双侧足三里穴位治疗恶性不完全性肠梗阻的优势在于，可在穴位上产生持久的刺激效果，能充分发挥针刺足三里和注射药物的双重功效，从而增强胃肠功能及强壮体质，利于机体恢复。

四、常规护理

恶性肠梗阻护理的目的主要是缓解患者症状，预防并减少并发症，提高患者的生活质量。

（一）日常起居

（1）室内保持干净安静，空气新鲜，温湿度适宜，避免噪音、强光刺激。同时注意保暖，避免因寒冷刺激引发肠壁痉挛。

（2）患者须卧床休息，一般取低半卧位，以减轻腹痛、腹胀。有血压下降者应取平卧位。

（二）饮食护理

（1）确诊肠梗阻的患者应禁食禁水。禁食禁水期间保持口腔卫生。护士应协助生活不能自理的患者每天用生理盐水进行2次口腔护理。

（2）待情况好转后，先予少量清淡、易消化流质，如米汤，逐渐增加食量。保持少食多餐，应避免食用产气多的食物，如豆浆等。

（三）用药护理

（1）遵医嘱使用止痛、止吐、抗炎、内分泌治疗等药物，在给药过程中应严格执行查对制度，护士应熟悉常用药物，且遵医嘱给药。

（2）腹痛是肠梗阻的重要症状，常使用阿片类药物进行止痛，临床护理中，护士应及时评估患者疼痛的位置、程度、性质和服药后疼痛是否减轻，为后续的临床用药提供依据。

（四）病情观察

密切观察患者情况是体现护理工作水平的重要方面之一。恶性肠梗阻临床表现明显，若护理过程中发现患者有腹痛、恶心、呕吐、腹胀、肠鸣音亢进等症状，应及时通知医生患者情况。实现早期诊断、早期治疗，以免加重病情。

（五）胃肠减压护理

（1）患者在留置鼻胃管期间应做好口腔护理，护士应协助生活无法自理的患者进行口腔清洁，减少因口腔问题引起的并发症。

（2）肿瘤患者置管时间长，应选择材质较好、柔软的管道。置管期间应妥善固定鼻胃管，并定时冲管保持通畅。观察引流液的颜色、形状及量并做好记录，若有异常，及时通知医生处理。

（六）补液与营养支持护理

（1）首先评估患者有无脱水情况。若须补液，可采取静脉或皮下注射，根据患者的身体情况控制输液速度。尤其心肺功能差的患者，应严格控制输液速度，观察患者的输液情况，若有不适须暂停输液。

（2）高渗营养液体或化疗药物须通过中心静脉进行输液，避免刺激外周血管。补液及肠外营养支持期间应详细记录患者的进出量，保证患者体液平衡。

（七）中医适宜技术

1. 热熨法

可选用吴茱萸、生盐炒热后用软布包实，顺时针方向热摩腹，注意皮肤护理，防止烫伤。

2. 穴位按摩

选取合谷、内关、足三里等穴按摩，以止痛止呕。

（八）心理护理

肠梗阻会加重恶性肿瘤患者的心理负担，护理人员应给患者及家属解释恶性肠梗阻形成的原因、治疗方法及预后。主动关心患者，耐心倾听患者的倾诉，并及时解答患者疑问，常常给予安慰和支持，稳定患者情绪，帮助其树立战胜疾病的信心。

五、居家护理

（一）日常起居

（1）帮助患者建立良好的生活方式，保证一定的运动量来增加肠道蠕动。避免饭后剧烈运动以免发生肠扭转。

（2）养成良好的卫生习惯，通过调整饮食、腹部按摩等方式保持大便通畅。

（3）保证充足的睡眠、休息及营养。

（二）饮食护理

恶性肠梗阻患者居家期间，若肠梗阻有所缓解，可进少量流质饮食，如米汤。避免食入易产气的食物，如豆浆等。进食后腹胀、腹痛加重者，立即禁食，必要时前往医院就诊。

（三）用药护理

（1）患者应按时按量服药，不可随意停药。

（2）注意药物的副作用，若出现症状加重的情况，立即前往医院就诊。

（四）情志护理

恶性肠梗阻患者病情严重，治疗时间长，经济负担重，治疗效果反复，患者会出现焦虑、恐惧、悲观、失望等负性情绪。家属对患者的态度直接影响患者的心理反应，家属应多陪伴患者，鼓励和支持患者，还应鼓励患者多进行社交，保持心情愉快。

（五）居家自我检测

遵医嘱定期返院治疗，定期门诊复查，若出现疼痛加重、恶心呕吐、排气排便减少等情况，应立即前往医院就诊，同时禁食禁饮。

第二节　化疗相关性腹泻

腹泻是指肠蠕动频率增加，24 h 排便大于 3 次，和/或大便稀薄，和/或 24 h 内排便大于 200 g。化疗相关性腹泻（chemotherapy induced diarrhea，CID）是一种常见的由化疗导致小肠和结肠上皮损伤引起的黏膜炎表现。CID 的发生率因不同化疗药物的使用而不同，其中以伊立替康、5 - 氟尿嘧啶发生率最高，可达 80%。CID 可引起机体的血容量减少，导致缺水和电解质紊乱，诱发急性肾功能不全，增加感染发生率，影响患者的体质和生活质量，甚至危及生命。其主要表现为无痛性腹泻或伴轻度腹痛，喷射性水样便，1 天数次或数十次，持续 5 ～ 7 天，严重者甚至长达 2 ～ 3 个月。

一、病因

CID 的主要原因是抗癌药物对肠黏膜细胞的直接抑制或破坏，导致胃肠道黏膜损伤、肠道免疫功能受损、肠道菌群失调等，同时也与肿瘤本身、手术因素、肠道运动功能障碍、肠道继发性感染、使用抗生素、情绪紧张等因素有关。

二、临床表现

（一）诊断标准

（1）无痛性腹泻或伴有轻度腹痛。

（2）喷射性水样便。

（3）排便次数增加，24 h 内发生超过 3 次及以上不成形的排便，持续 5 ～ 7 天，严重者长达 2 ～ 3 个月。

（4）可出现在化疗当天或化疗后。

（5）庆大霉素、小檗碱、呋喃唑酮等治疗无效。

（二）临床分级

腹泻的严重程度分级可参考 2017 年美国卫生与公众服务部发布的常见不良事件评价标准 5.0 版（表 4 -1）。

表 4 -1　腹泻临床分级

分级	症状
Ⅰ 级	与基数相比，大便次数增加，每天少于 4 次，造瘘口排出物轻度增加
Ⅱ 级	与基数相比，大便次数增加，每天 4 ～ 6 次，造瘘口排出物中度增加；借助于工具的日常生活活动受限

续上表

分级	症状
Ⅲ级	与基数相比，大便次数增加，每天大于或等于7次，需要住院治疗；与基数相比，造瘘口排出物重度增加，自理性日常生活活动受限
Ⅳ级	危及生命，需要紧急治疗
Ⅴ级	死亡

三、治疗

化疗引起的分泌型腹泻最常见，因而选择合适的药物进行治疗非常重要。对于CID，目前国际上尚无满意的治疗方案，以对症处理为主。

（1）纠正水、电解质和酸碱平衡失调。补充足够的营养，维持水及电解质平衡，防止水、电解质紊乱。尤其要防止低钾的发生。

（2）止泻药。若出现1～2级腹泻，则必须及早应用止泻药洛哌丁胺，并补充大量液体。

（3）肠道微生态制剂：益生菌能调节肠道菌群，改善肠道微生态环境，可作为相关疾病的主要或辅助治疗手段。

（4）生长抑素。生长抑素具有抑制内分泌肿瘤细胞分泌激素、抗肠分泌和抑制肠蠕动的作用，适用于类癌综合征、血管活性肠肽瘤和其他内分泌肿瘤引起的腹泻。

（5）康复新液口服。该药具有通利血脉、养阴生肌之效。该药能显著促进新血管的生成及肉芽的生长，改善创面的微循环，加速坏死组织脱落，缩短创面修复时间；还可抗炎、消除炎性水肿，提高机体免疫功能，使炎症得到缓解。

（6）停止化疗。当腹泻每天超过5次或出现血性腹泻时，立即停止化疗并及时治疗。

四、常规护理

（一）生活起居

（1）慢性轻症者可适当活动，急性起病、全身症状明显者以卧床休息为主，注意防跌倒。

（2）注意腹部保暖，可用热水袋热敷腹部，以减弱肠道运动，减少排便次数，并有利于减轻腹痛症状。有出血倾向者禁用。

（3）避免腹部按摩、压迫和负压增加等机械性刺激，减少肠蠕动，有利于减轻腹痛症状。

（二）饮食护理

（1）轻中度腹泻时，指导患者选择温热、柔软、易消化、高热量、高维生素、低脂肪饮食，坚持少量多餐。避免高纤维、生冷、辛辣刺激性、高渗性、产气及油腻的食物。多吃含钾丰富的食物，如橘子、蔬菜汁等。多饮水以补充腹泻所损失的水分，每天至少进 3000 mL 液体，维持水及电解质平衡。

（2）严重腹泻者，必要时禁食，待病情缓解后逐渐过渡到流质饮食、半流质，直至普通饮食。禁食期间遵医嘱给予静脉高营养支持治疗。

（3）中医饮食调护以健脾补肾、渗湿止泻为主，如淮山莲子芡实粥、三花扁豆粥、山药苡仁粥等。

（三）用药护理

遵医嘱按时按量给药，严格掌握药物的适应证、禁忌证及使用方法。用药后及时评价效果，包括腹泻的次数、量是否减少，不适症状是否减轻。中药汤剂口服时，应注意间隔时间，中西药至少应间隔 1 h，中药汤剂宜温服。

（四）病情观察

观察患者大便性状、气味、次数及量的多少，询问腹痛规律；观察肛周皮肤有无潮红、糜烂；观察皮肤弹性、眼窝凹陷程度、口干程度以判断是否合并脱水。观察各项电解质检验指标结果，有异常情况及时报告医生并遵医嘱进行处理。

（五）肛周皮肤护理

（1）每次排便后用温水清洗肛门皮肤，并用软纸轻轻吸干，保持局部皮肤干洁。

（2）肛周皮肤潮红者，局部可使用造口护肤粉、氧化锌软膏外涂等，保持局部皮肤完整。

（六）中医适宜技术

1. 隔姜灸

对于寒湿体质的患者，可用生姜贴放于神阙上进行艾炷灸，以温中止泻。

2. 脐疗法

腹泻长期反复发作时，可用五倍子和醋调成糊状敷于脐部以固涩止泻。

（七）心理护理

（1）化疗前护士在为患者做宣教时，介绍化疗的重要作用和药物的不良反应，介绍成功的病例。

（2）给予患者更多的关心、帮助和支持，耐心解释化疗期间出现大便次数增多是化疗的不良反应，不是原病情加重，使其正确认识和对待化疗。

（3）指导患者保持情绪舒畅，避免紧张、恐惧、焦躁和不安的情绪。

（4）及时处理患者大便失禁的困窘，维护患者自尊。

五、居家护理

（一）日常起居

（1）起居有常，保证充足的休息和睡眠。病情及体力允许的情况下坚持每天进行轻体力运动，如慢跑、做操、打太极、练八段锦等。

（2）注意个人卫生、饭前便后要洗手。

（3）肛周皮肤的护理：①排便后用温水清洗肛门，并用软纸吸干，保持局部皮肤干洁；②肛周皮肤潮红，局部可使用造口护肤粉、氧化锌软膏等；③宜穿棉质、柔软的内裤并勤更换。

（二）饮食护理

（1）宜选择温热、高热量、高维生素、细软的食物，少量多餐。

（2）严重腹泻时，宜进流质饮食，逐渐改为半流质，直至恢复普通饮食。

（3）低血钾时，应进高钾食物，如比目鱼、芦笋、葡萄、苹果等。

（4）避免摄入对胃肠道有刺激的食物，如酒类，辛辣、过热或过凉的食物。

（5）补充足够液体量，每天至少进3000 mL流质，如鸡汤、鱼汤等，维持水及电解质平衡。

（6）若有乳糖不耐受现象，则避免食用牛奶及其他乳制品。

（三）用药护理

按时按量口服止泻药，并注意观察用药后的疗效，包括腹泻的次数、量是否减少，不适症状是否减轻。

（四）情志护理

保持心情舒畅，勿思虑过多，适当看电视、听音乐等以分散注意力；家属多陪伴患者、安慰患者，使之保持乐观情绪，增强自身抗病能力。

（五）居家适宜中医护理技术

艾灸，可取天枢、神阙、足三里穴，每天1次，每次10 ~ 15 min，以起健脾和胃、祛湿止泻的作用。

（六）居家自我监测

（1）注意个人卫生，居家期间要连续监测腹泻的程度。若腹泻情况未能改善，如大便次数没有减少反而增多、严重腹泻时出现四肢冰冷等情况，应当及时去医院就诊。

（2）定期复查血液分析、生化的情况，若出现异常数据须联系医生，必要时立即返院就诊。

第三节　低血糖症

肿瘤相关性低血糖症是肝癌常见的并发症之一，也是临床上常见且风险极大的急症。10% ~ 30%患者可出现不同程度的自发性低血糖，主要症状为头晕、心悸、乏力、皮肤苍白湿冷，严重者意识不清、昏迷。低血糖状态可以为暂时性、复发性或持续性。定义低血糖的血糖界限值尚存在争议，目前文献多以血糖低于2.8 mmol/L为标准。肿瘤相关性低血糖症起病隐匿，病因复杂。诊断较为困难，误诊率高，低血糖偏瘫常被误诊为脑血管意外，从而延误治疗时机，造成永久性神经功能缺损，甚至死亡。

一、病因

（1）异位性产生胰岛素。
（2）产生胰岛素样活性物质。
（3）产生促进胰岛素释放因子。
（4）抗胰岛素激素受抑制。
（5）肿瘤消耗大量葡萄糖。
（6）糖原枯竭。
（7）肝新生糖原发生障碍。

二、临床表现

以交感神经兴奋为主，表现为心悸、乏力、出汗、饥饿感、面色苍白、震颤、恶心呕吐等。严重低血糖者会出现中枢神经系统症状，表现为意识模糊、精神失常、定向力差、昏睡、昏迷等严重后果。中枢神经系统症状可导致不可逆的损害，引起患者性格变异，精神失常、痴呆，生活质量下降。低血糖还可以刺激心血管系统，诱发心律失常、心肌梗死、脑卒中、心脏骤停等。低血糖昏迷过久未被发现还可导致死亡。

三、治疗

（一）神志清醒患者治疗

（1）立即进食含糖食物或饮料（如5～6块硬糖、2汤勺蜜糖、半杯果汁、1杯脱脂奶、2片面包等），升高血糖但避免引起高血糖。
（2）15～20 min后检测血糖，观察患者低血糖恢复情况。
（3）低血糖没有恢复可静脉滴注5%或10%葡萄糖溶液。
（4）血糖恢复后与患者共同分析发生低血糖的原因，并进行相关的健康指导，避免低血糖再次发生。

（二）意识障碍患者治疗

（1）建立静脉通道，静脉注射20～40 mL 50%葡萄糖溶液；肌内注射或皮下注射胰高血糖素0.5～1 mg，体重大于20 kg的患者，每次1 mg，用药后15 min起效，可重复使用，半衰期8～18 min。
（2）15～20 min后监测血糖，观察患者低血糖恢复情况。
（3）血糖未恢复，静脉滴注5%或10%葡萄糖溶液或加用糖皮质激素。

四、常规护理

（一）生活起居

嘱患者注意休息，不宜空腹运动，运动要循序渐进、持之以恒，出现低血糖时立即停止运动并进食，随身携带糖块、糕点等。

（二）饮食护理

（1）选择低糖、高蛋白、高纤维素、高脂肪饮食，以减少对胰岛素分泌的刺激，饮食要规律，宜少量多餐。

（2）选择健运脾胃、升阳散精的食物，帮助脾脏运化，可食黄芪白术瘦肉汤、党参升麻鸡汤等。

（三）用药护理

指导患者遵医嘱按时按量服药，观察患者目前口服药的疗效及不良反应，是否存在导致患者低血糖的副反应。

（四）病情观察

观察患者病情变化，尤其是瞳孔及意识的情况，测量生命体征及血糖的情况，并记录。若出现头晕、疲乏无力、出汗、饥饿、反应迟钝、昏迷等症状，立即通知医生并配合医生进行处理。

（五）低血糖昏迷护理

（1）绝对卧床休息。

（2）遵医嘱立即静脉注射 50% 葡萄糖溶液 20 ~ 40 mL。

（3）昏迷躁动者要注意保护性护理。

（六）中医适宜技术

耳穴贴压：选取胰胆、内分泌、三焦、胃、肾耳穴，调节内分泌功能。

（七）心理护理

关心患者，了解患者的工作、生活、思想情况，消除患者对疾病的恐惧及悲观情绪，帮助患者寻找低血糖的原因。

五、居家护理

（一）日常起居

（1）居住环境应整洁，地面清洁干燥，日常物品放于伸手可及之处。

（2）活动。劳逸结合，运动不宜在进餐前。根据血糖情况调整活动量，当有低血糖发生时应立即卧床休息并进食。随身要携带饼干（3 ~ 5 块）、糖果（2 ~ 4 颗）。

（二）饮食护理

（1）坚持糖尿病饮食，选择低糖、高蛋白、高纤维素、高脂肪饮食，以减少对胰岛素分泌的刺激，饮食要规律，宜少量多餐。

（2）糖尿病患者不要空腹饮酒，最好不饮酒。

（三）用药护理

（1）注射胰岛素的患者，运动时不要将胰岛素注射在四肢，以免运动时血液循环加速，导致胰岛素吸收过快。

（2）根据医嘱正确使用药物，指导患者坚持治疗方案，不可随意更改。应用降糖药物时注意药物的不良反应，学会自我观察，特别是糖尿病患者应避免医源性低血糖。

（四）情志护理

告知患者低血糖发生的原因、症状，血糖监测，低血糖处理等知识，提高患者对疾病的识别、处理能力，降低血糖过低而导致的严重后果。安慰患者，给予心理疏导，消除顾虑。

（五）居家自我监测

（1）自我监测血糖变化，尤其是在使用降血糖药前，要自测血糖的情况。

（2）家属夜间多巡视患者，观察患者有无头晕、乏力等症状以预防低血糖的发生。

（3）随身携带糖果和糖尿病身份识别卡，以便出现低血糖时自救或提醒他人救助。

第四节 肿瘤相关性静脉血栓栓塞

静脉血栓栓塞（venous thromboembolism，VTE）是静脉血流缓慢、静脉壁损失、血液高凝状态等因素导致的静脉回流障碍形成血栓，包括深静脉血栓形成（deep venous thromboembolism，DVT）和肺血栓栓塞（pulmonary thromboembolism，PTE），DVT 和 PTE 是同一种疾病的 2 个阶段。肿瘤相关性静脉血栓栓塞（tumor-associated venous thromboembolism，TAVTE）指恶性肿瘤患者合并静脉血栓栓塞，肿瘤患者比非肿瘤患者更加容易发生 VTE，发病率为 4%～20%。VTE 是肿瘤的重要并发症之一，也是导致肿瘤患者死亡的原因之一。

一、病因

肿瘤引起 VTE 的危险因素有很多，可分为以下 4 种。

（一）患者因素

危险因素主要包括患者年龄、性别、身体状况、活动量和营养状况，以及是否存在合并症（如肿瘤合并糖尿病、冠心病患者、感染、慢性肾病、肺病、动脉粥样硬化性疾病、既往 VTE 史及遗传性血栓形成倾向等）。有研究表明，年龄越大，VTE 发病风险越高。

（二）肿瘤因素

与肿瘤相关的危险因素包括肿瘤原发部位、组织类型、分期、诊断的初始阶段等。癌症的原发部位不同，VTE 发生概率不同。研究报道 20%～30% 的首次发生 VTE 的患者和肿瘤相关。根据目前研究显示，不同种类肿瘤 VTE 发生率均不一致。

（三）治疗因素

不同的治疗方式与 VTE 的发生也密切相关，相关的因素包括住院、手术、全身化疗、血管生成抑制剂等。研究显示，肿瘤患者术后发生 VTE 的概率是非手术治疗肿瘤患者的 20 倍左右。化疗及新型抗肿瘤药物的应用也可能会增加患者 VTE 的发生。

（四）其他因素

肿瘤患者由于治疗置入中心静脉导管，这也会增加 VTE 的发生风险。

二、临床表现

（一）临床症状

深静脉血栓典型的临床症状包括肢体疼痛、沉重不适，静脉血栓形成的同侧下肢远端水肿，以及锁骨上区水肿。不同部位的深静脉血栓临床表现也有不同。

1. 上肢深静脉血栓

上肢深静脉血栓表现为前臂手部疼痛与肿胀，当上肢呈下垂状态时会加重症状。

2. 上、下腔深静脉血栓

（1）上腔深静脉血栓表现为面颈部肿胀、球结膜充血水肿，眼睑肿胀。

（2）下腔深静脉血栓可有心悸、心慌气短等心功能不全的症状，也可引起肾功能不全的症状。

3. 下肢静脉血栓

下肢静脉血栓是最常见的静脉栓塞，根据解剖部位又可以分为以下 3 种：

（1）小腿肌肉静脉丛血栓（周围型）。临床症状不明显，常表现为小腿部位疼痛或肿胀感。

（2）髂股静脉血栓（中央型）。发病较急，腹股沟韧带以下患肢侧明显肿胀，浅静脉扩张，伴有发热。

（3）全下肢深静脉血栓（混合型）。临床上最常见，患肢侧的静脉几乎处于阻塞状态，同时还会影响到动脉，引起动脉痉挛并伴强烈疼痛，全身反应明显，体温常超过 39 ℃。

4. PTE

PTE 典型的临床症状包括原因不明的呼吸困难、胸痛、心动过速、烦躁不安、气促、晕厥、咳嗽、咯血等，但并非所有 PTE 都存在上述临床典型症状。若肺栓塞继发于深静脉血栓，可伴有患肢肿胀、周径增粗、疼痛。

5. 浅表血栓性静脉炎

浅表血栓性静脉炎的临床症状主要有触痛、红斑、沿浅静脉走行的条索状硬结。

（二）分类

（1）根据血栓发生的部位不同，VTE 可分为：①深静脉血栓，全身主干静脉都可发生，主要有上肢深静脉血栓、上腔静脉血栓、下腔静脉血栓、下肢深静脉血栓的形成，深静脉血栓主要发生于下肢。②肺静脉血栓，急性期血栓脱离腿部静脉，通过静脉通路游走到肺，形成致命性肺栓塞。

（2）根据血栓的组成不同，VTE 又可以分为 3 种类型，即红血栓、白血栓、混合血栓。经典的血栓头部为白血栓，颈部为混合血栓，尾部为红血栓。

三、治疗

肿瘤患者的 VTE 治疗以抗凝治疗为基础，可以防止血栓的发展并降低复发的风险。肿瘤患者抗凝治疗后的复发和出血风险比一般疾病患者要高，这使肿瘤患者的治疗更加复杂。多年来，低分子量肝素一直是临床上治疗恶性肿瘤合并 VTE 患者首选的治疗方法，因为它比具有相似耐受性的维生素 K 拮抗剂更有效。在诊断为 VTE 后，无抗凝治疗禁忌证的情况下应立即进行抗凝治疗。

（一）深静脉血栓的治疗

1. 一般治疗

卧床休息，抬高患侧，下床活动时患肢应穿上分级加压弹力袜或弹力绷带。

2. 药物治疗

用于深静脉血栓治疗的药物包括利尿药、溶栓药、抗凝药等。肿瘤患者若无抗凝治疗禁忌证，应在确诊深静脉血栓后立即进行抗凝治疗，同时使用溶栓药物促进血栓的溶解。抗凝药物包括普通肝素、低分子肝素、磺达肝癸钠、华法林及口服直接 Xa 因子抑制剂（如利伐沙班）。肿瘤 DVT 患者应接受 3～6 个月以上的抗凝治疗。溶栓药物包括尿激酶、链激酶，以及新型重组组织型纤溶酶原激活剂。需要注意的是，溶栓药物的使用可能会增加出血并发症的发生。

3. 放置腔静脉滤器

对于有抗凝治疗禁忌证的急性近端下肢 DVT 患者，应考虑下腔静脉（inferior vena cava，IVC）滤器放置。

（二）肺血栓栓塞的治疗

1. 一般治疗

对于疑似或确诊的 PTE 的患者，应该进行密切观察，注意患者呼吸、心率、血压、静脉压、心电图和动脉血气分析的变化，患者不宜活动，应卧床休息，保持大便通畅。

2. 呼吸循环支持

给予患者鼻导管或面罩给氧，缓解患者呼吸困难、低氧血症等症状。

3. 药物治疗

若无抗凝禁忌证，则立即启动抗凝治疗，预防血栓的再形成和复发。常用抗凝药物为肝素和华法林。肿瘤合并 PTE 的患者应接受 6～12 个月或以上的治疗。对于大面积的 PTE 患者，应使用溶栓治疗；对于次大面积 PTE 患者，若无溶栓禁忌证，则可考虑溶栓。溶栓的绝对禁忌证包括活动性出血、自发性出血、近期出血性脑卒中、近期头部损伤。溶栓相对禁忌证为近期大手术、妊娠、分娩、难控制的高血压、缺血性脑卒中、心肺复苏史、心包炎或心包积液、糖尿病出血性视网膜病变。对于致命性大面积 PTE，绝对禁忌证视为相对禁忌证。

4. 导管或手术取栓

对于有大面积 PTE 且有禁忌证的患者，可以使用导管碎解和抽吸血栓及手术取栓，但手术风险大且死亡率高。

5．放置腔静脉滤器

对于有禁忌证的 PTE 患者或溶栓后不稳定的患也可以考虑使用 IVC 滤器，可根据 DVT 的部位放置，置入后若无禁忌证，则可长期服用华法林抗凝，并建议定期复查。由于滤器长期置入可导致 IVC 阻塞和较高的 DVT 复发率等并发症，为减少这些远期并发症，建议首选可回收或临时滤器，待复发风险解除后取出滤器。

四、常规护理

（一）生活起居

保持大便通畅，避免因用力排便使腹压升高而导致血栓脱落。鼓励患者下床活动，促进血液循环，避免久坐久躺。指导患者卧床期间进行下肢的主动或被动运动，如抬腿、足背屈。若患者病情严重，可以指导家属对患者下肢进行自下而上的按摩、挤压等，预防血栓形成。

（二）饮食护理

（1）告知患者宜进食低盐、低脂、高纤维、富含维生素、高蛋白的食物，切勿进食肥腻、辛辣等刺激性食物，以免血液黏稠度增高，加重病情。

（2）多饮水，每天饮水量要超过 2000 mL，使血液稀释以减少血栓的发生。保持大便通畅，避免因用力排便使腹压升高而导致血栓脱落。

（三）用药护理

1．抗凝药物

（1）用药前要了解患者有没有发生出血性疾病，用药过程中定期对患者肝功能、肾功能及凝血功能等指标进行监测。

（2）密切观察患者皮肤有无出血点、紫癜、牙龈出血及消化道出血倾向，对血小板计数进行测定。若发现患者血小板迅速或持续降低 30% 以上，应即刻向医生做汇报，并协助医生进行及时有效的处理。

2．溶栓药物

（1）遵医嘱给药，密切观察患者的各项实验室检查。

（2）要了解溶栓药物治疗主要的并发症是出血，严重出血包括腹膜后出血和颅内出血，密切观察患者出血征象，严密监测血压。常见的出血部位为血管穿刺处，应延长并加大力度按压静脉穿刺部位。

（四）病情观察

（1）密切观察患者疼痛的部位、持续时间、性质、温度、皮肤颜色、动脉搏动等，并对患肢周径进行测量、记录。

（2）发现患者出现肢体疼痛、肿胀等不适症状，及时通知医生检查，检查是否有早期血栓，做到早发现、早诊断、早治疗。对于深静脉血栓患者，要注意患者有无呼吸困难、胸闷气促、晕厥等表现，警惕肺静脉栓塞的发生。

（五）患肢护理

（1）已经出现 VTE 的患者，应绝对卧床休息 1～2 周，禁止局部按摩与热敷。

（2）卧床期间患肢抬至高于心脏水平面 20 ～ 30 cm，改善静脉回流，减少水肿和疼痛。

（3）护士严密观察患者卧床期间患肢皮肤颜色、温度、周径，及时记录。

（六）疼痛护理

静脉血栓形成后，患者时常会出现一些反射性的疼痛，此时应转移患者注意力，如和家属聊天、听音乐等，必要时遵医嘱给予止痛药物。

（七）中医适宜技术

中药封包治疗：选用活血化瘀的中药粉（如五味双柏散）局部外敷肿胀疼痛处，每天 1 次，每次 4 ～ 5 h。

（八）心理护理

（1）肿瘤患者自身就有不同程度的焦虑、恐惧、烦躁等情绪，DVT 会造成身体的疼痛，PTE 会引起呼吸困难、胸闷气促等症状。这些症状会加重患者的心理负担，护士应详细告知患者静脉血栓可能会发生的情况并介绍治疗的方法、过程和效果，提高其治疗信心，减轻其心理负担。

（2）教会患者放松法，如深呼吸、肌肉放松法、听音乐等。

（3）鼓励患者表达自己的情绪，家属应关爱、鼓励、支持和理解患者，使患者获得良好的家庭支持。

五、居家护理

（一）日常起居

（1）存在高危因素的患者应适量活动，促进血液循环，避免久坐、久蹲、久站及长时间卧床。静脉血栓患者应佩戴医用弹力袜或弹力绷带进行活动。

（2）帮助患者建立良好的生活方式，绝对戒烟，防止烟草中的尼古丁刺激引起血管收缩，加重血管痉挛情况，从而形成血栓。

（3）患者应选用软毛牙刷刷牙，男性应使用电动剃须刀，以减少出血的风险。

（4）患者身体虚弱，居住环境应干净安全，防止患者跌倒。

（5）养成定时排便习惯，保持大便通畅，避免排便困难造成腹内压升高而使血栓脱落。

（二）饮食护理

（1）患者居家期间应进食低盐、低脂、高纤维、富含维生素、高蛋白的食物，如芹菜、青菜、韭菜、海带等粗纤维食物，若无血糖增高可食用蜂蜜水、香蕉。

（2）多饮水，使血液得到稀释。掌握腹部环行按摩方法，保持大便通畅，避免排便困难造成腹内压升高而使血栓脱落。

（三）用药护理

（1）遵医嘱用药，不可随意增、减药物或停止服药。

（2）对长期口服抗凝药物治疗者要求按时、按量服药，定期复查凝血功能各项指标，加强对并发症的自我观察，用药过程中若发现有出血、紫癜、牙龈出血等症状出现请立即就医。

（四）情志护理

患者由于肿瘤症状本身就存在不同程度的心理困扰。居家过程中，患者家属要转移患者对疾病的注意力，给予患者鼓励、理解与支持，日常生活起居尽量陪同患者，给予患者足够安全感。

（五）居家自我监测

（1）若出现肢体肿胀疼痛，且抬高腿部也无法缓解，以及出现呼吸急促、胸闷、晕厥等症状，应及时就诊。

（2）一旦观察到皮肤有出血、牙龈出血等情况，请立即就医。

（3）定期前往门诊复诊，检测血液生化指标及凝血功能。

第五节　脊髓压迫症

脊髓压迫症（spinal cord compression，MSCC）是一组椎管内或椎骨占位性病变引起的脊髓受压综合征，是恶性肿瘤远处转移常见的并发症，亦是晚期肿瘤常见的中枢神经系统急症。

一、病因

肿瘤是导致脊髓压迫症的常见原因，绝大多数起源于脊髓组织及邻近结构。位于髓外硬膜内最常见的是神经鞘膜瘤，脊髓内肿瘤以神经胶质细胞瘤常见，硬膜外以转移瘤多见，多见于肺癌、乳腺癌、前列腺癌、肾癌、多发性骨髓瘤和肉瘤等恶性肿瘤的转移。椎体转移中约20%出现脊髓压迫症状。产生脊髓压迫主要是机械性受压、骨片嵌入椎管而压迫脊髓。局部肿瘤还可以分泌一些血管内皮生长因子等，引起局部脊髓血流减少，血供减少，使脊髓缺血、缺氧，导致脊髓神经组织的坏死和永久性损伤。

二、临床表现

95%的患者首发症状是中央背部疼痛，用力或改变体位等任何引起神经根受牵拉的情况均可诱发或加重疼痛。其次为无力及上行性麻木或感觉异常，典型者可能出现脊髓半切综合征，即脊髓完全受压后，会出现感觉消失等神经功能障碍，严重时可发生截瘫，甚至出现呼吸肌麻痹等严重并发症。

三、治疗

脊髓压迫症的治疗原则是早期诊断，及早手术，去除病因，包括切除椎管内占位性病变及开放椎管和硬脊膜囊等。急性脊髓压迫的手术时机相当重要，一般争取在发病

6 h 内减压，硬脊膜外囊肿应紧急手术并予足量抗生素。不宜手术治疗者可行放疗（或）化疗。手术后应对瘫痪肢体进行康复治疗，积极进行功能锻炼及预防并发症。

四、常规护理

（一）生活起居

（1）应向患者及家属讲解功能锻炼的重要性。指导和协助患者及家属进行主动和被动运动，逐渐增加运动量。在日常生活中，最大程度地发挥患者的活动水平，逐渐增加其生活自理能力，协助患者做好各项生活护理。

（2）加强肢体锻炼，促进机体恢复，保持关节功能位置，每天给予肢体按摩，防止关节变形及肌肉萎缩。长期卧床患者每 1～2 h 翻身1次，协助翻身时注意动作要轻柔，尽可能保持患者躯体伸直呈一直线，然后平行移动，以免脊柱屈曲。保持床单清洁、干燥。骨突处等受压部位，可用液体敷料局部外涂、外贴泡沫敷料等减压贴，防压疮。注意保暖，防止烫伤。

（二）饮食护理

应给予高蛋白、高维生素、易消化的食物，多食水果、蔬菜，多饮水，以刺激肠蠕动增加，减轻便秘及肠气。加强营养，增强体质。

（三）用药护理

大剂量使用激素时，注意有无消化道出血的倾向，观察大便颜色，必要时做大便隐血试验。

（四）病情观察

1. 疼痛的评估

患者如果出现异常疼痛、四肢感觉麻木，应考虑脊髓压迫的可能，及时通知医生，行辅助检查。评估和观察患者的疼痛情况，如部位、疼痛持续时间、疼痛的特点等。

2. 观察脊神经反射及脊髓受压征象

若患者出现脊髓受压，则每隔2～4 h 检查患者四肢的肌力、肌张力、痛觉、温觉、触觉的情况，并准确记录。

3. 重点观察损伤部位

颈髓损伤患者注意观察呼吸的改变；胸部损伤的患者观察有无血气胸；腰骶部损伤的患者应注意有无大、小便失禁。

（五）排尿功能障碍护理

（1）保持患者会阴清洁，鼓励患者多喝水。

（2）膀胱训练。训练患者自行排尿，给予针灸及双侧足三里穴位注射，促进膀胱收缩。如出现排尿困难，可给予导尿并留置尿管，妥善固定尿管，保持尿管通畅。

（六）排便功能障碍护理

（1）嘱患者保证每天饮水量在 1500 mL 以上，进食含粗纤维的食物。

（2）利用胃 – 结肠反射促进排便。进食后 20 min 去排便。

（3）餐后 2 h 顺时针按摩腹部，促进肠蠕动。

（4）机械刺激直肠促进排便。戴润滑手套，轻转动手指刺激肛门及直肠，5 min 重复 1 次，直至完全排便。

（5）手工排便。戴润滑手套，将一个手指插入肛门内，将粪便取出。

（6）必要时遵医嘱口服导泻药，开塞露纳肛、中药汤剂灌肠等辅助排便。

（七）疼痛护理

（1）正确评估。教会患者正确使用疼痛评估方法和工具，让患者认识到正确表达疼痛是选用正确止痛方法和止痛药物的主要依据。

（2）按时服药。告知患者按时服药是控制疼痛的重要措施。肿瘤疼痛如同其他慢性疾病一样，需要规律用药，不能等到疼痛无法忍受或疼痛发作时再用药，不得提前或拖后。按时服用止痛药物控制疼痛，使止痛药物在体内保持稳定的血药浓度，保证疼痛得到持续缓解。出现突发疼痛时给予即释制剂止痛，使突发疼痛迅速缓解。

（3）给药方法正确。指导患者尽量选择相对安全、无创的口服给药或透皮贴剂给药途径，应尽量避免肌内注射，肌内注射药物不仅会带来机体的损伤，还会增加患者的疼痛。

（4）观察用药反应。指导患者了解服药后可能出现的不良反应及出现的时间、程度、发生率和应对措施，并告知患者反应是可逆性的，停药后可自行缓解。尤其是首次应用强阿片类止痛药的患者，应嘱患者切勿独自外出，若有头昏、头痛、站立不稳，应立即卧床休息、放松肢体，不适症状可随血药浓度下降而缓解，待药物逐渐耐受后，症状会缓解或消失。

（八）心理护理

患者均存在不同程度的恐惧、焦虑心理，家属也比较紧张，担心预后结果差。护士应耐心解释疾病的过程，说明不良情绪不利于病情的控制，稳定患者及家属的情绪。在生活中应多鼓励患者，消除其恐惧、紧张的心理，使其保持心情开朗，树立战胜疾病的信心。

五、居家护理

（一）日常起居

患者应绝对卧床，减少病理性骨折，避免进一步加重脊髓损伤。颈椎肿瘤患者戴颈托，减少颈部活动。翻身时应保持轴向翻身。

（二）饮食护理

以高热量、高蛋白、高维生素饮食为主，避免进食不易消化的食物，如牛奶、豆浆、鸡蛋等，少食油煎、油炸的食物。多吃新鲜蔬菜和水果，糖尿病者控制饮食及水果，多饮水。

（三）用药护理

按时按量服用药物，告知患者按时服药是控制疼痛的重要措施，正确服用止痛药物，使止痛药物在体内保持稳定的血药浓度，保证疼痛得到持续缓解，突发疼痛时给予即释制剂止痛。

（四）情志护理

消除患者紧张、焦虑情绪，可以通过语言、表情、态度给予患者良性刺激，使患者乐观对待疾病和人生，做好心理疏导。

（五）功能锻炼

指导患者进行各种力所及的功能锻炼，最大限度提高患者的生活自理能力。

（六）居家自我监测

（1）居家期间注意观察疼痛的程度、性质，若疼痛控制不佳，影响夜间睡眠及生活，应当及时返院治疗。

（2）若出现膀胱充盈、小便难解的情况，可先进行温水外敷腹部以诱导排尿，当最终还是无法正常解小便时，应当及时返院处理。

第六节　上腔静脉综合征

上腔静脉综合征（superior vena cava syndrome，SVCS）是一组由不同病因引起的上腔静脉完全或不完全阻塞并导致血液回流受阻的临床征象，可出现头颈部及上肢肿胀、胸壁静脉怒张、口唇发绀、呼吸困难等一系列临床表现。若长时间阻塞，可导致不可逆的血栓形成或中枢神经系统损害和脑部并发症。

一、病因

肿瘤或增大的淋巴结压迫血管是上腔静脉受阻常见的原因，如肺癌、淋巴瘤、纵隔转移瘤等。良性病变引起的上腔静脉综合征仅占约3%。

二、临床表现

（一）静脉回流障碍

（1）进行性头颈部及上肢肿胀，为非凹陷性水肿，肿胀部位皮肤因缺血缺氧潮红甚至发绀。平卧时加重，站立及活动后症状减轻或缓解。

（2）上腔静脉阻塞部位在奇静脉入口以上者，血流方向正常，颈胸部可见静脉怒张；阻塞部位在奇静脉入口以下者，血流方向向下，胸腹壁静脉均可发生曲张；若上腔静脉和奇静脉入口均阻塞，侧支循环的建立与门静脉相通，则可出现食管、胃底静脉曲张。有时肿胀可因浅静脉迂曲扩张而出现不同程度缓解。

（二）压迫症状

气管、食管及喉返神经受压表现为咳嗽、胸闷、呼吸困难，进食不畅、声音嘶哑及霍纳综合征。

（三）神经系统损害

颅内静脉压升高导致不同程度的头痛、耳鸣、视物模糊，严重时出现晕厥、抽搐。急性重症 SVCS 患者由于脑缺氧、脑水肿、急性喉头水肿、呼吸衰竭或者颅内静脉破裂而死亡。

三、治疗

（一）一般治疗

患者应立即卧床，取头高脚低位，并给予吸氧、利尿剂和限制盐的摄入减轻水肿，但是一般不鼓励采取脱水治疗，以免引起血栓形成。激素能抑制正常组织内的炎性反应从而减轻压迫。对于有明显凝血倾向的患者可给予肝素治疗。应通过下肢静脉输液，以免加重症状或导致静脉炎。

（二）放射治疗

放射治疗适用于非小细胞肺癌所致的 SVCS，对大多数恶性肿瘤所致的 SVCS 有效，能使 70%～90% 的患者症状得到缓解，有人认为是首选的治疗方法，但不推荐经验性放疗。

（三）化学治疗

对化疗敏感的肿瘤，如小细胞肺癌、恶性淋巴瘤和生殖细胞肿瘤，有时可先做化疗。其优点是避免放疗开始引起的暂时性水肿，以免病情一过性加重。

（四）放疗和化疗联合应用

SVCS 的治疗中，放疗、化疗联合应用常有显著的疗效，能有效发挥病因治疗的作用。

（五）手术治疗

对化疗或放疗不敏感的肿瘤，如胸腺瘤、残留的生殖细胞性肿瘤，可能会在手术中获益。

（六）支架植入

支架植入可在 24～48 h 内使症状得到缓解，还可以帮助患者接受活检以明确诊断。但术中若操作不当也可发生血栓、肺栓塞、肺水肿和支架移位等。

四、常规护理

（一）生活起居

以卧床休息为主，取半坐卧位，垫气垫床，骶尾部等受压部位外贴泡沫敷料等减压贴，防压疮。保持皮肤清洁，勤更换衣物，预防感染。肿胀部位皮肤禁止使用热水袋以避免烫伤。

（二）饮食护理

（1）指导患者少食多餐，进食高营养、易消化、低盐饮食，限制食物中钠盐的摄入，避免加重水肿。

（2）适当选择益气活血化瘀的食物，如桃仁粥、山楂田七饮等。

（三）用药护理

限制输液总量及输注速度，避免加重心肺功能负担及上肢肿胀。避免使用上肢静脉，应通过下肢静脉输液，以避免加重症状或导致静脉炎。

（四）病情观察

（1）观察发病症状及严重程度。①刚开始时症状不明显，仅感觉颈部肿胀，进而出现颜面、颈项和上肢出现进行性浮肿，最后出现颈静脉怒张，颈胸部浅静脉曲张；②颅内静脉压升高可出现不同程度的头部胀痛、头晕、耳鸣，严重时出现晕厥。

（2）夜间大脑皮质对呼吸中枢的调节功能下降、咳嗽咳痰反射减弱，易造成呼吸道分泌物排出困难、体内缺氧及二氧化碳潴留，进一步加重病情。因此，夜间应加强病情观察，尤其对于意识不清的患者，慎防坠床等意外发生。

（3）严密记录24 h出入量，尤其是应用利尿剂的患者，注意维持体液平衡。

（五）呼吸困难的护理

观察患者皮肤发绀、胸闷、喘憋等缺氧表现，监测血氧饱和度，给氧，及时调节氧流量。卧床休息，取仰卧位，抬高床头30°～45°，以减少心排血量和降低静脉压力。喘憋、咳嗽、痰液黏稠不易咳出者，给予平喘、镇咳、雾化吸入及化痰治疗，必要时可吸痰，防止窒息。

（六）疼痛护理

全面评估患者疼痛部位、强度、性质、加重或缓解因素，指导其正确服药，注意预防和观察药物副反应。按时给予降颅压及止痛、镇静治疗，出现爆发痛及药物不良反应及时通知医生处理。

（七）心理护理

关注患者的情绪，及时给予情感支持。解释各项检查、治疗措施，听取并解答患者及家属的疑问，耐心沟通。

五、居家护理

（一）日常起居

（1）居住环境要整齐、清洁、安静、舒适，温湿度适宜，室内空气新鲜，光线充足，同时根据患者的生活习惯，引导其看书、看报、看电视及听音乐等，增加其生活情趣，分散其注意力。保证充足的休息和睡眠，保持规律排便。

（2）洗漱时尽量不用碱性肥皂和温度过高的水，尤其是在放疗期间，应使用温水或不含酒精的润肤品；选用纯棉、吸汗、宽松、透气的衣服和鞋袜。

（3）在放疗期间，注意个人卫生，保持皮肤清洁，勤修剪指甲，禁止使用热水。

（二）饮食护理

选择高营养、高热量、高维生素、富含纤维素的低盐饮食。鼓励患者饮食多样化，

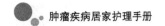

避免辛辣刺激。在放疗期间患者食欲缺乏，建议少量多餐，选择清淡易消化饮食。

（三）用药护理

遵医嘱按时按量服药，疼痛时须口服止痛药，要观察服药后的疗效。若疼痛控制不佳，影响夜间睡眠，须及时到医院就诊。出现便秘时，可适当口服缓泻剂。

（四）情志护理

家属应关心患者，经常与患者交谈，给予情感支持，增强患者战胜疾病的信心，使患者保持心情舒畅，积极配合治疗。

（五）居家自我监测

（1）每天测量空腹体重及上臂围、颈围，观察颜面、颈部及上肢肿胀消退情况，准确记录 24 h 出入量。

（2）监测血压的变化，由于上腔静脉综合征患者右肱动脉压力增高，右上肢血压随之增高，因此宜采用左上肢进行测量，必要时可测量双上肢血压进行对照，并做好记录。

第七节　肿瘤溶解综合征

肿瘤溶解综合征（tumor lysis syndrome，TLS）是肿瘤细胞大量溶解后，细胞内容物快速释放入血，引起的一系列并发症，主要表现为高尿酸血症、高钾血症、高磷低钙血症、急性肾功能不全等。其可严重影响肿瘤患者按计划完成后续的抗肿瘤治疗，甚至危及患者生命。对 TLS 早期诊断、早期治疗可改善患者预后。

一、危险病因

（一）肿瘤类型

TLS 主要发生于血液系统恶性肿瘤，如白血病、淋巴瘤等。TLS 也可发生于实体瘤，如乳腺癌、生殖细胞肿瘤、卵巢癌、外阴癌、肺癌、软组织肉瘤等，但发生率低于血液系统肿瘤。

（二）肿瘤负荷

乳酸脱氢酶水平是描述肿瘤负荷的一项重要指标。另外，白细胞计数高、肿瘤体积大、广泛转移的患者均易发生 TLS。

（三）肾功能状态

既往肾功能衰竭往往能促使 TLS 发生并产生严重的后果，多由肿瘤肾脏浸润引起，约有 68% 的患者有肾衰竭既往史。

（四）抗肿瘤治疗

TLS 多发生于联合用药，也可单独出现，但并不多见。是否发生 TLS 还要看肿瘤对药物的敏感性。氨甲喋呤、顺铂、皮质激素、免疫治疗、利妥昔单抗、放疗等也是引起 TLS 的因素。

二、临床表现

轻症者可无明显不适感，临床症状与代谢异常程度有关。

（1）急性发病者，多以突发高热起病（39～40 ℃）。

（2）典型表现为"三高一低"，即高尿酸血症、高钾血症、高磷血症及低钙血症，以及肾功能衰竭、代谢性酸中毒。

（3）高尿酸血症。恶心、呕吐、嗜睡、血尿、尿酸增高、肾功能不全，偶有痛风发作。

（4）高钾血症。疲乏无力、肌肉酸痛、心律失常，甚至心脏骤停。

（5）高磷血症及低钙血症。神经肌肉兴奋性增高、手足抽搐、皮肤瘙痒、眼和关节炎症、肾功能损害。

（6）代谢性酸中毒。疲乏、呼吸增快，严重者可出现恶心呕吐、嗜睡、昏迷。

（7）氮质血症和肾功能不全。尿少、无尿，血肌酐和尿素氮迅速增高。

TLS 分级见表 4-2、表 4-3。

表 4-2　Cairo-Bishop 成人肿瘤溶解综合征实验室分级

指标	数值	与正常值相比
尿酸	≥8 mg/dL（476 mmol/L）	升高 25%
钾	≥6.0 mmol/L	升高 25%
磷	成人≥4.5 mg/dL（1.45 mmol/L） 儿童≥6.5 mg/dL（2.1 mmol/L）	升高 25%
钙	≤ 7mg/dL（1.75 mmol/L）	升高 25%

表 4-3　Cairo-Bishop 成人肿瘤溶解综合征临床分级

	I	II	III	IV
TSL	+	+	+	+
肾功能受损程度	SCr 1.5 mg/dL 或 CCr 30～45 mL/min	SCr 1.5～3.0 mg/dL 或 CCr 10～30 mL/min	SCr 3.0～6.0 mg/dL 或 CCr 10～20 mL/min	SCr ＞6.0 mg/dL 或 CCr ＜10 mL/min
心律失常	无干预	无紧急干预指征	有明显症状、不能完全控制或用器械可控制	危及生命，如心律失常合并充血性心力衰竭、低血压、晕厥、休克

续上表

	I	II	III	IV
癫痫发作	无	一次短暂的全身发作，药物可很好地控制，或偶有不影响日常生活的局灶运动性发作	伴意识改变的发作，控制不佳的癫痫，药物干预下仍全身暴发性发作	长期、反复发作、难控制的癫痫（如癫痫持续状态和顽固性癫痫）

注：SCr, serum creatinine, 血肌酐；CCr, creatinine clearance rate, 肌酐清除率。

三、治疗

（一）静脉水化

患者应于开始化疗前 24 ～ 48 h 即进行静脉补液，稀释血液中的各种离子浓度，增加肾血流量，而且应持续至化疗完成后 48 ～ 72 h，每天补液量大于 3000 mL；必要时予以利尿剂，保持尿量 3000 mL/d 以上，如单独静脉利尿剂不能保证足够尿量，可以考虑静脉使用甘露醇 200 ～ 500 mg/kg。

（二）碱化尿液

予碳酸氢钠（口服或静脉滴注），使尿的 pH 维持在 7.0 ～ 7.5 之间，一旦高尿酸血症纠正，应停止碱化尿液。

利：增加肾小管中尿酸盐的溶解度，加速尿酸盐的排出，可以减少尿酸沉积。

弊：pH 过高会引起继发性黄嘌呤和磷酸钙在肾内的结晶，加重低钙血症症状。

（三）纠正电解质紊乱

（1）高磷。补液、利尿，口服氢氧化铝凝胶抑制肠道吸收磷。

（2）低钙。一般无须补钙，补钙有可能加重钙磷的沉积造成肾功能损害，仅在出现低钙症状时补钙。①补钙之利是控制低钙血症症状；②补钙之弊是增加了钙磷的沉积。

（3）高钾。补葡萄糖酸钙 10 ～ 20 mL 或 2 mL/kg 加入等量 5% 葡萄糖溶液中静脉滴注，5 min 可以起效，可持续 1 ～ 2 h（拮抗钾对心肌的毒性）；高渗葡萄糖＋胰岛素，4 g 糖加 1 U 胰岛素，15 min 起效，可持续 12 h（促进钾离子进入细胞内）。

（四）控制尿酸

1. 别嘌呤醇

肿瘤开始治疗前 24 ～ 48 h，口服 300 ～ 500 mg/（m^2·d），静脉注射 40 ～ 150 mg/（m^2·8 h）。肾功能受损时应减少其用量（竞争性抑制黄嘌呤氧化物，阻断黄嘌呤和次黄嘌呤转化为尿酸，可预防和治疗高尿酸血症所致的急性肾功能不全；但对已形成的尿酸无效，2 ～ 3 天才起效，增加黄嘌呤堆积可能导致黄嘌呤肾病的发生）。

2. 尿酸氧化酶

可以直接降解尿酸，不会造成尿酸前体黄嘌呤的堆积。尿酸氧化酶可使尿酸氧化成尿囊素，其溶解度是尿酸的 5 ～ 10 倍，不仅可以预防高尿酸血症，还可用于治疗尿酸性肾病。

3. 重组尿酸氧化酶

从黄曲霉菌中克隆 cDNA，利用酵母菌株生产出的基因重组尿酸氧化酶（拉布立酶）治疗尿酸具有更好的疗效，且比非尿酸盐氧化酶过敏反应更低。

（五）并发症的治疗

注意预防感染和药物引起的过敏反应及呼吸窘迫综合征的发生。

（六）透析

对出现严重的肾功能不全，电解质紊乱及符合下列之一者应尽早进行血液或腹膜透析：血钾大于等于 6.5 mmol/L，持续性高尿酸血症大于等于 0.6 mmol/L；血磷大于 0.1 g/L，血尿素氮21.4～28.6 mmol/L；血清肌酐在 442 μmol/L 以上；少尿 2 天以上伴有液体过多、血钙低者。

四、预防

（1）对肿瘤溶解综合征处理的首要关键在于预防。肿瘤溶解综合征危险因素患者，即肿瘤负荷大、增值比率高而对化疗药敏感的患者，在进行放化疗前即采取充分水化、利尿及碱化尿液，服用别嘌呤醇等措施，以防止或减少 TLS 发病的可能性。同时，定期监测出入量、电解质、尿素氮、肌酐、尿酸、钙、磷，以及心电图监测等。

（2）对已发生高钾血症或低钙血症的患者，除及时纠正外，还应密切注意临床症状的变化，必要时心电图监测心率的变化。对低钙血症患者应静脉输入葡萄糖酸钙，但是往往需要连续给药数天才能纠正。如血钾浓度过高要对症处理。化疗开始后如出现急进性肾功能损害，应尽早开始血液透析，以有效地控制血清钾、钙、磷及尿酸的浓度。

（3）对肾功能不全的患者，应减少抗肿瘤药物的用量。

五、常规护理

（一）生活起居

为患者创造温馨、舒适的住院环境，使他们以最好的心理状态接受治疗。

（二）饮食护理

肿瘤溶解综合征患者在饮食上要限制食用菠菜、橘子、香菇、红枣、香蕉、山楂等高钾食物。忌食富含磷的食物，如猪肝、鸡肝、虾皮等。进食蛋类食物时应除去蛋黄。进食禽、畜、鱼类食物时，先水煮，弃水后加调料食用，以减少磷的摄入。含嘌呤高的食物，如动物内脏、坚果类也不可食用。肾功能不全的患者均给予低盐、低磷、优质蛋白饮食，并供给足够的热量，避免因组织蛋白分解而加重肾脏负担。

（三）用药护理

遵医嘱在化疗前使用别嘌呤醇，化疗时给予充分水化，使用利尿剂，保护肾功能。若便秘，可遵医嘱使用缓泻剂，保持大便通畅，避免诱发心脏骤停。

（四）病情观察

观察患者生命体征，以及实验室检查中电解质、肾功能、尿酸、钙、磷的情况，掌握患者病情，同时检测尿的 pH，记录 24 h 出入量。

（五）心理护理

当患者了解自己身患绝症时，情绪极易受到冲击。尤其是治疗过程中发生肿瘤溶解综合征，出现发热、呕吐、抽搐或全身不适时，精神更加紧张、恐惧。良好的心理状态对配合治疗及病情的康复起着积极的促进作用。因此，护理时注意捕捉患者的情绪变化，针对不同的心理行为进行沟通。用亲切和蔼的态度和柔和的语调与之交谈，消除患者的戒备心理，取得信赖与配合，鼓励患者正确对待疾病，做到多陪伴，耐心倾听，并允许家属陪护，使他们有安全感。当病情好转时及时反馈给患者，以尽快消除其紧张、恐惧心理。

六、肿瘤溶解综合征的居家护理

（一）日常起居

（1）居室宜安静舒适、通风透气。

（2）注意休息，劳逸结合，病情允许的情况下，可进行适当运动，禁烟酒。

（二）饮食护理

限制高钾、高磷及含嘌呤高的食物摄入。

（三）用药护理

遵医嘱按时按量服药，若有服用碱化尿液药物、利尿药等，嘱患者不要随意增减药量，以免影响药物的疗效，一旦出现不反应立即前往医院就诊。

（四）情志护理

向患者及家属解释疾病的治疗与发展，鼓励患者正确对待疾病，家属做到多陪伴，耐心倾听，消除患者的紧张、恐惧心理。

（五）居家自我监测

（1）居家期间要注意观察有无恶心、呕吐、疲乏无力，肌肉酸痛、手足抽搐、皮肤瘙痒、尿少、无尿的症状，让患者了解肿瘤溶解综合征的各种表现，出现不适或加重时应及时去医院随诊。

（2）定时复查血象，若发现血象结果异常，及时联系医生，返院治疗。

第八节　呼吸困难

呼吸困难（dyspnea）是恶性肿瘤晚期患者常见症状之一，患者主观上感到吸气不足，客观上表现为呼吸费力，重者出现鼻翼煽动、发绀、端坐呼吸，并可有呼吸频率、深度与节律的改变。据统计，有 50% ~ 70% 的晚期恶性肿瘤患者会出现呼吸困难的症状，给患者生理和心理上造成极大痛苦，严重影响其生活质量。

一、病因

（1）肺癌及其他部位肿瘤肺转移导致气道受压或阻塞、肺有效呼吸面积减少、胸廓运动受阻、胸腔积液等。

（2）放射性治疗后出现放射性肺炎。

（3）化疗后因免疫功能低下导致肺部感染。

（4）患者营养状况差从而导致呼吸肌无力。

二、临床表现

（一）肺源性呼吸困难

1．吸气性呼吸困难

由喉、气管和大支气管受压或阻塞所致。主要表现为吸气费力，严重者吸气肌极度用力，胸腔负压增大，吸气时出现"三凹征"，常伴随有干咳与高调吸气相喉鸣音。

2．呼气性呼吸困难

由肺组织病变（如弹性减弱及小支气管痉挛、狭窄）所致。主要表现为呼气费力、呼气时间明显延长、呼吸缓慢、听诊肺部常有干啰音，见于下呼吸道阻塞性疾病。

3．混合性呼吸困难

由肺呼吸面积减少或胸廓运动受限所致。主要表现为吸气、呼气困难，呼吸频率加快、呼吸幅度变浅，听诊肺部常有呼吸音异常，可有病理性呼吸音。

（二）心源性呼吸困难

常由左心功能不全的肺水肿所致，主要表现为混合型呼吸困难，特点为呼吸困难于活动时出现或加重，休息后减轻或缓解，病情较重者常被迫取半坐位或端坐位。急性左心衰竭时，常出现夜间阵发性呼吸困难，患者多于熟睡中突感胸闷、憋气，被迫端坐呼吸，重者高度气喘、面色青紫、咳粉红色泡沫样痰，心率增快，可闻及奔马律。

（三）中毒性呼吸困难

尿中毒、糖尿病酮症酸中毒时，由于酸性代谢产物增多，刺激呼吸中枢引起呼吸困难。患者多表现为深长、规则的大呼吸，呼吸频率或快或慢。急性感染时，由于体温升高和酸性代谢产物刺激呼吸中枢，呼吸频率增快。

（四）神经精神性呼吸困难

重症颅脑疾病使颅内压增高、局部血流减少，可刺激呼吸中枢引起呼吸变慢变深，常伴有鼾声和呼吸节律异常，如呼吸暂停、双吸气样（抽泣样）呼吸等。

（五）血源性呼吸困难

常见于重度贫血，因红细胞减少导致血氧不足，表现为呼吸表浅、急促、心率增快。急性大出血或休克时，因缺血及血压下降，呼吸中枢受到刺激而引起呼吸增快。

三、治疗

肿瘤引起的呼吸困难，首先应考虑采取针对原发性肿瘤的特定治疗方法，如化疗、放疗或类固醇皮质激素治疗等，必要时应立即进行气管切开或气管插管术以维持气道通畅。

（一）放疗

放疗对于减轻恶性肿瘤造成的呼吸困难具有重要的作用。若呼吸困难是因气管内肿瘤引起，可由此疗法得到快速缓解。不论肿瘤细胞形态如何，放疗均可使用在适合且需要放疗的肿瘤患者身上。小细胞肺癌或淋巴瘤造成的气管阻塞对放疗有非常好的反应，应用放疗后其他肿瘤也可以得到不同程度的缓解。

（二）化疗

化疗可缩小肿瘤，控制肿瘤的发展，减轻肿瘤对呼吸道的压迫，从而减轻患者的痛苦，提高患者的生活质量。

（三）气管内疗法

气管内疗法包括气管内肿瘤冷冻疗法、气管内支架植入术等，可明显改善肿瘤引起的呼吸道阻塞、呼吸困难及咳嗽、咯血等症状。

（四）氧气疗法

氧气疗法常被用于治疗呼吸困难的患者，正确的氧疗可纠正低氧血症，降低呼吸及心脏负荷，从而缓解患者缺氧的症状和体征。鼻导管是最常用的方法，氧流量 $2 \sim 4$ L/min，吸入氧气浓度约为30%。肺部若有较广泛的突变，重度缺氧时用密闭式面罩给氧，流量要增至 $6 \sim 8$ L/min，吸入氧浓度可达60%左右。严重呼吸困难的患者可采用面罩吸氧、机械辅助通气。

（五）药物治疗

1. 支气管扩张剂

常用的支气管扩张剂包括：

（1）β2 肾上腺素受体激动剂（β 受体激动剂）。β 受体存在于心血管、肺及肌肉等组织器官内，可分为 β1、β2 和 β3 受体。作用于 β 受体的兴奋药，可舒张支气管，增加呼吸道上皮细胞纤毛清除作用，并能使血中嗜酸性粒细胞减少等。肾上腺素和异丙肾上腺素等对 β1 及 β2 受体均有兴奋作用，因此在舒张支气管的同时，常引起心跳加快、心肌氧耗增加、心律不齐等不良反应。

（2）茶碱类药物。如氨茶碱，其与 β 受体激动剂作用相似，可以松弛气管平滑肌，并有兴奋心脏和中枢神经系统的作用，使呼吸道分泌物不易排出，还能缓解呼吸肌疲劳。氨茶碱止喘作用也较好，血药浓度为 $5 \sim 20$ μg/mL 时起作用。由于该药个体代谢差异大，若能进行药物浓度测定，据此来调整用药，使血药浓度保持在最佳有效浓度范围，则效果更佳。茶碱有时可以引起恶心、腹部不适、食欲受影响，故在餐后服用为宜。

（3）抗胆碱类药物。具有松弛气管平滑肌的作用，常用的药物有异丙托溴铵，起效较慢，用药 30 ~ 60 min 后血药浓度达峰值，主要作用于大、中呼吸道平滑肌，可与 β 受体激动剂一起用。一般采用气雾剂或雾化溶液吸入给药。

2. 阿片类药物

将阿片类药物推荐用于缓解肿瘤患者呼吸困难的症状已经被普遍认可，疼痛与呼吸困难有相加作用，成功控制疼痛可减轻患者呼吸困难的感觉、改善呼吸形态，以及减轻患者呼吸不适感。

3. 抗生素

由于肿瘤患者免疫力低下，极易发生肺部感染。对于合并肺部感染尤其伴有粒细胞缺乏症的患者，可根据其病情需要应用经验性抗生素治疗，并留取标本进行细菌和真菌培养，根据药敏试验结果进行降阶梯治疗，调整抗生素的应用。

四、常规护理

（一）生活起居

（1）保持病室环境安静、清洁、舒适，空气流通，温湿度适宜。合并哮喘的患者，避免室内湿度过高和可能的过敏原，如尘螨、刺激性气体、花粉等。

（2）以卧床休息为主，取舒适的卧位。若病情许可，有计划地增加活动量，如室内走动、散步、室外活动等，逐步提高活动耐力。

（3）合理采取体位。使用枕头时应确保支撑在患者背部。气喘患者取端坐卧位，或坐在带扶手的软靠背椅上，前面放一带软垫桌子。患者可向前伏在桌面上，或向后靠休息，双腿可下垂休息或用软椅抬高。

（二）饮食护理

（1）指导患者进食高蛋白、高营养、易消化、少刺激饮食，每次进餐不宜过多。

（2）日常选择食用补肺平喘的食物，如白果腐皮粥、猪肺杏仁萝卜汤、茯苓饼，可以起健脾益肺气的功效。

（三）用药护理

观察患者用药疗效及不良反应。服用阿片类药物时，注意观察患者是否出现成瘾现象，以及关注患者大便情况。

（四）病情观察

密切观察患者的呼吸频率、节律、形态的改变及伴随症状的严重程度等，并正确记录 24 h 出入量。

（五）氧疗的护理

通常采用低流量持续吸氧，加强气道湿化，做好防火、防震、防油、防热，保证用氧安全。保持呼吸道通畅，若患者伴有咳嗽、咳痰，遵医嘱给予雾化治疗，协助患者叩背，指导患者采用深呼吸、有效咳痰的方法，必要时给予机械辅助排痰。

（六）中医适宜技术

1. 耳穴压豆

选取耳屏、肺、下肢端、神门等耳穴进行贴压。

2. 穴位注射

选取肺俞、膏肓、列缺等穴位进行穴注，补益肺气。

（七）心理护理

呼吸困难可引起患者烦躁不安、焦虑、恐惧等，而负面情绪又可进一步加重患者呼吸困难的程度。因此，护士应适时陪伴和安慰患者，分析发生呼吸困难的原因，讲解各种治疗方案的过程和护理要点；教会患者和家属采用非药物治疗措施，如手摇风扇、助行器、放松疗法、音乐疗法等，帮助患者和家属积极应对呼吸困难症状；鼓励患者适时表达自己的内心感受，随时表达身体的不适和痛苦，若患者存在心理问题，可请专业人员给予心理辅导。

五、居家护理

（一）日常起居

（1）保持居室安静舒适、通风透气，在换季及天气突变时应适时添衣加被，避免上呼吸道感染诱发疾病发作及加重。

（2）注意休息，劳逸结合，禁烟酒，以减轻呼吸道黏膜的刺激，翻身转侧动作宜缓。

（3）强迫卧位时要做好皮肤的护理，垫水垫，必要时贴皮肤保护膜，预防压疮的发生。

（二）饮食护理

以高蛋白、高热量、高维生素、易消化的食物为主，多进食新鲜的蔬菜水果，少量多餐，保证充足的水分摄入，食物不可过咸，忌油腻、易产气的食物，避免便秘。

（三）用药护理

嘱患者不要随意增减缓解呼吸困难药物的药量，以免影响药物的疗效，一旦出现不良反应，立即去医院就诊。

（四）情志护理

发生呼吸困难时，深呼吸，放松心情。家属多给予陪伴和鼓励，安慰患者。

（五）进行正确、有效的呼吸功能训练

1. 腹式呼吸

腹式呼吸通常也称作膈肌运动训练，患者取平卧位、坐位或立位，两手分别放在胸部、腹部。吸气时用鼻吸入，腹壁尽量突出，膈肌收缩；呼气时腹部收紧，用口呼出。要求呼吸频率7～9次/分。呼吸过程中吸气是主动的，呼气是被动的（呼气时间延长并缩唇）。通过深而慢的腹式呼吸锻炼可降低呼吸频率，从而降低呼吸肌对氧及能量的消耗。

2. 缩唇呼吸

呼气时将口唇略微缩小，慢慢将气体呼出，以延长呼气时间2～3倍，这样可使呼气相时口腔和气道压力增加，防止小气道过早塌陷，减少肺泡内残余的气体。通过练习减少呼吸频率，增加潮气量的呼吸运动，从而改善肺泡的有效通气量，有利于氧气的摄入和二氧化碳的排出。

（六）家庭氧疗

避免长期吸入氧气浓度过高，以防引起二氧化碳潴留及氧中毒。在吸氧过程中要注意呼吸困难症状是否减轻，氧疗是否有效，缺氧症状有无改善。用氧期间注意周围的烟火，防止氧气燃烧爆炸，注意用氧安全。

（七）居家自我监测

避免接触致敏原，减少接触对呼吸道有刺激性的致敏原，控制症状、减少发作，避免导致呼吸困难的诱因。气喘、气促等呼吸困难症状加重时应及时去医院就诊。

第九节　咯　　血

咯血即喉部以下气管、支气管、肺组织的出血经口腔咯出，咯血包括大量咯血、血痰或痰中带血，咯血不同于呕血或口腔、鼻咽出血。咯血是肿瘤常见急症之一，若出现大咯血可能导致窒息、失血性休克等危及生命的情况，死亡率高达50%～80%。

一、病因

绝大部分大咯血来自支气管动脉，常见病因为支气管扩张、肺癌、肺结核、肺脓肿等。肿瘤患者大咯血的常见原因如下：

（1）呼吸系统肿瘤本身坏死或溃烂，瘤体血管破裂出血，尤其是鳞癌。

（2）肿瘤直接侵蚀邻近血管壁，若肺动脉或主动脉等大血管破裂，则治疗效果更差且死亡率更高。

（3）食管癌或纵隔恶性肿瘤侵透气管或支气管导致咯血。

（4）其他情况，如肺栓塞、凝血功能异常、贝伐单抗等抗血管生成药物的使用等。

二、临床表现

咯血的临床表现主要取决于出血量、出血速度，以及是否出现窒息、失血性休克等并发症，临床体征一般无特异性。小量咯血是指每天咯血量在100 mL（痰中带血）以内。中等量咯血是指每天咯血量在100～500 mL。大咯血是指每天咯血量超过500 mL或1次咯血量超过100 mL。

（一）咯血

先兆症状包括喉咙瘙痒、突然胸闷、呼吸困难等。大咯血时血色多鲜红，伴泡沫或痰，呈碱性，可有大血块形成。

（二）失血性周围循环衰竭

患者可能因为大咯血出现有效循环血容量迅速减少，导致周围循环衰竭。常见临床表现为头晕、心慌、乏力、精神萎靡、尿量减少、血压下降、脉率增快等。

（三）窒息

大咯血时若突发咯血不畅、胸闷气促，或者突然停止大咯血、牙关紧闭、意识丧失，则可能发生了窒息。

三、治疗

（一）一般治疗

1. 体位

患者应绝对卧床休息，建议患侧卧位，严禁采取健侧卧位或坐立位，以避免血液和血块堵塞气道，造成窒息。

2. 心理护理

缓解患者紧张的情绪，鼓励患者尽量将血咯出，以免造成呼吸道阻塞和肺不张。

3. 氧气吸入

遵医嘱予持续低流量吸氧。

4. 常用止血药物

（1）一般止血药。主要通过改善凝血机制，加强毛细血管及血小板功能而起作用，如氨甲苯酸、酚磺乙胺。

（2）垂体后叶素。可直接作用于血管平滑肌，具有强烈的血管收缩作用。用药后由于肺小动脉的收缩，肺内血流量锐减，肺循环压力降低，从而有利于肺血管破裂处血凝块的形成，达到止血目的。用药过程中，当患者出现头痛、面色苍白、出汗、心悸、胸闷、腹痛、便意及血压升高等副反应时，应注意暂停静注或减慢静滴速度。对患有高血压、冠心病、动脉硬化、肺源性心脏病、心力衰竭及妊娠患者，应慎用或不用垂体后叶素。

（3）血管扩张剂。通过扩张肺血管，降低肺动脉压及肺楔嵌压；同时体循环血管阻力下降，回心血量减少，肺内血液分流到四肢及内脏循环当中，起"内放血"的作用。肺动脉和支气管动脉压力因此降低，达到止血目的。尤其适用于高血压、冠心病、肺源性心脏及妊娠等忌用垂体后叶素的患者。常用的药物有酚妥拉明、α 受体阻滞剂等。采用此方法治疗大咯血副作用少，但为了防止发生直立性低血压及血压下降，用药期间应卧床休息。对血容量不足患者，应在补足血容量的基础上再用此药。

（4）减少毛细血管渗漏的卡巴克洛片、参与凝血酶原合成的维生素 K、对抗肝素的鱼精蛋白，以及中药云南白药、各种止血粉剂等。

（二）大咯血出现窒息的紧急处理

大咯血患者的主要危险在于窒息，这是患者死亡的最主要原因。因此，在大咯血的救治过程中，应时刻警惕窒息的发生。一旦发现患者有明显胸闷、烦躁、喉部作响、呼吸浅快、大汗淋漓、一侧（或双侧）呼吸音消失，甚至神志不清等窒息的临床表现时，应立即采取以下措施，全力以赴进行抢救。

（1）尽快清除堵塞气道的积血，保持气道通畅。迅速将患者抱起，使其头朝下，上身与床沿成45°～90°。助手轻托患者的头部使其向背部屈曲，以减少气道的弯曲。拍击患者背部，尽可能倒出滞留在气道内的积血。同时将口撬开（注意义齿），清理口咽部的积血，然后用粗导管（或纤支镜）经鼻插入气管。

（2）吸氧。立即给予高流量吸氧。

（3）迅速建立静脉通道。最好建立两条静脉通道，并根据需要给予呼吸兴奋剂、止血药物，以及补充血容量。

（4）绝对卧床。待窒息解除后，保持患者头低足高位，以利体位引流。胸部可放置冰袋，并鼓励患者将气道内积血咳出。

（5）加强生命体征监测，防止窒息再度发生。注意血压、心率、心电、呼吸及血氧饱和度等的监测，准备好气管插管及呼吸机等设施，以防再窒息。观察尿量及尿比重，休克患者的肾动脉血压下降会直接影响肾的血液灌注，从而发生肾功能衰竭。认真记录24 h出入量，详细记录输入液体的种类、数量、时间和丢失的体液量。

（6）大咯血应暂禁饮食，小量咯血宜进少量温凉流质，避免饮用咖啡、浓茶、酒等刺激性饮品。多饮水、多食富含纤维素食物，保持大便通畅。

四、常规护理

（一）生活起居

避免不必要的交谈，一般静卧休息能使少量咯血自行停止。大咯血患者应绝对卧床休息，减少翻动。协助患者取患侧卧位，有利于健侧通气。

（二）饮食护理

大咯血者暂禁食，小咯血者宜进食少量凉或温的流质饮食，避免饮用浓茶、咖啡、酒等刺激性饮料，多饮水及多食富含纤维素食物，以保持大便通畅。便秘时可予缓泻剂以防诱发咯血。

（三）用药护理

（1）止血药物。遵医嘱使用药物，静脉输注垂体后叶素时控制滴速，观察药物反应，当患者出现头痛、面色苍白、出汗、心悸、胸闷、腹痛、便意及血压升高等反应时，报告医生，必要时暂停输注。

（2）镇静剂。对烦躁不安者，遵医嘱使用镇静剂，观察用药后并发症，尤其注意观察患者呼吸情况。

（3）镇咳剂。咯血伴剧烈咳嗽时可用镇咳剂，必要时口服或皮下注射可待因，但年老体弱、肺功能不全者慎用。

（四）病情观察

（1）密切观察咯血的量、颜色、性质及出血速度，观察生命体征及意识状态的变化，若有异常，及时报告医生。

（2）观察是否出现窒息前兆，当患者出现胸闷、气促、呼吸困难、面色苍白、出冷汗时，警惕窒息的发生。

（3）观察有无肺不张、肺部感染等并发症。

（五）大咯血抢救护理

（1）密切观察病情变化，注意有无窒息先兆。应向患者说明咯血时不要屏气，应尽量将血轻轻咯出，避免诱发喉头痉挛，出血引流不畅易形成血块而造成呼吸道阻塞、窒息。

（2）准备好抢救用品，一旦出现窒息，立即置患者于头低足高的45°俯卧位，面侧一边轻拍背部以利于血块排出，或直接刺激喉部以咳出血块。

（3）气道通畅后，若患者自主呼吸未恢复，应行人工呼吸。给予高流量吸氧，按医嘱应用呼吸中枢兴奋剂。

（六）中医适宜技术

穴位敷贴。选取孔最穴、涌泉穴以治肺经急症、血症并引邪热循经下行，减轻咯血症状。

（七）心理护理

患者咯血时护士应给予细致观察与护理，并进行必要的解释，取得患者的信任，使其配合治疗。及时把咯出的血清理干净，避免让患者看到，以免刺激患者，让其精神更加紧张。

五、居家护理

（一）日常起居

（1）生活作息。养成健康良好的生活习惯，忌烟酒等。病情稳定的情况下，可下床走动，做一些简单的呼吸训练活动，如吹气球等，提升呼吸系统功能。

（2）口腔护理。患者因咯血，容易产生口臭，影响食欲。咯血停止后指导并协助患者用漱口液漱口，保持口腔清洁，促进食欲，减少并发感染。

（3）出现大咯血时，患者应绝对卧床休息，头偏向一侧。

（4）养成定时排便的习惯，保持大便通畅，排便时切忌过于用力。

（二）饮食护理

（1）根据患者的个人口味等情况做好饮食干预，多让患者进食易消化、高蛋白质的食物，避免食用油腻、辛辣等刺激性食物。

（2）大咯血时应禁食，待咯血停止后进食高蛋白、富含维生素、易消化的流质或半流质饮食，忌过热、过冷、刺激性强的食物，如咖啡、浓茶等。

（3）咯血停止3天后方可恢复普通饮食。

（三）用药护理

按时按量口服止血药，勿私自停药或减药。当出现便秘时可口服缓泻剂，避免排便时用力，导致肺内压力增加，再次发生咯血。

（四）情志护理

家属多与患者沟通，多陪伴患者，消除患者的负面情绪。在交流时，要注意说话的态度和语气，态度要平和，避免与患者发生正面的冲突，使患者保持放松的心情，树立战胜疾病的信心。

（五）居家自我监测

（1）及时发现咯血的前兆，如咽喉部发痒、咽喉部异物感或阻塞感、剧烈咳嗽、胸闷、胸内发热、呼吸困难等，尤其是以胸部不适或咽喉不适感为先兆表现。

（2）家属应当多陪伴患者，及时发现不适的症状，仔细观察患者，一旦发现先兆症状，应立即嘱咐患者绝对卧床休息，头偏向一侧，及时返院治疗。

第十节 呕 血

呕血是上消化道疾病（指屈氏韧带以上的消化道，包括食管、胃、十二指肠、肝、胆、胰疾病）或全身性疾病所致的上消化道出血，血液经口腔呕出。常伴有黑便，严重时可有急性周围循环衰竭的表现。呕血是肿瘤常见急症之一，死亡率高达 25%～30%。

一、病因

呕血的病因很多，其中常见的有消化性溃疡、急性出血性胃炎、食管胃底静脉曲张破裂和胃癌。肿瘤患者呕血的常见原因如下：

（1）上胃肠道肿瘤，常见于食管肿瘤、胃部肿瘤坏死或者破裂出血。

（2）门静脉高压引起食管胃底静脉曲张破裂，常发生于肝癌患者。

（3）上胃肠道邻近器官或组织肿瘤，如腹主动脉瘤、肝或脾肿瘤破裂入食管、胃或十二指肠。

二、临床表现

（一）呕血

呕血的颜色、性质与出血量和速度有关。呕血呈鲜红色或含血块提示出血量大且速度快，血液在胃内停留时间短，未经胃酸充分混合即呕出；呕血呈棕褐色咖啡渣样，则表明血液在胃内停留时间长，经胃酸作用形成酸性血红蛋白。

（二）失血性周围循环衰竭

由于循环血量的急剧减少，静脉回心血量也相对减少，导致心排血量降低，患者可出现头昏、心悸、乏力、出汗等表现。

（三）贫血及血象变化

呕血达 1000 mL 以上时，观察有无出血性休克的同时，还应留意血象变化。大量呕血后常见急性失血性贫血。

（四）发热

大量呕血后，循环血容量减少，导致体温调节中枢功能障碍而引起发热。

三、治疗

（一）补充血容量

立即建立静脉通道，配合用药及抢救，并观察治疗效果及不良反应。

（二）药物止血

1. 抑制胃酸分泌药

常选择质子泵抑制剂，以抑制胃酸分泌，提高和保持胃内较高的 pH，防止呕血患者的纤维蛋白溶解，并确保黏液－碳酸氢盐屏障的完整性。

2. 血管升压素

血管升压素可使内脏动脉血管收缩，进而减少门静脉血流量，同时降低门静脉的压力，常用于静脉曲张性呕血。

3. 生长抑素

生长抑素是近年来治疗食管胃底静脉曲张破裂出血最常用的药物，能有效减少内脏血流量，减轻呕血症状。

（三）三腔二囊管压迫止血

该管的 2 个气囊分别为胃囊和食管囊，三腔管内的 3 个腔分别通往 2 个气囊和患者的胃腔，其止血效果肯定，但患者并发症多，不作为首选止血措施，目前只在药物治疗不能控制出血时暂时使用，以争取时间准备内镜止血等治疗措施。

（四）内镜治疗

内镜下可明确出血原因和部位，通过金属钛夹、药物注射、电凝等方式有效止血。其中，内镜下金属钛夹应用广泛，可有效治疗食管癌、直肠癌、胃癌等恶性肿瘤所致上消化道呕血。另外，内镜下使用止血粉剂对于恶性肿瘤引起的弥漫性上消化道出血有即时止血的效果。

四、常规护理

（一）生活起居

大量呕血时取低平卧位，同时头偏一侧，防止窒息和误吸。必要时使用负压吸引器清除气道内血液，保持呼吸道的通畅。

（二）饮食护理

大量呕血或急性出血期，须禁饮食。当患者病情逐渐好转或止血时间超过 24 h 后，可选择无刺激、营养丰富、易消化的半流食，严禁进食生冷刺激性食物。

（三）用药护理

遵医嘱准确使用药物，在给药过程中应严格执行查对制度，熟悉常用药物的功效及不良反应，用药过程中注意患者的反馈。

（四）病情观察

（1）观察呕吐物的颜色、量，急性期呕血常呈鲜红色，且量多，呕吐时甚至呈喷射状；稳定期呕血量少，颜色为暗红色或者棕色。

（2）准确记录出入量，怀疑休克时可以选择留置导尿管，保持尿量在 30 mL/h 以上。

（3）监测检验结果，定期复查血红蛋白浓度、血尿素氮、红细胞计数等，以了解贫血程度、出血是否停止。

（五）血容量不足护理

1. 建立静脉通道

患者发生大呕血时，应迅速建立 2 条静脉通道，迅速配合医生实施输血、输液、各种止血治疗等抢救措施。

2. 保持呼吸道通畅

大量呕血时取低平卧位并且头偏一侧，保证脑部供血。及时清理口腔血液，必要时行负压吸引及氧气吸入。

3. 病情监测

（1）观察患者有无心率加快、脉搏细弱、血压降低、呼吸困难等异常。

（2）观察患者的精神和意识状态，若出现异常及时报告。

（3）观察皮肤和甲床颜色，肢体肤温情况。

（六）心理护理

观察患者有无紧张、恐惧或悲观、沮丧等心理反应，向其解释安静休息有利于止血，关心、安慰患者。呕血后及时清除血迹、污物，以减少对患者的不良刺激。向患者解释各项检查、治疗措施，听取并解答患者或家属的提问，以减轻他们的疑虑。

五、居家护理

（一）日常起居

1. 口腔护理

在发生呕血后，及时清理口腔内血迹，用淡盐水漱口，使口内腥味减少，减少呕吐恶心的再次发生，增加舒适感。

2. 皮肤护理

呕血后对用物及时清洁，对污染的衣物及时更换，保证床铺和皮肤干燥、清洁。

3. 防窒息

呕血时头偏一侧，及时吐出已在口腔的血液，切记勿回咽，以免呛入气管。

（二）饮食护理

急性出血期禁食、禁水，呕血停止、病情稳定后，改为营养丰富、易消化、无刺激的半流质软食，少量多餐。

（三）用药护理

按时按量遵医嘱服药，服药后若出现不适，及时就诊。勿私自口服止血药，以免加重呕血情况。

（四）情志护理

患者居家出现呕血时，勿恐惧及慌张，学会自我调节。家属多陪伴患者，给予情感支持，举正面积极的例子增加患者治疗信心。

（五）居家自我检测

（1）识别呕血前兆。当出血量大于 50 mL 时，可出现黑便，这可能是身体异常状况的警示信号；当感到咽喉部有血腥味、恶心时，应警惕呕血的发生。

（2）观察呕血性质及量。应与咯血相互区别，呕血是经口呕出，有时伴有食物残渣，颜色呈暗红或者棕褐色，大量呕血时呈鲜红色。

（3）呕血后若出现心慌、头晕乏力、肤温降低，应及时就诊，以免延误病情。

参考文献

[1] 曹峰瑜，吴彪. 经肛型肠梗阻减压管治疗结直肠癌梗阻 [J]. 世界华人消化志，2014，22（15）：2208 - 2212.

[2] 辜圆媛，刘焕兵. 社区老年人呕血的临床特点及治疗 [J]. 实用老年医学，2022，36（8）：771 - 775.

[3] 胡雁，陆箴琦. 实用肿瘤护理 [M]. 上海：上海科学技术出版社，2020.

[4] 李承惠. 肛肠疾病社区护理与自我管理 [M]. 北京：人民军医出版社，2009.

[5] 李鑫宝，姬忠贺，张彦斌，等. 肿瘤细胞减灭术加腹腔热灌注化疗围手术期静脉血栓栓塞症的危险因素及防治技术 [J]. 肿瘤防治研究，2019，46（2）：121 - 126.

[6] 李利菊，朱丽，徐有祖. 穴位贴敷对肺癌化疗相关性腹泻患者肠黏膜屏障的作用 [J]. 中国现代医生，2020，58（35）：144 - 147.

[7] 李馨蕊，李骋，杨慧勤. 肿瘤患者脊髓压迫症的处理 [J]. 中国临床医生杂志，2022，50（1）：26 - 29.

[8] 雷巧，罗春香. 肿瘤溶解综合征的处理 [J]. 中国临床医生杂志，2022，50（1）：23 - 25.

[9] 马骏，霍介格. 恶性肠梗阻的治疗现状与进展 [J]. 世界华人消化杂志，2017：25（21）：1921.

[10] 马德健，曹珍，王贡士，孙燕来. 奥曲肽治疗放化疗相关性腹泻 Meta 分析 [J]. 中华肿瘤防治杂志，2020，27（2）：146 - 151.

[11] 马雪妹，王小萌. 耳穴贴压法对 2 型糖尿病住院患者血糖控制的影响 [J]. 山西医药杂志，2020，49（20）：2885 - 2887.

[12] 牛芳，杨希，沈佳琴，等. 胸部肿瘤患者合并上腔静脉压迫综合征的护理 [J]. 浙江医学，2020，42（13）：1443 - 1445，1450.

[13] 潘兰. 肺结核咯血的临床观察与护理对策探讨 [J]. 中国医药指南，2021，19（10）：215 - 217.

[14] 强万敏，姜永亲. 肿瘤护理学 [M]. 天津：天津科技翻译出版有限公司，2016.

[15] 石汉平，陈永兵，饶本强，等. 恶性肠梗阻的整合治疗 [J]. 肿瘤代谢与营养电子

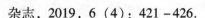

杂志，2019，6（4）：421-426.

[16] 曲珍.垂体后叶素不同给药方法治疗肺结核咯血患者的护理效果观察 [J].中国医药指南，2021，19（18）：173-174.

[17] 石雪.肺结核大咯血患者护理中采取针对性护理模式的效果及对满意度的影响 [J].中国医药指南，2022，20（8）：165-167.

[18] 王骁，李兆星，范焕芳，等.恶性肠梗阻的中西医治疗进展 [J].中国老年学杂志，2020，40（5）：1101-1105.

[19] 王月娟，邹海燕，高璐.自我管理教育对下肢术后患者深静脉血栓预防行为的影响效果 [J].当代护士（下旬刊），2015，（1）：56-58.

[20] 王翠娴.老年髋部骨折术后下肢深静脉血栓形成的预防护理进展 [J].继续医学教育，2018，32（2）：113-115.

[21] 王霞，王会敏.实用肿瘤科护理手册 [M].北京：化学工业出版社，2020.

[22] 王晓稼.肿瘤居家康复指导 [M].北京：电子工业出版社，2020.

[23] 王茂茹，余彬，王宇.生长抑素致低血糖症一例分析 [J].现代医学，2021，49（10）：1237-1239.

[24] 王浩，段佩雯，王松坡.中医药治疗肿瘤化疗相关性腹泻研究进展 [J].山东中医杂志，2019，38（3）：295-298.

[25] 王枫叶，姚长东，夏斯军.心理护理对肺结核合并咯血患者的影响探讨 [J].心理月刊，2022，17（5）：167-169.

[26] 吴晓明.肿瘤急症 [M].北京：人民卫生出版社，2017.

[27] 危柳柳，朱方擎，谢俊锋，等.康复新液联合益生菌对化疗相关性腹泻的防治作用 [J].临床医药实践，2021，30（12）：892-895.

[28] 杨士民，项琦，常艳，等.复方大承气汤联合肠梗阻导管治疗恶性肠梗阻的临床研究 [J].中国中西医结合外科杂志，2021，27（1）：14-19.

[29] 杨芳，杨润祥.肿瘤患者低血糖的处理 [J].中国临床医生杂志，2022，50（1）：16-18.

[30] 杨绪伟.内镜下金属钛夹治疗上消化道出血对于呕血和肠鸣音的影响 [J].中外医疗，2020，39（8）：67-69.

[31] 闫馨文，刘洋洋，常秀娟，等.化疗相关性腹泻 [J].现代消化及介入诊疗，2021，26（4）：508-513.

[32] 姚月荣，李新宇.益生菌治疗妇科恶性肿瘤患者化疗相关性腹泻的疗效观察 [J].基因组学与应用生物学，2017，36（11）：4510-4515.

[33] 钟岗.恶性肠梗阻的中医防治进展 [J].中国中西医结合外科杂志，2016，22（2）：196-200.

[34] 张伟.心理护理对肿瘤合并咯血患者的影响分析 [J].中国药物临床，2021，21（4）：702-703.

[35] 张宏艳，王飞.阿片药物治疗终末期肿瘤相关呼吸困难的历史与实践 [J].医学与哲学（B），2017，38（3）：60-63.

［36］赵红霞. 恶性肠梗阻患者治疗中的护理体会［J］. 大家健康（学术版），2016，10（2）：257－258.

［37］中国临床肿瘤学会肿瘤与血栓专家委员会. 肿瘤相关静脉血栓栓塞症预防与治疗指南（2019 版）［J］. 中国肿瘤临床，2019，46（13）：653－660.

［38］中华医学会呼吸病学分会肺栓塞与肺血管病学组，中国医师协会呼吸医师分会肺栓塞与肺血管病工作委员会，全国肺栓塞与肺血管病防治协作组. 肺血栓栓塞症诊治与预防指南［J］. 中华医学杂志，2018，98（14）：1060－1087.

［39］CAMPBELL M L. Dyspnea［J］. Critical care nursing clinics of North America，2017，29（4）：461－470.

［40］COUSINS S E，TEMPEST E，FEUER D J.（2016）Surgery for the resolution of symptoms in malignant bowel obstruction in advanced gynaecological and gastrointestinal cancer［J］. Cochrane database of systematic reviews，2016（1）：CD002764.

［41］DAVIDSON K，SHOJAEE S. Managing massive hemoptysis［J］. Chest，2020，157（1）：77－88.

［42］DRYDEN J. Dyspnea.［J］Anesthesiology，2022，136（5）：861.

［43］FUKUSHI I，POKORSKI M，OKADA Y. Mechanisms underlying the sensation of dyspnea［J］. Respiratory investigation，2021，59（1）：66－80.

［44］FROHLICH G，SCHORN K，FROHLICH H. Dyspnea：a challenging symptom in the primary care setting［J］. Internist，2020，61（1）：21－35.

［45］FRISOLI J K，SZE D. Mechanical thrombectomy for the treatment of lower extremity deep vein thrombosis［J］. Techniques in vascular and interventional radiology，2003，6（1）：49－52.

［46］FREELAND B. Hypoglycemia in diabetes mellitus［J］. Home healthcare now，2017，35（8）：414－419.

［47］HUANG H，KORN J R，MALLICK R，et al. Incidence of venous thromboembolism among chemotherapy-treated patients with lung cancer and its as sociation with mortality：a retrospective database study［J］. Journal of thrombosis and thrombolysis，2012，34（4）：446－456.

［48］HINDRE R，HAMDAN A，PASTRE J，et al. Traitement de la maladie veineuse thromboembolique au cours du cancer［J］. Bull cancer，2022，109（5）：528－536.

［49］JAYSON，G C，KOHN，et al. Ovarian cancer［J］. Lancet，2014，384（9951）：1376－1388.

［50］KLEIN-WEIGEL P F，ELITOK S，RUTTLOFF A，et al. Superior vena cava syndrome［J］. Vasa，2020，49（6）：437－448.

［51］MINEGISHI S，GOTO H，YAMABI H，et al. Hemoptysis［J］. International heart journal，2018，59（5）：1146－1148.

［52］MADARIAGA A，LAU J，GHOSHAL A，et al. MASCC multidisciplinary evidence-based recommendations for the management of malignant bowel obstruction in advanced cancer ［J］. Supportive care in cancer, 2022；30 (6)：4711 - 4728.

［53］ NAJDAT B. Thymoma inducing superior vena caval syndrome ［J］. Journal of vascular medicine & surgery, 2018, 6 (3)：1 - 3.

［54］ PARROT A, TAVOLARO S, VOIRIOT G, et al. Management of severe hemoptysis ［J］. Expert review of respiratory medicine, 2018, 12 (10)：817 - 829.

［55］ PATNSIK S, TURNER J, INAPARTHY P, et al. Metastatic spinal cord compression ［J］. British journal of hospital medicine, 2020, 81 (4)：1 - 10.

［56］ RIPAMONTII C, MERCADANTE S, GROFF L, et al. Role of octreotide, scopolamine butylbromide, and hydration in symptom control of patients with inoperable bowel obstruction and nasogastric tubes：a prospective randomized trial ［J］. Journal of pain and symptom management, 2000, 19 (1)：23 - 34.

［57］ SODJI Q, KAMINSKI J, WILLEY C, et al. Management of Metastatic Spinal Cord Compression ［J］. Southern medical journal, 2017, 110 (9)：586 - 593.

［58］ TUCA A, GUELL E, MARTINEZ-LOSADA E, et al. Malignant bowel obstruction in advanced cancer patients：epidemiology, management, and factors influencing spontaneous resolution ［J］. Cancer management and research, 2012, 4：159 - 169.

（周丽群　周瑞生）

第五章 肿瘤患者居家中医特色护理技术

第一节 穴位贴敷

一、定义

穴位贴敷是以中医经络学说为理论依据，把药物研成细末，用水、醋、酒、蛋清、蜂蜜、植物油、清凉油、药液甚至唾液调成糊状，或用呈凝固状的油脂（如凡士林等）、黄醋、米饭、枣泥制成软膏、丸剂或饼剂，或将中药汤剂熬成膏，或将药末散于药膏上，再直接贴敷穴位、患处，用来治疗疾病的一种无创无痛的穴位疗法。

二、作用

（1）温经通络。选用辛温大热的药物贴敷于穴位，对局部刺激而引起发赤、发泡，热如火燎，从而借助药物温通作用，激发经络之气，有温通经络、祛风除湿、散寒逐痹的作用。临床上可用于治疗寒凝血滞、寒湿阻闭、经络痹阻引起的各种病症（如面瘫、痹证、跌打挫伤、手足麻木等），以及寒邪为患之痛经、虚寒胃痛、寒证等。

（2）健脾和胃。以温热性较强的药物贴敷穴位，通过药物发泡产生的温热刺激，激发经络之气，能促进脾和肠胃的功能旺盛，祛除脾胃寒积，增强脾胃的运化能力，而达健脾止泻、和胃降逆的作用，常用于治疗呃逆、小儿疳积、泄泻等病证。

（3）活血祛风。选用辛温气锐的发泡药物敷贴穴位及患处，通过药物对穴位及患处的发泡刺激，行气活血，促进气血运行，则可达"血行风自灭"的治疗目的，临床可用于治疗一般的皮肤病，如顽癣、疥疮、皮肤瘙痒等病证。

（4）化瘀消肿。气为血帅，气得温则疾，气行则血行。穴位贴敷疗法采用温热刺激药物，可使穴位及患处获得温热刺激，使气机通畅，营卫调和，从而起行气活血、消瘀散结、排除肿胀的作用，可用治疗气滞血阻之牙痛、痛经、肠痈、瘰疬及乳痈初起等。

（5）攻毒蚀疮。利用药性峻烈、刺激性强的药物敷贴穴位或患处，通过药物的强烈发泡作用，增强刺激而引起攻毒泄热、腐蚀恶疮，甚至消坚化积的效应，临床可用于外科疮疡初起、恶疮肿毒、疣疾等。

（6）利水消肿。温热性发泡药物敷贴穴位后，借助温热刺激、灼热发泡作用，可激发三焦的气化功能，促进气机通畅，通调水道，使小便通利而达到利水消肿的目的，临床可用于治疗心、肝、肾疾病引起的浮肿、腹水、黄疸、癃闭等。

（7）温肺祛痰。具有辛温走窜的发泡药物敷贴穴位后，通过辛热、灼辣的刺激，局部皮肤发泡如火燎，能温通阳气、调和脾胃、宣肺化痰，使脾、肺、肾三脏功能协调，从而达到降气平喘、祛湿化痰和肃肺顺气的目的，临床常用于支气管哮喘、慢性支气管炎。

三、适应证

肿瘤患者化疗后出现各类消化道症状、四肢麻木等。功能性胃肠病、慢性胃肠炎、溃疡性结肠炎、慢性肝炎、慢性胆病、脂肪肝、上呼吸道感染、支气管炎、支气管哮喘、原发性高血压、心脏病、糖尿病、高脂血症、肥胖症、慢性鼻炎、过敏性鼻炎、月经失调、痛经、慢性盆腔炎、附件炎、颈椎病、腰椎病、膝关节病、疮疡肿毒、跌打损伤。

四、禁忌证

（1）孕妇，多数外贴药物对孕期女性可能不安全。

（2）对药物过敏者不宜贴敷；对橡皮膏过敏者应提前告诉医生，换用其他方式固定。

（3）严重皮肤病，如皮肤长疱、疖及皮肤有破损或有皮疹者。

（4）严重荨麻疹患者。

（5）疾病发作期的患者，如急性咽喉炎、发烧、黄疸、咯血、糖尿病血糖控制不良患者、慢性咳喘病的急性发作期等。

（6）热性疾病、阴虚火旺者及严重心肺功能疾病患者。

五、操作流程

（一）用物准备

治疗盘，棉纸或薄胶纸，遵医嘱配制的药物，压舌板，无菌棉垫或纱布，胶布或绷带，生理盐水棉球；必要时备屏风、毛毯。

（二）基本操作方法

（1）核对医嘱，评估患者，做好解释，注意保暖。

（2）备齐用物，携至床旁。根据敷药部位，协助患者取适宜的体位，充分暴露患处，必要时以屏风遮挡患者。

（3）更换敷料，以生理盐水或温水擦洗皮肤上的药渍，观察创面情况及敷药效果。

（4）根据敷药面积，取大小合适的棉纸或薄胶纸，用压舌板将所需药物均匀地涂抹于棉纸上或薄胶纸上，厚薄适中。

（5）将药物敷贴于穴位上，做好固定。为避免药物受热溢出，污染衣物，可加敷料或棉垫覆盖。以胶布或绷带固定，松紧适宜。

（6）温度以患者耐受为宜。

（7）观察患者局部皮肤，询问有无不适感。

（8）操作完毕后擦净局部皮肤，协助患者穿衣，安排舒适体位。（图5-1）

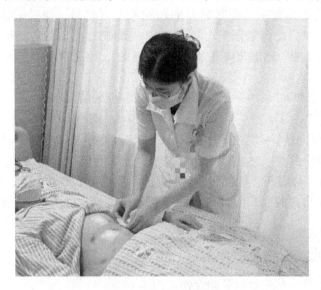

图5-1 穴位贴敷

六、注意事项

（1）穴位贴敷很多都会选用比较有刺激性的药物，贴敷时间不能过长，以微微发红为主，以免导致起水疱，甚至溃烂。

（2）穴位贴敷以后，可能会有很多药物残留，清洗时要非常注意，最好用清水清洗，不要用汽油、肥皂等比较有刺激性的物质清洗。

（3）饮食方面，穴位贴敷以后尽量以清淡饮食为主。

（4）对贴敷药物或者辅料成分过敏的患者、孕妇、近期有生育要求的女性、精神障碍或精神病患者应禁用。另外，运动员在赛前需要禁用。

第二节　耳　穴　压　豆

一、定义

耳穴压豆法是用胶布将药豆准确地粘贴于特定耳穴处，给予适度的揉、按、捏、压，使其产生酸、麻、胀、痛等刺激感应，以达到治疗目的的一种外治疗法。该法又称为耳郭穴区压迫疗法。

二、作用

宁心安神、健脾开胃、宣肺化痰、止咳。

三、适应证

（1）各种痛性疾病，如外伤性疾病、手术后疼痛、神经性疼痛，各类晚期癌肿所致的疼痛，肿瘤化疗后的消化道症状及失眠等。

（2）各种炎性疾病。

（3）功能紊乱性疾病。

（4）过敏性与变态反应性疾病。

（5）内分泌代谢性疾病。

（6）传染性疾病。

（7）其他。耳穴埋豆尚有催产、催乳功能，也可治疗食物中毒、输液反应，还可预防输血反应。

四、禁忌证

（1）严重心脏病患者。

（2）严重器质性疾病及伴有高度贫血者。

（3）外耳患有显著的炎症，如湿疹、溃疡、冻疮破溃等情况。

（4）女性妊娠期，月经期。

五、操作流程

（一）用物准备

治疗盘、王不留行籽或莱菔籽等丸状物、胶布、75%乙醇、棉签、探棒、止血钳或镊子、弯盘、污物碗，必要时可备耳穴模型。

（二）基本操作方法

（1）核对医嘱，评估患者，做好解释。

（2）备齐用物，携至床旁。

（3）协助患者取合理、舒适体位。

（4）遵照医嘱，探查耳穴敏感点，确定贴压部位。

（5）75%乙醇自上而下、由内到外、从前到后消毒耳部皮肤。

（6）选用质硬而光滑的王不留行籽或莱菔籽等丸状物粘于0.7 cm×0.7 cm大小的胶布中央，用止血钳或镊子夹住贴敷于选好耳穴的部位上，并给予适当按压（揉），使患者有热、麻、胀、痛感觉，即得气。

（7）观察患者局部皮肤，询问有无不适感。

（8）常用按压手法如下：

A. 对压法。用示指和拇指的指腹置于患者耳郭的正面和背面，相对按压，至出现热、麻、胀、痛等感觉，示指和拇指可边压边左右移动，或做圆形移动，一旦找到敏感点，则持续对压 20 ～ 30 s。对内脏痉挛性疼痛、躯体疼痛有较好的镇痛作用。

　　B．直压法。用指尖垂直按压耳穴，至患者产生胀痛感，持续按压 20 ～ 30 s，间隔少许，重复按压，每次按压 3 ～ 5 min。

　　C．点压法。用指尖一压一松地按压耳穴，每次间隔 0.5 s，以患者感到胀而略沉重刺痛为宜，用力不宜过重。一般每次每穴可按压 27 下，具体可视病情而定。（图 5 - 2）

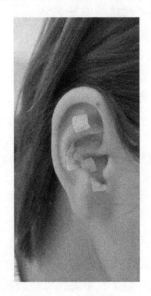

图 5 - 2　耳穴压豆

六、注意事项

　　（1）胶布不能潮湿，不能污染，若患者对胶布过敏可用脱敏胶布。

　　（2）夏季不能贴敷太久，冬季耳有冻疮或其他疾病时，也不能贴敷太久，2 ～ 3 天更换。

　　（3）对于过度饥饿、疲劳，精神高度紧张，年老体弱者及孕妇，按压宜轻；急性疼痛性病症宜重手法、强刺激。习惯性流产者慎用。

第三节　穴 位 注 射

一、定义

　　穴位注射法是将药水注入穴位以防治疾病的一种治疗方法。它可将针刺刺激和药物的性能及对穴位的渗透作用相结合，发挥其综合效应，故对某些疾病有特殊的疗效。穴位注射法的适用范围很广，针灸治疗的适应证大部分均可采用本法，如痹证、腰腿痛。

二、作用

根据药物及穴位的不同，穴位注射发挥不同作用，如理气活血、疏经通络、止痛化瘀、营养机体等。

三、适应证

适用于肿瘤化疗后恶心、呕吐等消化道症状，各种腰腿痛、肩背痛、关节痛及软组织损伤、挫伤。如坐骨神经痛、肩关节周围炎、腰肌劳损、纤维组织炎、良性关节炎。还可适用于支气管炎、高血压，以及胃、十二指肠溃疡、肝炎、胆绞痛、神经衰弱和脑震荡后遗症等。

四、禁忌证

（1）月龄较小而体质弱的婴儿。

（2）体质过分衰弱或有晕针史者。

（3）孕妇下腹部及腰骶部不宜用此法。

（4）穴位局部感染或有较严重皮肤病者。

（5）诊断尚不明确的意识障碍患者。

（6）对某种药物过敏者，禁用该药。

五、操作流程

（一）用物准备

治疗盘、药物、一次性注射器、无菌棉签、皮肤消毒剂、污物碗、利器盒。

（二）基本操作方法

（1）核对医嘱，评估患者，做好解释，嘱患者排空二便。

（2）配制药液。

（3）备齐用物，携至床旁。

（4）协助患者取舒适体位，暴露局部皮肤，注意保暖。

（5）遵医嘱取穴，通过询问患者感受确定穴位的准确位置。

（6）常规消毒皮肤。

（7）再次核对医嘱，排气。

（8）一手绷紧皮肤，另一手持注射器，对准穴位快速刺入皮下，然后用针刺手法将针身推至一定深度，上下提插至患者有酸胀等得气感应后，若回抽无回血，即可将药物缓慢推入。

（9）注射完毕拔针，用无菌棉签按压针孔片刻。

（10）观察患者用药后症状改善情况，安置舒适体位。（图5-3）

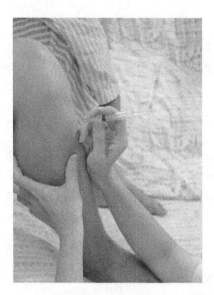

图 5-3 穴位注射

六、注意事项

（1）治疗时应对患者说明治疗特点和注射后的正常反应，如注射后局部可能有酸胀感、48 h 内局部有轻度不适，有时持续时间较长，但一般不超过 1 天。

（2）严格消毒，防止感染，若注射后局部红肿、发热等，应及时处理。

（3）注意药物的性能、药理作用、剂量、配伍禁忌、副作用、过敏反应，以及药物的有效期、药液有无沉淀变质等情况。凡能引起过敏反应的药物，如青霉素、链霉素、普鲁卡因等，必须先做皮试，阳性反应者不可应用。副作用较强的药物，使用亦当谨慎。

（4）一般药液不宜注入关节腔、脊髓腔和血管内，否则会导致不良后果。此外，应注意避开神经干，以免损伤神经。

（5）孕妇的下腹部、腰骶部和三阴交、合谷穴等，不宜用穴位注射法，以免引起流产。年老、体弱者，选穴宜少，药液剂量应酌减。

第四节 艾 灸

一、定义

悬灸是采用点燃的艾条悬于选定的穴位或病痛部位之上，通过艾的温热和药力作用刺激穴位或病痛部位，达到温经散寒、扶阳固脱、消瘀散结、防治疾病目的的一种操作方法，属于艾灸技术范畴。

二、作用

通过经络的传导，温通气血、扶正祛邪、消瘀散结，达到防治疾病的目的。

三、适应证

艾灸适用于癌因性疲乏、癌性疼痛等症及寒湿体质肿瘤患者；各种慢性虚寒型疾病及寒湿所致的疼痛，如胃脘痛、腰背酸痛、四肢凉痛、月经寒痛等；中气不足所致的急性腹痛、吐泻、四肢不温等症状。

四、禁忌证

（1）凡暴露在外的部位，如颜面，不要直接灸，以防形成瘢痕，影响美观。

（2）皮薄、肌少、筋肉结聚处，妊娠期女性的腰骶部、下腹部，男女的乳头、阴部、睾丸，关节部位，大血管处，心脏部位，眼球。

（3）极度疲劳、过饥、过饱、酒醉、大汗淋漓、情绪不稳，或女性月经期。

（4）某些传染病、高热、昏迷、抽搐期间，或身体极度衰竭，形瘦骨立等。

（5）无自制能力的人，如精神病患者等。

五、操作流程

（一）用物准备

艾条、治疗盘、打火机、弯盘、广口瓶、纱布，必要时备浴巾、屏风、计时器。

（二）基本操作方法

（1）核对医嘱，评估患者，做好解释。

（2）备齐用物，携用物至床旁。

（3）协助患者取合理、舒适体位。

（4）遵照医嘱确定施灸部位，充分暴露施灸部位，注意保护隐私及保暖。

（5）点燃艾条，进行施灸。

（6）常用施灸方法如下：

A. 温和灸。将点燃的艾条对准施灸部位，距离皮肤 2 ～ 3 cm，使患者局部有温热感为宜，每处灸 10 ～ 15 min，至皮肤出现红晕为度。

B. 雀啄灸。将点燃的艾条对准施灸部位 2 ～ 3 cm，一上一下进行施灸，如此反复，一般每穴灸 10 ～ 15 min，至皮肤出现红晕为度。

C. 回旋灸。将点燃的艾条悬于施灸部位上方约 2 cm 处，反复旋转移动范围约 3 cm，每处灸 10 ～ 15 min，至皮肤出现红晕为度。

（7）及时将艾灰弹入弯盘，防止灼伤皮肤。

（8）施灸结束，立即将艾条插入广口瓶，熄灭艾火。

（9）施灸过程中询问患者有无不适，观察患者皮肤情况，若有艾灰，用纱布清洁，协助患者穿衣，取舒适卧位。

（10）酌情开窗通风，注意保暖，避免吹对流风。（图 5 - 4）

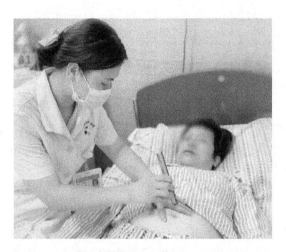

图5-4　艾灸

六、注意事项

（1）大血管处、孕妇腹部和腰骶部、皮肤感染、溃疡、瘢痕处不宜施灸，有出血倾向者不宜施灸。空腹或餐后1 h左右不宜施灸。

（2）一般情况下，施灸顺序自上而下，先头身，后四肢。

（3）施灸时防止艾灰脱落烧伤皮肤或衣物。

（4）注意观察皮肤情况，对糖尿病、肢体麻木及感觉迟钝的患者，尤应注意防止烧伤。

（5）若局部出现小水疱，无须处理，自行吸收；水疱较大，可用无菌注射器抽吸疱液，无菌纱布覆盖。

第五节　雷　火　灸

一、定义

雷火灸疗法是用中药粉末加上艾绒制成艾条，施灸于穴位上的一种灸法，利用药物燃烧时产生的热力、红外线辐射力和药化因子、物理因子通过脉络和腧穴的循经传到共同达到温通经络、调节人体机能目的的治病方式。

二、作用

通过经络传导，达到祛风通络、散寒止痛、活血化瘀，以及提高人体免疫功能等功效。

三、适应证

（1）上焦虚寒、寒湿之证所致的过敏性鼻炎、近视、干眼症、耳聋、耳鸣等。

（2）中焦虚寒、寒湿之证所致的慢性胃炎、慢性肠炎等。

（3）下焦虚寒、寒湿之证所致筋骨方面的疾病，如颈椎病、肩周炎、腰腿痛、关节炎等，以及女子之疾，如宫寒不孕、痛经、月经不调、乳腺增生、盆腔炎等。

（4）治疗恶性肿瘤患者的癌因性疲乏、疼痛、失眠、白细胞减少症等。

四、禁忌证

（1）凡暴露在外的部位，如颜面等。

（2）皮薄、肌少、筋肉结聚处，妊娠期女性的腰骶部、下腹部，男女的乳头、阴部、睾丸，关节部位，大血管处，心脏部位，眼球。

（3）极度疲劳、过饥、过饱、酒醉、大汗淋漓、情绪不稳，或女性经期。

（4）某些传染病、高热、昏迷、抽搐期间，或身体极度衰竭、形瘦骨立等。

（5）无自制能力的人，如精神病患者等。

五、操作流程

（1）核对医嘱，评估患者，做好解释。

（2）备齐用物，携用物至床旁。

（3）核对患者信息，协助患者取合理、舒适体位。

（4）遵照医嘱确定施灸部位，充分暴露施灸部位，注意保护隐私及保暖。

（5）点燃灸条。截取出大小适当的灸条，用酒精灯或酒精棉球点燃灸条一端。

（6）施灸。将点燃的雷火灸条投入灸盒中，放在相应施灸部位，并盖上大毛巾。或用点燃的雷火灸条在施灸部位进行手法施灸。

（7）及时将灸灰弹入灸灰桶，防止灼伤皮肤。

（8）施灸结束，立即将灸条投入广口瓶，熄灭灸火。

（9）施灸过程中询问患者有无不适，观察患者皮肤情况，若有灸灰，用纱布清洁，协助患者穿衣，取舒适卧位。

（10）酌情开窗通风，注意保暖，避免吹对流风。（图5-5）

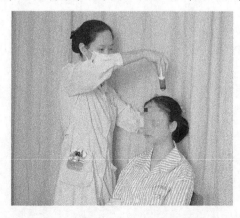

图5-5　雷火灸

六、注意事项

（1）大血管处、孕妇腹部和腰骶部、皮肤感染、溃疡、瘢痕处不宜施灸，有出血倾向者不宜施灸。空腹或餐后 1 h 左右不宜施灸，饥饿的患者应先进食或喝些糖水。

（2）一般情况下，施灸顺序自上而下，先头身，后四肢。

（3）施灸时防止灸灰脱落烧伤皮肤或衣物。

（4）注意观察皮肤情况，对糖尿病、肢体麻木及感觉迟钝的患者，尤应注意防止烧伤。

（5）若局部出现小水疱，无须处理，自行吸收；水疱较大，可用无菌注射器抽吸疱液，用无菌纱布覆盖。

（6）对体质虚弱、神经衰弱的患者，治疗时火力宜小，精神紧张的患者应消除其思想顾虑。

第六节 经 穴 推 拿

一、定义

经穴推拿技术是以按法、点法、推法等手法作用于经络腧穴，起到推动经气运行、调节脏腑功能的推拿医疗技术。适应的病证包括推拿科各种适应证，也用于保健按摩。

二、作用

疏经通络、祛风散寒、调节理气。

三、适应证

各种急慢性疾病所致的痛症，如头痛、肩颈痛、腰腿痛、痛经，以及失眠、便秘等症状。

四、禁忌证

（1）严重的心脑血管疾病。

（2）肿瘤或感染。

（3）女性经期或妊娠期。

五、操作流程

（一）用物准备

治疗巾，必要时备纱块、介质、屏风。

（二）基本操作方法

（1）核对医嘱，评估患者，做好解释，调节室温。腰腹部推拿时嘱患者排空二便。

（2）备齐用物，携至床旁。

（3）协助患者取合理、舒适体位。

（4）遵医嘱确定腧穴部位，选用适宜的推拿手法及强度。

（5）推拿时间一般宜在饭后 1 ～ 2 h 进行。每个穴位施术 1 ～ 2 min，以局部穴位透热为度。

（6）操作过程中询问患者的感受。若有不适，应及时调整手法或停止操作，以防发生意外。

（7）常见疾病推拿部位和穴位。

A. 头面部。取穴上印堂、太阳、头维、攒竹、上睛明、鱼腰、丝竹空、四白等。

B. 颈项部。取穴风池、风府、肩井、天柱、大椎等。

C. 胸腹部。取穴天突、膻中、中脘、下脘、气海、关元、天枢等。

D. 腰背部。取穴肺俞、肾俞、心俞、膈俞、华佗夹脊、大肠俞、命门、腰阳关等。

E. 肩部及上肢部。取穴肩髃、肩贞、手三里、天宗、曲池、极泉、小海、内关、合谷等。

F. 臀及下肢部。取穴环跳、居髎、风市、委中、昆仑、足三里、阳陵泉、梁丘、血海、膝眼等。

（8）常用的推拿手法。

A. 点法。用指端或屈曲的指间关节部着力于施术部位，持续地进行点压，称为点法。此法包括拇指端点法、屈拇指点法和屈示指点法等，临床以拇指端点法常用。①拇指端点法。手握空拳，拇指伸直并紧靠于示指中节，以拇指端着力于施术部位或穴位上。前臂与拇指主动发力、进行持续点压。亦可采用拇指按法的手法形态、用拇指端进行持续点压。②屈拇指点法。屈拇指，以拇指指间关节桡侧着力于施术部位或穴位，拇指端抵于示指中节桡侧缘以助力。前臂与拇指主动施力，进行持续点压。③屈示指点法。屈示指，其他手指相握，以示指第一指间关节突起部着力于施术部位或穴位上，拇指末节尺侧缘紧压示指指甲部以助力。前臂与示指主动施力，进行持续点压。

B. 揉法。以一定力按压在施术部位，带动皮下组织做环形运动的手法。①拇指揉法。以拇指螺纹面着力按压在施术部位，带动皮下组织做环形运动的手法。以拇指螺纹面置于施术部位上，余四指置于其相对或合适的位置以助力，腕关节微屈或伸直，拇指主动做环形运动，带动皮肤和皮下组织，每分钟操作 120 ～ 160 次。②中指揉法。以中指螺纹面着力按压在施术部位，带动皮下组织做环形运动的手法。中指指间关节伸直，掌指关节微屈，以中指螺纹面着力于施术部位上，前臂做主动运动，通过腕关节使中指螺纹面在施术部位上做轻柔灵活的小幅度的环形运动，带动皮肤和皮下组织，每分钟操作 120 ～ 160 次。为加强揉动的力量，可以示指螺纹面搭于中指远侧指间关节背侧进行操作，也可用无名指螺纹面搭于中指远侧指尖关节背侧进行操作。③掌根揉法。以手掌掌面掌根部位着力按压在施术部位，带动皮下组织做环形运动的手法。肘关节微屈，腕关节放松并略背伸，手指自然弯曲，以掌根部附着于施术部位上，前臂做主动运动，带动腕掌做小幅度的环形运动，使掌根部在施术部位上做环形运动，带动皮肤和皮下组织，每分钟操作120～160次。

C. 叩击法。用手特定部位，或用特制的器械，在治疗部位反复拍打叩击的一类手法，称为叩击类手法。操作各种叩击法时，用力应果断、快速，击打后将术手立即抬起，叩击的时间要短暂。击打时，手腕既要保持一定的姿势，又要放松，以一种有控制的弹性力进行叩击，使手法既有一定的力度，又感觉缓和舒适，切忌用暴力打击，以免造成不必要的损伤。

在临床治疗的实际运用中，上述这些基本操作方法可以单独或复合运用，也可以选用属于经穴推拿技术的其他手法，如按法、弹拨法、拿法、掐法等，视具体情况而定。

（9）操作结束协助患者着衣，安置舒适卧位，整理床单位。（图5-6）

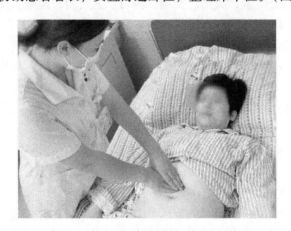

图5-6　腹部穴位按摩

第七节　中药封包治疗仪外敷

一、定义

中药封包疗治疗仪外敷是将中药药包置于仪器中，通过仪器进行加热，外敷于身体的患病部位或身体的某一特定位置如穴位上的治疗方式。加热后的药物热蒸汽使局部的毛细血管扩张、血液循环加速，达到温经通络、调和气血之效。

二、作用

温经通络，活血化瘀，行气止痛。

三、适应证

适用于除腹痛外的不明原因的痛症，如胃痛、关节痛、痛经、背部痛等。也可用于颈椎病、落枕、腰椎间盘突出症、腰肌劳损、肩周炎、腹胀、滑囊炎、肋软骨炎、狭窄性腱鞘炎、强直性脊柱炎、尿潴留等。

四、禁忌证

（1）皮肤对该药物过敏者、局部皮肤完整性受损。

（2）妊娠期禁用，哺乳期、月经期女性慎用。

（3）不明肿块、出血倾向慎用。

（4）跌打损伤后 24 h 内。

（5）肢端麻木、感觉功能受损者。

五、操作流程

（一）用物准备

通络宝控制器、通络宝治疗药包、治疗包一次性外套。

（二）基本操作方法

（1）评估患者当前主要临床表现、既往史，局部皮肤情况，有无感觉迟钝/障碍，对热的耐受程度、心理状态。

（2）核对姓名、诊断、做好解释，摆好体位。

（3）核对药包名称，检查通络宝性能。

（4）治疗中温度调节适宜，加强巡视，询问并观察患者皮肤情况，耐心倾听患者主诉，以防烫伤患者皮肤。

（5）治疗完毕，关机，切断电源。

（6）协助整理床单位，安置舒适体位。

（7）洗手，记录。（图 5 -7）

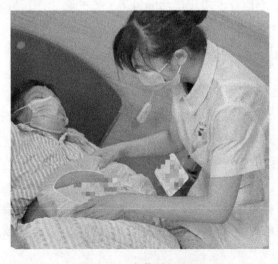

图 5 -7　中药封包治疗

六、注意事项

（1）封包治疗仪调节温度不宜过高，切忌引起烫伤。

（2）用药后出现红疹、瘙痒、水疱等情况，应立即停止治疗。

第八节　中药熏洗

一、定义

中药熏洗疗法是骨伤科常用的治疗方法。熏洗疗法又叫蒸汽疗法、汽浴疗法，是借助药力和热力通过皮肤而作用于机体的一种治疗方法。中药熏洗疗法是根据中医辨证论治的原则，依据疾病治疗的需要，选配一定的中药组成熏蒸方剂，将中药煎液趁热在皮肤或患处进行熏蒸、熏洗，而达到治疗效果，是中医最常用的一种传统外治方法。

二、作用

疏松腠理，发汗祛邪，祛风除湿，温经散寒，通经活络，活血止痛。

三、适应证

适用于肿瘤患者抗肿瘤治疗后引起的皮肤及神经末梢毒性反应，也可用于类风湿性关节炎、风湿性关节炎、腰椎间盘突出症、颈椎病、落枕、颈部软组织扭伤、肩关节周围炎、慢性腰肌劳损、骨性关节炎、各种骨折、关节脱位的康复期等。

四、禁忌证

重症高血压、重症贫血、高热、结核病、大失血、精神病、某些传染病（如肝炎、性病等）、皮肤破溃、心血管疾病代偿功能障碍、青光眼、严重肝肾疾病、孕妇及经期女性等。

五、操作流程

（一）用物准备

治疗盘、药液、中单、容器（根据熏蒸部位的不同选用）、水温计、治疗巾或浴巾，必要时备屏风、支架及其他专科用具。

（二）基本操作方法

（1）核对医嘱，评估患者，做好解释，调节室内温度。

（2）备齐用物，携至床旁。协助患者取合理、舒适体位，暴露熏洗部位。

（3）将合适温度的药液倒入容器内，对准熏蒸部位。熏蒸一般温度以 50～70 ℃为宜；浸泡时，一般温度控制在38～41℃。

（4）随时观察患者病情及局部皮肤变化情况，询问患者感受并及时调整药液温度。

（5）治疗结束观察并清洁、擦干患者皮肤，协助患者整理衣物，取舒适体位，整理床单，清理用物。（图5-8）

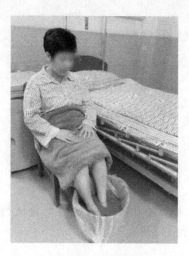

图5-8　中药泡洗

六、注意事项

（1）温度适宜，不可过高，过高容易引发烫伤，过低也会产生不良刺激，故要严格掌握熏洗温度。

（2）尤其注意老人、小儿熏洗时，应随时询问患者感觉，掌握药液温度，并耐心协助熏洗，避免烫伤。

（3）冬季应保暖，夏季要避风，熏洗用药后，应用干毛巾擦干患处，避免感受风寒。

（4）伤口部位进行熏洗时，应执行无菌操作。

第九节　中药冷敷

一、定义

中药冷敷是将中药洗剂、散剂、酊剂冷敷于患处，通过中药透皮吸收，同时应用低于皮温的物理因子刺激机体的一种操作方法。

二、作用

降温、止痛、止血、消肿、减轻炎性渗出。

三、适应证

适用于化学性静脉炎、抗肿瘤治疗后引起的皮疹等，以及外伤、骨折、脱位、软组织损伤的初期。

四、禁忌证

过敏者、皮肤处有破溃者。

五、操作流程

（一）用物准备

治疗盘、中药汤剂（8～15℃）、敷料（或其他合适材料）、水温计、纱布、治疗巾，必要时备冰敷袋、凉性介质贴膏、屏风等。

（二）基本操作方法

（1）核对医嘱，评估患者，做好解释。

（2）备齐用物，携至床旁。协助患者取合理、舒适体位，暴露冷敷部位。

（3）测试药液温度，用敷料（或其他合适材料）浸取药液，外敷患处，并及时更换（每隔5 min重新操作1次，持续20～30 min），保持患处低温。

（4）观察患者皮肤情况，询问有无不适感。（图5-9）

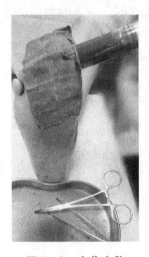

图5-9　中药冷敷

六、注意事项

（1）阴寒证及皮肤感觉减退的患者不宜冷敷。

（2）操作过程中观察皮肤变化，特别是创伤靠近关节、皮下脂肪少的患者，注意观察患肢末梢血运，定时询问患者局部感受。若发现皮肤苍白、青紫，应停止冷敷。

（3）若使用冰袋，冰袋不能与皮肤直接接触。

（4）注意保暖，必要时遮挡保护患者隐私。

第十节　揿　针

一、定义

揿针属于皮内针的一种，因形似揿钉（图钉），故名揿钉型皮内针，简称揿针。揿针疗法是将特制的小型针具长时间固定留针于腧穴部位的皮内或皮下的一种方法，称为皮内针治疗，又称为埋针治疗。

二、作用

浅刺是指通过调节卫气，激发机体卫外功能，从而达到治病的目的。留针的目的则在于候气或者调气，最终达到气血和调、阴阳平衡。

揿针疗法通过刺激神经末梢，使其神经兴奋后沿着相应的神经传导通路到中枢神经系统——脊髓和大脑，从而激活神经系统调节，并能够刺激释放组胺、前列腺素、细胞因子等化学物质，影响血液循环，最终达到止痛的效果。

三、适应证

（1）各种腰腿痛、颈椎病、肩周炎、膝骨性关节炎、头痛、牙痛等各种疼痛病症。

（2）末梢神经炎、带状疱疹、三叉神经痛、牙神经痛、面神经炎（面瘫）、肋间神经痛、面肌痉挛等神经科病症。

（3）咳嗽、胸闷、哮喘、过敏性鼻炎等肺系病症。

（4）呃逆、腹痛、呕吐、泄泻等脾胃科病症。

（5）前列腺炎、尿急、尿频、夜尿等泌尿系疾病。

（6）失眠、焦虑、躯体化症状等精神科病症。

（7）肥胖症。

（8）月经不调、痛经、乳腺疾病等妇科疾病，以及产后宫缩痛等产科病症。

（9）儿童近视、假视、过敏性鼻炎等儿科病症。

四、禁忌证

关节处、局部红肿处、皮肤化脓感染处、紫癜和瘢痕处，以及皮肤过敏者、出血性疾病患者。

五、操作流程

（一）用物准备

治疗盘、揿针、75%乙醇、血管钳、棉签、弯盘。

（二）基本操作方法

（1）核对医嘱。患者基本信息、诊断、临床症状、既往史及穴位。

（2）评估。主症、发病部位、既往史、过敏史、凝血功能；局部皮肤及感知觉有无障碍；患者的心理状态，病室环境温度。

（3）告知。揿针贴压的作用、操作方法及贴压后会出现的局部感觉。

（4）患者准备。取合理、舒适体位，充分暴露取穴部位。

（5）穴位定位。局部酒精消毒，用血管钳夹取揿针，将针尖对准选定穴位，轻轻刺入，并用拇指、示指指腹按压 1～2 min。

（6）观察及询问。观察患者局部皮肤，询问患者有无不适。

（7）告知整理。留针期间，每隔 4 h 左右用手按压埋针处 1～2 min，如有脱落及时通知护士。

（8）整理。协助患者取得舒适卧位，整理床单元，处理用物（弯盘止血钳使用75%酒精擦拭）。

（9）记录。治疗部位、时间、患者皮肤情况。（图 5－10）

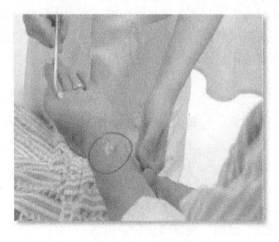

图 5－10　揿针治疗

六、注意事项

埋针处不宜用水浸泡。夏季多汗时，要检查埋针处有无汗浸、皮肤发红等。若埋针处出现疼痛，可以调整针的深度、方向。若埋针处发红、疼痛，有感染现象立即取针，必要时给予外科包扎处理。

第十一节　中药煎煮

中药煎煮质量的好坏直接影响药物治病的疗效，中药煎煮过程中会发生2种变化：一是药物有效成分的溶出；二是药物中各种生理活性成分进行化合反应。因此，中药的煎煮方法对于有效地利用药物和提高治疗效果十分重要，中药的合理煎煮可以充分地发挥药物的作用，对于防治疾病均有重要意义。中药煎煮程序如下。

（一）清洗

中草药大多是生药，在出售之前一般都进行了加工炮制，煎煮之前一般不需要淘洗。如果觉得草药有些脏，可在浸泡前迅速用水漂洗一下，切勿浸泡冲洗，以防易溶于水的有效成分大量丢失，从而影响中药疗效。

（二）器具

一般选用砂锅，搪瓷器皿次之，不要用铁锅或铝锅等金属器皿。

（三）浸泡

中药饮片煎煮前浸泡既有利于有效成分的充分溶出，又可缩短煎煮时间，避免因煎煮时间过长，导致部分有效成分耗损、破坏过多。多数药物宜用冷水浸泡，把药物倒入药锅内摊平，然后加室温水浸泡60 min，轻压药材时水高出药平面约2 cm，以药材浸透为原则。夏天气温高，浸泡时间不宜过长，以免药材腐败变质，冬季浸泡时间可以长些。浸泡中药绝对不能用沸水浸泡。

（四）用水

煎药用水必须无异味、洁净澄清，含矿物质及杂质少。平时的饮用水都可用来煎煮中药。一般可用清澈的泉水、河水及自来水，井水则须选择水质较好的。水最好采用经过净化和软化的饮用水，以减少杂质混入，防止水中钙、镁等离子与药材成分发生沉淀反应。水的用量一般如下：第一遍煎煮时为药材量的5～8倍，或将饮片适当加压后，液面淹没过饮片约2 cm为宜。第二遍用水量可少一些。头煎结束后，将药汁滤出，重新加水至高出药平面0.5～1 cm，继续武火煎煮至沸腾后改为文火煎煮15～20 min即可。质地坚硬、黏稠，或需要久煎的药物加水量可比一般药物略多，质地疏松或有效成分容易挥发、煎煮时间较短的药物，则液面淹没药物即可。

（五）方法

1. 煎煮中药应注意火候与煎煮时间

火候指火力大小与火势急慢（大火、急火称为武火，小火、慢火称为文火）。一般药汁未沸前用武火，沸后用文火保持微沸状态，以免药汁溢出或过快熬干，减慢水分蒸发，有利于有效成分的溶出。至于火候和时间的控制，则主要取决于不同药物的性质和质地，在煎煮过程中，尽量少开锅盖，以免药味挥发。

2. 煎煮次数与方法

中药煎煮一般要煎煮 2 ～ 3 次，最少应煎 2 次。一般先用急火煮沸，水沸后计算煎煮时间，一般为头煎 20 ～ 30 min，二煎 10 ～ 20 min。用于治疗感冒的解表中药或清热药宜用武火，时间宜短，煮沸时间为 10 ～ 20 min 即可，并趁热服用。用于治疗体虚的滋补中药以 3 次为宜，头煎为 40 ～ 50 min，二煎为 20 ～ 30 min，三煎为 10 ～ 20 min。有效成分不易煎出的矿物类、骨角类、贝壳类、甲壳类药及补益药，一般宜文火久煎，使用效成分充分溶出。以上煎煮过程中需要经常搅拌。

煎煮好的中药要趁热滤出，免得有效成分沉淀在药渣上。若不小心把药物煮干煮焦了，则此药不能服用，因为此时可能会产生很多有毒物质，服用会对身体有害。

（六）服法

服用中药一般应将煎煮 2 次或 3 次的中药液体合并，搅拌均匀后分为 2 份或 3 份，分别于早晚或早中晚服用。

（七）适当忌口

服用中药期间，饮食方面应注意忌食生、冷、黏腻、辛辣的食品，不必另外补充维生素。一般患热性病者忌辛辣、油腻及不容易消化的食物和烟酒；寒性病者忌食生冷食物；黄疸、过敏性疾病、痈疽、肿瘤及某些皮肤病者忌食鱼、虾等腥膻食物及刺激性食物；水肿患者忌食盐；服用补血药忌饮茶等。

（八）特殊中药的处理

（1）先煎。矿物类、贝壳类、甲壳类、骨类、化石类药物的质地坚硬，这些药物的有效成分在短时间内很难煎煮出来，因此要单独先煎。

（2）后下。花、叶类及一些气味芳香、含挥发性成分多的药材（如薄荷、香薷等）久煮会致香气挥发、药性损失，故宜后下；部分根茎类有效成分煎煮时中药成分对热不稳定，不耐煎煮者、不宜久煎者亦应后下。

（3）包煎。将某种药用纱布包起来，再和其他药一起煎。需要包煎的主要有四类药物，一是细小种子类药物，如车前子、葶苈子、青葙子等，煎药时特别黏腻，若不包煎，则容易粘锅，药汁也不容易滤除；二是有些药物，如蒲黄、海金沙、灶心土、滑石等，煎时容易上漂在药液表面或沉淀于锅底，因此需要包起来煎煮；三是有些有绒毛的药物，如辛夷、旋覆花、枇杷叶等，若不包煎，则煎煮后不易滤除，服药后绒毛会刺激咽喉，引起咳嗽、呕吐等副作用；四是含淀粉、黏液质较多的药物，如山药，在煎煮过程中易粘锅焦化，须包煎。

（4）另煎。有些比较贵重的药物（如人参、三七、羚羊角、虫草、鹿茸等），可单独煎煮取汁，再兑入煎好的药液中同服。以免在与其他药物的煎煮过程中损失有效成分，造成浪费。

（5）泡服。一些用量少且药物中的有效成分易溶出的中药（如番泻叶、胖大海等），不须煎煮，直接用开水浸泡后即可服用。

（6）冲服。一些难溶于水的药、某些粉末样的药（如琥珀粉、朱砂）不宜煎煮，某些较贵重的中药（如三七粉、人参粉）、不宜煎煮的药物（如芒硝）、液态药物（如竹沥、姜汁等），可直接冲入煎取的药液中混匀服用，或直接用温水冲服，以避免药效损失。一些药物较为贵重而且用量又小，如果与其他药物一同煎煮，其药汁就会被别的药物吸附，从而影响药物的疗效，如牛黄、麝香、珍珠粉、琥珀、冬虫夏草、三七粉等。另外，还有一些药物，如贝母粉，虽然不是贵重药，但研成细粉冲服，比加入其他药物一同煎煮后的服用效果要好些。

（7）煎汤代水。某些中药（如灶心土、玉米须等），可先煎煮后留水去渣，再用此水煎煮其他中药。

参考文献

［1］陈佩仪. 中医护理学基础 ［M］. 北京：人民卫生出版社，2012.

［2］何天凤，韩叶芬，赵嘉宁，等. 雷火灸在癌症患者症状干预中的研究进展 ［J］. 全科护理，2022，20（17）：2338 – 2340.

［3］中华中医药学会. 中医护理常规技术操作规程 ［M］. 北京：中国中医药出版社，2006.

［4］国家中医药管理局医政司. 护理人员中医技术使用手册 ［EB/OL］（2015 – 12 – 23）［2022 – 05 – 26］. http://yzs.satcm.gov.cn/gongzuodongtai/2018 – 03 – 24/2691.html.

（张建东　钟宝珠　周碧玉）

第六章　放疗期间的居家护理

第一节　放疗的基本知识

一、放疗的概念

放射治疗，简称放疗，是利用放射线治疗肿瘤的一种局部治疗方法。放射线包括放射性核素产生的 α、β、γ 射线，以及各类 X 线治疗机和加速器产生的 X 线、电子线、质子束及其他粒子束等。放射线通过人体组织产生电离作用、康普顿散射等，并诱发出一系列生物效应，对癌变细胞进行破坏，以达到治疗目的。约 70% 的癌症患者在治疗的过程中需要放疗，约 40% 的癌症患者可以用放疗进行根治。放疗在肿瘤治疗中的作用和地位日益凸显，已成为治疗恶性肿瘤的重要手段之一。

放疗虽然只有几十年的历史，但发展速度快。在 CT 影像技术和计算机技术发展的促进下，现在的放疗技术由原来的二维放疗发展到三维放疗、四维放疗，放疗剂量分配也由点剂量发展到体积剂量分配，以及体积剂量分配中的剂量调强。目前，放疗技术主流包括立体定向放射治疗和立体定向放射外科。立体定向放射治疗包括三维适形放疗（3D-CRT）、三维适形调强放疗；立体定向放射外科包括 X 刀（X-knife）、伽玛刀（Gamma knife）和射波刀（Cyber knife）。X 刀、伽玛刀和射波刀等均属于立体定向放射治疗的范畴，其特征是三维、小野、集束、分次、大剂量照射，它要求更高的定位精准度和更快的靶区外剂量衰减。

二、放疗的目的

放疗的目的是最大限度地将放射剂量集中到病变区（靶区）内，杀死肿瘤细胞，而使周围正常组织或器官少受或免受不必要的照射，如脑干、晶体、脊髓、肾、性腺等重要器官需要被特别保护。现代精准放疗，指的是放疗医学与计算机网络技术、物理学等相结合的一种肿瘤治疗方式，整个放疗过程由计算机控制完成。与传统放疗技术相比，现代放疗技术的不同之处可分为"四最"，即靶区（病变区）内受照剂量最大，靶区周围正常组织受量最小，靶区内剂量分布最均匀，靶区定位及照射最准确。精准放疗的优点是高精准度、高剂量、高疗效、低损伤，主要包括三维适形放疗及三维适形调强放疗。三维适形放疗是指使高剂量区剂量分布的形状在立体三维方向上与靶区形状相一致的技术。

三、放疗的分类

放疗可分为根治性放疗和姑息性放疗。根治性放疗剂量较大，照射较彻底，可用于早期及部分晚期患者，用以消灭原发灶、手术后可能的残余灶及某些转移灶。姑息性放疗用于晚期患者，多属权宜之计，多根据患者耐受情况给予剂量，达到改善症状、减轻痛苦、延长生命之效。医生应根据肿瘤的性质、部位、病期和全身状况制订总剂量，把总剂量拆分成20～30次，在4～6周内照完。通过准确定位，在患者体表画好标记，透过体表，向肿瘤部位照射。切勿自行擦洗掉患者体表所画的定位标记。

（1）常规放射治疗。常规放射治疗指使用单一的放射线对肿瘤进行治疗。它可以是集中治疗某个部位，也可以对身体的较大部位进行治疗。例如，在实施骨髓移植手术之前，医生会对患者实行全身放射治疗。对于已经转移到脑的癌症来说，对整个脑部实施放射疗法也是十分必要的。

（2）放射手术治疗（包括 X 刀、伽玛刀）。放射手术治疗是从多个不同方向对准小块肿瘤区域进行放射治疗的方法。这种方法一般只使用1次，对小肿瘤、复发肿瘤或良性肿瘤来说是较理想的治疗选择。

（3）三维立体放射疗法。三维立体放射疗法是根据复杂的计算机产生的肿瘤图像从多角度对肿瘤进行放射，同时最大限度地保护正常组织的治疗方法。

（4）三维适形调强放射治疗是主要针对通过手术难以治疗的肿瘤的新疗法。

（5）质子放疗和三维适形放疗类似，只是三维适形放疗使用的是 X 线，而质子放疗使用的是质子射线。质子是原子核的一部分，它能通过健康组织（对其造成极小的损害），最后再杀死癌细胞。

四、放射源和放射线的概念

放射源即用作致电离辐射源的放射性物质。放射源是采用放射性物质制成的辐射源的通称。放射源一般用所制成放射性核素的活度标识其强弱，也可用射线发射率或注量率标识其强弱。习惯上将无损探伤、放射治疗、辐射处理所用的高活度或高射线发射率的放射源称作辐射源。

放射线是不稳定元素衰变时从原子核中放射出来的具有穿透性的粒子束，分为甲种射线、乙种射线、丙种射线，其中丙种射线穿透力最强。另外，放射线对环境和人体有很大的危害。

五、放疗前的准备

（一）心理准备

放疗前，患者应了解自身疾病及放疗相关知识，以及治疗中可能出现的不良反应。患者须及时调整好应对治疗的心态，增强信心，积极配合以保证顺利完成放疗。

（二）全身准备

全身情况的好坏对放疗的疗效可起到决定性作用。因此，放疗前应改善全身情况，贫血及白细胞、血小板指标偏低者，要尽力治疗至正常或接近正常。营养状况较差者要积极补充营养，以高热量、高蛋白、高维生素、低脂饮食为宜。合并有糖尿病、活动性肝炎、活动性肺结核、明显的甲状腺功能亢进的患者，最好待上述并发症控制良好后再进行放疗。

（三）局部皮肤准备

局部皮肤要保持清洁，要控制和避免炎症，避免物理或化学性刺激。

（四）口腔准备

首先做口腔检查，及时进行口腔处理，包括修补龋齿、拔牙等，最好在放疗前 1 ～ 3 周完成，以便使口腔处理引起的组织损伤得以修复。此外，应保持口腔清洁，每天饮水要在 3000 mL 以上。有研究表明，放射治疗前口含冰水可预防或推迟放射性口腔黏膜反应的发生。

（五）其他

照射前应排空大小便以减少膀胱直肠反应；照射前要摘除身上佩戴的金属物质。

第二节　放疗的皮肤护理

一、放疗开始前

（1）局部皮肤准备。局部皮肤要保持清洁，要控制和避免炎症。若有感染，应行抗感染治疗后再行放疗，要避免物理或化学性刺激，可涂抹放疗皮肤保护剂，并保持放射标记清晰。建议使用三乙醇胺乳膏。三乙醇胺乳膏是一种特殊的放疗皮肤保护剂，常用于在放疗前 3 h 和放疗后 3 h 涂抹在整个照射的皮肤范围。

（2）将随身佩戴的金属制品摘掉，如手表、钥匙、耳环、项链等，防止增强射线吸收。

（3）应挑选柔软、吸水、宽松的全棉衣物，维持干燥和整洁的皮肤状态，预防出现湿性反应。放射前用芦荟汁外涂于放射野皮肤有助于避免皮肤受到放射性损伤。

二、放疗期间

（1）可采用浸过温水的软毛巾对照射位置的皮肤进行轻柔清洗，尽可能避免使用热水浸浴，避免用肥皂进行清洗和摩擦皮肤。

（2）避免强烈的日光照射，勿做红外线等各种理疗，减少对皮肤的刺激。

（3）避免涂抹膏药或其他的化妆品类制剂。不搽刺激性或含重金属的药物，如碘酒、万花油等。

（4）禁贴胶布或胶膏，禁注射，禁热敷，禁自行用药。对需要刮胡须或刮毛发的反应区域，使用电动刮刀。

（5）治疗过程中，若出现皮肤瘙痒或其他症状，避免用指甲去抓，避免皮肤出现损伤。

（6）勿穿硬质高领衣服（颈部照射者），避免衣物对照射部位的压迫和束缚，减少

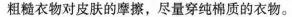

粗糙衣物对皮肤的摩擦，尽量穿纯棉质的衣物。

（7）若治疗部位的皮肤有伤口未愈合，应请主管医师决定是否继续进行治疗。

（8）若发生严重的湿性脱屑反应，应停止治疗，并给予积极的、正规的治疗。待皮肤湿性脱屑反应好转后再决定是否继续放射治疗。

三、放疗后期

皮肤灼伤症状比较轻的，可以涂抹芦荟胶，还可以涂抹康复新液，有助于缓解症状。保持皮肤清洁干燥，避免搔抓皮肤，防止发生感染。若患者伴有渗出性皮损的症状，应实行干燥防腐，若情况严重，须采取引流治疗，并联合使用抗生素预防感染，以最大限度地缓解放射性区域的皮肤损伤。

四、关于照射野皮肤保护的注意事项

（1）放疗部位尽量穿宽松、棉质、吸水性好的衣物。

（2）洗澡禁止揉搓，让水自然流过照射野皮肤。不能摩擦、抓挠放射野皮肤，保持放射野皮肤的清洁干燥。

（3）避免使放射野皮肤接触过热或过冷的物品，如热水袋、热毛巾、冰袋等，特殊情况下医生建议除外。

（4）除了医生允许使用的药物，不能在放射野皮肤随便涂抹药粉、香水、药膏、偏方药剂等。

（5）避免放射野皮肤直接暴露在阳光下，外出最好戴帽子、打伞、穿长袖衣物。

五、常见不良反应——放疗放射性皮炎的防护

（1）放疗期间尽量着宽松衣物，减少受照射后的皮肤与衣物的摩擦，降低疼痛感。避免进入高温环境或低温刺激，使皮肤处在适宜的环境温度中。

（2）放化疗期间易并发低蛋白血症，须补充高蛋白、富含维生素的无刺激性的温凉食物。当出现白细胞下降时，饮食上宜选择有补血效果的食物，同时多饮水。

（3）注意照射野皮肤的清洁，可以在流动水下冲洗，使用中性肥皂清洗皮肤，禁用碱性肥皂搓洗。同时，不可用乙醇、碘酒、化妆品等对皮肤有刺激的药物，禁贴胶布，外出时防止暴晒及风吹雨淋。

（4）放疗期间，分别在患者睡前、放疗前 1 h、放疗后使用三乙醇胺乳膏、液体敷料、芦荟膏等涂抹放射野皮肤，并每天观察局部皮肤反应。

（5）出现放射性皮炎时，处理如下：①0/1 级，充分暴露，保持干燥，涂抹液体敷料、放射治疗皮肤防护剂等。②2 级，暴露创面，避免涂抹油脂类、粉类制剂，局部喷洒重组人表皮生长因子、复方维生素 B_{12}、康复新等。③3 级，请伤口造口护理组会诊，用 0.9% 氯化钠注射液或 1：5000 呋喃西林清洗，待干后外贴超薄型敷料，3～5 天更换，或根据渗液情况更换。④4 级，严重者需要植皮治疗。

（6）放射性皮肤反应，照射区皮肤颜色会发红，随后转为褐色，甚至会蜕皮。这时不要用力搓揉照射区皮肤，待新皮肤长出后，老皮肤会自行蜕掉，不要用力撕揭。

第三节　放疗的饮食护理

一、放疗患者一般饮食原则

（1）饮食宜清淡、易消化、高营养，多进食瘦肉、鸡、鸭、蛋、奶、大豆制品，以及新鲜的蔬菜、水果等高蛋白（增加 50%）、高热量（增加 20%，肥胖者不增加）、高维生素的食物，使机体有一定的营养贮备。

（2）在治疗前 1 h 少量进食以避免空腹接受治疗。宜少食多餐。

（3）注意多饮水，每天饮水 3000 mL 以上，可饮绿茶、绿豆汤等。宜少食多餐，忌油腻及刺激性强、腌制品等食物，减少食物调料的用量，尽可能在两餐之间进食一些蔬菜水果或饮用牛奶。对流质饮食者加服牛奶、山楂汤、蛋羹等。对有味觉改变者，如食甜食出现苦味，食含丰富蛋白质食物，并注意食物的冷热、咸甜。

（4）放射治疗常导致"内热"，故平素应不食或少食热性食物如辣椒、花椒、胡椒、芥末、八角、桂皮等，不宜食用盐腌的、熏制的、烧焦的、发霉的食物。忌辛辣刺激食物，禁忌虾蟹、无鳞鱼、牛肉，忌烟酒。

（5）生活中以日常饮食为主，不要过于盲目相信和依赖各种保健品。

二、放疗出现不良反应时的饮食

（一）出现恶心呕吐时的饮食

（1）宜清淡易消化，多饮水，少食多餐，忌辛辣油腻刺激的食物。

（2）食物中加入少量姜汁，或舌下含姜片，可缓解恶心症状。

（3）指压内关穴。

（二）出现腹泻时的饮食

（1）宜清淡饮食，少食多餐，适当补充淡盐水、含钾高的食物，如香蕉、橙子、苹果等。

（2）避免高纤维食物、易产气食物，如糖、豆类等。避免使用牛奶及乳制品，以免加重腹胀、腹泻。

（3）可艾灸足三里、肾俞穴等。

（三）出现口腔溃疡时的饮食

（1）多食富含维生素的食物，鼓励进食。

（2）避免进食辛辣刺激、硬固的食物。

（3）勤漱口，保持口腔清洁。

（四）出现放射性皮炎时的饮食

（1）多吃新鲜蔬菜水果，多饮水，每天饮水 3000 mL 以上。

（2）避免吃辛辣刺激、热性食物，如辣椒、八角、狗肉等。

（3）禁烟戒酒。

（五）出现便秘时的饮食

（1）多食新鲜蔬菜水果、富含维生素的食物。

（2）多饮水，勿喝碳酸饮料，避免引起腹胀。

（3）顺时针按摩腹部脐周 200 下，促进肠蠕动。

（六）出现疼痛时的饮食

（1）进食活血化瘀的食物，如田七瘦肉汤等，忌辛辣刺激的食物。

（2）按医嘱含漱消炎止痛的漱口水。

（七）血常规异常时的饮食

（1）白细胞偏低。多食香菇、黄芪、花生等。

（2）血红蛋白偏低。多食红枣、鸡肉、枸杞、党参等。

（3）血小板偏低。可予猪骨煲红枣、血糯米煲粥食用。

（4）血常规异常。平时注意加强营养，多食新鲜蔬菜水果。

参考文献

［1］马亚茹. 全程营养护理管理联合口腔护理在鼻咽癌放疗患者护理中的应用［J］. 航空航天医学杂志，2023，34（9）：1115－1117.

［2］邱敏，郭启帅，梁晓，等. 中国放射性肠道损伤中西医诊治专家共识［J］. 中国中医急症，2023，32（10）：1693－1700，1722.

［3］王园园，荆凤，袁书琪，等. 头颈部肿瘤患者放射性皮炎预防及管理的最佳证据总结［J］. 护士进修杂志，2023，11（4）：401－407.

［4］王子健，周春阳，蒋树龙，等. 中医药减毒增效作用在肿瘤放射治疗中的应用进展［J］. 中华中医药杂志，2023，38（8）：3732－3735.

［5］吴勉华，李文婷. 中医药防治肿瘤放疗后放射性损伤述要［J］. 江苏中医药，2023，55（3）：1－5.

［6］尹鹏程，王文萍. 中医经方防治放射性肺损伤的研究进展［J］. 中国当代医药，2023，30（13）：25－29.

［7］中国中西医结合学会血液病专业委员会. 肿瘤放化疗后白细胞减少症中西医结合治疗专家共识（2022 年版）［J］. 中华肿瘤防治杂志，2022，29（23）：1641－1646，1652.

［8］周岱翰. 中医肿瘤学［M］. 广州：广东高等教育出版社，2020.

［9］BANFILL K，GIULIANI M，AZNAR M，et al. Cardiac toxicity of thoracic radiotherapy：existing evidence and future directions［J］. Journal of thoracic oncology，2021，16（2）：216－227.

（吴胜菊　凌云巧）

第七章　围化疗期患者的居家护理

第一节　化疗药物的分类

化学治疗简称化疗，是治疗恶性肿瘤最常见的治疗手段之一，是指利用化学药物治疗肿瘤，阻止肿瘤细胞增殖、浸润、转移，最终杀灭肿瘤细胞的一种治疗方式。抗肿瘤药物是化疗的基础，根据传统分类方法，可分为烷化剂、抗代谢药物、抗肿瘤抗生素、植物类抗癌药、激素类和其他类。

一、烷化剂

烷化剂可直接抑制 DNA 复制，通过药物与细胞 DNA 鸟嘌呤上的碱基结合，导致细胞结构破坏而死亡。此类药物对慢性白血病、恶性淋巴瘤、霍奇金淋巴瘤、多发性骨髓瘤、肺癌、乳腺癌和卵巢癌具有疗效。临床常用的烷化剂有环磷酰胺、白消安、氮芥、洛莫司汀等。

二、抗代谢药物

抗代谢药物可干扰 DNA 和 RNA 的合成，主要通过干扰核酸代谢来影响 DNA、RNA 及蛋白分子的合成而导致癌细胞凋亡，用于治疗慢性白血病、乳腺癌、卵巢癌、胃癌和结直肠癌。常用的抗代谢药物有吉西他滨、卡培他滨、氟尿嘧啶、阿糖胞苷、氨甲蝶呤等。

三、抗肿瘤抗生素

抗肿瘤抗生素是广泛用于癌症治疗的细胞周期非特异性药物，通过插入 DNA 的双链碱基对，使 DNA 双链解离，阻断 DNA 的转录和 mRNA 的合成。这类药物主要有阿霉素、丝裂霉素、博来霉素、放线菌素等。

四、植物类抗癌药

植物类抗癌药通过抑制癌细胞核的微管蛋白合成，使癌细胞无法分裂繁殖。植物类抗癌药常与其他抗癌药合用于多种癌瘤的治疗。此类药物常用于肺癌、卵巢癌、乳腺癌的治疗。常用的药物有长春碱类（长春碱、长春新碱、长春瑞滨等）、喜树碱类（喜树碱、羟喜树碱）等。

五、激素类

类固醇皮质激素可用于治疗淋巴瘤、白血病和多发性骨髓瘤等癌症。当激素用于杀死癌细胞或减缓癌细胞生长时，可以把它们看成化疗药物。性激素可用于减缓乳腺癌、前列腺癌和子宫内膜癌的生长，包括雌激素、抗雌激素、黄体酮和男性激素。性激素的作用方式不同于细胞毒素药物，属于特殊的化疗范畴。常用的药物有甲地孕酮、甲羟孕酮、泼尼松、雄激素、雌激素等。

六、其他类

其他常用的化疗药物有顺铂、卡铂，此类药物常用于肺癌、头颈部肿瘤、卵巢癌、宫颈癌等，其作用机制是引起 DNA 链间的交联，影响 DNA 模板的功能，从而最终抑制 DNA 的合成。

第二节　化疗药物的常见给药途径

化疗药物有多种给药途径，可依据药物的药代动力学性质、溶解后稳定性、酸碱性，肿瘤的大小、部位、是否转移，患者一般生理情况及血管的可用性而选择。由于给药途径的不同，所需治疗时间、治疗的不良反应及并发症亦有可能不同。本节将介绍化疗的常用给药途径，安全用药有助于预防和降低化疗相关不良反应的发生。

一、静脉给药法

静脉给药法是常用的给药途径，吸收快。发疱性化疗药物，如多柔比星、长春瑞滨等，应采用中心静脉导管给药。在通过中心静脉导管给药前，应确保导管在血管内，注药时应询问患者是否有痛感、灼热感或其他不适感觉。因条件受限，经周围静脉给予化疗药物时应用生理盐水引针，注药时要确保针头在血管内。静脉给药可采用静脉注射、静脉滴注和化疗泵持续输注等。

二、口服给药法

口服给药法简便，易被患者所接受。口服给药通常需要将药物装入胶囊或制成肠溶剂，以减轻药物对胃黏膜的刺激，并防止药物被胃酸破坏。常用口服给药法的化疗药物有卡培他滨、复方替加氟等，宜在睡前服，服药后注意观察胃肠道反应。

三、肌内注射法

须备长针头，将药液注入深部肌肉，以利于药物的吸收。肌内注射只限用于对局部

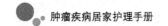

组织无刺激性、易溶于水、吸收效果优于口服，并且可在血液内保持一定浓度的药物。

四、腔内给药法

腔内给药法可提高药物在病变部位的浓度，全身毒性小，包括胸腔内、腹腔内、心包腔内和膀胱腔内注射化疗药物。一般选用可重复使用、局部刺激小、抗瘤活性好的药物，以提高局部疗效。需要注意的是，每次注药前应抽尽积液，注药后须协助患者翻身更换体位，以便药物充分吸收，最大限度地发挥药物作用。

五、脊髓腔内注射法

由于血－脑脊液屏障的存在，全身给药时到达中枢神经系统肿瘤的药物浓度很低，难以发挥抗癌效果。因此，通过腰穿、鞘内直接给药，有助于提高局部药物浓度，继而明显提高疗效。鞘内注射一般用生理盐水或脑脊液将化疗药稀释至 5 mL，缓慢注入，严密观察有无不良反应。目前鞘内用药仍以氨甲蝶呤、阿糖胞苷和皮质激素为主，氟尿嘧啶和长春新碱禁用于鞘内注射。

六、动脉给药法

为了提高化疗药物在肿瘤局部的有效浓度，可用动脉内给药进行化疗。对于浓度依赖性的抗肿瘤药物，局部药物浓度是决定疗效的最关键的因素之一。目前，局部动脉给药的条件是：①肿瘤局部侵犯为主、较少远处转移，如动脉内化疗较适合结肠癌肝转移治疗；②给药动脉主要供应肿瘤而较少供应正常组织；③所用抗肿瘤药物，局部组织摄取快，全身灭活或排泄快，特别是药物第一次通过肿瘤时绝大部分可被吸收。动脉内化疗可直接经动脉穿刺注入化疗药物，或采用手术，即借助 X 线引导将导管置于肿瘤供血的动脉内，如经股动脉超声靶向血管灌注化疗药物或栓塞剂，以及肝癌、卵巢癌等的介入疗法。

第三节　肝动脉插管化疗栓塞术

一、概述

肝动脉插管化疗栓塞术（transcatheter arterial chemoembolization，TACE）是一种采取股动脉穿刺插管，将导管插入肿瘤供血靶动脉，将化疗药和栓塞剂有机结合一起注入靶动脉，起到栓塞肿瘤组织末梢分支，阻断血供，又可缓慢释放化疗药物起到局部化疗作用的手术方法。TACE 是目前治疗原发性肝癌的常用措施之一，可显著降低体循环的药物浓度，减少全身化疗毒性。

二、适应证

（1）因肿瘤浸润范围或合并严重肝硬化而不能手术切除肝癌患者。

（2）肝癌患者，瘤体大、部位特殊、一期切除困难者，先行 TACE，待肿瘤缩小后二期切除。

（3）肝移植前等待供肝阶段以控制肿瘤进展。

（4）肝癌根治性切除后预防复发或肝癌复发不能再手术者。

三、禁忌证

（1）门静脉主干有癌栓或门静脉内有广泛肿瘤者。

（2）严重的肝肾功能不全或严重的门静脉高压者。

四、肝动脉化疗栓塞术常规护理

（一）术前后护理重点

（1）做好健康宣教。向患者及家属介绍手术的方法、目的及预期效果，告知患者围手术期间需要配合的注意事项，如锻炼床上解二便等。

（2）完善各项检查。血常规检查、尿常规检查、大便常规检查、出血与凝血时间测定、肝功能、肾功能、心电图、CT、B超等。

（3）常规备皮。范围在穿刺口侧腹股沟区上至脐，下至大腿上 1/3，包括会阴部。清洗备皮区，预防术后并发感染。

（4）遵医嘱做碘过敏、抗生素过敏试验，训练短时间屏气方法。

（5）术后平卧且术侧肢体制动 12 h，穿刺部位弹力绷带加压包扎 6～8 h，观察穿刺部位有无出血、血肿。

（6）严密观察病情变化，监测生命体征，有异常医生报告医生，遵医嘱处理。

（7）术后 24 h 内观察术侧下肢足背动脉搏动情况，肢体皮肤颜色、皮温有无改变，如有异常立即通知医生。

（8）观察及记录尿量，鼓励患者多饮水，遵医嘱补液、应用利尿剂，以促进造影剂和药物的排泄，避免药物引起严重胃肠道不适症状及损害肾功能。

（9）心理护理。术前耐心做好相关知识的宣教，包括告知术中的经过、术后可能出现的不适症状；术后协助生活所需，耐心解答患者疑问，满足患者生理及心理需求，以减轻患者的心理负担，消除患者顾虑。

（10）饮食指导。术前进食清淡、易消化的流质或半流质，不宜过饱，以免术中出现呕吐。术后无呕吐不适，可进食少量清淡流质或半流食，后慢慢过渡到普食，少食多餐。食物以高蛋白、高热量、富含维生素，清淡易消化为主，忌油腻、辛辣、煎炸等刺激食物。

（二）并发症观察及护理

（1）发热。由机体吸收坏死的肿瘤组织所引起，一般持续3～7 天，体温在 37.5～39 ℃，无须特殊处理，嘱多饮水。体温较高者给予物理降温，必要时遵医嘱使用药物退热治疗。

（2）腹痛。多数患者均可发生不同程度的腹痛，根据患者疼痛程度，必要时遵医嘱使用止痛药物镇痛治疗。

（3）胃肠道反应。如恶心、呕吐等，遵医嘱进行止吐治疗。呕吐严重者要注意及时补液，保持水、电解质平衡，并观察呕吐物的性质、量和颜色。

（4）肝肾综合征。注意观察患者意识、行为有无改变及尿量情况，同时注意有无腰痛、血尿、无尿等症状，及时留取标本。定期复查肝肾功能。

五、肝动脉化疗栓塞术居家护理

（一）生活护理

（1）居室温暖，光线充足，整洁、安静、舒适。

（2）生活起居有规律，注意休息，劳逸结合，根据体力情况做力所能及的事情。避免劳累，保证充足的休息。

（二）饮食指导

优先选择含高蛋白、高热量、低脂肪，富含维生素的食品，多食用新鲜蔬菜等。

（1）平衡饮食。肝癌患者消耗较大，必须保证足够的营养。衡量患者的营养状况的好坏，最简单的方法就是能否维持体重。维持体重正常的水平，最好的办法就是保持平衡膳食，同时患者还应多食新鲜蔬菜，尤其是绿叶蔬菜。

（2）蛋白质与脂肪。早期肝癌患者应多吃富含蛋白质的食物，尤其是优质蛋白质如瘦肉、蛋类、豆类、奶类等，有助于提高患者的体质，有利于康复和术后患者伤口的愈合，预防恶病质。晚期肝癌患者出现大便不通、血氨升高，甚至肝性脑病（肝昏迷）时，须限制蛋白质类饮食，以防血氨在肠道堆积。高脂肪饮食会影响和加重病情，而低脂肪饮食可以减轻肝癌患者恶心、呕吐、腹胀等症状。

（3）维生素。维生素A、维生素C、维生素E、维生素K等都有一定的辅助抗肿瘤作用。维生素C主要存在于新鲜蔬菜、水果中。胡萝卜素进入人体后可转化为维生素A，因此肝癌患者应多吃胡萝卜、菜花、黄花菜、白菜、无花果、大枣等，同时还应多吃新鲜水果，如苹果、乌梅、猕猴桃等。若肝癌患者出现胃底静脉曲张，则须避免进食硬物，以防再次对胃肠道造成损伤，引起再次出血。

（4）无机盐。无机盐即矿物质。营养学家把无机盐分为两类：一类是常量元素，也称为电解质，如钙、钠、钾等；另一类是微量元素，如硒、锌、碘等。肝癌患者进食、消化、吸收、摄取异常，容易导致微量元素的不足，尤其是疾病晚期，尤为容易出现营养不良状况。此时，要适当补充少量的微量元素，这有助于减轻症状，提高耐受性。

（三）用药指导

按时按量服药，尤其是护肝的药物，不可自行增减药量或擅自停药。

（四）情志护理

家属多关心患者，及时与患者进行沟通和交流，鼓励其讲述内心的感受，并及时给予心理辅导和支持，消除患者内心的疑问，增强患者对疾病的认知和战胜疾病的信心。

（五）复诊

定期复查肝肾功能、CT。

（六）居家自我监测

（1）居家期间注意观察有无腹痛、发热、恶心呕吐等情况，若出现症状，对症处理后情况无好转，须及时返院接受治疗。

（2）居家期间要定期复查血象的情况，若发现有白细胞减少、血小板减少等情况，及时联系主管医生，必要时须返院接受治疗。

第四节　心包腔内化疗

一、概述

心包腔内化疗是指心包穿刺置管引流后将化疗药物及生物制剂注入患者心包腔内的治疗方法，具有疗效好、安全性高及操作方便等优点，可减轻患者的痛苦，常用于治疗肺癌、乳腺癌、卵巢癌、胃癌、大肠癌等恶性肿瘤引起的恶性心包积液。

二、心包腔内化疗常规护理

（一）心包腔内化疗前的护理

1．心理护理

恶性心包积液患者多表现出胸闷、呼吸困难等症状，甚至有濒死感，一般状况差，加上对具有创伤性的心包腔内化疗缺乏了解，往往出现恐惧、紧张、焦虑情绪。护理人员应及时评估患者及家属对疾病和治疗的认识，介绍腔内化疗的方法、目的、必要性，以及术中配合事宜和并发症的防治措施等。用真挚的情感、亲切的语言与患者建立良好的沟通。介绍成功病例或让患者与已采用相同方法治疗并取得一定效果的其他患者进行交流，以解除顾虑，建立抗击疾病的信心，并充分信任、积极配合治疗。

2．治疗前的准备

（1）环境准备。建立相对隐蔽、安静且符合无菌操作原则的操作环境，并保持环境温度适宜，使患者放心且放松地接受治疗。

（2）患者准备。心包腔内化疗的导管留置时间可能长达 1～2 个月。因此，在腔内化疗前一天应洗澡，做好皮肤准备工作，术前完善血常规、凝血四项检查。腔内化疗前不宜进食过饱，应排空大小便，以免影响治疗的顺利进行。

（3）操作准备。遵医嘱准备操作所需物品及药品（中心静脉导管、穿刺包、化疗药物、麻醉药及其他辅助用药），并建立静脉通路。

（4）抢救准备。宜安排在抢救设施齐全的心脏监护病房，备好抢救物品、药品及器械（除颤仪等），做好随时抢救的准备工作。

（二）心包腔内化疗中的护理

（1）安抚患者的紧张情绪，嘱咐患者在置管过程中若感觉不适，可举手示意，切勿随意变动体位、深呼吸及咳嗽，以免影响医生操作。

（2）配合医生进行体位摆放、皮肤消毒、局部麻醉、导管置入、腔内注药等系列操作，注意动作轻柔、技术熟练。

（3）遵医嘱正确配制药物，确保药物浓度和剂量的准确性，并充分溶解。

（4）连接心电监护仪，给予氧气吸入，严密监测生命体征。仔细观察病情变化，尤其注意患者的面色、心率、心律、血压及主诉。当出现面色苍白、出冷汗、心率加快、血压下降，主诉心慌、憋气时，应立即提醒医生停止操作，提高吸氧流量，给予对症处理，待症状略缓解后再继续操作。

（三）心包腔内化疗后的护理

1. 基础护理

保持病房适宜的温度和湿度，保持床铺清洁、平整，为患者提供一个洁净、安全、安静的住院环境。协助患者取舒适体位，一般取前倾位和半卧位交替更换的方式，避免局部皮肤长期受压而发生压疮。做好口腔护理，保持口腔湿润，促进食欲。做好大小便护理，保持吸氧通畅，并注意观察吸氧疗效。

2. 饮食护理

由于化疗药物的毒副作用，患者可出现恶心、呕吐等消化道反应，除常规给予止吐药外，还应在饮食上给予必要的指导。告知患者化疗期间保持合理膳食的重要性，给予高蛋白、高热量、高维生素的易消化饮食。多食用新鲜蔬菜、水果，适量摄入粗纤维食物，减少豆类、牛奶等产气较多的食物摄入，避免肠道积气，保持大便通畅。必要时给予静脉营养支持，以增强体质，提高患者对治疗的耐受性。

3. 留置导管的护理

（1）准确记录导管置入心包腔内的长度，每天观察导管刻度有无变化、导管与皮肤之间的缝线有无松脱现象、透明贴膜有无松动及卷曲现象，若有脱管倾向应及时告知医生处理。出现缝线松动时可用导管固定装置（或思乐扣）加以固定，贴膜松动时予以及时更换，防止导管固定不当而造成脱管。

（2）协助患者翻身及床边活动时应先妥善安置好引流管及引流袋；引流袋须移动或提起时应先反折或夹闭导管，避免其高于穿刺点平面以上，防止引流液逆流至体内而引起感染；进行导管护理及灌注药物等操作时应注意动作轻柔，避免牵拉导管造成导管意外脱出。

（3）恶性心包积液多为血性渗出液，各班护士应准确记录引流液的性状、颜色和量，为医师掌握病情提供资料。积液黏滞度高易出现堵塞，应注意观察引流管是否通畅，防止受压、扭曲、打折，并结合患者主诉及时查找出现异常的原因。

（4）持续缓慢放液，并注意控制引流速度，尤其是大量心包积液最初引流的 6 h 内，速度宜控制在每小时 100 mL 左右。首次引流量不超过 300 mL，以后可以逐渐增加，具体引流量可根据患者症状的改善情况及超声复查心包积液量的多少而定。

（5）经引流管将充分溶解后的药物缓慢注入心包腔，观察 5 min 后，若患者无不良反应，嘱患者变换体位，以利于药物与心包腔内的各部分充分接触，24 h 后再开放导管进行持续引流。

（6）密切观察穿刺点及周围皮肤有无红、肿、痛等炎性反应，常规每隔 2 ～ 3 天更换透明贴膜 1 次，穿刺点皮肤消毒范围应大于贴膜面积，并待消毒液充分干燥后再粘贴透明贴膜。

4．不良反应的护理

心包腔内化疗由于药物作用相对局限，其不良反应并不多见，部分患者可因化疗药物的毒性作用而出现轻、中度毒性反应，应做好解释工作，给予心理支持，消除患者的紧张心理，取得其积极配合。

（1）胃肠道反应。患者可出现不同程度的恶心、呕吐，应遵医嘱使用止吐药以预防和控制症状。调节饮食结构，少食多餐。改善便秘以免加重恶心、呕吐反应。调整化疗给药时间，宜在进食后 2 ～ 3 h 或睡前给药，必要时给予小剂量镇静药。

（2）骨髓抑制反应。部分患者可于腔内化疗后出现骨髓抑制反应，应定期监测血常规，若低于正常值，应及时给予对症处理。限制亲友探视，必要时给予保护性隔离。室内每天开窗通风 2 次，保持新鲜空气流通，并注意保暖，避免受凉引起继发感染。操作时严格遵循无菌原则，防止医源性感染。加强饮食卫生，预防胃肠道感染。血小板计数低下时做好患者宣教，加强病情观察，预防并及时处理出血。

（3）其他。发热、胸痛、低血压等为化疗药物的不良反应，发生率较低，应加强生命体征及病情的观察，发现异常及时报告医生予以对症处理。

三、心包腔内化疗居家护理

（一）饮食护理

（1）多进食高蛋白、高维生素、易消化的食物，保证营养的摄入。

（2）适当饮水，饮水量应保持在 1000 mL 左右。

（二）日常起居

（1）居住环境干净卫生，床单位整洁，空气清新，避免去人多或空气不流通的地方。外出时佩戴口罩，注意手卫生。

（2）保证充分的休息时间，适当活动，以不劳累为宜。根据体力情况做力所能及的事情，适当活动，如散步、练八段锦等。避免劳累，保证充足的休息、睡眠和营养。

（三）居家用药护理

按时按量服药，尤其是口服化疗药等，不可随意停药。

（四）心理护理

（1）针对患者存在悲观绝望、焦虑、抑郁等心理障碍，耐心解释心包腔内化疗的重要性。

（2）消除患者担忧心理，接受可能出现的不适。

（3）及时有效地处理心包腔内化疗后出现的不良反应，使患者配合治疗和护理。

（五）居家自我监测

恶性心包积液容易引发胸闷、气喘等症状，指导患者学会自我观察病情，出现异常情况及时随诊。定期电话随访患者，提醒患者回院治疗，避免患者因遗忘或依从性差而影响治疗效果。

第五节　膀胱灌注化疗

一、概述

膀胱灌注化疗是将化疗药物经导尿管灌注入膀胱内，并保留一定时间，是经尿道膀胱肿瘤切除术或膀胱部分切除术后预防复发的首选局部治疗方法。患者行膀胱灌注化疗后，常并发有化学性膀胱炎、血尿、接触性皮炎等不良反应。恰当的灌注方法、精心的护理可防止或减少患者在灌注治疗过程中的不适，保证灌注治疗的连续性，对提高治疗效果、预防肿瘤复发有着重要意义。

二、膀胱灌注化疗的常规护理

（一）灌注前护理

1. 环境准备

保持环境舒适、安静、清洁，在室内进行操作并全程做好患者的隐私保护。保持室温在24～26 ℃，湿度在50%～60%，可播放舒畅柔和的轻音乐，以分散患者注意力。

2. 患者准备

（1）心理准备。膀胱灌注属于侵入性操作，操作部位存在特殊性，且患者灌注时常常伴有尿急、尿痛等各种不适。护理上应评估患者的心理状态及对疾病的认识，有针对性地做好心理护理。护士应及时与患者和家属进行详细交流，向其说明术后膀胱灌注的重要性，做好膀胱灌注化疗的知识宣教，介绍灌注的方法、疗程、药物的作用、不良反应及防范措施、灌注前后的注意事项，使患者对灌注治疗有一个正确的认识。解除患者的思想顾虑，注意沟通技巧，鼓励家属陪伴、督促患者接受治疗，给予心理和情感上的支持，从而使患者保持良好的心态配合治疗。

（2）灌注前禁水4 h，以减少灌注药物的稀释程度及避免膀胱过度充盈，指导患者提前排空膀胱。有泌尿系统感染或女性患者在经期时应禁止灌注。

（二）灌注中护理

1. 留置尿管

患者取仰卧位或膀胱截石位，严格执行无菌导尿术操作规程，选择合适的导尿管，充分润滑，嘱患者做深呼吸使全身放松，插管时动作轻柔，避免损伤尿道黏膜，插入膀

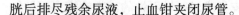

胱后排尽残余尿液，止血钳夹闭尿管。

2．灌注药液

常温条件下配制药液，经尿管缓慢注入膀胱内，注药速度不宜过快，防止膀胱内压迅速增加，导致患者压力性尿失禁，从而影响药物在膀胱内的保留时间。注毕，再经尿管注入 10 mL 无菌灌注溶液，也可灌注 10 mL 空气，注入空气不仅能避免药物残留在尿管中，还有利于膀胱壁扩张，使药物与膀胱黏膜充分接触，以更好地发挥疗效。

3．拔除尿管

经尿管向膀胱灌注药物后，即可反折尿管，将其轻轻拔出，以免药液残留在尿道内，保留 1 h 后排空膀胱，使药液经尿道自然排出。

4．注意事项

药物灌注后，患者需要每 15 ～ 30 min 更换体位，保证药物充分的吸收。密切观察患者的一般情况，询问患者有无膀胱刺激等不适症状，指导患者保持情绪稳定，可听音乐等分散注意力，减轻不适。

（三）灌注后护理

（1）健康指导。待药物排出后鼓励患者多饮水，饮水量每天应保持不少于2500 mL，其主要目的是加速尿液生成，起到生理性膀胱冲洗作用，以保护膀胱黏膜，避免造成化学性膀胱炎、尿道炎。

（2）活动。适当活动，增强机体抵抗力。

（3）加强营养，选择含优质高蛋白、高热量及富含维生素的易消化饮食，忌烟、酒、咖啡及辛辣刺激性食物。

（4）注意个人卫生，保持会阴部清洁。

（5）教会患者自行观察排尿情况及尿液颜色性状，一旦发现异常，及时告知。

（四）并发症护理

1．化学性膀胱炎

常见的膀胱灌注相关化学性膀胱炎是指化疗药物刺激到膀胱黏膜产生的不良反应，主要表现为尿频、尿急、尿痛、痉挛、血尿等。膀胱灌注后，嘱患者每天饮水量应在2500 mL 以上，以达到稀释尿液、内冲洗的作用，预防化学性膀胱炎的发生。一旦发生化学性膀胱炎，可遵医嘱给予解痉、消炎、止疼等药物，亦可膀胱灌注利多卡因、地塞米松等药物，减轻炎症带来的不适症状。若化学性膀胱炎持续超过 48 h，需要延迟灌注、降低灌注剂量。

2．血尿

约有 40% 的膀胱灌注化疗患者可能出现血尿，常同时伴有膀胱炎，与手术的切除范围亦有相关性。对于大量血尿的患者，应嘱患者休息，留置尿管并进行膀胱冲洗，遵医嘱服用止血剂，必要时予以输血。待血尿好转后再继续进行膀胱灌注的治疗。

3．接触性皮炎

膀胱灌注部分药物对患者外阴部的刺激较强，灌注过程中须保证注射器与尿管衔接紧密，勿将化疗药物与会阴部皮肤接触，减少接触性皮炎的发生。操作中若不慎将药液洒在局部皮肤上，应立即用清水冲洗。灌注药物后排尿时要注意清洗手部、会阴部皮肤，以避免接触性皮炎的发生。一旦发生接触性皮炎应进行针对性的药物治疗，如予氢化可的松软膏外涂。保持皮肤清洁干燥，不接触刺激性物质，保持皮肤完整性，防止感染。

三、膀胱灌注化疗居家护理

（一）饮食护理

（1）饮食多样化，选择含优质高蛋白、高热量及富含维生素的易消化饮食，忌烟、酒、咖啡及辛辣刺激性食物。

（2）多饮水，饮水量每天 2500 mL 以上。

（二）日常起居

（1）保持居住环境干净卫生，床单位整洁，空气清新，避免去人多或空气不流通的地方。外出时佩戴口罩，注意手卫生。

（2）保证充分的休息时间，适当活动，以不劳累为宜，如散步、打太极、八段锦等，根据体力情况做力所能及的事情，避免劳累，保证充足的休息、睡眠。

（三）居家用药护理

按时按量服药，尤其是口服化疗药等，不可随意停药。

（四）情志护理

（1）针对患者存在悲观绝望、焦虑、抑郁等心理障碍，耐心解释膀胱化疗的重要性。

（2）消除患者担忧心理，接受可能出现的不适。

（五）居家自我监测

膀胱癌术后定期膀胱灌注是长时间的治疗过程，护士应做好患者及家属的出院指导。告知患者及家属膀胱灌注和定期随访的重要性，并根据医嘱制定灌注的时间表交给患者及家属。指导患者学会自我观察病情，出现异常情况及时随诊，术后半年内每 3 个月行膀胱镜检查，半年后每 6 个月 1 次，1 年后每年 1 次。同时，定期做血尿常规、肝肾功能检查，发现异常情况及时联系主管医生。责任护士建立电话登记本，定期电话随访患者，提醒患者回院治疗，避免患者因遗忘或不配合而影响治疗效果。

膀胱内化疗药物灌注是预防膀胱肿瘤复发的重要措施。通过良好的心理护理、提供安静隐蔽的环境、执行严格的无菌技术操作，以及选择适合的尿管及缓慢的灌注速度，使患者处于放松舒适的状态，提高膀胱灌注的质量。提高遵医行为，从而提高患者的生命质量。

第六节　胸腔内化疗

一、概述

胸腔内化疗是指胸腔留置导管，通过导管将药物注入胸腔的治疗方法，能使高浓度的抗癌药物在胸腔内发挥恒定持久的作用。胸腔内化疗创伤小，药物局部浓度高，能较好地发挥抗癌效果。胸腔内给药，进入全身循环的药量明显减少，毒性较低，因而选择胸腔化疗能提高疗效及患者的生活质量。

二、胸腔化疗常规护理

（一）胸腔置管前护理

（1）心理护理。向患者介绍胸腔穿刺的目的、操作方法，讲解如何配合，缓解患者的紧张情绪。嘱患者置管过程中若有不适应及时举手示意，待医师停止穿刺动作后再说话或咳嗽，避免形成气胸。若患者咳嗽较重，应提前给患者口服可待因，以保证穿刺的顺利。更重要的是给予心理和情感上的支持，使患者保持良好的心态配合治疗。

（2）环境准备。保持操作室内环境舒适、安静、清洁，做好患者的隐私保护。保持室温在 24 ～ 26 ℃，湿度在 50% ～ 60%，可播放舒畅柔和的轻音乐，以分散患者的注意力。

（二）胸腔置管护理

（1）患者取坐位，让患者坐靠背椅，双手置椅背上，头部伏于椅背；若取半卧位，则上身稍转向健侧。

（2）做好病情观察。穿刺过程中，严密观察患者的表情，若患者出现心慌、大汗、口唇青紫、血压下降等反应，考虑胸膜刺激征，应立即停止穿刺，将患者置于平卧位，立即开放静脉、吸氧、监测生命体征，配合医师抢救。

（3）置管完成后，立即连接胸腔引流袋，用别针将其固定于衣服上低于胸腔的位置。用 10 cm×12 cm 的透明敷料覆盖穿刺部位，固定牢固，避免脱出。

（4）每天观察和记录引流液的量和性质，可以作为胸腔化疗疗效的判断指标。

（5）置管处如漏液应加压包扎，或穿刺处缝针后覆盖敷料。

（三）胸腔注药护理

（1）评估患者胸腔引流情况，对于恶性胸腔积液的患者一般要求将胸腔积液引流干净，少于 50 ～ 100 mL/d，再进行胸腔注药化疗。胸腔连续引流每天应控制在 1000 ～ 1500 mL，对于体弱或不能耐受的患者，应控制在 500 ～ 800 mL，避免复杂性肺水肿的发生。

（2）胸腔给药前须充分引流积液，并确定引流管在胸腔内，观察患者呼吸困难症状是否得到改善等。

（3）注药前和注药中，应观察比较两侧胸壁厚度变化，若怀疑有胸壁增厚，应停止注入化疗药物，检查引流管位置，避免将药物注入胸壁而造成损伤。

（4）观察患者用药后的反应，注药后须每 15 ~ 30 min 更换体位，保证药物充分的吸收，若出现胸痛、发热等症状，立即报告医生，及时处理。

（5）拔管。拔除胸腔引流管后注意观察导管是否完整，后予无菌敷料外贴保护，穿刺口避水 24 h，其间也要注意有无渗血渗液，若有应及时加压换药。

（四）胸腔注药后护理

（1）饮食护理。予以高热量、高蛋白、高维生素、易消化的食物。

（2）适当活动，增强机体抵抗力。

（3）心理护理。加强患者心理护理，减轻焦虑情绪，并做好针对性教育。

（4）对症护理。

A. 发热。①嘱患者卧床休息，避免劳累，减少机体消耗，开窗通风，保持室内空气清新，保持适宜的温湿度。②遵医嘱给予患者合适的降温药物，指导患者正确使用降温药物。③观察用药后患者体温变化，并进行记录。④患者在发热期间应进食清淡、易消化、富含维生素的食物，多饮水，保证充足的水分摄入。⑤鼓励患者多漱口，保持口腔清洁、湿润，做好患者口腔护理。⑥发热出汗时及时更换衣物，避免着凉。

B. 胸痛。①观察胸痛的程度，了解患者产生胸痛的原因及疼痛的性质。②取舒适的体位，如端坐、半身侧卧位，避免剧烈咳嗽。③分散患者的注意力，如听音乐、听收音机、看书、读报，并指导患者交替使用减轻疼痛的方法。④疼痛剧烈时，遵医嘱予止痛药物处理，并观察用药后的疗效。

三、胸腔内化疗居家护理

（一）饮食护理

（1）饮食多样化，予以高热量、高蛋白、高维生素、易消化的食物，每天摄入热量不少于 2000 kcal，以防止体内蛋白的消耗。

（2）选择肉类、鱼、家禽、奶制品，低盐饮食，钠盐摄入限制在 500 ~ 1000 mg/d。

（二）日常起居

（1）居住环境干净卫生，床单位整洁，空气清新，避免去人多或空气不流通的地方；外出时佩戴口罩，注意手卫生。

（2）保证充分的休息时间，适当活动，以不劳累为宜。每天适当活动，如散步、打太极、练八段锦等，根据体力情况做力所能及的事情，避免劳累，保证充足的休息、睡眠和营养。

（三）居家用药护理

按时按量服药，注药后若有恶心呕吐时，可遵医嘱口服止吐药，切忌随意停药。

（四）情志护理

针对患者存在的悲观绝望、焦虑、抑郁等心理障碍，家属应多陪伴患者，消除患者担忧心理，让患者接受可能出现的不适。

（五）居家自我监测

（1）督促患者及其家属认真观察病情，若患者出现进行性呼吸困难、咳嗽和胸痛等症状要及时就诊。

（2）定时监测血象的变化，前往门诊复查，每2个月复查胸腔积液1次，一旦出现胸痛，呼吸困难立即到医院救治。

第七节　腹腔内化疗

一、概述

腹腔内化疗是指将导管置入到腹腔内，将药物注入腹腔，使之在腹腔内提供较恒定持久的高浓度抗癌药物。腹腔内化疗创伤小、药物局部浓度高，能较好地发挥抗癌效果。腹腔内给药进入全身循环的药量明显减少、毒性较低，因此选择腹腔内化疗能提高疗效及患者的生活质量。

二、腹腔内化疗的常规护理

（一）腹腔置管前护理

（1）心理护理。①针对患者因腹腔化疗而出现的心理问题，给予相应的心理护理。②做好有关腹腔化疗知识的健康教育，包括腹腔化疗相关知识教育，如腹腔化疗方法、意义，以及步骤腹腔化疗可能出现的不适及应对方法等。

（2）环境准备。保持操作室内环境舒适、安静、清洁，并做好患者的隐私保护。保持室温在24～26℃，湿度在50%～60%，可播放舒畅柔和的轻音乐，以分散患者注意力。

（二）腹腔置管护理

（1）根据病情指导患者卧床休息，大量腹水患者协助其采取半卧位，可有效降低膈肌，以增加肺活量，改善呼吸困难及心悸等症状。若患者存在下肢水肿，可适当抬高下肢，促进回流。

（2）病情观察。准确记录出入量，监测生命体征及意识变化，观察双下肢有无水肿，按时测量体重及腹围，做好记录，随时评估腹水进展。

（3）操作过程中应注意无菌操作，置管完成后，立即连接腹腔引流袋，用别针将其固定于衣服上低于腹腔的位置。用10 cm×12 cm的透明敷料覆盖穿刺部位，固定牢固，避免脱出。

（4）每天观察和记录引流液的量和性质，可以作为腹腔化疗疗效的判断指标。

（5）必要时包扎腹带，防止腹压下降。

（三）腹腔注药护理

（1）评估患者腹腔引流情况，对于恶性腹腔积液的患者一般要求将腹腔积液引流干净，再进行腹腔注药化疗。腹腔连续引流每天应控制在 1000 ～1500 mL，防止出血和低血压。

（2）腹腔给药前须充分引流积液，并确定引流管在腹腔内，观察患者腹胀症状是否得到改善等。

（3）注药前和注药中，应观察患者生命体征，尤其是血压的情况，若血压进行性下降，应停止注入化疗药物。

（4）观察患者用药后的反应，注药后须每 15 ～ 30 min 更换体位，保证药物充分的吸收。

（5）拔管。拔除腹腔引流管后注意观察导管是否完整，后予无菌敷料外贴保护，穿刺口 24 h 内不碰水，其间也要注意有无渗血渗液，如有应及时加压换药。

（四）腹腔注药后护理

（1）饮食护理。予以高热量、高蛋白、高维生素、低盐、易消化的食物。

（2）活动。适当活动，增强机体抵抗力。

（3）心理护理。加强患者心理护理，减轻焦虑情绪，并做好针对性教育。

（4）对症护理。

A. 发热。①嘱患者卧床休息，避免劳累，减少机体消耗，开窗通风，保持室内空气清新，保持适宜的温湿度。②遵医嘱给予患者合适的降温药物，指导患者正确使用降温药物。③观察用药后患者体温变化，并进行记录。④患者在发热期间应进食清淡、易消化、富含维生素的食物，多饮水，保证充足的水分摄入。⑤鼓励患者多漱口，保持口腔清洁、湿润，做好患者口腔护理。⑥发热出汗时及时更换衣物，避免着凉。

B. 对腹痛、腹胀的预防。为减轻腹腔化疗的反应及提高腹腔化疗的疗效，给患者尽可能排尽腹水。灌注前化疗药物充分稀释并加温至 38 ～ 40 ℃，减少对腹腔黏膜的刺激。化疗药物灌入腹腔后应协助患者变换体位，使药物均匀分布于腹腔内，既有利于化疗药物更好地吸收，也可减轻腹痛、腹胀。

C. 恶心、呕吐的预防。恶心、呕吐不但与化疗药物的毒性有关，而且受胃充盈度的影响。通常胃空虚时不易发生呕吐，因此患者在化疗时应减少进食，以清淡易消化的食物为主，并在餐后 2 ～ 3 h 后实施腹腔化疗。化疗前 30 min 给予静脉推注昂丹司琼 8 mg，或静脉点滴生理盐水 100 mL 加格拉司琼 3 mL 以预防恶心呕吐的发生。对不能进食者，在腹腔化疗的同时进行静脉输液，以补充水、电解质，维持体内水电解质及酸碱平衡，同时也可加速体内毒物的排出。

三、腹腔内化疗居家护理

（一）饮食护理

（1）饮食多样化，予以高热量、高蛋白、高维生素易消化的食物，每天摄入热量不少于 2000 kcal，以防止体内蛋白的继续消耗。

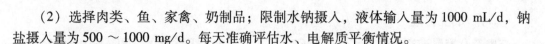

（2）选择肉类、鱼、家禽、奶制品；限制水钠摄入，液体输入量为 1000 mL/d，钠盐摄入量为 500 ～ 1000 mg/d。每天准确评估水、电解质平衡情况。

（二）日常起居

（1）居住环境干净卫生，床单位整洁，空气清新，避免去人多或空气不流通的地方。外出时佩戴口罩，注意手卫生。

（2）保证充分的休息时间，适当活动，以不劳累为宜。每天适当活动，如散步、打太极、练八段锦等，根据体力情况做力所能及的事情，避免劳累，保证充足的休息、睡眠和营养。

（三）居家用药护理

按时按量服药，不可随意停服利尿药物，治疗中注意电解质平衡，长期应用者应适当补钾，准确记录液体出入量。

（四）情志护理

（1）针对患者存在的悲观绝望、焦虑、抑郁等心理障碍，耐心解释腹腔化疗的重要性。

（2）消除患者担忧心理，接受可能出现的不适。

（3）及时有效地处理腹腔化疗中出现的不良反应，使患者配合治疗和护理。

（五）居家自我监测

（1）督促患者及其家属认真观察病情，如患者出现腹泻、腹胀、尿少、下肢水肿等症状，要及时就诊。

（2）定时监测血象的变化，门诊复查，每2个月复查腹水1次。

第八节　围化疗期患者的常见护理

化疗是恶性肿瘤常见的治疗方法之一，属于全身性治疗，抗肿瘤药物特别是细胞毒性药物，在杀伤肿瘤细胞的同时也会杀伤正常细胞，导致不良反应的发生，特别是人体内增殖活跃、代谢旺盛的细胞损伤更为严重。肿瘤化疗会产生各种不良反应，主要包括化疗后骨髓抑制（包括白细胞、血小板、血红蛋白的下降）、消化道反应（包括化疗后恶心、呕吐、食欲不振、腹泻）、手足综合征、癌因性疲乏等表现。

一、化疗前护理

（一）评估患者身体状况和对既往治疗的反应

通过了解病史、体格检查并结合功能性检查，了解患者有无基础疾病及其程度、是否存在肿瘤急症或发生急症的高危因素；同时对患者的一般状况进行正确评估，如营养状况、心理状况、对疾病的了解程度等。

（二）心理护理

与患者及家属进行沟通，了解其心理状况、经济能力及治疗的意愿。向患者及家属介绍疾病的相关知识，根据医生制订的化疗方案给予个体性健康教育，详细介绍药物的副作用、注意事项等，从而减轻患者及家属的心理负担，取得配合。

（三）制订护理计划

医护之间做好有效沟通，了解治疗的目的，根据治疗方案及时制订个体化护理计划。在化疗前应当清楚患者的血象情况，如血常规、肝功能、肾功能有无异常等。患者出现以下情况时禁用化疗或在治疗过程中须加强监测，包括高龄，心、肺、肝、肾功能异常，明显的造血功能不良，以及既往放化疗后骨髓抑制的情况，存在感染等并发症；肿瘤与血管关系密切，化疗后可能发生肿瘤溶解综合征。

（四）化疗前的准备

了解治疗方案，向患者及家属简单介绍药物治疗时间和在治疗期间可能发生的不良反应；帮助患者及家属做好治疗前的心理准备及个人卫生处理；选择输液通路，建议患者应用深静脉置管。

二、给药过程护理

（一）规范给药，保证化疗方案的正确实施

护理人员的准备如下：

（1）核对医嘱。化疗给药有多种给药方式，一般以静脉给药为最主要的方式。护士在给药前应严格查对，认真执行"三查七对"制度：①核对医嘱，确定给药方式、药物的剂量与治疗的标准剂量相符合；②须双人核对医嘱无误，杜绝医疗事故的发生。

（2）备药。目前化疗药物的准备应由静配中心在生物安全操作柜内完成。护理人员在备药或给药时应严格执行化疗防护的标准操作规程，对于废弃物严格按照化疗废弃物处理。

（二）静脉的评估与观察

1. 中心静脉通路的选择

选择正确的静脉通路是预防因药物造成局部皮肤、肌肉组织及血管破坏的重要措施，静脉化疗首选中心静脉，包括中心静脉导管（central venous catheter，CVC）、经外周静脉置入中心静脉导管（PICC）、输液港（Port）。对已装置输液通路的患者，护理人员必须确定管路位置及是否通畅。

2. 外周静脉注射部位的选择

若患者不能进行中心静脉置管，护士在进行外周静脉穿刺时应当注意：

（1）选择合适型号的留置针进行穿刺。

（2）穿刺部位为前臂大静脉，切勿在靠近肌腱、韧带、关节等处注药，以防造成局部损伤。

（3）避免在有皮下血管或淋巴索的生理部位上进行静脉穿刺。

（4）曾做过放射治疗的肢体、乳腺手术后患侧肢体、水肿等部位不宜进行静脉穿刺。

（5）应避免在 24 h 内被穿刺过静脉点的下方重新穿刺，避免化疗药物外溢。

（三）不良反应的观察

护士必须熟悉治疗方案，动态观察药物不良反应的表现。在化疗期间，一般每周查血常规 2～3 次，每周期至少查肝肾功能 1 次，必要时增加检验次数。同时，观察患者应用其他辅助药物的用药反应。

三、化疗常见不良反应的护理

化疗药物在杀死肿瘤细胞的同时，也会杀死体内的部分正常细胞，特别是对增殖旺盛的上皮细胞，如骨髓细胞、消化道黏膜上皮细胞、生殖细胞等损伤尤为严重，对机体重要器官也有一定的毒副作用。为了预防化疗药物对患者的伤害，要求护士了解并掌握化疗药物毒性反应，以便能给予更有针对性的护理。主要不良反应包括胃肠道毒副反应（如恶心、呕吐、腹泻等）、骨髓抑制、手足综合征、癌因性疲乏等。

（一）疲乏

据研究，75%～90% 接受化疗的患者出现癌因性疲乏症状。

1. 发病机制

有研究表明，患者接受化疗期间，有 63.4% 出现中度疲乏，28.7% 出现重度疲乏。但其发病机制尚不明确，目前尚无有效的治疗手段及药物。

2. 防治及护理

（1）在化疗前患者应保持每周 4 天以上、每次 30 min 以上的中等强度活动。运动形式包括患者居家自行运动和在专业人员引导下的有氧运动、抗阻训练、瑜伽等。

（2）心理治疗。对 CRF 的心理治疗可采取多种联合方式，如调动患者的社会支持力量、解答患者的疑问、重建认知力和放松意念、改变不良生活习惯等都有助于改善 CRF。

（3）饮食护理。指导患者进食高蛋白质、高热量、富含维生素、易消化的食物。主要解决患者因厌食、腹泻、恶心呕吐引起的营养不良所致的疲乏。补充足够的水分和电解质平衡有助于预防和治疗疲乏。

（4）睡眠疗法。鼓励患者在入睡前听轻音乐，达到舒缓压力、分散注意力的目的。为患者创造光线柔和、温湿度适宜的休养环境，睡眠前避免过度活动以保证心情平静，利于入睡。在病情许可的情况下，鼓励患者逐渐增加白天活动时间和次数，以利于晚间睡眠。睡前用温热水泡脚、喝牛奶或蜂蜜，避免饮用易引起兴奋的饮料。集中完成晚间治疗，避免影响患者休息。

（二）化疗相关性恶心呕吐

化疗所致恶心呕吐（chemotherapy-induced nausea and vomiting, CINV）是指由化疗药物的不良反应所引起的恶心和呕吐，会使患者有主观的不适。相关研究显示，70%～80% 的患者会出现恶心、呕吐，严重影响患者的生活质量。如果处理不及时，还可能会出现水电解质、酸碱平衡紊乱的情况，不仅会影响患者的治疗的依从性和效果，而且会增加住院的时间和费用。

1. 常见原因

（1）药物因素。化疗药物的种类是影响呕吐严重程度的最主要因素。

（2）非药物因素。患者年龄、性别、心理状态、化疗经历等是影响化疗引起恶心、呕吐的重要因素。女性比男性发生恶心、呕吐概率高。化疗引起的呕吐较常见于年轻患者，年龄低于50岁。另外，患者一般情况较差、化疗前进食也可以引起呕吐。

2. 化疗引起呕吐的分级标准

化疗引起呕吐的分级标准见表7-1。

表7-1 世界卫生组织关于抗肿瘤药物引起恶心呕吐的分级

分级	症状
0级	无恶心、呕吐
Ⅰ级	只有恶心、无呕吐
Ⅱ级	一过性呕吐伴恶心
Ⅲ级	呕吐需要治疗
Ⅳ级	难以控制性的呕吐

3. 临床表现

（1）急性恶心呕吐。化疗后24 h内出现呕吐，5～6 h患者呕吐达高峰，多发生于用药后1～2 h，反应症状常常较为严重。

（2）迟发性呕吐。化疗后24 h后出现呕吐，48～72 h患者呕吐达高峰，严重程度较急性恶心呕吐症状较轻，但持续时间长，对患者生活质量影响较大。

（3）预期性呕吐。预期性的恶心、呕吐是一种典型条件反射，甚至化疗结束后，恶心呕吐仍可持续很久。但随着抗呕吐药物的进展及临床有效运用，化疗药物引起的不良反应会逐渐下降。

4. 防治及护理

（1）化疗最初阶段应选用有效的止吐药，预防恶心、呕吐的发生。①正确给予镇吐药物治疗。治疗前0.5～1 h和化疗后4～6 h，分别给予患者镇吐药，可有效减轻恶心、呕吐等不适。镇吐药的使用方法包括口服、肌内注射、静脉注射、肛门内塞药等方式。对严重恶心、呕吐者可加用糖皮质激素，如地塞米松静脉注射。②化疗导致呕吐严重者，可考虑于晚餐后给药，以免导致患者进食后呕吐。呕吐症状剧烈者应给予输液治疗，维持水、电解质平衡。

（2）病情观察。严密观察病情变化，注意观察呕吐物色、量、性质，遇到异常情况应及时报告医师并留取标本送检。严重呕吐可导致营养不良、脱水、电解质紊乱、酸碱平衡失调，须严格记录出入量，及时报告医生。患者剧烈呕吐时警惕窒息的发生，协助患者取半坐卧位或端坐卧位，或侧卧位，平卧时头偏向一侧，及时清除口中呕吐物，呕吐后清水漱口或淡盐水漱口。

（3）环境。房间定时通风，保持空气清新，无异味，减少不良刺激，如避免与已发生恶心、呕吐者住同一病房。

（4）饮食护理。选择咸味或固体食物、酸性食物，有助于控制恶心症状；避免产气性、油腻及辛辣刺激性食物，少食多餐；细嚼慢咽；选择高营养、高热量食物，并鼓励患者少量多次饮水。

（5）心理护理。化疗前给予知识宣教，进行心理指导，消除患者焦虑心理；鼓励患者进行阅读、看电视、从事其感兴趣的活动，转移、分散注意力，可以降低恶心、呕吐反应。

（三）手足综合征

手足综合征（hand-foot syndrome，HFS）又称为掌趾感觉丧失性红斑综合征（palmer-planter erythrodysesthesia syndrome，PPES），是由抗肿瘤药物引起的一种手足皮肤特征性的毒性反应。

1. 原因

HFS 主要由细胞毒性化疗药物对基底角质细胞的直接毒性作用、环加氧酶表达介导的炎症反应、二氢嘧啶脱氢酶产生的代谢产物等引起。其发病机制尚未明确，不同药物引起 HFS 的机制也有所不同，化疗患者属于好发人群。

2. HFS 分级

HFS 的分级见表 7-2 和表 7-3。

表 7-2　美国国家癌症研究所关于 HFS 的分级标准

分级	临床症状
一级	轻微的皮肤改变或皮炎（如红斑、脱屑）伴感觉异常（如麻木感、针刺感、烧灼感），但不影响日常活动
二级	如前皮肤改变伴疼痛，轻度影响日常活动；皮肤表面完整
三级	溃疡性皮炎或皮肤改变伴剧烈疼痛，严重影响日常生活明显组织破坏（如脱屑、水疱、出血、水肿）

表 7-3　世界卫生组织关于 HFS 的分级标准

分级	临床症状
一级	手足感觉迟钝或感觉异常，麻刺感；可见红斑，组织学可见表皮网状组织血管扩张
二级	持物或行走时不适，无痛性肿胀或红斑，还可出血红肿
三级	掌拓部痛性红斑和肿胀，甲周红斑和肿胀，可见皮肤皲裂，组织学可见表皮孤立坏死的角质细胞
四级	脱屑、溃疡、水疱，剧烈疼痛，可见水疱，组织学可见表皮完全坏死

3. 临床表现

HFS 主要表现为手和（或）足的麻木、感觉迟钝、感觉异常（如针刺感、烧灼感）、无痛性或疼痛性的红斑肿胀、干燥、脱屑、疼痛等。严重者出现溃疡、水疱、表皮脱落、脱皮、脱甲、出血、重度的疼痛，并且伴有行走和抓物困难等，主要发生于受压区域。手通常比脚受的影响更严重，而且可能是唯一受影响的部位，严重地影响了患者的日常生活质量。患者因剧烈疼痛而无法行走，严重时可丧失生活自理能力，并常因此导致药物减量甚至停药。

4. 防治及护理

调整剂量或者停药。大多数患者会在前 3 个化疗周期发生 HFS，占比为 86%，有 2/3 的患者会在第二个化疗周期发生。以卡培他滨为例，HFS 一般会在化疗的第 2 周期及以后出现，而且患者的临床症状会随着化疗周期的增多而变得严重。如果患者出现了二级或二级以上的症状时，需要考虑减少药物剂量或停止化疗。在临床实际化疗用药过程中，可根据患者实验室指标、生活状态、设计个体化给药方案。

（1）局部防护。为防止手足皮肤被挤压或摩擦，宜穿着宽松衣物，使用手套、鞋垫等。在阳光下应使用防晒霜等防晒措施，避免剧烈运动和体力劳动，防止皮肤温度过高、损伤，化疗药物局部积聚等诱发或加重 HFS。在手和脚表面，尤其是皮肤折痕位置，涂抹护肤霜（如维生素 E 霜、尿素霜、凡士林软膏、湿润烧伤膏、水飞蓟宾凝胶、2% 西地那非乳膏等）。同时，应保持皮肤柔软，防止皲裂，有助于减轻症状。

（2）保暖。指导患者一年四季穿棉袜和宽松舒适的鞋，减少手足部的摩擦和受压，在病情许可的情况下适度活动，行走不便者活动以大关节相关的动作为主，如耸肩、抬腿、翻身等。

（3）皮肤护理。指导患者保持手足皮肤湿润清洁，如局部可外涂凡士林软膏、尿素软膏等；不可搔抓皮肤异常区域。避免接触冷热水、化学洗涤剂、酒精等刺激性液体。避免阳光直射。避免对手掌和足底摩擦和施加压力的活动，如长时间站立、步行、用力洗手、鼓掌、握手、握工具、打字、开车、演奏乐器等，用菜刀切菜也可能导致手掌额外的压力和摩擦。皮肤有小水疱者不做处理，可自行吸收，有大水疱者消毒后用无菌注射器将液体抽出，水疱破溃者，给予换药处理。

（4）观察患者有无伴随疼痛，以及疼痛性质、程度等，必要时遵医嘱予镇痛治疗，指导放松精神、分散注意力方法，以减轻疼痛。

（5）做好患者 HFS 相关知识的教育，如 HFS 的发生原因和临床表现，告知早期识别并及时干预可减轻症状、缩短病程，让患者对 HFS 有正确的认识，树立患者对 HFS 康复的信心，增加患者的依从性。

（6）饮食护理。指导患者注意营养均衡、合理膳食，尽量避免生冷、辛辣、油腻等刺激性食物。适当进食富含 B 族维生素、维生素 C、维生素 E 的食物，如粗粮谷物、动物肝脏、奶类、蛋类、新鲜蔬菜水果、坚果等，以有效保护神经系统、抗炎、抗氧化，有助于 HFS 的康复。

（四）骨髓抑制

骨髓抑制是指各种原因使骨髓中的造血干细胞活性下降，导致以白细胞下降为主的外周血中血细胞减少，严重者可引起感染、贫血和出血。骨髓抑制是多数化疗药的常见毒性反应，大多数化疗药均可引起有不同程度的骨髓抑制，使周围血细胞数量减少，血细胞由多种成分组成，每一种成分都对人体起着不可缺少的作用，任何一种成分的减少都使机体产生相应的副反应。

1. 常见病因

（1）治疗因素。化疗药物所致，较常见的药物如阿霉素、紫杉醇、卡铂、异环磷酰胺、长春碱类等。

（2）患者因素。全身状况（营养）、年龄。

2. 分级

抗肿瘤药物致骨髓抑制的分级见表 7-4。

表 7-4 世界卫生组织对抗肿瘤药物致骨髓抑制的分级

血液系统	0 度	I 度	II 度	III 度	IV 度
白细胞计数/（$\times 10^9 L^{-1}$）	≥4.0	3.0～3.9	2.0～2.9	1.0～1.9	<1.0
粒细胞计数/（$\times 10^9 L^{-1}$）	≥2.0	1.5～1.9	1.0～1.4	0.5～0.9	<0.5
血红蛋白/（$g \cdot L^{-1}$）	≥110	95～109	80～94	65～79	<65
血小板计数/（$\times 10^9 L^{-1}$）	≥100	75～99	50～74	25～49	<25
出血	无	瘀点	轻度失血	明显失血	严重失血

3. 临床表现

（1）白细胞减少的表现。头晕、乏力、四肢酸软、食欲降低、发热，白细胞计数小于 $1.0 \times 10^9 L^{-1}$ 时，极易引起各器官感染。

（2）红细胞减少的表现。皮肤苍白，面色无华，指甲、手掌、唇黏膜、睑结膜色淡，头晕耳鸣，记忆力减退，注意力不集中，严重时也可有低热。

（3）血小板减少的表现。全身皮肤、牙龈、鼻、阴道、胃肠、泌尿系统有出血现象。当血小板计数小于 $20 \times 10^9 L^{-1}$，容易引起颅内出血，表现为头痛、视物模糊、呼吸急促、呕吐、意识障碍伴口腔黏膜血泡（严重出血征兆）。

4. 防治及护理

（1）通常当白细胞计数小于 $3.5 \times 10^9 L^{-1}$，血小板计数小于 $80.0 \times 10^9 L^{-1}$ 时不宜应用骨髓抑制的化疗药物（急性白血病除外），应参考骨髓造血功能状况（白细胞及血小板计数和骨髓象）调整化疗药物剂量，以免发生严重骨髓功能障碍。

（2）白细胞计数小于 $1.0 \times 10^9 L^{-1}$、粒细胞计数小于 $0.5 \times 10^9 L^{-1}$ 时可考虑适当应用抗菌药物预防感染，一旦出现发热应立即做血培养及药敏，并给予广谱高效抗生素治疗。

（3）血小板计数小于 $50.0 \times 10^9 L^{-1}$ 可酌情应用泼尼松或酚磺乙胺等止血药预防出血。血小板计数不超过 $20.0 \times 10^9 L^{-1}$ 属血小板减少出血危象，应予输注血小板、较大剂量止血药及泼尼松等治疗。

（4）中性粒细胞减少。①病房每天开窗通风 2 次，避免风直接吹向患者，以防受凉，根据血常规情况增加病房消毒及物品表面、地面的消毒清洁。当患者粒细胞计数小于 $1.0 \times 10^9 \text{L}^{-1}$ 时，及时采取保护性隔离措施，每天 2 次空气消毒，每次 30 min。②告知患者避免到公共场所，并限制及减少人员探视，禁止有呼吸道感染的人员接触患者，预防交叉感染，必要时戴口罩。加强食品安全，避免进食生冷食物，水果应充分洗净后食用。注意个人卫生，饭前、便后认真洗手，注意口腔卫生，餐后漱口，做好会阴及肛周皮肤护理等。③根据医嘱按时给予患者升白细胞的药物，因升白细胞的药物可刺激患者骨髓造血系统，出现肌肉、关节酸痛等不适症状，指导患者卧床休息，减少活动，必要时可遵医嘱服用止痛药缓解疼痛。④监测体温变化，有无咳嗽、咳痰，口腔黏膜有无溃疡、糜烂等，若有异常，及时告知医生。

（5）血小板减少。血小板降低存在发生自发性出血的危险，血小板计数小于 $50 \times 10^9 \text{L}^{-1}$ 时存在出血危险，血小板计数小于 $30 \times 10^9 \text{L}^{-1}$ 时出血危险增加，血小板计数小于 $10 \times 10^9 \text{L}^{-1}$ 时易出现颅内出血、呼吸道出血等，危及患者生命，因此应做好预防出血的各项护理措施。①预防出血。患者应卧床休息，减少活动，避免磕碰；不要用力擤鼻涕及用手挖鼻腔；用软毛牙刷刷牙，避免使用牙签剔牙，防止口鼻出血，避免进食粗糙、生硬、刺激的食物，预防消化道出血；保持大便通畅，避免用力排便，必要时使用软化剂；避免剧烈咳嗽，咳嗽时应用镇咳药；呕吐时使用止吐药，避免骤起骤坐；在执行各项穿刺后，使用正确的按压方法（三指按压），并延长局部按压时间，避免皮下出血。②升血小板药物治疗。遵医嘱按时给予患者升血小板药物，观察用药后的反应，若有不适，及时告知医生；避免服用含阿司匹林的药物。③病情观察。要严密观察患者生命体征及病情变化，注意有无出血倾向，有异常及时告知医生。观察尿液、大便的颜色；观察皮肤黏膜有无瘀斑、瘀点，鼻腔、牙龈有无出血等，观察有无头痛、头晕、视物模糊、喷射性呕吐、呼吸急促、昏迷等。

（6）贫血。①饮食护理。给予高蛋白、高热量、高维生素、易消化饮食。缺铁性贫血者增加含铁丰富食物（如动物肉类、肝脏与血、蛋黄、海带、木耳和铁强化食物等），但不应与减少食物铁吸收的食物或饮料（如浓茶、咖啡、牛奶等）同服。②活动。合理休息与活动，轻度贫血可适当活动，中度或重度应卧床休。卧床患者专人陪护，满足生活所需，防止跌倒等意外伤害。③药物治疗。遵医嘱按时给予重组人促红细胞生成素皮下注射，必要时输血治疗，观察用药后的反应，如有不适，及时告知医生。④病情观察。观察面色、皮肤和黏膜情况，以及自觉症状，如乏力、头晕、心悸、胸闷、气短等。观察有无咯血、鼻腔出血、便血、阴道出血等，及时给予止血治疗，以防失血进一步加重贫血。

第九节　化疗患者的居家护理

一、居家环境

（1）化疗患者居家期间应保持良好的生活环境，创造安静、舒适、安全的居家环境，有利于促进疾病的康复。

（2）室内空气清新无异味，每天开窗通风两次，每次不少于30 min，开窗通风期间要注意保暖。室内应保持恒定的温度和湿度，温度24～26 ℃，湿度50%～60%，避免过冷、干燥。

（3）除患者自身戒烟限酒外，家属也要注意避免在患者的居住环境内吸烟，避免患者吸入"二手烟"。

（4）根据患者的情况，提供防跌倒的工具，如保证居室房间布局合理，患者经常活动的区域尽可能少放障碍物；物品放置规范，将日常使用物品放在易于取得之处；夜间照明充足，可于房间内放置脚灯，光线柔和者为佳。

（5）化疗后出现呕吐时，应及时对呕吐物及排泄物进行处理，并及时开窗通风，除去异味，可在卫生间放置空气清新剂，选择患者喜欢的气味类型，减少异味对患者的不良刺激。

二、饮食护理

鼓励患者进食营养丰富、高热量、高蛋白、高维生素、易消化饮食，少食多餐，多食含铁丰富的食物，增加鸡、鸭、鱼、肉、蛋类、豆类、新鲜蔬菜和水果的摄入，维持营养均衡。加强口腔护理，平素多饮水，饭后漱口或刷牙，保持口腔清洁。

三、活动

根据患者体力情况进行适当的室内有氧活动，如散步、打太极拳。

四、预防感染

避免到人员密集的地方活动，外出佩戴口罩。

五、居家口服化疗药物的用药指导

（1）向患者及家属讲解口服化疗药物的名称、作用、用法及常见不良反应。

（2）教会患者居家妥善保管药物，避免化疗药物污染环境。

（3）告诉患者化疗药物的口服时间，指导按时口服药物，保证治疗效果。

（4）指导患者预防和观察药物不良反应，并进行妥善处理，必要时及时就诊。

六、常见问题的处理

（1）血象的异常。大多数化疗后的患者会出现血象降低的情况，出现血象异常的时间一般为化疗后的第 10 ～ 14 天，血常规中白细胞计数小于 $4.0 \times 10^9 L^{-1}$，血红蛋白小于95 g/L，血小板计数小于 $75 \times 10^9 L^{-1}$。向患者及家属强调定期复查血常规的重要性，如可以早期发现血象的变化，若有异常数据及时向主管医生进行反馈。在日常生活中应避免剧烈活动，指导患者监测体温、观察皮下出血点和大小便的颜色等，若出现异常应立即通知医生。指导患者加强口鼻腔的自我护理，刷牙时宜用软毛刷，防止牙龈出血，不可用牙签剔牙。不可用力擤鼻涕，不要用坚硬物挖鼻孔，鼻腔干燥者可使用复方薄荷油滴鼻剂。

（2）发热。患者一旦出现发热情况应及时就医。发热期间由于代谢较快，应及时补充水分，多饮温开水或淡盐水、含维生素 C 和钾的果汁，多喝清淡易消化的汤、粥等。发热时用温水擦浴，给予物理降温，降温过程不宜过快；同时须保持口腔清洁，进食后用清水漱口，避免食物残渣留在口腔内，防止细菌滋生发生口腔炎。

（3）恶心呕吐。这是化疗的常见不良反应。当患者出现该症状时，要多漱口，保持口腔清洁，无异味。饮食上应少量多餐，进食易消化、营养丰富的食物，如瘦肉、鱼类、蛋类、豆制品、水果、蔬菜等，避免过甜、油腻的食物，补充足够的水分。家属要鼓励患者进食，时间可选在无恶心呕吐反应的早晨，以温和、少刺激性食物为主，或给予满足患者喜好的食物，不吃含香料、调料的食品，餐后取半卧位。根据情况正确给予镇吐药物治疗，可有效减轻恶心、呕吐等不适。口服药物应分次餐后服用或临睡前服用，如司莫司汀于睡前服用。严重呕吐者，应暂禁食，及时到医院就诊。

七、居家自我监测

定期复查血象，注意观察血常规，特别是白细胞、血小板的情况。观察皮肤黏膜有无瘀点、瘀斑等，注意大便的性质、颜色，有无消化道出血现象，防止发生皮肤、黏膜、颅内出血及感染性休克。

参考文献

［1］陈爱群. 肝癌患者行肝动脉化疗栓塞术后的疼痛评估及护理研究进展 ［J］. 临床医学研究与实践，2021，6（33）：193 – 195.

［2］崔晓晴. 综合护理策略对结直肠癌腹腔灌注化疗患者不良反应的影响 ［J］. 系统医学，2021，6（15）：184 – 187.

［3］冯少兰，郑敏琪，叶思华. 综合护理干预对肿瘤化疗后骨髓抑制的影响 ［J］. 护理实践与研究，2017，14（21）：106 – 108.

［4］胡雁，陆箴琦. 实用肿瘤护理 ［M］. 上海：上海科学技术出版社，2020.

［5］胡晓晓，姜金霞，邓瑶，等. 综合护理干预对经皮肝动脉化疗栓塞介入治疗肝癌患者的效果 ［J］. 实用临床医药杂志，2017，21（12）：91 – 93，97.

［6］黄秀霞，李想才，徐稳深. 化疗药物胸腔灌注联合热疗治疗恶性胸腔积液的临床护

理体会 [J]. 哈尔滨医药, 2018, 38 (2): 196-197.

[7] 蒋胜男, 周庆梅, 许伟, 等. 肝癌患者经肝动脉化疗栓塞术治疗后肝区疼痛的护理对策探析 [J]. 实用临床护理学电子杂志, 2020, 5 (1): 62.

[8] 李秀华, 徐波, 陆宇晗. 肿瘤内科护理 [M]. 北京: 人民卫生出版社, 2017.

[9] 刘腊梅, 冉林晋, 王琦, 等. 延续性护理在膀胱癌术后膀胱灌注化疗中的应用研究 [J]. 临床医药文献电子杂志, 2020, 7 (50): 111, 113.

[10] 兰茜茜, 王新丽. 个案管理模式在膀胱灌注化疗患者中的效果评价 [J]. 黑龙江中医药, 2021, 50 (3): 136-137.

[11] 缪景霞, 蔡姣芝, 张甫婷. 肿瘤内科护理健康教育 [M]. 北京: 科学出版社, 2017.

[12] 蒙洁慧. 对接受化疗后发生骨髓抑制的患者进行优质护理的效果评析 [J]. 当代医药论丛, 2018, 16 (17): 212-213.

[13] 马爱兰. 隔物灸联合止吐药预防化疗相关性恶心呕吐的临床效果观察 [J]. 甘肃科技, 2020, 36 (17): 166-167, 170.

[14] 师悦, 李崇慧. 化疗药所致周围神经毒性中西医治疗进展 [J]. 中医药临床杂志, 2017, 29 (3): 327-330.

[15] 吴梅花. 恶性心包积液中心静脉导管引流并腔内化疗的护理方法探究 [J]. 心血管病防治知识 (学术版), 2018 (32): 70-72.

[16] 王延歌. 原发性肝癌患者经肝动脉化疗栓塞术围术期的细节化护理效果 [J]. 河南外科学杂志, 2020, 26 (6): 171-172.

[17] 王霞, 王会敏. 实用肿瘤科护理手册 [M]. 北京: 化学工业出版社, 2020.

[18] 王芳, 何志莲, 赵健. 综合护理干预对肺癌化疗后严重骨髓抑制患者的影响 [J]. 当代护士 (中旬刊), 2018, 25 (4): 93-95.

[19] 谢雅萍, 苏铭羽, 陈媛媛. 基于中医理论的情志护理对行肝动脉插管灌注化疗栓塞术肝癌患者的影响 [J]. 齐鲁护理杂志, 2021, 27 (11): 139-141.

[20] 袁咏梅. 整体护理干预对膀胱灌注化疗依从性的影响 [J]. 河南外科学杂志, 2020, 26 (4): 176-177.

[21] 杨艳平, 李丹荔, 杨文芳. 健康教育联合系统化护理在肺癌化疗后骨髓抑制患者中的应用 [J]. 保健医学研究与实践, 2022, 19 (1): 91-93.

[22] 张辉. 经尿道汽化电切联合膀胱灌注化疗治疗腺性膀胱炎的护理体会研究 [J]. 中国医药指南, 2021, 19 (27): 170-171.

[23] 赵欣. 护理干预对膀胱癌术后膀胱灌注化疗的效果 [J]. 继续医学教育, 2021, 35 (1): 130-131.

[24] 赵德华, 王继生, 楚明明, 等. 抗肿瘤药物引起手足综合征的机制及防治措施 [J]. 中国现代应用药学, 2019, 36 (11): 1437-1442.

[25] 朱晓琳. 化疗后发生骨髓抑制的患者进行优质护理的效果及分析 [J]. 黑龙江中医药, 2019, 48 (4): 295-296.

[26] 朱晓果, 芦夏, 吴朝宛. 家属协同护理模式对肺癌患者希望水平、癌因性疲乏及

生活质量的影响 [J]. 保健医学研究与实践，2022，19（2）：101－103.

［27］赵薇，许勤，谢珺. 居家认知行为疗法在多发性骨髓瘤化疗患者癌因性疲乏中的应用 [J]. 安徽医药，2019，23（3）：571－574.

［28］赵丹，冯宪凌，白杨，等. 集束化护理模式对宫颈癌患者术后癌因性疲乏、自我效能感及生活质量的影响 [J]. 护理实践与研究，2022，19（5）：755－759.

［29］张玉. 化疗所致恶心呕吐的药物防治指南 [J]. 中国医院药学杂志，2022，42（5）：457－473.

［30］BENJAMIN L S. Holistic nursing upon the knowledge on care during myelosuppression among cancer patients [J]. Asian pacific journal of cancer prevention，2020，21（4）：1089－1096.

［31］KAJIWARA K, KAKO J, KOBAYASHI M, et al. Response to cancer-related fatigue in hospitalised patients treated for lymphoma and its burden on family caregivers [J]. European journal of cancer care，2022，31（2）：e13552.

［32］SHA F, ZHUANG S, ZHOU L, et al. Biomarkers for cancer-related fatigue and adverse reactions to chemotherapy in lung cancer patients [J]. Molecular and clinical oncology，2015，3（1）：163－166.

［33］YUAN Y, LIN L, ZHANG N, et al. Effects of home-based walking on cancer-related fatigue in patients with breast cancer: a meta-analysis of randomized controlled trials [J]. Archives of physical medicine and rehabilitation，2021，103（2）：342－352.

（周丽群）

第八章　常见导管的居家护理

第一节　外周静脉中等长度导管[①]

一、定义

外周静脉置入的中等长度导管，又叫中线导管，导管长度为 20～30 cm，常用于常规穿刺或采用超声引导技术从上臂置入贵要静脉、头静脉或肱静脉内。

二、适应证

（1）预计治疗时间 1～4 周的患者。

（2）住院期间持续输注等渗或接近等渗的药物。

（3）短期静脉注射万古霉素的患者（少于 6 天的治疗）。

（4）住院期间须持续镇静与镇痛的患者。

三、禁忌证

（1）持续输注发疱性药物治疗。

（2）有血栓、高凝状态病史、四肢的静脉血流降低（如麻痹、矫形、神经系统病症等）的患者，以及慢性肾脏病 3 期、4 期及 5 期，需要静脉保护的患者。

（3）乳腺手术清扫腋窝淋巴结、淋巴水肿的患者。

（4）拟穿刺肢体部位有疼痛、感染、血管受损（静脉炎、硬化等）、计划手术或放疗的区域均不宜置管的患者。

四、常规导管维护

（一）评估

（1）局部皮肤有无红斑、肿胀、感染等。

（2）评估敷料是否完整、潮湿、污染、卷边。

---

① 基金项目：广东省医学科学技术研究基金项目，项目编号：C2022091。

（3）评估导管功能，如导管是否通畅、有无损伤、脱出、移位等。

（4）测量双侧臂围。

（5）患者的一般资料、治疗方案、输液方式等。

（6）有无导管相关并发症，如全身感染、血栓、静脉炎、导管堵塞等。

（7）患者理解能力和自我护理能力等。

（二）预防与控制感染

（1）严格遵循无菌操作技术和手卫生消毒，根据需要戴清洁/无菌手套。

（2）推荐使用2%葡萄糖酸氯己定醇溶液消毒皮肤、导管及其他附加装置。

（3）脱出血管外的导管不应再次送入血管内。

（三）敷料

（1）规范并妥善固定导管，以减少脱管风险，敷料应完全覆盖穿刺点。

（2）透明敷料不耐受的患者应更换敷料种类，可用纱布敷料覆盖穿刺部位。

（3）置管后24 h应更换敷料。无菌透明敷料至少7天更换1次，纱布敷料应每48 h更换1次。若有污染、脱落、潮湿，应立即更换，同时检查穿刺部位。

（4）应以0°或180°方向去除敷料，更换敷料后应注明日期、时间、操作者姓名。

（四）无菌输液接头

（1）推荐使用恒压/正压无针输液接头。

（2）无针输液接头至少每周更换1次或根据产品说明书确定更换时间。松动、污染时应立即更换。

（3）无针输液接头使用前，用力擦洗其表面不少于15 s，或根据产品说明书确定时间。

（五）冲、封管

（1）输液前应抽回血评估导管功能，输液后应充分冲洗导管和封管。输注刺激性、黏稠度高的药物、血制品后应冲管，输注不相容药物的间隔应冲管。冲洗量至少为10 mL。

（2）采血后、输注血液/血液制品、肠外营养、造影剂后应增加冲洗量。

（3）注射器容积不小于10 mL，使用生理盐水脉冲式冲管，使用正压封管技术进行封管。

（4）冲管时有阻力或回抽无回血，不可强行推注。

（六）并发症的识别及处理

1. 深静脉血栓形成

（1）识别。①评估水肿和可能存在的导管相关深静脉血栓时，应测量上臂围（肘横纹上10 cm），并与置管前数值进行比较；评估患者发生深静脉血栓的症状或体征；②上肢、肩膀、颈部红肿和（或）疼痛。③置管侧上肢肿胀增粗、皮温增高。④上肢颜色变化，如出现红斑。特别注意静脉血栓的隐匿症状，如患者主诉置管侧肢体、腋窝、肩臂部酸胀和（或）疼痛等。

（2）处理。①诊断检查，使用静脉多普勒超声检查，特殊情况下可应用静脉造影、

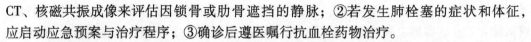

CT、核磁共振成像来评估因锁骨或肋骨遮挡的静脉；②若发生肺栓塞的症状和体征，应启动应急预案与治疗程序；③确诊后遵医嘱行抗血栓药物治疗。

2. 感染

（1）识别。①局部感染。穿刺部位 2 cm 内局部皮肤红、肿、热、痛，有硬结，穿刺点有炎性分泌物，导管尖端细菌培养阳性，血培养阴性。②导管相关血流感染。带有导管或者拔除导管 48 h 内的患者出现不明原因发热（体温高于 38 ℃），可伴有寒战或低血压等症状，除导管外无其他明确感染源，实验室微生物学检查显示外周静脉血培养细菌或真菌阳性；或者从导管尖端和外周血培养出相同种类的病原微生物。

（2）处理。①怀疑发生导管相关性血流感染时，在开始进行抗菌治疗前，从导管和外周静脉中同时抽取血培养，两者血培养必须是同一种微生物且无其他明确感染源；②导管拔除后，不常规对导管尖端进行培养，除非怀疑患者有导管相关性血流感染。

3. 导管移位

（1）识别。导管外露长度较置管当天有变化，移出或者移入；导管回抽无回血，回抽有阻力，输液时滴速减慢；通过影像学检查识别。

（2）处理。①评估导管移位的情况，脱出部分导管不可再次置入血管内；②测量导管外露长度，与导管置入时的长度进行对比，评估导管尖端位置及继续留置的可能性和留置时间。

4. 导管破裂、栓塞、拔管困难

（1）识别。①外露导管破裂。导管外露部分可见撕裂、针孔或切口；冲管或输液时渗漏或敷料潮湿；无法抽出回血。②体内导管破裂。局部疼痛或局部肿胀；冲管时突然畅通或输液滴速上升明显；导管拔除后评估导管长度小于置管时导管长度。③导管栓塞。可能无任何症状或体征，有的可能出现无法抽出回血或出现心律失常、胸闷、憋气、胸痛、咳嗽、心悸。④拔管困难。拔除导管时遇阻力无法顺利拔出。

（2）处理。①外露导管破裂。夹闭或密封损坏区域之间的导管部分，以避免空气栓塞或液体渗漏，在等待修复前将受损导管标记为"不要使用"。使用与导管配置相同的修复工具，如果无特定工具可考虑重新置管。修复后评估修复效果及修复后的导管长度，如果修复失败须拔除导管。②体内导管破损。若怀疑发生此类情况，尽快行胸片检查导管状态。③导管栓塞。发生此类情况患者应立即卧床，给予监护并联系血管外科等专业医师进行处理。④拔管困难。遇阻力时应停止拔管，重新用无菌敷料覆盖穿刺点，使用其他干预手段，如放松、抬高手臂和穿刺点上方热敷 15 ～ 30 min 后重新尝试拔除。若仍有阻力则应联系介入治疗医师或血管外科医师行介入手段或血管内操作取出导管。

5. 神经损伤

（1）识别。①常见发生神经损伤的静脉穿刺部位。肘窝部位或上方的正中神经和骨间前神经；肘窝和前臂内侧皮神经。②发生神经损伤的症状和体征。刺痛、电击痛、灼烧感、麻木；锁骨下或颈内静脉置管时发生呼吸困难、眼部变化（如瞳孔缩小、上睑下垂）、肩颈疼痛、膈神经受损引起的呃逆。

（2）处理。①导管穿刺时，发生感觉异常的疼痛应立即拔除血管通路装置；②在导管留置期间，患者发生神经损伤相关的上述症状和体征时应高度警惕神经损伤，并谨慎拔除导管；③监测患者神经与血管状态，若症状逐渐加重应报告医生并给予相应处理；④做好护理记录，并上报护理不良事件。

（七）健康宣教

（1）应根据患者年龄、文化程度、认知水平等选择合适的健康教育方式。

（2）告知患者留置导管期间日常活动的注意事项和导管的自我保护方法。

（3）指导患者及陪护人员了解导管的维护注意事项及并发症的预防措施、需要报告的临床指征及如何报告等。

（4）评估患者及陪护人员对健康教育的理解程度和依从性，并定期评价。

五、居家护理

（1）告知患者注意保持穿刺处皮肤清洁干燥，勿自行撕下敷料。每天观察导管穿刺点周围皮肤有无红、肿、疼痛、渗血、渗液，有无脓性分泌物及肢体肿胀等异常情况，敷料是否完整、潮湿、污染、松脱或卷边。若有异常，及时到医院处理。

（2）告知患者注意保护外露的输液接头，防止导管损伤或将导管拉出体外，外露导管长度有变化或发生异常，及时与医护人员联系。

（3）告知患者穿开襟类宽松衣服，避免紧身或高领衣服，注意保护导管，以防脱出。

（4）不可私自使用以预防导管相关深静脉血栓为目的的抗血栓西药或中成药。

（5）患者病情允许下每天应补充足够的水，置管侧肢体适当活动。避免游泳、盆浴、泡浴。淋浴时使用防水膜在导管穿刺周围缠绕保护，若敷料潮湿、松动应及时到医院更换。可以做写字、穿衣、洗脸、炒菜等日常工作和轻体力家务。避免置管侧肢体提过重的物体，做引体向上、举哑铃等动作，以及剧烈运动，如游泳、拳击等。

第二节　中心静脉导管①

一、定义

中心静脉导管（CVC）是指导管末端位于上腔或下腔静脉的导管，包括经皮锁骨下静脉、颈内静脉、股静脉置管。

二、适应证

（1）缺乏合适的外周血管通道的患者。

----

① 基金项目：广东省医学科学技术研究基金项目，项目编号：C2022091。

（2）预计接受短期输液治疗（6 周以内）或采血频次较多的患者。

（3）输注化疗药物、高渗性或黏稠性液体等刺激性药物，如甘露醇、全肠外营养等。

（4）与其他有同样作用的血管通路相比，患者更接受 CVC。

三、禁忌证

（1）局部有放疗史、血栓形成史、外伤史、血管外科手术史的患者。

（2）穿刺局部有破损或感染，或有出血倾向的患者。

（3）有纵隔肿瘤、上腔静脉压迫综合征的患者。

（4）有心脏起搏器的患者同侧禁忌留置 CVC。

四、常规导管维护

（1）严格执行无菌操作原则，穿刺点局部以 75% 乙醇、浓度不低于 0.5% 碘附消毒，或用浓度大于 0.5% 葡萄糖酸氯己定醇消毒，消毒范围直径不小于 15 cm，同时观察皮肤有无感染征象。

（2）穿刺点以无菌透明敷料覆盖，若穿刺点有血性物渗出、分泌物过多等表现，以及由于各种原因造成敷料松脱、卷曲、污染、破损时应随时更换敷料，每 5 ～ 7 天更换 1 次无菌透明敷料。

（3）保持管路通畅，每次治疗完毕用 10 mL 及以上的生理盐水进行脉冲式冲管，再用 0 ～ 10 U/mL 的肝素盐水 2 ～ 3 mL 正压封管。冲管和封管均应使用 10 mL 及以上注射器或一次性专用冲洗装置。治疗间歇期至少每 7 天冲封管 1 次，在输入化疗药物、氨基酸、脂肪乳等高渗、高刺激性药物及输血后，都应及时冲管，以免因部分药物沉淀在导管内壁上引起导管阻塞。

（4）给药前后或在使用两种不相容药物之间应用生理盐水脉冲式冲洗导管。

（5）妥善固定导管，防止扭曲、打折、滑脱等。如果遇到阻力或者抽吸无回血，应进一步确定导管的通畅性，不应强行冲洗导管。若确定导管已脱出血管外，应拔除导管，严禁将脱出导管重新插入。

（6）拔除 CVC。消毒后，嘱患者吸气、憋住，拔出导管，确认导管的完整性。

五、居家护理

（1）注意保持穿刺处皮肤清洁干燥，勿自行撕下敷料。如发现敷料污染、可疑污染、松脱时，应及时更换。

（2）每天观察穿刺点周围皮肤有无红、肿、疼痛、渗血、渗液，以及有无脓性分泌物及肢体肿胀等异常情况，若有异常，及时告知医护人员。

（3）注意保护外露的输液接头，防止导管损伤或将导管拉出体外。外露导管长度有变化或发生异常，及时联系医护人员。

（4）告知患者穿开襟类宽松衣服，避免紧身或高领衣服，注意保护导管，以防脱出。

（5）避免游泳、盆浴、泡浴。淋浴时使用防水膜在导管穿刺周围保护，若敷料潮湿、松动应及时到医院更换。

第三节　经外周置入中心静脉导管[①]

一、定义

经外周静脉置入中心静脉导管（peripherally inserted central catheter, PICC）是经上肢贵要静脉、肘正中静脉、头静脉、肱静脉，颈外静脉（新生儿还可通过下肢大隐静脉、头部颞静脉、耳后静脉等）穿刺置管，尖端位于上腔静脉或下腔静脉的导管。

二、适应证

（1）需要输注高渗或高浓度药液（如甘露醇、脂肪乳、氨基酸等）、细胞毒性药物、刺激性药物（如化疗药物）的患者。

（2）缺乏外周静脉通路及需要长期静脉输液（连续输液7天以上）、反复输血或血制品或反复采血的患者。

（3）家庭病床的患者需要营养和呼吸支持治疗的早产儿。

三、禁忌证

（1）穿刺部位有感染或损伤，或缺乏外周静脉通路、肘部血管条件差的患者。

（2）接受乳房根治术或腋下淋巴结清扫的术侧肢体、锁骨下淋巴结肿大或有肿块侧、安装起搏器侧等，不宜进行同侧置管。

（3）有血栓史、手术史、外伤史、血管手术史、放疗部位的静脉不宜进行置管。

（4）患有上腔静脉压迫综合征的患者不宜进行置管。

四、常规导管维护

（一）评估

（1）局部皮肤有无红斑、肿胀、感染等。

（2）敷料是否完整、潮湿、污染、卷边。

（3）导管功能，包括导管是否通畅、有无损伤、脱出、移位等。

（4）测量双侧臂围。

（5）患者的一般资料、治疗方案、输液方式等。

（6）有无导管相关并发症，包括全身感染、血栓、静脉炎、导管堵塞等。

---

① 基金项目：广东省医学科学技术研究基金项目，项目编号：C2022091。

（7）患者理解能力和自我护理能力等。

（二）预防与控制感染

（1）严格遵循无菌操作技术和手卫生消毒，根据需要戴清洁/无菌手套。

（2）推荐使用2%葡萄糖酸氯己定醇溶液消毒皮肤、导管及其他附加装置。

（3）脱出血管外的导管不应再次送入血管内。

（三）敷料

（1）规范并妥善固定导管，以减少脱管风险，敷料应完全覆盖穿刺点。

（2）透明敷料不耐受的患者应更换敷料种类，可用纱布敷料覆盖穿刺部位。

（3）置管后24 h应更换敷料。无菌透明敷料至少7天更换1次，纱布敷料应每48 h更换1次。若有污染、脱落、潮湿的情况，应立即更换，同时检查穿刺部位。

（4）为预防更换敷料时损伤皮肤，推荐以0°或180°方向轻轻去除敷料，更换敷料后应注明日期、时间、操作者姓名。

（四）无菌输液接头

（1）推荐使用恒压/正压无针输液接头。

（2）无针输液接头至少每周更换1次或根据产品说明书确定更换时间。松动、污染时应立即更换。

（3）无针输液接头使用前，用力擦洗其表面不少于15 s，或根据产品说明书确定时间。

（五）冲管和封管

（1）输液前应抽回血以评估导管功能，输液后应充分冲洗导管和封管。输注刺激性、黏稠度高的药物、血制品后应冲管，输注不相容药物之间应冲管。冲洗量至少10 mL。

（2）采血后、输注血液/血液制品、肠外营养后应增加冲洗量。

（3）冲封管前，应消毒接头表面，并充分自然待干。注射器容积不少于10 mL，运用脉冲式冲管技术，每个导管管腔均须冲洗，首选冲管液为生理盐水，当所输药品与生理盐水有配伍禁忌时，可先采用5%的葡萄糖溶液冲洗，再用生理盐水将导管中的葡萄糖溶液冲洗干净，不能使用无菌注射水作为冲管液。冲管时有阻力或回抽无回血，不可强行推注。

（4）10 U/mL的肝素溶液和生理盐水均可作为封管液进行正压封管。

（六）拔管时机

治疗结束后，若不再进行静脉输液治疗，应立即拔管，PICC留置时间最长不超过1年，到期即使无任何并发症也应拔管。

（七）PICC置管期间常见并发症及护理要点

PICC置管期间，静脉通路常见的并发症包括皮肤反应、静脉炎、导管相关性感染、导管相关性静脉血栓、导管异位等。局部最常见的皮肤问题包括潮湿相关性皮肤损伤、接触性皮炎、机械性皮肤损伤、毛囊炎。导致皮肤损伤的因素包括内源性和外源性因素。内源性因素包括年龄、皮肤疾患（如湿疹、皮炎、表皮松解症等）、基础疾病（如糖尿病、肾衰竭、外周血管怒张、营养不足、脱水等）等。外源性因素包括环境湿度过低或过高、皮肤消毒剂的使用、特殊用药（如免疫抑制剂、抗凝血药、化疗药、长期糖皮质激素等）、放射治疗、光照损伤、反复地使用和移除胶带、敷料等。PICC 周围接触性皮炎多发生在夏季和冬季，张力性水疱主要与敷料过度拉伸、粘贴过紧、在皮肤表面形成明显的拉力和剪切力有关。

1. 护理要点

（1）评估皮肤。应对 PICC 局部皮肤进行定期评估并增加对高危人群皮肤评估的频率。彻底全面地检查皮肤，评估过程要求环境光线充足，利于观察皮肤的颜色、外观、完整性；收集资料（如基础疾病史、皮肤过敏史、特殊用药史等）。避免诱因物质是预防和管理皮炎的关键，因此必须在 PICC 局部皮肤消毒和使用敷料前，全面地询问过敏史和可疑过敏史。

（2）敷料的选择。宜选择柔和的、透明的、具有透气性、伸缩性、顺应性和弹性的敷料，有利于预防静脉通路装置的局部皮肤损伤。严格遵守敷料更换的时间，透明半透膜敷料 5～7 天更换，纱布 2 天更换。在透明敷料下垫纱布者，仍视为纱布，应 2 天更换。

（3）正确地粘贴和去除敷料。这是预防皮肤损伤的关键。在使用敷贴之前，必须待皮肤消毒剂完全干燥，因为干燥的皮肤能使敷料黏合更牢固，湿性溶剂残留在敷料下层不仅影响粘贴效果，还会增加刺激性皮炎或潮湿相关性皮肤损伤的风险。氯己定的待干时间一般为 30 s，碘附待干时间为 1.5～2 min。为预防更换敷料时损伤皮肤，推荐以 0°或 180°方向轻轻去除敷料。

（4）导管固定。外周静脉导管的固定以最大限度地有效保护管道装置的完整性为原则。最大限度减少导管连接处的移动，预防导管脱落，同时不可影响对穿刺部位的评估和检测，不干扰血液循环及药物的输注。医用粘胶性导管固定装置可减少因导管移动导致的并发症，从而减少输液治疗的中断和降低医疗成本，但使用前应配合防护溶液保护黏合处的皮肤，如无痛保护膜，以降低皮肤相关性损伤。

2. 并发症的处理

（1）皮肤撕裂伤。不建议使用水胶体敷料和透明敷料。可改用海藻酸盐水凝胶，此水凝胶具有理想的水分含量并能够释放生物活性蛋白分子，应用于 PICC 局部皮肤损伤的护理效果显著。

（2）刺激性接触性皮炎。可局部使用富含油脂的保湿剂、皮肤保护剂以促进皮肤屏障功能恢复，避免使用激素。毛囊炎则需要保证皮肤的清洁，并接受外用或口服抗生素治疗。

（3）静脉炎。常表现为沿着穿刺血管出现疼痛、触痛、发热，或者可触及静脉条索等。可用双柏散外敷、50% 硫酸镁溶液湿敷、水胶体敷料外敷等。如果发生导管相关静脉炎，应确定静脉炎的可能病因，如化学、机械、细菌或输液后因素，针对性地予以热敷、抬高患肢等措施，并根据需求使用止痛药或抗感染药。血栓性静脉炎者，予抬高患肢并制动，避免热敷、按摩，应用抗凝药的同时，患侧可做握拳、松拳动作，促进局部血流；当导管尖端处于正确的位置、血液回流及导管功能正常并且没有任何感染的证据时，不要单纯因静脉血栓的存在而拔除中心静脉通路装置；当确诊发生导管相关性静脉血栓时，导管未拔除的，在置管期间应持续进行抗凝治疗，导管拔除后，至少进行3个月的抗凝药物治疗，常用药物有华法林、低分子肝素等。急性上肢静脉血栓进展期患者或者具有抗凝禁忌证患者，可考虑使用上腔静脉过滤器。

（4）导管相关性血栓。置管侧手臂、肩部、腋下、颈部及锁骨下区域肿胀、疼痛，局部皮肤温度升高、颜色发紫。若出现血栓，应进行溶栓处理。

（5）导管相关性感染。导致感染的因素很多，包括皮肤污染、导管和置管因素、接头和导管污染、药物的使用、患者身体状况等。局部症状包括但不限于红斑、水肿、导管出口部位及走行区域的疼痛、触痛或渗出物；全身症状有发热、寒战、出汗、乏力、关节疼痛、虚弱、低血压、心动过速、通气过度、精神状态改变、腹痛、呕吐和腹泻等。一旦怀疑血管内导管相关感染，无论是否拔除导管，除单纯静脉炎外均应采集血标本，并立即行抗生素治疗。根据临床表现和感染的严重程度，以及导管相关感染的病原菌是否明确，可分为经验性抗生素应用、目标性抗生素应用及导管相关血行感染严重并发症的处理。抗生素封管是向管腔注入1～2 mL高浓度抗生素，待抗生素留滞一段时间后再回抽。若存在血栓相关性感染，则需要在进行抗生素治疗的同时，考虑进行溶栓或抗凝治疗，以预防血栓进一步凝集，并溶解现有凝块，残留的凝块可能会保护微生物，导致复发。

五、居家护理

（一）维护

一般1周到医院维护1次，由专业护士进行维护护理，不可自行维护。可根据实际情况或季节变化适当调整维护间隔时间。维护内容包括评估PICC情况、外露导管及穿刺点周围皮肤进行消毒、更换贴膜和输液接头，导管进行冲管、封管。置管后1周内，可适当活动该侧肢体，每天做抓握攥拳动作及热敷，每次10 min，每天3次，促进局部血液循环，防止静脉血栓形成。患者务必仔细阅读并随身携带PICC维护手册，每次进行维护前应出示该手册，以提供置管相关信息。

（二）日常活动

可进行一般性的日常工作、家务，如写字、穿衣、洗脸、炒菜等，但避免置管侧肢体提过重的物体（重物不超过3.6 kg）、做引体向上、举哑铃等动作及剧烈运动，如游泳、拳击等，避免做大范围的手臂旋转活动。可以淋浴，应避免盆浴、泡浴，淋浴前使用保鲜膜将导管包裹严密，上下用胶布贴紧，淋浴后检查敷料有无浸湿，若有浸湿应及时到医院更换敷料。

（三）PICC居家观察要点

（1）注意保护PICC及贴膜，防止弄脏、弄湿贴膜，保持贴膜局部清洁干燥，不要擅自撕下贴膜，贴膜有卷曲、松动、贴膜下有汗液时及时去医院处理。若发现对透明敷料过敏，及时到医院处理，可改用单用纱布敷料或合用纱布敷料和透明敷贴，48 h

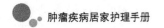

更换。

（2）避免在置管一侧手臂测血压及扎止血带行静脉穿刺。严禁高压注射，做造影检查时，提醒医生不要从 PICC 高压推注造影剂（耐高压导管除外）。

（3）导管脱出：患者日常生活中不慎发生脱管意外，接触水或其他污染物时应对穿刺部位给予短暂性的保护，可暂时用透明贴膜固定。导管全部脱出者应立即用无菌纱布、无菌棉签按压穿刺点，并妥善保存导管，立即去医院处理。绝对不能自行将脱出部分的导管回送入血管。

（4）应立即到医院处理的问题：导管周围有伤口，手臂出现红、肿、热、痛或活动障碍；穿刺口处有渗液、分泌物、化脓；敷料出现污染、潮湿、翘起或脱落等现象；导管漏气、漏水、脱出等；全身出现寒战、高热等症状。

第四节　输　液　港

一、定义

植入式静脉输液港（implantable venous access port，IVAP）是一种可植入皮下并长期留置在体内的静脉输液装置，由输液座和放射显影的静脉导管系统组成。它可在治疗时通过导管将药物、补液等送到中心静脉处，依靠局部大流量、高流速的血液播散药物，防止刺激性药物（特别是化疗药物）对血管的刺激，从而避免药物外渗对外周血管的损伤，同时也可以用于血样采集。IVAP 的低感染风险、低穿刺频率、维护简单、使用期限长（8～10 年）、方便患者日常生活等优点，为有特殊输液治疗需要的患者提供了安全、可靠的静脉通道。

二、适应证

（1）长期和重复给药的患者。
（2）行肿瘤化学治疗的患者。
（3）外周血管无法进行穿刺的患者。
（4）需要长期静脉输液治疗又不限制日常生活需求的患者。

三、禁忌证

（1）置管区域皮肤有破损、感染的患者。
（2）有严重心肺疾病、出血倾向、不宜手术的患者。
（3）穿刺部位有肿瘤、放疗史、血管外科手术史的患者。
（4）有上腔静脉压迫综合征的患者。
（5）一般情况差，不宜手术的患者。
（6）血液高凝状态的患者。

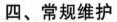

四、常规维护

（一）评估

（1）局部皮肤有无发红、肿胀、渗液等。

（2）评估 IVAP 功能时，使用 10 mL 注射器或专为降低注射压强设计的注射器，并注意是否存在抽回血或推注的阻力。

（3）有无相关并发症，如全身感染、血栓等。

（二）导管维护

（1）严格遵守无菌操作原则。每次给药前必须抽回血证实注射针位于输液港内方可给药，给药后必须以脉冲方式冲洗导管，有效地冲刷注射座储液槽的残余药液及血液，并正压封管，以免导管阻塞及相关感染发生。

（2）冲管、封管和静脉注射给药时必须使用 10 mL 及以上的注射器。应使用生理盐水和肝素溶液进行冲管和封管，建议使用 100 U/mL 的肝素溶液进行输液港封管。冲封管的手法同 PICC。

（3）接头消毒同 PICC，持续输液时无损伤针应每 7 天更换一次，连续性输液，建议至少每 8 h 冲洗 1 次，避免阻塞，当敷料有污染或潮湿情况时，须立即进行维护。

（4）IVAP 在治疗间歇期至少每 4 周维护 1 次。

（三）使用注意事项

（1）预防感染。当连接 IVAP 时，操作者应进行手卫生，使用无菌技术，包括戴无菌手套和口罩。皮肤消毒剂选择同外周静脉导管，消毒范围大于 10 cm × 12 cm。

（2）在 IVAP 用于压力注射前，必须通过阅读厂家提供的识别卡、腕带、查看操作记录及触摸输液港等方式，辨别输液港是否适用于压力注射，触摸输液港不能作为唯一的识别方式。压力注射过程中或注射后，应警惕导管破裂的潜在危险性，如果出现肿胀、发红或疼痛，应及时报告并查明原因。

（3）穿刺应使用最小规格的无损伤针连接 IVAP。为减少连接过程中针头移动脱出，应选择合适长度的无损伤针，即针头位于储液囊的基底部。IVAP 穿刺时，应将无损伤针的出水口背对 IVAP 导管连接口，以保证彻底冲洗储液囊。

（4）使用期间，用透明的半透膜敷料或者纱布覆盖无损伤针和穿刺部位。每隔 5 ～ 7 天更换 1 次敷料，每隔 2 天更换纱布敷料。若纱布是用来垫无损伤针的侧翼，且在透明的半透膜敷料之下，未妨碍穿刺部位的观察，则每隔 5 ～ 7 天和透明半透膜敷料一起更换。

（四）输液港使用中出现的问题及处理

1. 导管感染

（1）临床表现。导管入口处红肿、硬结、流脓，出现局部感染症状，或不明原因的发热和血象升高。

（2）处理。导管感染的处理方法是立即做局部和导管内细菌培养，并拔出导管，给予抗感染治疗。

2. 血栓形成

（1）形成血栓的原因。一方面是输血、取血后冲管不彻底；另一方面是化疗期间患者恶心、呕吐剧烈，胸腔压力增高，导致血液反流造成堵管。表现为患者输液不畅，抽回血困难。

（2）处理。应用 20 mL 的注射器和 10 mL 生理盐水反复回抽，仍未见回血时，应用尿激酶进行溶栓，液体的浓度是 5000 U/mL。具体方法如下：使用三通，抽吸尿激酶液体适量，保留 30 min 以上，先用 20 mL 的注射器回抽 5 ~ 10 mL 回血并弃去，再用 20 mL 生理盐水脉冲式冲管。

3. 导管夹闭综合征

（1）临床表现。患者锁骨处肿胀、疼痛，抽血困难，输液有阻力。输液或抽血时须患者变换体位，可根据临床表现和胸片进行诊断。

（2）处理。导管无脱落、移位，但是局部组织增生后，无损伤针过短，针头可能脱出注射座致药物外渗，可将双柏散蜜调外敷。若发现导管严重狭窄、损伤，甚至断裂，应立即通知医生给予拔管。

4. 纤维蛋白鞘形成

（1）当输液港在使用的过程中出现抽血、输液困难，但导管位置正确、推注生理盐水顺畅时，可考虑纤维蛋白鞘的形成。

（2）处理。形成纤维蛋白鞘时，可用 20 mL 的生理盐水反复冲洗导管。仍未见回血时，可用尿激酶溶解。

五、居家护理

（1）患者置管 24 h 内，置管侧肢体减少活动，注意不要挤压、撞击输液港港体，避免港体处受到过度摩擦。

（2）治疗间歇期每 4 个星期到医院对 IVAP 进行冲管、封管等维护，须由医院专业人员进行操作。

（3）除耐高压导管外，CT 或核磁等检查禁止使用高压注射器经此管路注射造影剂，以免造成导管破裂。

（4）患者和家属应认识携带输液港识别卡的重要性，并学习潜在并发症的识别。

（5）患者应保持局部皮肤清洁干燥，观察 IVAP 周围皮肤有无发红、肿胀、灼热感、疼痛等炎性反应，若有问题及时就医。

（6）IVAP 植入后可从事一般性的日常工作、家务活动、轻松运动。IVAP 植入侧上肢减少剧烈活动，避免使用同侧手臂提过重的物品、过度活动等。不做甩臂、引体向上、托举哑铃、打球、游泳等活动度较大的体育锻炼。避免重力撞击输液港的部位。

（7）若居家期间 IVAP 连接无损伤针，则应避免拉动针头的位置，每天检查敷料，防止弄脏、弄湿贴膜，保持贴膜局部清洁干燥。不要擅自撕下贴膜，贴膜有卷曲、松动和贴膜下有汗液时及时去医院处理。无损伤针每 7 天更换 1 次，拔除无损伤针后，局部消毒后覆盖无菌敷料，24 ~ 48 h 后去除。

（8）沐浴过程中保护穿刺部位，女性患者避免穿细肩带的胸罩，以免肩带对港体

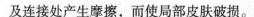

及连接处产生摩擦，而使局部皮肤破损。

（9）若穿刺部位有疼痛、渗漏、肿胀、灼热感、刺痛或剧痛等症状或体征，应立即就医，暂停使用输液港，必要时需要拔除输液港。

第五节 化 疗 泵

便携式输注泵（化疗泵），即随身携带的持续化疗输液装置，能维持化疗药的血药浓度，持续杀灭肿瘤细胞。化疗泵适用于须持续化疗的患者。常用的化疗泵包括电子便携式化疗泵、一次性便携式化疗泵。患者携带化疗泵期间的居家管理如下：

（1）化疗泵内弹力储液囊和鲁尔锁定接头尽量保持在同一水平。

（2）保持流量限速器紧贴皮肤，不可热敷局部肢体。输注侧手臂不可剧烈活动或提重物。

（3）保持输注管路不折叠，勿过度牵拉外露导管，防止接头脱落。

（4）观察化疗泵储液囊的变化，可用马克笔画线标注变化情况，如有异常及时联系医务人员。

第六节 尿 管

一、定义

尿管（导尿管）是一种由尿道插入膀胱以便于引流尿液的管道。尿管插入膀胱后，靠近导尿管的头端有一个气囊固定导尿管留在膀胱内不易脱出，另一段引流管连接尿袋收集尿液。晚期肿瘤患者常见排尿功能紊乱，表现为尿频、尿急、尿痛等膀胱刺激征，以及排尿困难、尿潴留或尿失禁等，必要时可留置尿管进行导尿。

二、尿管的居家护理

（1）保持管道通畅，妥善固定尿管。避免拉力过大强行拉出注有液体的气囊，导致牵拉损伤后的局部水肿和出血。注意平时站立、坐位或者平躺时，尿管和尿袋位置均应低于膀胱水平。保持尿管引流通畅，不要折叠、扭曲或压迫尿管和尿袋。

（2）防止留置尿管引起的尿路感染。根据尿管材质定期更换尿管，每天需进行尿管护理，保持尿道口的清洁。每天 2 次用 0.5% 碘附棉球消毒并擦洗会阴及尿道口的分泌物污垢，用温水清洗会阴区和尿管近段。及时清洁患者肛门排出物、尿道口及周围皮肤黏膜，保持被褥或内衣裤清洁干爽舒适。

（3）放尿注意事项。每次放尿前，认真洗手，洗手时间不能少于30 s。打开尿管放尿阀，注意不要直接接触尿壶容器壁或容器口，放尿后及时关闭放尿阀。关闭之前，最好能用喷雾式的消毒剂消毒。尿袋的放尿口不要接触地面，须距离地面大于10 cm。保持尿管与集尿袋的接口处连接紧密，若非必要更换尿管或尿袋，切勿随便分离接口处。

（4）勿频繁放尿。集尿袋存储容量为500～700 mL 或者视力不好的患者，可在储尿量达尿袋的1/2～2/3 时放尿1次。放尿至剩余15～20 mL 时应立即夹闭放尿阀，防止细菌入侵造成感染的发生。家属应观察患者有无尿路感染的征象，包括有无发热、下腹胀痛、尿道灼热、尿液浑浊、恶臭或肉眼血尿，以及尿液少但膀胱有胀满感等，一旦发生尿路感染，需要及时到医院进行相应检验，视情况拔除尿管。

（5）排尿训练。

A. 膀胱按摩排尿法：操作者站在患者一侧，将手置于其下腹部，轻轻向左右推揉膨隆的膀胱10～20次，以放松腹肌。然后，用一手掌自膀胱部向下推移按压，另一手以全掌按压关元、中极两穴位，以促进排尿。推移按压时一定要用力均匀，由轻至重，逐渐加大压力，切忌用力过猛，以防损伤膀胱。一般持续推移1～3 min，尿液即可推出，但推移按压不能停止，否则排尿即中断，待按压至尿液排空后，再缓缓松手。若经过推移与按压一次后未见尿液排出，不可强力按压，应再依以上顺序反复操作，直至排尿成功。该法适于因疼痛、体位等因素而发生排尿困难的患者。

B. 盆底肌肉锻炼：应尽早在床上行半坐位和坐位的平衡训练，改变患者体位，同时屏气增加腹压。患者在不收缩下肢、腹部及臀部肌肉情况下，自主收缩会阴及肛门括约肌，每次收缩5～10 s，放松5～10 s，重复10～20次，持续时间越长越好，3次/天。患者进行呼吸训练时，嘱患者吸气时收缩肛门周围的肌肉，维持5～10 s，呼气时放松。协助患者取坐位，从后向前缓慢收缩上提肛门、阴道、尿道周围等盆底肌，阻止肛门排气，缓慢放松，每次10 s，连续10次。此外，也可协助患者坐在马桶上，两腿分开，开始排尿，并有意识地收缩盆底肌肉，使尿液中断，如此反复排尿止尿，使盆底肌得到锻炼。

C. 家属可为患者制订饮水计划，定时定量饮水，进行定时排尿的训练并养成习惯。提醒患者定时排尿，即用手指在患者耻骨联合上方进行有节奏地轻快叩击6～7次，反复进行。也可以采取摩擦大腿内侧、捏掐腹股沟等方法，利用扳机点排尿法诱发膀胱收缩而产生排尿。此外，还可以采取热敷下腹部，听流水声等辅助措施。

D. 患者全身情况趋于稳定，尿道口有尿液流出，说明膀胱已建立反射性排尿机制，可以试着拔除尿管。拔管前夹闭尿管3～4 h，待患者饮水后膀胱充盈时再拔。拔管后协助患者自行排尿，并观察尿液颜色、性质、量，排尿次数、膀胱充盈情况，可复查B超测定膀胱残余尿量。

第七节　胃　　管

一、留置胃管的目的

对于存在意识障碍或吞咽困难而不能经口进食的患者，经鼻腔插入至胃内的鼻饲管是供给营养和热能的重要途径，有助于满足机体代谢和营养的需要，维持水、电解质及酸碱平衡，达到促进康复和维持生命的目的。部分肿瘤患者在接受化疗后病情稳定，但吞咽功能尚未恢复，出院后须在家继续鼻饲。家庭成员须学习鼻饲和导管的护理，确保鼻饲管的功能正常，维持患者生命和营养。

二、留置胃管的居家护理

（一）管道护理

（1）进行鼻饲操作前应先洗手，所用餐具需保持清洁，所用的纱布及注射器应每天更换1次。

（2）加强口腔卫生，保持口腔的清洁和湿润，预防口臭、牙垢、溃疡及感染等并发症发生，并注意观察口腔内情况，发现异常及时就医。

（3）长期鼻饲者，可选用复方薄荷滴鼻剂、液状石蜡或复方甘油，每天2次进行滴鼻，以减轻鼻饲管对黏膜的刺激和摩擦，防止鼻黏膜充血水肿或干燥糜烂。

（4）经常检查固定鼻饲管的粘胶有无松动或松散，尽量减少用力咳嗽、咳痰，必须咳嗽时须用手固定，防止导管脱出。尽量选择低敏材质的粘胶，在护理人员指导下正确、牢固地固定鼻饲管，鼻部皮肤出现不适时应更换粘胶并变换粘贴部位。

（5）鼻饲管的定期更换。留置时间过长可导致鼻饲管与黏膜粘连，从而造成损伤或感染；鼻饲管压迫黏膜组织也可导致局部黏膜缺血坏死；频繁更换鼻饲管在增加患者痛苦的同时也增加了感染的机会。因此，应根据鼻饲管的材质、导管功能及患者状况酌情更换。

A. 硅胶管容易打折、管壁厚、内径小，易发生堵塞，一般放置3～4周为宜。聚氯乙烯管柔软性差，长期放置对咽部和食管造成刺激，一般放置1周应予更换。聚氨酯管柔软、耐胃酸腐蚀，一般可放置6～8周。

B. 留置导管侧鼻腔出现脓性分泌物过多或鼻黏膜红肿、疼痛较明显时，应考虑更换鼻饲管，鼻腔内可在医生指导下正确使用黏膜保护剂和抗生素。

C. 发生堵管、脱管等导管功能缺失时应考虑拔除导管。更换鼻饲管时可于前一晚轻柔拔出导管，次日到医院门诊从另一侧鼻腔重新插入（鼻饲管置入为侵入性医疗操作，家属不宜擅自进行插管）。在医务人员的指导下逐步训练吞咽和摄食功能，最终实现自主进食。

（二）心理护理

肿瘤及其治疗可引起患者躯体痛苦、形象改变，导致患者出现悲观、抑郁、自卑心理，家属应经常鼓励患者克服暂时的不适，提示鼻饲的重要性与必要性，解除患者顾虑，使其勇敢面对现实。

（三）鼻饲的护理

1．鼻饲方法的选择

确认鼻饲管功能正常、患者无消化道出血等不适，可根据家庭经济条件选择合适的鼻饲方法。

（1）灌注法。用注射器抽吸鼻饲液 100～200 mL 注入鼻饲管内，如此反复。注射器用后及时清洗、晾干后备用。此法虽程序多、灌注速度不易控制，但操作简单且经济，易被患者和家属接受。

（2）滴注法。将鼻饲液倒入 250～500 mL 灭菌空液体瓶，插入输液器，按输液法排气，连接鼻饲管并调节滴速即可。

（3）鼻饲泵法。将鼻饲液倒入鼻饲泵管（袋）中，泵管接好三通并与鼻饲管连接，按输液法连接好鼻饲泵。设定鼻饲液总量及每小时输入量，按开始键开始泵入。泵完后用温开水冲洗鼻饲泵管（袋）及鼻饲管。此法适用于经济条件好、需要长期鼻饲且已掌握鼻饲泵操作方法的患者。

2．鼻饲膳食和药物的选择

鼻饲膳食或药物须根据患者的病情和需求，以及经济情况进行准备。

（1）自行加工的鼻饲膳食不仅经济，而且制备方便、灵活，包括混合奶（牛奶、豆浆、熟鸡蛋、浓米汤、肉汤等）、匀浆饮食（米粥、面条、馒头、鱼虾、瘦肉、猪肝等）、混合饮食（鸡汤中加入蔬菜汁、用鱼汤冲调的米粉等）等。经济条件允许者可选择肠内营养液成品。

（2）鼻饲液应根据患者的消化能力由少至多、由稀至稠，以营养丰富、清淡、易消化为原则，避免注入粗、硬、有渣、过热、过于黏稠的食物。

（3）鼻饲液宜现配现用，配制好的鼻饲液在常温下放置不超过 4 h，以免变质。果汁与奶液应避免同时注入，以防产生凝块。

（4）鼻饲液的温度以接近正常体温为宜，一般为 38～40 ℃，可用前臂掌侧皮肤测试，以不感觉烫为宜。

（5）根据医嘱按时、按量准备药物。药物应研碎溶解后注入，禁止和鼻饲液混合注入，以免影响药物的疗效。

3．鼻饲前的准备

（1）鼻饲前患者可坐在轮椅或凳子上，卧床患者应将床头抬高 30°～40°，头偏向一侧，无法坐卧者可取右侧卧位。

（2）鼻饲前应检查鼻饲管是否在胃内或有无盘曲于口腔，及时发现因剧烈咳嗽或呕吐反射造成鼻饲管移位。可通过以下方法来确认鼻饲管无移位：观察鼻外导管的长度或体内导管的刻度有无变化；用注射器连接鼻饲管回抽可见胃液；将鼻饲管末端置于小水杯中，无气泡逸出。一般首选回抽胃液的方法检查鼻饲管是否在胃内，此法较简单、

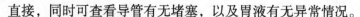

直接，同时可查看导管有无堵塞，以及胃液有无异常情况。

4. 鼻饲时的护理

（1）判断鼻饲管在胃内后，缓慢注入少量温开水（20～50 mL），患者无不适即可注入鼻饲药物或饮食。

（2）鼻饲液灌注的速度应缓慢，每分钟20～30 mL为宜。鼻饲液不宜过量灌注，每次200～300 mL为宜，间隔时间不少于2 h，以免引起消化不良。同时注意观察患者反应，倾听其主诉，出现不适时暂停灌注，并及时记录鼻饲内容及量。

（3）灌注时应排尽注射器内空气，并且须在分离注射器和导管、进行鼻饲液抽吸时，将鼻饲管尾端反折，避免空气进入胃内造成腹胀。

（4）输注鼻饲液时注意"四度"：温度，保持输注营养液与体温相近；速度，早期避免快速输注；浓度，早期喂养避免浓度过高；角度，患者应以半卧位来输注。

（5）鼻饲完用拇指、示指由远而近捻转鼻饲管，反复进行，然后再注入适量温开水冲洗管道，避免管内残留物造成管腔堵塞。

（6）鼻饲完将管端用盖帽固定妥当，并且用纱布包好扎紧，防止盖帽脱落、管内污染造成感染风险增加。

（7）鼻饲后让患者保持原体位30～60 min，不宜立即变换体位，避免引起呕吐、反流和误吸。

（四）鼻饲相关并发症的防治

1. 食物反流及误吸

一般发生在患者意识不清、灌注过快过多或鼻饲管移位时。鼻饲前，先用注射器吸净口鼻腔的痰液，避免鼻饲过程中因患者咳嗽引起反流和误吸。每次灌注前务必抽吸胃液，验证鼻饲管在胃内，且及时发现胃潴留，避免胃内容物过多导致的反流。鼻饲时应视患者病情抬高床头，借重力和坡度作用可防止反流。根据患者的消化能力选择合适的鼻饲膳食，避免过多、过快灌注。灌注过程中随时观察患者的反应，若患者出现呕吐、呛咳不止、脸色变化等疑似误吸症状时，应立即停止灌注，将患者头偏向一侧，翻身叩背，使患者能咳出吸入液，或用注射器接吸痰管吸出误吸液，并及时与医生取得联系进行处理。

2. 胃潴留

鼻饲前先从鼻饲管内抽吸胃液，若每次超过100 mL，则提示胃潴留。通常是由灌注量过大、胃肠蠕动减慢或排空延迟所致，可影响正常消化，应适当延长鼻饲间隔时间或暂停鼻饲，待症状好转后再行鼻饲。症状持续或加重时须到医院就诊，在医生指导下服用多潘立酮等胃肠动力药，或行胃肠减压，促进胃排空。

3. 便秘

由于化疗患者肠蠕动减弱，加上鼻饲饮食纤维素少，致使粪便在肠内滞留过久，水分被过多吸收，从而造成粪便干结、坚硬和排便不畅。可酌情给予缓泻药或开塞露通便，同时调整鼻饲饮食的配方，增加摄入富含纤维素的蔬菜和水果。每天保证充足的水分摄入，至少1500 mL/d，并适当增加活动，行腹部按摩，可促进肠蠕动，以利于大便排出。

4. 腹泻

患者出现腹泻后，家属应注意观察并记录粪便的性状、颜色及次数，及时告知医生，必要时到医院就诊，予止泻等对症治疗。减少鼻饲饮食量及脂肪的摄入，保持饮食温度接近体温，加强饮食卫生，必要时暂停鼻饲饮食。此外，还应保持肛门周围皮肤清洁干燥，用温水洗净后可涂擦氧化锌软膏，防止肛周皮肤溃烂发炎。

5. 感染

肿瘤患者化疗后机体抵抗力明显下降，极易发生感染，应加强鼻饲家庭护理的细节管理。鼻饲前后均须用温开水冲洗鼻饲管，避免食物残留在鼻饲管内发酵或变质，引起患者发生肠道感染。长期卧床患者易发生坠积性肺炎，食物误吸后易发生吸入性肺炎，应协助患者定时翻身、适当活动、体位排痰。掌握鼻饲的正确方法以避免发生误吸，同时注意食物和餐具的清洁与卫生，每天煮沸消毒餐具 1～2 次，避免灌注过期的鼻饲液。感染发生时应在医生的指导下使用抗生素并进行其他对症治疗。

6. 消化道出血

化疗药物对胃肠黏膜的刺激或其他原因会导致胃肠血管痉挛、黏膜坏死，患者可出现鼻饲管内抽出咖啡色或血性液体、排出柏油样大便等表现，严重者可出现头晕、眩晕、乏力等症状，应立即到医院就诊，积极接受治疗。

第八节　经皮肝穿刺胆道引流管

一、定义

经皮肝穿刺胆道引流管是指在影像设备引导下，经皮经肝穿刺胆道并置入的引流管，目的是将胆道内淤积的胆汁引流到体外或引流入十二指肠，常见穿刺部位有剑突下、右侧腋前线第 9 至第 11 肋间，常见的三种引流方式包括单纯外引流、单纯内引流、内外引流。

二、适应证与禁忌证

（1）适应证。胆管梗阻拟行手术前，或不能手术需行姑息性治疗。其中，术前引流减压术适用于严重阻塞性黄疸，但患者的情况不适宜立刻手术，应先进行引流减压，待黄疸缓解，一般情况好转后再行手术。永久性姑息性引流适用于胆管梗阻而不能手术者，如晚期胆管癌、胰头癌、肝门部肿瘤转移或胆肠吻合部肿瘤复发，可进行永久性引流以达到延长生命的目的。

（2）禁忌证分为相对禁忌证和绝对禁忌证。相对禁忌证有：①凝血功能异常患者；②梗阻位置较高，胆管相对分隔，难以有效引流；③腹水，大量腹水使肝脏与腹壁分开，造成穿刺困难、外引流时引流管容易脱落，以及腹水经穿刺点外渗，并增加感染机会。绝对禁忌证有：①不能纠正的凝血系统疾病；②包虫病患者，不能在常规透视下穿刺，若必须引流，可用 CT 导向。

三、居家护理

（1）指导患者卧床休息，生命体征平稳后可取半坐卧位，利于胆汁引流。留意患者黄疸消退情况，若黄疸进一步加重，则立即到医院就诊。

（2）保持穿刺处清洁干燥，予无菌敷料覆盖，防止穿刺处感染。引流管接无菌袋，应妥善固定。保持引流通畅，防止引流管打折、扭曲、牵拉。若出现引流不畅，应及时查明原因，并协助医生进一步处理，使用螺口防反流引流袋，每周到医院更换引流袋一次，如引流液浑浊或血性，建议每周至少更换 2 次。

（3）内外引流术后患者，进食后须夹闭外引流管，让胆汁流向十二指肠协助消化，每 2～4 h 打开外引流。指导患者保持大便通畅，预防便秘，因肠道内压力增高会导致肠道内容物沿引流管流向胆管内而造成管路堵塞或感染。

（4）术后注意并发症的观察。胆汁性腹膜炎患者临床表现为寒战、高热、腹痛、反射性肌紧张。气胸、血胸、胆汁胸的患者表现为胸闷、憋气、咳嗽、咯血。胰腺炎患者表现为术后突然剧烈腹痛，急查血、尿淀粉酶可确诊。菌血症或败血症患者术前多伴有胆道感染，穿刺过程可将细菌带入血液，患者术后可出现寒战、发热等菌血症表现。若发生上述任何并发症，立即就医处理。

参考文献

［1］付艳枝，田玉凤，许新华. 肿瘤化学治疗护理［M］. 2 版. 北京：科学出版社，2017.

［2］贾立群. 中西医防治肿瘤放化疗不良反应［M］. 北京：中国中医药出版社，2015.

［3］缪景霞，蔡姣芝，张甫婷. 肿瘤内科护理健康教育［M］. 北京：科学出版社，2018.

［4］宁宁，侯晓玲. 实用骨科康复护理手册［M］. 北京：科学出版社，2016.

［5］秦元莉，孙永翠. 常见肿瘤的护理与健康教育［M］. 广州：中山大学出版社，2013.

［6］齐海燕，刘宗淑. 社区肿瘤护理指导［M］. 兰州：兰州大学出版社，2015.

［7］孙丽，吴晓燕. 肿瘤疾病护理健康教育［M］. 武汉：湖北科学技术出版社，2017.

［8］王霞，王会敏. 实用肿瘤科护理手册［M］. 北京：化学工业出版社，2019.

［9］吴晓明，于雷. 肿瘤患者常见症状自我调控［M］. 北京：人民卫生出版社，2015.

［10］吴素慧. 妇产科恶性肿瘤非手术治疗［M］. 武汉：华中科技大学出版社，2019.

［11］夏小军. 肿瘤中西医结合护理［M］. 兰州：甘肃科学技术出版社，2021.

［12］邹艳辉，周硕艳，李艳群. 实用肿瘤疾病护理手册［M］. 北京：化学工业出版社，2018.

［13］张子理，金宇. 中西医结合肿瘤学［M］. 2 版. 兰州：兰州大学出版社，2018.

（吴胜菊　李　玲　林彩频）

第九章 癌性疼痛患者的居家护理

　　疼痛是指一种与实际的或潜在的组织损伤相关的令人不愉快的感觉和情感体验，包括感觉、情感、认知和社会维度的痛苦体验。由恶性肿瘤疾病或治疗引起的疼痛称为癌性疼痛（以下简称癌痛），是癌症患者最常见且难以忍受的症状之一。在国内，初诊的恶性肿瘤患者癌痛发生率约为25%，晚期恶性肿瘤患者癌痛发生率高达60%～80%。癌痛严重影响患者的生活质量，会引起患者活动耐力下降、食欲不振、失眠、恶性、呕吐、焦虑、恐惧、抑郁等，亦会影响患者社交活动。有效的疼痛管理可以改善患者的生活质量，还可以延长恶性肿瘤患者的生存期。

第一节　癌　痛　病　因

　　引起癌痛的原因有多种，在晚期癌症患者中，约2/3患者肿瘤本身引起的疼痛是其主要的疼痛原因，肿瘤相关治疗也可引起疼痛。此外，非肿瘤因素性疼痛亦是肿瘤患者常见的伴随症状。

　　（一）肿瘤相关性疼痛

　　肿瘤生长挤压或侵犯邻近组织、释放化学介质，产生炎症、水肿、缺血、坏死、内脏包膜膨胀，或癌细胞广泛转移，侵入血管、骨和其他脏器，产生癌栓、梗死和病理性骨折等，使伤害感受器对有害刺激产生反应而导致疼痛。

　　（二）肿瘤治疗相关性疼痛

　　①手术后引起的疼痛，如肺、乳腺切除后臂丛神经痛，胃肠术后并发症。②化疗后导致的周围神经病变、手足综合征、黏膜炎、肌肉骨骼疼痛等。③放疗后疼痛综合征，如放射野内的黏膜炎、放射性皮炎、放射性肠炎等；还有常见的臂丛、腰丛放射后纤维增生、变性等导致的疼痛，放射后骨髓病变，以及放射导致的继发性初级神经纤维瘤等。④创伤性操作，如诊断性及治疗性的穿刺、静脉通路前的穿刺等。⑤其他，如靶向治疗、支持治疗等均可引起患者疼痛。

　　（三）非肿瘤因素性疼痛

　　由患者的其他合并症、并发症及社会心理因素等非肿瘤因素所致的疼痛。若同时伴有关节炎、偏头痛、痛风、糖尿病神经病变，以及不良的心理因素等，亦可导致患者疼痛。

第二节 癌 痛 评 估

疼痛是患者的主观感受，其评估的核心标准是患者的主诉。医护人员应常规对门诊和住院患者进行癌痛的筛查，在此基础上进行详尽的癌痛评估。癌痛评估是止痛治疗得以合理、有效进行的前提，应以患者的主诉为依据，遵循常规、量化、全面、动态的原则。

一、癌痛评估原则

（一）常规评估原则

癌痛常规评估是指医护人员主动询问癌症患者有无疼痛，常规性评估疼痛情况，并且及时进行相应的病历记录。首次疼痛评估应当在患者入院后 8 h 内完成。对于有疼痛症状的患者，应当将疼痛评估列入护理常规监测和记录的内容。进行疼痛常规评估时应当注意鉴别疼痛爆发性发作的原因，如需要特殊处理的病理性骨折、脑转移、合并感染及肠梗阻等急症所致的疼痛。

（二）量化评估原则

癌痛量化评估是指采用疼痛程度评估量表等量化标准来评估患者疼痛主观感受程度，需要患者的密切配合。量化评估疼痛时，应当重点评估最近 24 h 内患者最严重和最轻的疼痛程度，以及平常大部分情况的疼痛程度。临床上癌痛的量化评估，通常使用数字评定量表法、面部表情疼痛评分量表法及主诉疼痛程度分级法 3 种方法。

1. 数字评定量表法

使用疼痛程度数字评定量表（图 11-1）对患者疼痛程度进行评估。将疼痛程度用数字 0~10 依次表示，0 表示无疼痛，10 表示能够想象的最剧烈疼痛。交由患者自己选择一个最能代表自身疼痛程度的数字，或由医护人员协助患者理解后选择相应的数字描述疼痛。按照疼痛对应的数字，将疼痛程度分为轻度疼痛（1~3），中度疼痛（4~6），重度疼痛（7~10）。此法是临床上最简单、最常使用的主观疼痛测量方法，容易被患者理解和接受，可以口述也可以记录，结果相对较为可靠，可用于理解数字并能表达疼痛的患者。

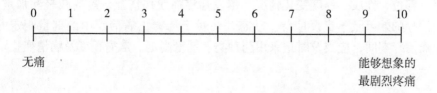

图 11-1 疼痛程度数字评定量表

2. 面部表情疼痛评分量表法

面部表情疼痛评分量表法（图 11－2）由一系列表示痛苦表情的脸谱构成，使患者更容易理解与配合，这些面部表情代表伤害所造成疼痛的严重程度。最左边的表情代表无痛，从左至右的表情表示疼痛越来越严重，最右边的表情代表最剧烈的疼痛。让患者自行选择一个能代表其疼痛程度的表情。该方法适用于自己表达困难的患者，如儿童、老年人、存在语言文化差异或其他交流障碍的患者。

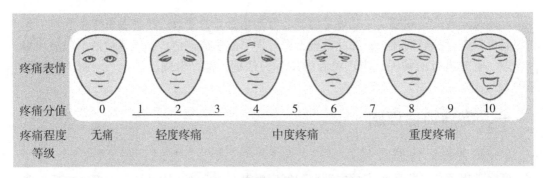

图 11－2　面部表情疼痛评分量表

3. 主诉疼痛程度分级法

主诉疼痛程度分级法主要是根据患者对疼痛的主诉，除无痛外，将疼痛程度分为轻度、中度、重度三类。可用于理解文字并能表达疼痛的患者。

（1）轻度疼痛。有疼痛，但可忍受，生活正常，睡眠未受到干扰。

（2）中度疼痛。疼痛明显，不能忍受，要求服用镇痛药物，睡眠受到干扰。

（3）重度疼痛。疼痛剧烈，不能忍受，须服用镇痛药物，睡眠受到严重干扰，可伴有自主神经功能紊乱或被动体位。

（三）全面评估原则

癌痛全面评估是指对癌症患者的疼痛情况及相关病情进行全面评估，包括疼痛病因和类型（躯体性、内脏性或神经病理性），疼痛发作情况（疼痛的部位、性质、程度、加重或减轻的因素），止痛治疗情况、重要器官功能情况、心理精神情况，家庭及社会支持情况，以及既往史（如精神病史、药物滥用史）等。应当在患者入院后 24 h 内进行全面评估。癌痛全面评估，通常使用简明疼痛量表（附录四），评估疼痛及其对患者情绪、睡眠、活动能力、食欲、日常生活、行走能力及与他人交往等生活质量的影响。

（四）动态评估原则

癌痛动态评估是指持续、动态地监测和评估癌痛患者的疼痛症状及变化情况，包括疼痛病因、部位、性质、程度变化情况、爆发性疼痛发作情况、疼痛减轻和加重因素，以及止痛治疗的效果及不良反应等。动态评估对于药物止痛治疗中的剂量滴定尤为重要。在止痛治疗期间，应当及时记录用药种类、剂量滴定、疼痛程度及病情变化。

二、癌痛评估内容

1．疼痛的一般情况

疼痛的一般情况包括疼痛部位、疼痛强度、疼痛性质、疼痛持续时间、使疼痛加重和缓解的因素、疼痛对患者生活质量的影响、有无药物滥用史、心理社会文化。同时评估患者当前的疾病治疗和疼痛治疗情况。通过评估了解疼痛控制障碍及护理可干预的环节。

2．疼痛对患者功能活动的影响

未缓解的癌痛是长期持久的负性体验，直接影响患者日常活动能力，包括自理能力、休息、睡眠、娱乐、社会交往、性生活、家庭角色等方面。

3．疼痛对患者心理情绪的影响

慢性复杂的癌痛通常会使患者焦虑、沮丧、烦躁、内疚、绝望，甚至出现自杀倾向，这些情绪改变又会加重患者对疼痛的感知和体验。因此，护士应评估疼痛患者的心理情绪状态。

4．患者对疼痛治疗的态度和依从性

在癌症疼痛控制中，患者是否愿意向医护人员报告疼痛及是否遵医嘱按时服药是疼痛能否得到有效缓解的关键环节之一。因此，在规范治疗的前提下，护士应评估患者的遵医行为。

5．社会家庭支持系统在疼痛控制中的作用

家属在癌症患者的疼痛治疗中起着重要作用。护士应评估家属对疼痛治疗的知识和态度，以充分调动其在疼痛控制中的积极作用，共同促进疼痛管理目标的实现。

第三节　癌痛治疗

一、治疗原则

癌痛的治疗原则主要是采用个体化综合治疗，根据患者的病情和身体状况，应用恰当有效的止痛治疗手段，及早、持续、有效地消除疼痛，预防和控制止痛治疗过程的不良反应。同时，降低疼痛和有关治疗带来的心理负担，最大限度提高患者的生活质量。

二、治疗方法

癌痛治疗方法包括病因治疗、药物治疗和非药物治疗。

（一）病因治疗

病因治疗即针对癌痛的病因进行治疗，包括手术、放疗、化疗、分子靶向治疗、免疫治疗及中医药治疗等。通过缩小或消除肿瘤来减轻或消除疼痛。

1. 手术治疗

手术治疗是早期肿瘤患者的首选治疗方法。手术可较大程度地根除肿瘤,晚期肿瘤也可通过姑息手术和辅助放/化疗,不同程度地缩小肿瘤及其侵犯的范围。因此,手术治疗有助于控制伤害性刺激的范围及强度,从而减轻患者的疼痛。

2. 放疗

放射治疗的主要目的是缩小肿瘤的体积,减轻肿瘤膨胀引起的压迫,或侵犯神经组织产生的疼痛。放疗对肿瘤骨转移引起的疼痛疗效较好,对出现神经受压导致的疼痛疗效次之,对软组织引起的疼痛疗效较差。

3. 化疗

化疗是肿瘤治疗的重要方法之一。临床常用于肿瘤手术后或非手术肿瘤扩散病例。化疗通过控制肿瘤细胞的转移范围、缩小肿瘤体积来达到减轻和消除疼痛的目的。

(二) 药物治疗

1. 基本原则

依据世界卫生组织发布的《癌痛三阶梯止痛治疗指南》,总结癌痛药物止痛治疗的五项基本原则如下:

(1) 口服给药。口服是癌痛药物治疗最常用的给药途径;此外,根据患者的具体情况可选择其他给药方式,如静脉、皮下、直肠和经皮给药等。

(2) 按阶梯用药。按阶梯用药指应当根据患者疼痛程度,有针对性地选用不同性质、作用强度的镇痛药物。①轻度疼痛,可选用非甾体抗炎药物;②中度疼痛,可选用弱阿片类药物或低剂量的强阿片类药物,并可联合应用非甾体抗炎药物及辅助镇痛药物(镇静剂、抗惊厥类药物和抗抑郁类药物等);③重度疼痛,首选强阿片类药,并可合用非甾体抗炎药物及辅助镇痛药物(镇静剂、抗惊厥类药物和抗抑郁类药物等)。

(3) 按时用药。按时用药指按规定时间间隔规律性给予止痛药。按时给药有助于维持稳定、有效的血药浓度。目前,缓释药物的使用日益广泛,建议使用以速释阿片类药物进行剂量滴定,以缓释阿片药物作为基础用药的止痛方法。出现爆发痛时,可予速释阿片类药物对症处理。

(4) 个体化给药。个体化给药指按照患者病情和癌痛缓解药物剂量,制订个体化用药方案。由于患者个体差异明显,在使用阿片类药物时,并无标准的用药剂量。应当根据患者的病情,使用足够剂量的药物,尽可能使疼痛得到缓解。同时,还应鉴别是否有神经病理性疼痛的性质,考虑联合用药的可能。

(5) 注意具体细节。对使用止痛药的患者要加强监护,密切观察其疼痛缓解程度和机体反应情况。注意药物联合应用时的相互作用,及时采取必要措施尽可能地减少药物的不良反应,以提高患者的生活质量。

2. 药物选择与使用方法

根据患者癌痛的性质、程度、正在接受的治疗和伴随疾病等情况,合理地选择止痛药物和辅助镇痛药物。个体化调整用药剂量、给药频率,积极防治不良反应,以期获得最佳止痛效果,尽量减少不良反应。

(1) 非甾体抗炎药和对乙酰氨基酚。不同非甾体抗炎药有相似的作用机制,具有止痛和抗炎作用，常用于缓解轻度疼痛，或与阿片类药物联合用于缓解中、重度疼痛。

非甾体抗炎药常见不良反应包括消化性溃疡、消化道出血、血小板功能障碍、肾功能损伤、肝功能损伤及心脏毒性等。这些不良反应的发生，与用药剂量和持续使用时间相关。使用非甾体抗炎药，用药剂量达到一定水平以上时，再增加用药剂量并不能增强其止痛效果，但药物毒性反应反而会明显增加。因此，如果需要长期使用非甾体抗炎药和对乙酰氨基酚，或日用剂量已达到限制性用量，应考虑更换为单用阿片类止痛药。若为联合用药，则只增加阿片类止痛药用药剂量，不得增加非甾体抗炎药和对乙酰氨基酚剂量。

（2）阿片类药物是中、重度癌痛治疗的首选药物。对于慢性癌痛治疗，推荐选择阿片受体激动剂类药物。长期使用阿片类止痛药者，首选口服给药方式，有其他明确指征时可选用透皮吸收方式给药，也可皮下注射用药，必要时可自控镇痛给药。

阿片类药物的常见不良反应包括便秘、恶心、呕吐、嗜睡、瘙痒、头晕、尿潴留、谵妄、认知障碍及呼吸抑制等。除了便秘，这些不良反应大多是暂时性的或可以耐受的。恶心、呕吐、嗜睡和头晕等不良反应，大多出现在未曾使用过阿片类药物的患者用药的最初几天。便秘症状通常会持续发生于阿片类药物止痛治疗全过程，多数患者需要使用缓泻剂来防治便秘。如果出现过度镇静、精神异常等不良反应，应当注意其他因素的影响，包括肝肾功能不全、高血钙症、代谢异常及合用精神类药物等。

（3）辅助镇痛用药是指能够辅助性增强阿片类药物的止痛效果，或直接产生一定的镇痛作用，包括抗惊厥类药物、抗抑郁类药物、皮质激素、N－甲基－D－天冬氨酸受体拮抗剂和局部麻醉药等。辅助镇痛药常用于辅助治疗神经病理性疼痛、骨痛和内脏痛。辅助用药的种类选择和剂量调整，也需要个体化对待。常用于神经病理性疼痛的辅助镇痛如下：

A. 抗惊厥类药物。用于神经损伤所致的撕裂痛、放电样疼痛及烧灼痛。

B. 三环类抗抑郁药。用于中枢性或外周神经损伤所致的麻木样痛、灼痛，该类药物也可以改善心情、改善睡眠。

（三）非药物治疗

在癌痛治疗中，适当地应用非药物疗法，能增加止痛治疗的效果。

1. 热敷和冷敷

热敷主要通过增进血液流动、松弛肌肉和减轻关节僵硬，起到局部镇痛和放松精神的作用。可用布包裹温度在（55±5）℃的热水袋并置于疼痛处，热敷 30 min 左右。注意避免烫伤，放射治疗区域、血栓部位禁止热敷。

冷敷能减慢疼痛区域的神经冲动，从而中断了神经之间的疼痛痉挛反应，减轻疼痛。此外，冷敷还可使血管收缩、肌肉和局部组织温度降低，从而产生止痛的作用。可用毛巾包裹冰袋置于疼痛部位进行冷敷，每次 20 min 左右。注意防冻伤，放疗区域、血栓部位避免冷敷。

2. 灸法治疗

灸法止痛主要通过刺激相应穴位，起到疏通经络、调节气血的作用，有效激活体内痛调制系统，调节人体神经、内分泌和递质的释放，促进人体内源性阿片类物质的产生和释放，从而达到镇痛作用。灸法疗法安全性强、无止痛药的成瘾性及毒副作用，在临床癌痛治疗中发挥着重要作用。

3. 音乐疗法

音乐疗法是一种能够增进身心健康的临床治疗方法。它以音乐为治疗工具，通过让患者倾听音乐来缓解焦虑、紧张等不良情绪，提高患者对疼痛的耐受力，从而降低疼痛的强度。音乐疗法也可以结合其他方法（如作业疗法、心理疗法或物理疗法等）。

第四节　癌痛常规护理

一、生活起居

（1）指导患者起居室保持环境安静，室内光线柔和，色调淡雅。

（2）可适当活动，脑、骨转移者使用镇痛药后注意安全，活动时宜有人在旁陪伴，必要时以卧床休息为宜。

（3）疼痛发作时以卧床休息为宜，取舒适体位，避免体位突然改变。

二、疼痛观察

根据疼痛评估原则，使用合适的疼痛评估工具评估患者疼痛情况。评估过程中，重视患者主诉，指导患者主动告知疼痛情况，以便准确评估疼痛情况。

三、给药护理

（1）遵医嘱给药途径首选口服给药，若患者有吞咽困难或不能耐受口服药物不良反应的情况，可选择其他给药途径，如皮下、静脉、直肠给药等。若患者出现爆发疼痛或疼痛危象，立即遵医嘱予皮下注射或静脉给药，以快速缓解患者疼痛。给药后严密观察止痛效果及不良反应。

（2）指导患者遵医嘱，根据药物性质按时按量服用镇痛药，以维持有效的血药浓度，不可私自停服、减少或增加药量。

（3）透皮贴剂的使用。透皮贴剂常用于疼痛相对稳定的慢性癌痛患者维持用药，药物经皮肤持续释放，一次用药维持作用时间达 72 h。初次用药后 4～6 h 起效，12～24 h 达稳定血药浓度。护理中应注意：

A. 部位选择。选择躯体平坦、干燥、体毛少、易于粘贴、不易松脱的部位，如前胸、后背、上臂和大腿内侧。

B. 粘贴步骤。粘贴前用清水清洁皮肤，不使用肥皂或酒精擦拭；待皮肤干燥后打开密封袋，取出贴剂，先撕下保护膜，不要接触粘贴层，将贴剂平整地贴于皮肤上；用手掌按压 30 s，保证边缘紧贴皮肤。

C. 每 72 h 更换贴剂，更换时应重新选择部位。

D. 贴剂局部不可直接接触热源，持续高热患者可考虑缩短贴剂更换间隔。

E. 芬太尼透皮贴剂禁止剪切使用。

F. 用后的贴剂须将粘贴面对折放回药袋处理。

G. 注意观察药物不良反应并记录。

（4）镇痛药物不良反应的预防、观察及护理。

A. 长期大剂量服用非甾体抗炎药的患者，告知若有胃肠道不适或症状加重时应及时通知医护人员。密切观察有无出血征象、有无黑便或柏油样便、进行性乏力、黑蒙等。监测肝肾功能，指导患者严格按照医嘱剂量使用药物，不可自行加量。

B. 便秘护理。①指导患者在服用阿片类镇痛药期间按时服用缓泻剂预防便秘。②全面评估引起便秘的原因。判断其他可能引起或加重便秘的因素，包括饮食缺乏纤维素、发热、脱水、脊髓压迫、电解质紊乱、直肠或肛门神经肌肉功能障碍，以及抗酸药、铁剂等药物使用等。③连续评估患者的排便情况。一旦发生便秘，能够及早发现，正确处理。口服缓泻剂通常在睡前服用，用量以保证患者每 1 ～ 2 天排出成形软便为准。④严重便秘可能出现粪便嵌塞，甚至继发肠梗阻。护士应能够全面评估、准确判断和正确处理，出现粪便嵌塞或肠梗阻时禁止使用刺激性泻剂。⑤鼓励患者进食粗纤维食物、多饮水、养成规律排便的习惯及适量活动等。⑥为卧床患者提供隐秘的排便环境和合适的便器。⑦协助或指导患者饭后 2 h 行腹部顺时针按摩，以促进肠道蠕动，促进大便的排出。

C. 恶心呕吐多见于初次使用阿片类药物的患者，通常用药 4 ～ 7 天可自行缓解。护理应注意：①对初次用药的患者应做好解释，指导患者按时服用预防用药。②全面评估引起患者发生恶心呕吐的其他因素，包括是否存在化疗相关的延迟性恶心呕吐，是否正在口服抗肿瘤药物，有无脱水、电解质紊乱、脑转移、肠梗阻等问题。若有明确病因应及早发现，配合医生积极预防、纠正或治疗。③必要时遵医嘱使用止吐药治疗，可遵医嘱予甲氧氯普胺注射液穴位注射。④穴位按摩，选内关穴、合谷穴、足三里穴，每天按摩 1 ～ 2 次，每次每穴按摩 30 下。

D. 过度镇静与呼吸抑制护理。①密切监测患者的镇静程度，连续评估并记录。若镇静程度严重，及时通知医生调整阿片类药物剂量，并协助医生查找其他原因，包括是否同时使用其他镇静药物、有无中枢神经系统病变、高钙血症、脱水、感染、缺氧等。②患者有阿片类药物用药史，一旦出现躯体对刺激没有反应、呼吸次数小于 8 次/分、双侧瞳孔针尖样改变等，多为阿片类药物过量引起的呼吸抑制。护士应做出准确判断并立即报告医生，遵医嘱使用纳洛酮解救，查看患者身上有无外贴芬太尼贴剂等外用镇痛药，若有，立即撕除。

E. 服用阿片类药物期间，若患者出现尿潴留、肌阵挛、皮肤瘙痒等药物不良反应，及时给予护理指导，遵医嘱正确处理。

四、疼痛教育

（1）根据患者的语言习惯、文化程度及理解能力，选择合适的教育形式，确保所传递的信息能够被充分理解和接受。

（2）根据患者在疼痛治疗中的态度、行为及掌握的知识，评估其具体问题和需求，制订个体化的疼痛教育计划。

（3）为患者提供疼痛治疗不同阶段相应的信息支持。

（4）指导患者准确使用疼痛评估工具，并鼓励患者主动向医护人员如实描述疼痛的情况。

（5）告知患者药物治疗可以有效控制疼痛，鼓励主动表达疼痛感受。解释阿片类药物的特性，消除患者对用药成瘾的顾虑，提高其治疗依从性。

（6）告知患者多数癌痛可以通过药物治疗有效控制，应当在医师指导下进行止痛治疗。按要求规律服药，不宜自行调整止痛方案和药物（种类、用法和剂量等）。口服缓释药物整片吞服，不能掰开、碾碎服用。非甾体抗炎药物应在饭后服用；正确掌握透皮贴剂的使用方法。

（7）告知吗啡及其同类药物是癌痛治疗的常用药物，在癌痛治疗时应用吗啡类药物引起成瘾的现象极为罕见。

（8）指导正确保存药物，保证安全。

（9）疼痛治疗时，患者要密切观察、记录疗效和药物的不良反应，及时与医务人员沟通交流，调整治疗目标及治疗措施。

（10）指导患者定期复诊或遵嘱随访。

（11）及时评价患者及家属对宣教内容的掌握及依从情况，并根据效果制订进一步的宣教计划。

五、出院后疼痛随访

癌痛患者住院期间由于受到持续的、规范的癌痛护理管理，癌痛控制效果通常较好。然而，癌痛患者出院后回归到家庭中，由于缺乏医务人员的监督、患者自我管理认识淡薄、治疗服药依从性低，其癌痛控制效果往往不佳。此外，许多癌痛患者往往面临疾病及疼痛认知不足、担心药物成瘾性、缺乏药物不良反应的应对技能等问题。因此，跟踪随访及专业性指导对于确保癌痛控制效果至关重要。

（一）随访人员的选择

癌痛随访工作应由临床工作 5 年以上、具备良好沟通能力及责任心强的疼痛专科护士承担，并通过专业培训，同时在随访过程中做到热情、礼貌、耐心。

（二）随访对象

住院期间伴有不同程度癌痛的患者，接受阿片类药物治疗的癌痛患者，接受疼痛微创治疗的患者。

（三）随访时间

癌痛患者出院后 1 周内随访 1 次，之后根据患者病情和疼痛情况进行随访。对于数字评定量表评分在 3 分以上者，每周随访 1 次；对数字评定量表评分在 3 分以下、无明显不良反应者，应每个月随访 1 次直至患者疼痛缓解、再次入院或者死亡。随访时间一般避开患者午休和进餐时间。

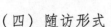

（四）随访形式

目前癌痛的随访形式主要包括微信、电话、QQ及上门随访等，其中微信随访可通过组建病友微信群，向患者发送有趣的癌痛护理动画视频、图片等，生动讲解癌痛相关知识，让患者更直观、轻松地了解癌痛，从而提高患者治疗的依从性和积极性。

（五）建立随访档案

责任护士在患者出院前根据患者的疼痛情况建立随访登记本，记录患者基本信息（包括姓名、年龄、住院号、诊断、电话、疼痛部位、疼痛性质、用药情况、出院日期、随访日期等），并告知患者疼痛护士第一次随访的日期，使其配合护士随访。

（六）随访内容

（1）癌痛控制情况。包括目前的疼痛评分，24 h之内最痛、最轻及平均分，24 h之内出现爆发痛的次数及解救措施，以及癌痛部位、性质、持续时间、伴随症状等。

（2）止痛药服用情况。药物名称、剂量、频次、用法等。

（3）药物不良反应。便秘、恶心、呕吐、头晕、皮肤瘙痒、尿潴留、呼吸抑制等。

（4）生活质量及治疗效果。

（5）心理状况。癌症是一种身心疾病，患者长期受病痛的折磨，往往会存在焦虑、抑郁等负性情绪。因此，在随访过程中，要注意评估患者的心理状态，分析产生情绪障碍的原因，给予相应的心理指导。

（6）认知情况。在随访过程中了解患者对疾病与镇痛治疗的认知情况，尤其注意是否存在止痛治疗的误区，避免认知错误导致服药依从性差而影响治疗效果。

（七）随访终止条件

（1）患者死亡。

（2）患者及家属拒绝随访。

（3）连续3次随访患者无痛。

（4）患者再次入院建立第2次随访信息。

（八）随访过程中注意事项

（1）随访时首先表明随访者身份及随访目的。

（2）确保信息安全及患者隐私，不得随意外泄患者的疾病相关资料。

（3）应耐心解答患者及家属的有关咨询，凡遇到专业性较强的问题不能准确回答时，要礼貌告诉对方向相关科室或专家咨询。

（4）当患者有无理言行时应尽量容忍，耐心说服，晓之以理，动之以情，不以恶言相待，更不允许与患者发生争执。

第五节　癌痛患者居家护理

一、居家环境

保持居室安静、空气新鲜，室内光线柔和，色调淡雅。确保患者舒适、安全。

二、饮食护理

指导患者进食以清淡易消化、高热量、高蛋白、高维生素为主，少食多餐。适当增加新鲜蔬菜、水果等富含膳食纤维素的食物，以保持大便通畅。

三、活动

（1）根据体力情况进行适当的室内有氧活动，如散步、打太极拳。

（2）疼痛发作时，以卧床休息为宜，勿骤然翻身侧转。

（3）服用止痛药后，骨转移、脑转移者，下床活动宜有人在旁陪伴，以防跌倒等突发事件发生。

四、居家止痛药服用指导

（1）患者应在医护人员指导下按要求规律服药，不宜自行调整止痛方案和药物（种类、用法和剂量等）。

（2）口服缓释药物整片吞服，不能掰开、碾碎服用。

（3）非甾体抗炎药应在饭后服用。

（4）遵医嘱正确使用透皮贴剂，贴于躯体平坦、毛发少的部位，每 72 h 更换 1 次，局部不可热敷，若有发热及时联系主管医生，考虑是否需要撕除贴剂。

五、止痛药物常见不良反应居家护理

（1）便秘。多饮水，多吃蔬菜和水果，预防性使用缓泻剂。适当运动，保持每天排便习惯，晨起空腹或饭后 1 h 顺时针按摩腹部，以促进肠蠕动。

（2）恶心呕吐。遵医嘱使用止吐药物，保持室内空气新鲜，避免不良气味刺激。清淡饮食，少食多餐。按摩合谷穴、内关穴，听音乐等放松精神、分散注意力。

（3）皮肤瘙痒。穿宽松棉质衣物，勿抓挠以防皮肤损伤。局部瘙痒者可适当使用润肤剂，严重者可遵医嘱使用止痒药物。

（4）尿潴留。可采取热毛巾敷下腹部、听流水声等措施，若仍未能排出，应及时至当地医院就诊。

（5）若出现嗜睡或过度镇静等表现，及时就医。

（6）服用非甾体抗炎药，若有胃肠道不适或症状加重，及时通知医护人员。密切

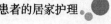

观察有无出血征象、有无黑便或柏油样便、进行性乏力等，若有异常及时就诊。

六、居家自我监测

（1）每天记录疼痛性质、部位、程度，服药后止痛效果、不良反应等，并详细记录，以便医护人员随访或门诊复诊时医护人员查阅。

（2）若疼痛控制不良，疼痛评分为 3 分以上，主动联系主管医生，在医生的指导下适当更改药物止痛剂量或种类，必要时至门诊复诊。

（3）若疼痛评分为 7 分以上，立即联系主管医生并至当地急诊进行止痛处理。

参考文献

［1］北京护理学会肿瘤专业委员会，北京市疼痛治疗质量控制和改进中心. 北京市癌症疼痛护理专家共识［J］. 中国疼痛医学杂志，2018，24（9）：641-648.

［2］鲍关爱，杜伟斌，冯双双. 针灸治疗癌痛研究进程［J］. 中医学报，2015，30（12）：1714-717.

［3］樊碧发，刘延青. 疼痛科医生手册［M］. 北京：人民卫生出版社，2016.

［4］国家医生健康委合理用药专家委员会，中国药师协会. 癌痛合理用药指南［M］. 北京：人民卫生出版社，2020.

［5］陆宇晗，陈钒. 肿瘤姑息护理实践指导［M］. 北京：北京大学医学出版社，2017.

［6］钱自亮. 癌症疼痛的临床治疗［M］. 北京：人民卫生出版社，2019.

［7］饶锟. 规范化疼痛护理在食管癌患者中的应用及对疼痛状态和心理应激的影响［J］. 检验医学与临床，2020，17（2）：229-231.

［8］童莺歌，田素明. 疼痛护理学［M］. 杭州：浙江大学出版社，2017.

［9］王惠. 以思维导图为基础的护理模式对带状疱疹患者疼痛状况的影响［J］. 当代护士（学术版），2020，27（1）：90-92.

［10］万丽，赵晴，陈军，等. 疼痛评估量表应用的中国专家共识（2020版）［J］. 中华疼痛学杂志，2020，16（3）：1177-1187.

［11］徐波，陆箴琦. 癌症疼痛护理指导［M］. 北京：人民卫生出版社，2017.

［12］周阳. 疼痛评估实用手册［M］. 北京：化学工业出版社，2020.

［13］中华人民共和国国家卫生健康委员会. 癌症疼痛诊疗规范［R］. 临床肿瘤学杂志，2018，23（10）：937-944.

（周丽群）

第十章 肿瘤患者的心理护理

第一节 肿瘤患者常见阶段性心理问题及护理

一、概述

癌症是一种身心疾病，科学研究表明，心理因素在癌症疾病的发生、发展及转归过程中起重要作用，关乎癌症患者的生存质量。随着医疗技术的不断进步，心理护理也随之不断发展。

长期以来，癌症的高死亡率导致患者出现严重的负性心理变化，如焦虑、恐惧、抑郁、愤怒、绝望等。但任何的心理变化都归因于患者对死亡的恐惧。若患者反应适度，如渴望通过积极地治疗延长生命，恐惧可转变为治疗的动力；若反应过度则需要医护人员密切关注并予以干预。心理因素会导致疾病的产生，而疾病又会反作用于心理，患者的负性心理因素和消极情绪会加重病情的恶化速度和程度。因此，在治疗癌症患者身体症状的同时，医护人员也应重视患者的心理变化，针对不同的心理阶段给予患者适宜的护理干预，对促进癌症患者的康复，提高其生活质量，具有十分重要的意义。

二、肿瘤患者常见的阶段性心理特征及护理

癌症患者的心理反应因其文化背景、心理素质、病情性质及对疾病的认知程度的不同而产生差异。当患者得知自己患癌后，通常会经历 5 个阶段。

（一）否认期

1. 心理特征

患者得知自己的诊断结果后，会极力否认自己患病的事实，心里十分恐惧，表现出震惊和猜疑、坐立不安、四处求医及寻求咨询等保护性心理反应。有些患者会怀疑是医生或检查上的诊断错误，会找不同的医院、不同的医生进行问诊；有些患者还会假冒患者家属找医务人员咨询，以期得到不同方面的信息；同时他们会迫切求医，想寻求最好的药、最先进的方法治疗疾病。事实上，患者的否认态度不能一概评价为负性心理状态，否认反应是患者确诊后的一种心理防御反应，是为了暂时逃避残酷的现实给自己带来的强烈压迫感，是个体对待令人震惊的坏消息时的心理缓冲阶段。

2. 护理

护理人员不要急于让患者接受现实，应以通俗易懂的语言，向患者及家属讲解有关癌症方面的相关知识及各种治疗方案，让患者了解如何正确应对疾病。待患者逐渐接受自己的情况后，护理人员应积极与患者进行沟通，给予患者足够的空间和时间，让患者充分表达自己的感受和想法，平息心理上的强烈冲突。

（二）愤怒期

1. 心理特征

在极力否认却无法改变结果的情况下，患者会表现出生气、愤怒、怨恨。对周围的人和事物都怀有愤怒和不甘的情绪，感觉自己被生活遗弃，此时患者常常会迁怒于亲人、医护人员，甚至与其发生争吵。当看到别人高兴或电视中的欢快场景也会感到生气。这种情绪会使患者很难照顾，也消耗患者战胜疾病与正常生活的精力。

2. 护理

首先要与患者建立相互信任的关系，主动向患者表达安慰和关心。护理人员和家属要有宽容之心，允许患者发泄情绪，不要与其发生争吵。还可以为患者提供一些实际的帮助，如陪伴在患者身边，轻轻握住患者的手或者保持适当的身体接触，使患者有一定的安全感，让他们感受到有人与他们一起面对疾病。不要在患者面前手忙脚乱，表情紧张，更不要在患者面前窃窃私语，应该态度温和、行为得体，使患者感受到积极的情绪。

（三）协商期

1. 心理特征

愤怒期过后，患者逐渐接受患病的事实，有的患者会幻想可以出现奇迹，此期患者已承认患病事实，但对生存还抱有希望，努力配合治疗并且希望有可以治愈疾病的方法，能尽量延长生命。

2. 护理

首先帮助患者消除恐慌，护理人员应多与患者交流，讲解疾病的相关知识与治疗手段，提高患者的心理承受与应对能力，告诉患者医护人员会尽一切努力去帮助他们，但交谈过程中应注意谨慎、适度，不可说出没有依据的话语，绝不可助长患者不切实际的想法。

（四）沮丧期

1. 心理特征

随着病情的发展，身体逐渐变得虚弱，患者忍受着身体和心理的双重痛苦，此时愤怒的情绪已经被沮丧、失落所代替，生活自理能力下降，不能和之前一样正常工作、学习和社交。大多数患者在此期会表现为沉默、悲伤、抑郁和绝望，对周围事物淡漠、语言减少、反应迟钝、睡眠差、记忆力下降等。此时的患者会绝望，对治疗失去信心，不听医护人员、家人或朋友的劝说。

2. 护理

患者此期心理压力最大，护理人员应给予患者更多的抚慰，同情和理解患者的痛苦，允许患者发泄情绪，让患者家属陪伴在身边，更多地给予心理上的支持。护理人员同时还要勤巡视病房，多询问并尽量满足其合理要求，防止其情绪反复而消极轻生。

（五）接受期

1. 心理特征

此期患者已接受患病的现实，情绪稳定，表现为平静、坦然。此期患者不会心灰意冷，也不再抱怨命运，仍然能向周围人表达以往的感受，会配合治疗，对死亡已不恐惧，处于消极被动的应付状态，不再考虑自己对家庭与社会的义务，专注于自己的症状。

2. 护理

护士与家属应多陪伴患者，尽可能地减轻患者痛苦，满足患者的各种需求，多向患者提供充满希望的信息，与患者共同制订生存计划。

三、肿瘤患者治疗阶段性常见心理问题及护理

（一）治疗前常见心理问题及护理

（1）在疾病治疗前，患者刚刚接受疾病事实，还未学会如何控制自身情绪，常常被负性情绪所控制。此时患者处于比较矛盾的状态，既希望尽快接受治疗，又害怕治疗带来的副作用或者治疗效果不佳。

（2）护理。此时的患者极其需要家属和医护人员的关心和重视。家属需要陪同患者就医，医护人员要展示出良好的专业素质，增加患者的信赖感，给患者讲解疾病的相关知识，讲述相关疾病康复的案例，加强患者战胜疾病的信心。

（二）治疗中常见心理问题及护理

（1）患者在接受治疗过程中，需要承受疾病本身的痛苦及治疗带来的副作用，患者此时的心理问题多表现为恐惧、焦虑、沮丧等，由于身体虚弱及心理的敏感性和脆弱性，患者还会产生强烈的依赖心理。

（2）护理。首先医护人员需要为患者详细讲解治疗方法的相关知识，减少患者的恐惧和担忧。治疗过程中患者会面对放化疗等带来的脱发及手术使患者身体部分缺失等挑战，医护人员需要告诉患者会出现的相关问题，让患者提前做好心理准备与物品准备，如假发等。告诉患者治疗带来的好处，加强患者对治疗的信心。对患者的依赖心理，医护人员应在合理要求范围内尽量满足其需求，家属应该常常陪同，给予患者足够的安全感。

（三）治疗后康复阶段常见心理问题及护理

（1）肿瘤患者的治疗周期较长，康复阶段仍需要一些定期治疗和护理，此时患者感到既欣慰又担忧，欣慰的是疾病有所好转，担忧的则是疾病的复发，且可能依赖心理过重而不愿出院。

（2）护理。医护人员须详细告知患者康复期需要做的治疗和检查，告知其居家注意事项，保持心情愉悦，同时告知患者和家属若有不适须及时就医。患者在康复阶段也要保持一定的社交，保持与外界的联系，可在一定程度上转移患者对自身疾病的过度重视。

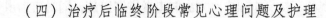

（四）治疗后临终阶段常见心理问题及护理

（1）此阶段患者病情继续恶化，相关治疗手段已经对患者没有显著效果，一些患者在经历治疗后，基本接受这一事实，但也有一部分患者害怕死亡的到来，对死亡充满恐惧。

（2）护理。对已经接受死亡的患者，护理人员应帮助患者及时缓解临终阶段的不适症状，减轻患者的痛苦，家属此时应该守护在患者身边，使患者安心。对未能接受这一预后的患者，应在适当时机对患者进行生死教育，让患者减少对死亡的恐惧，护理人员要常常安慰患者，家属也应多陪伴患者。

四、肿瘤患者常见阶段性心理问题及护理

（一）恐惧

（1）恐惧是恶性肿瘤患者普遍存在的心理反应。常见的恐惧有对疾病未知的恐惧、对孤独的恐惧、对疼痛的恐惧、对与亲人分离的恐惧等。恐惧常唤起患者对过去和未来对比的联想和回忆，因而产生消极的情绪。

（2）护理。应多与患者进行交谈，了解目前让患者感到恐惧的问题，并对每个问题给予耐心的回复，纠正患者感知错误，或通过让其他病友讲述自己成功度过此期的经历，增加患者的安全感及对医护人员的信任感。对于性格易激惹的患者，必要时给予吸氧、镇静等处理措施。

（二）焦虑

（1）焦虑是恐惧的自然反应，是患者在疾病过程中的一种体验。恐惧得不到及时有效地解除，就会发展为无法克制的焦虑，表现为出汗、心悸、失眠、头痛、眩晕等。患者往往易激动，缺乏耐心，爱发脾气，自责或谴责他人。焦虑的程度与个人的心理素质、受教育程度、生活体验及应对能力相关。

（2）护理。为患者提供安全舒适的环境，尽量减少环境给患者带来的刺激。例如，病房布置要力求温馨，光线柔和，通过视觉给患者的心理活动创造良好条件；护士的态度要温和和体贴，及时解答患者提出的问题，消除患者因知识缺乏而带来的焦虑；分散患者的注意力和调节心境，如唱歌、听音乐、看电视、看书、与家人及朋友交谈等。

（三）情绪暴躁

（1）癌症的确诊对患者来说是很大的打击，患者在治疗过程中，身心受到疾病的折磨，往往情绪低落、自我控制能力下降，容易被激怒。患者十分需要家属的支持、安慰和陪伴，更希望得到医护人员的鼓励和帮助，以消除暴躁的情绪，减轻身心上的痛苦。

（2）护理。为减少住院患者的不良心理反应，医护人员应当帮助患者尽快熟悉医院的周边环境，鼓励患者采用适当的防御机制来面对所遇到的环境挑战，更要向患者提供所需要的信息与情绪支持，消除误解与错误观念，并帮助患者对未知疾病的治疗和检查建立心理准备。由于肿瘤治疗手段很多，对接受药物治疗的患者，医护人员应向他们讲解药物的功效、不良反应和如何应对这些不良反应。手术和放疗、化疗等治疗前，应

向患者讲解治疗计划，将可能出现的不良反应和应对方法向患者讲解清楚，同时帮助患者树立治愈疾病的信心，积极配合治疗。对于患者因知识缺乏而出现的不遵医嘱行为，医护人员应加强患者疾病相关知识的宣教工作。当出现严重并发症时，患者会表现出急躁及信心缺乏，此时，护士应及时给予患者情感方面的支持。

（四）抑郁

（1）癌症患者是抑郁的高发人群。可有以下具体表现：情绪低落、心境悲观、自我评价降低、自身感觉不良，对日常生活的兴趣降低及消极厌世。抑郁可导致患者食欲降低、睡眠发生障碍，抑郁反应的强度与个人的心理素质和对外界事物反应的敏感性有关。对外界反应不敏感的个体比较容易发生抑郁。焦虑、恐惧得不到及时有效地解除，持续时间过长，也会造成抑郁。家庭负担重、缺乏家人的关怀和良好的人际交往关系，负性情绪得不到及时的宣泄亦会加重抑郁程度。

（2）护理。加强与患者的交流沟通，找出患者抑郁的原因。与患者交流过程中要注意言行举止，患者往往会通过医护人员的言行来猜测自身疾病的情况。与患者交流时应采取适宜的方式使患者发泄其负性情绪，让他们把忧虑、悲观表达出来，减轻心理不适；协助病友间建立良好的交往，尤其是同病种患者的以身示教，是使患者树立起战胜病魔信心的重要途径。同时，也要做好家属的知识宣教，让患者感受到家庭的理解和支持。对有自杀倾向的患者要加强防范措施，以防发生意外，必要时应用药物治疗。

（五）角色紊乱

（1）角色是指一个人在社会结构或社会制度中的特定位置，它具有特定的权利和义务。角色不是固定不变的，而是经常发生转换的，而在转换的过程中容易发生角色紊乱。一个人如果患了病，就迫使他由一个常规的社会角色转为患者角色，他需要停止平时担任的工作，且无法再履行照顾家庭的角色，反而需要亲人照顾自己。多数患者一时无法接受这样的角色转变。对事业的责任感和对家庭的眷恋，还有对所患疾病的担心和焦虑，使患者产生恐惧。

（2）护理。护士应在患者角色转换过程中发挥积极作用，认真倾听患者内心真实想法，帮助患者接受现实的健康状况。鼓励患者正确认识自己的力量与能力，耐心探讨生活方式改变的应对方法。积极获取家庭支持系统的帮助，使患者更快适应角色要求，并积极配合治疗。

（六）退化与依赖

（1）如果患者将自己完全沉浸于患者这一角色之中，患者在行为能力上会产生退化。即使是力所能及的事情也会寻求他人的帮助，如无法很快适应医院环境，需要家属随时陪护。而家属也会尽心尽力地帮助患者完成所有事情，以表示对患者的关心。长此以往，就会形成一个依赖循环，助长患者的依赖心理。依赖是一种消极情绪，会导致患者缺乏抵御疾病的信心和能力，不利于疾病的康复。有些患者还会出现"返童"现象，像孩子一样寻求家人的保护，希望家人给予更多的照顾。患者在医院处于一种被动接受治疗的状态，一些患者很难适应这种被动状态，他们一方面接受自己所受到的关心和照顾；另一方面又希望医生能允许自己尽可能多地去参与自己的医疗决策。如果医生不能

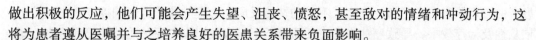

做出积极的反应，他们可能会产生失望、沮丧、愤怒，甚至敌对的情绪和冲动行为，这将为患者遵从医嘱并与之培养良好的医患关系带来负面影响。

（2）护理。让患者做一些力所能及的事情，如刷牙、洗脸、穿衣等。护士及家属应适时积极鼓励患者自理，帮助患者在实践中恢复信心、找到自尊和自信。有条件的情况下，组织病友交流会，通过患者之间的交流促进患者正确认识疾病，让患者意识到即使生病了，但还是要热爱生活，积极锻炼身体，在力所能及的情况下参加一些社交活动，以淡化患者角色意识。对出现"返童"现象的患者，护士应主动了解并满足患者的需要，而应请家属夜间陪护，使患者得到慰藉。

第二节　肿瘤患者常见心理问题评估

一、概述

随着生物医学模式向生物—心理—社会医学模式转变，心理因素与疾病的关系得到越来越多的关注。肿瘤作为一类病因复杂的疾病，不仅需要承受身体方面及治疗过程中各种不良反应的折磨，还面临着精神方面的沉重打击，心理因素在其发生、发展和转归中发挥着重要作用。不良情绪可抑制自身免疫系统功能，降低机体抗癌能力，这也是造成病情恶化的重要原因，甚至可能加速患者死亡。因此，对患者的心理进行及时的评估和干预十分重要。

二、心理评估的内容

（一）患者的自我认知

（1）个体认知的途径主要是通过与他人的比较、他人对自己的态度及对活动成果的分析。

（2）影响自我认知形成的因素包括环境、经济条件、角色、期望、生长发育过程中的正常生理变化、生活经历、自身认识水平、主观经验、重要的人对自己的评价及身体健康状况等。

（3）自我认知紊乱是指个体对自己存在的感知、看法的消极评价或不适应状态，包括对自己的体像（身体心像）、社会角色（社会身份）、生理功能及自尊的消极认知评价。

（4）自我认知评估的内容主要包括体像（身体心像）的自我感受、社会角色的适应状况、生理功能的认知评价、自尊与人格特点等。

（5）评估方法主要包括交谈法、问卷调查法、观察法及评定量表法等。

（二）患者的情绪与情感

患者在生病后，由于社会角色及生存环境的改变，其正常的生活模式被破坏，不少患者的心理状态失去平衡，产生了不良的情绪反应。心理问题严重影响癌症患者治疗的依从性及治疗效果，导致癌症患者生活质量低下。有效识别与评估是减轻癌症患者心理痛苦的关键。常见的不良情绪有恐惧、焦虑、抑郁和愤怒，主要观察情绪的外露表现和测量生理指标的变化。

三、心理评估的原则

（一）灵活性原则

灵活性包含两种含义，一是评估过程要灵活使用多种评估方法，二是评估者需要借助多种心理咨询理论来提出患者各种可能的心理问题。

（二）过程性原则

评估者要明确心理评估是一个过程，从评估的开始到结束，评估者是逐步了解患者的，随着评估的不断深入，评估者不断提出并修正对患者的问题。

（三）共同参与性原则

心理评估是评估者和患者共同参与的过程，心理评估不是单方面的工作，评估的工具、方法和治疗的目标等都需要评估者和患者共同参与完成。

四、心理问题评估的工具

心理评估是肿瘤患者心理干预的重要内容，而相关量表则是其重要的评估工具。量表评定法是测量患者负性情绪水平的重要方法。仅靠医护人员的经验判断来发现患者的心理问题，可能会存在较大的偏差，利用科学的评价工具则更为有效及可信。

（一）心理痛苦筛查工具

心理痛苦既包括沮丧、担心等正常心理感受，也包括焦虑、抑郁、恐惧等负性心理问题。目前筛查最常见的是美国综合癌症网络（National Comprehensive Cancer Network，NCCN）推荐的心理痛苦管理筛查工具，包括两部分：心理痛苦温度计（distress thermometer，DT）和心理痛苦相关因素调查表（problem list，PL）。其中，心理痛苦温度计以 0 ～ 10 分表示心理痛苦程度，0 分为无痛苦，1 ～ 3 分为轻度痛苦，4 ～ 6 分为中度痛苦，7 ～ 9 分为重度痛苦，10 分为极度痛苦。心理痛苦相关因素调查表共包括 36 个可能的影响因素，包含 5 个方面，分别为实际问题、家庭问题、情绪问题、躯体问题及精神宗教信仰问题。心理痛苦的概念范围广，量表整体直观、简洁、通俗易懂，更容易被患者接受。

（二）焦虑相关工具

（1）广泛焦虑量表（Generalized Anxiety Disorder，GAD-7）。该量表为 4 级计分法，0 ～ 4 分为无焦虑，5 ～ 9 分为轻微焦虑，10 ～ 13 分为中度焦虑，14 ～ 21 分为重度焦虑。GAD-7 具有良好的信效度，适宜在临床上推广应用。

（2）医院焦虑抑郁量表（Hospital Anxiety and Depression Scale，HADS）。HADS 由 Zigmond 与 Snaith 所编制，主要用于测量综合医院患者的焦虑和抑郁水平。因其简单易行，已被广泛应用于临床各种疾病患者焦虑抑郁的评估。量表由 14 个条目组成，其中

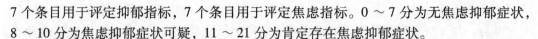

7 个条目用于评定抑郁指标，7 个条目用于评定焦虑指标。0～7 分为无焦虑抑郁症状，8～10 分为焦虑抑郁症状可疑，11～21 分为肯定存在焦虑抑郁症状。

（3）焦虑自评量表（Self-Rating Anxiety Scale，SAS）。该表由 Zung 等所编制，由 20 个条目构成。根据患者最近 1 周的感受，SAS 各条目采用 4 级计分法（1～4 分），各条目总分为 SAS 总粗分，总粗分×1.25 为 SAS 标准分。

（4）贝克焦虑量表（Beck Anxiety Inventory，BAI）。该表主要用于评定受试者被多种焦虑症状烦扰的程度。适用于成年人，能比较准确地反映出患者最近 1 周内（包括当天）主观感受到的焦虑程度。量表含 21 个条目，各条目采用 4 级计分法（0～3 分），0 分为"无"，1 分为"轻度，无多大烦扰"，2 为"中度，感到不适但尚能忍受"，3 分为"重度，只能勉强忍受"。量表总分为各条目得分之和，0～7 分为无焦虑或仅有轻微焦虑，8～15 分为轻度焦虑，16～25 分为中等程度焦虑，26～63 分为重度焦虑。

（三）测量抑郁相关工具

（1）抑郁症筛查量表（Patient Health Questionnaire-9，PHQ-9）。该表是基于《美国精神疾病诊断与统计手册》（*The Diagnostic and Statistical Manual of Mental Disorders-*Ⅳ）制定的一个简单且高效的抑郁自评工具。该量表共含 9 个条目，问卷总分值范围为 0～27 分，各条目的分值 0～3 分。各条目采用 4 级计分法，0～4 分为无抑郁，5～9 分为有抑郁症状，10～14 分为有明显抑郁症状，15～27 分为重度抑郁。

（2）贝克抑郁量表（Beck Depression Inventory Ⅱ，BDI-Ⅱ）。该表是 Beck 等于 1996 年根据 DSM-Ⅳ 抑郁障碍诊断标准对 BDI-Ⅰ 进行修订而形成的患者抑郁自评量表。0～13 分为无抑郁，14～19 分为轻度抑郁，20～28 分为中度抑郁，29～63 分为重度抑郁。

（3）抑郁自评量表（Self Rating Depression Scale，SDS）。该表由 Zung 等人编制，由 20 个条目构成。根据患者最近 1 周的感受，SDS 各条目采用 4 级计分法（1～4 分），各条目总分为 SDS 总粗分，总粗分×1.25 为 SDS 标准分。

（4）流调中心抑郁量表（Centre or Epidemiologic Studies Depression Scale，CES-D）是一种被广泛使用的抑郁症状测查工具。该量表由 20 个条目组成，包括 16 个描述消极情绪的项目和 4 个描述积极情绪的项目，其中第 4、第 8、第 12、第 16 题为反向计分项目，采用 4 级计分法，从 1 分表示"偶尔有"或"无"至 4 分表示"多数时间或持续"。反向题重新计分后，得分越高表示患者抑郁倾向越严重。该量表判定抑郁症状的标准如下：不超过 16 分为无抑郁症状，17～20 分为轻度抑郁症状，21～25 分为中度抑郁症状，超过 25 分为重度抑郁症状。

（四）测量恐惧相关工具

（1）恐惧疾病进展简化量表（Fear of Progression Questionnaire-Short Form，FoP-Q-SF）。该表是评估慢性疾病患者对疾病进展恐惧程度的工具。量表包括社会家庭（6 个条目）和生理健康（6 个条目）共 12 个条目，量表总分为 12～60 分，分数越高表明患者恐惧疾病进展程度越严重。

（2）癌症复发恐惧问卷（Fear of Cancer Recurrence Inventory，FCRI）。这是用于评估癌症患者对疾病复发及其进展的恐惧和焦虑心理的工具。问卷共包括 7 个条目，前 6

个条目采用5级计分法（1～5分），主要用于探查患者的恐惧水平。第7条目得分为1～10分，用于探查癌症复发恐惧对患者生活和社会功能的影响。得分越高提示患者的恐惧程度越严重。

五、心理评估的注意事项

（1）清楚心理评估的重要性，可以明确患者是否处于需要接受护理的心理状态，评估患者的情绪与情感，并根据心理评估的结果制订适合患者的个性化护理方案。因此，临床上不能一味强调对患者的生理评估而忽略心理评估或使其流于形式。

（2）利用人际交往沟通技巧，与患者建立良好的信任关系，护患关系的好坏会直接影响到评估的质量。

（3）以评估患者心理状态为重点，与生理评估同时进行。在做生理评估的同时，注意观察患者的语言和行为以评估其心理状况。

（4）在测量收集资料时，不能只根据患者的主诉来推论患者的心理状况，如评估患者有无焦虑时，护士不能仅依据其"我感到最近容易紧张、着急"等主诉即下结论，而应结合日常护理中或者交谈中能否观察到颤抖、快语、面部表情等与焦虑有关的生理反应行为进行综合判断。

（5）量表的选择。

A. 选用心理量表前，应充分了解量表的功能与条目，判断量表是否符合评价目的，是否能够解决问题。

B. 若同时有几个相同类型的量表，通常选择信效度良好、性能较好且被广泛使用的量表。

C. 了解量表的用法。要清楚是患者自测还是评估者测量，若是患者自测则需要评估患者是否有阅读能力和理解能力，若是评估者测量则要求评估者熟悉了解量表。

参考文献

[1] 蔡韵. 浅谈肿瘤患者的心理特征及护理 [J]. 心理医生，2015，21（7）：178－179.

[2] 陈静，刘均娥，王会颖. 癌症患者心理痛苦筛查工具评价的研究综述 [J]. 中华护理杂志，2011，46（6）：624－626.

[3] 楚盈. 贝克焦虑量表（BAI）[J]. 糖尿病天地，2017（6）：43.

[4] 陈鑫. 肿瘤患者心理康复 [M]. 北京：人民卫生出版社，2019.

[5] 段晓丹. 胃癌术后患者恐惧疾病进展程度的影响因素分析 [J]. 中国医药导报，2021，18（30）：72－75.

[6] 江萍，丁佐鼎，徐庆红，等. 妇科恶性肿瘤患者心理状态评估及其护理干预模式 [J] 解放军护理杂志，2009，26（24）：1－4.

[7] 乐国安. 咨询心理学 [M]. 天津：南开大学出版社，2002.

[8] 李霞，冯福海. 肿瘤患者全程化疗过程的心理问题及对策 [J]. 养生保健指南，2017（21）：220.

［9］李妤. 综合放松训练对乳腺肿瘤手术患者抑郁情绪的影响分析［J］. 医学理论与实践，2017，30（7）：1080－1082.

［10］罗萍，王蓉. 浅谈肿瘤患者的心理特征和心理护理［J］. 养生保健指南，2017（36）：129.

［11］孙建荣，潘守杰. 心理因素对恶性肿瘤患者生活质量影响的跟踪调查［J］. 科技视界，2018（35）：178－179.

［12］孙振晓，刘化学，焦林瑛，等. 医院焦虑抑郁量表的信度及效度研究［J］. 中华临床医师杂志（电子版），2017，11（2）：198－201.

［13］孙沁怡，邱晨红，周华，等. PHQ－9、GAD-7 量表对肿瘤患者抑郁及焦虑的诊断价值［J］. 医学临床研究，2015，32（12）：2397－2399.

［14］孙振晓，刘化学，焦林瑛，等. 医院焦虑抑郁量表的信度及效度研究［J］. 中华临床医师杂志（电子版），2017，11（2）：198－201.

［14］王振，苑成梅，黄佳，等. 贝克抑郁量表第 2 版中文版在抑郁症患者中的信效［J］. 中国心理卫生杂志，2011，25：476.

［16］王丽萍，董俊芳. 恶性肿瘤患者的心理特征及心理护理措施［J］. 中国医药导报，2008，5（36）：166－167.

［17］DEROGATIS L R，MELISARATOS N. The brief symptom inventory：an introductory report［J］. Psychological medicine，1983，13（3）：595－605.

［18］HOLLAND J C，ANDERSEN B，BREITBART W S. Distress management［J］. Journal of the national comprehensive cancer network，2010，8：448－485.

［19］HUMPHRIS G M，WATSON E，SHARPE M，et al. Unidimensional scales for fears of cancer recurrence and their psychometric properties：the FCR4 and FCR7［J］. Health and quality of life outcomes，2018，16（1）：30.

［20］LöWE B，DECKER O，MüLLER S，et al. Validation and standardization of the generalized anxiety disorder screener（gad-7）in the general population［J］. Medical care，2008，46（3）：266－274.

［21］RADLOFF L S. The use of the center for epidemiologic studies depression scale in adolescents and young adults［J］. Journal of youth and adolescence，1991，20（2）：149－166.

［22］ZIGMOND A S，SNAITH R P. The hospital anxiety and depression scale［J］. Actapsychiatricascandinavica，1983，67（6）：361－370.

（周丽群）

第十一章 肿瘤患者居家运动指导

第一节 太 极 拳

一、太极拳概述

太极拳是一种简单而又高深的运动，它综合了各家拳法之长，结合导引吐纳，采用腹式呼吸，动作可畅通气血。太极拳适合任何年龄、性别、体型的人练习。经常练习太极拳，对于身心健康有意想不到的收获。其中，二十四式太极拳是太极专家从杨式太极拳中精简而来，故常被叫作简化太极拳。

二、太极拳作为健身运动的几个优点

太极拳的健身作用主要取决于它独特的技术要求和特有的运动形式。太极拳是通过心理活动引起生理变化的，即用意不用力，由此身心并修达到健身作用。

（1）全面锻炼。太极拳的动作有几个极为重要的特点，如柔、慢、连贯、走弧线（圆形动作）和一动无有不动，都是锻炼上绝对不可忽视的法则。

（2）内外兼顾。太极拳不但针对肌肉活动有各式各样的柔和动作，同时还要做好呼吸运动和横膈运动，来促进心、肺、肠、胃等内脏的机能活动。这种锻炼方法一方面具有一般运动项目活动肌肉的好处，另一方面又结合了静坐法调息养神的好处，因此有内外兼顾的优点。

（3）趣味浓厚。太极拳的动作多走圆形或者弧形的线路，在初练架子时，不容易做好圆形动作，可能获得的趣味较少。坚持练习，越练越熟；圆转如意的程度不断提高，便会使练拳具有浓厚的趣味。到最后，能在圆形动作中，运用虚实变化和运动调息的功夫时，获得的趣味会更加层出不穷，浓厚的趣味能提高锻炼兴趣，可促进健康，这也是太极拳所具有的优点之一。

（4）陶冶性情。太极拳既要求动作柔和、轻灵，又要求在动作中做到"动中有静、静中有动"，能使性急或性慢的练拳人在无形中受到影响，矫正原有的不良习惯。太极拳一方面讲究灵敏，能使人提高敏感度；一方面又讲究沉静，能使人抑制浮躁。

（5）人人可练。太极拳动作柔和，速度较慢，拳式也并不难学，而且动作的或高或矮和用力的或多或少都可根据其特点来适应患者的不同要求，有助于帮助肿瘤患者恢

复和增进机能活动。

总之，太极拳是一种正确的技术和科学的练习，对人体的呼吸、消化、神经、血液循环及经络系统，都能产生良好的医疗保健效果。

三、太极拳的练习要领

（1）静心用意，呼吸自然，即练拳时要求思想安静集中，专心引导动作，呼吸平稳，深匀自然，不可勉强憋气。

（2）中正安舒，柔和缓慢，即身体保持舒松自然，不偏不倚，动作如行云流水，轻柔匀缓。

（3）动作弧形，圆活完整，即动作要呈弧形式螺旋形，转换圆活不滞，同时以腰为轴，上下相随，周身组成一个整体。

（4）连贯协调，虚实分明，即动作要连绵不断，衔接和顺，处处分清虚实，重心保持稳定。

（5）轻灵沉着，刚柔相济，即每一个动作都要轻灵沉着，不浮不僵，外柔内刚，发劲要完整，富有弹性，不可使用拙力。

太极拳对人体各部位姿势的要求如下：

头——保持"虚领顶劲"，有上悬意念，不可歪斜摇摆，眼要自然平视，嘴要轻闭，舌抵上颚。

颈——自然竖直，转动灵活，不可紧张。

肩——平正松沉，不可上耸、前扣或后张。

肘——自然弯曲沉坠，防止僵直或上扬。

腕——下沉"塌腕"，劲力贯注，不可松软。

胸——舒松微含，不可外挺或故意内缩。

背——舒展伸拔，称为拔背，不可弓驼。

腰——向下松沉，旋转灵活，不可前弓或后挺。

脊——中正竖直，保持身型端正自然。

臀——向内微敛，不可外突，称为溜臀、敛臀。

胯——松正含缩，使劲力贯注下肢，不可歪扭、前挺。

腿——稳健扎实，弯曲合度，转旋轻灵，移动平稳，膝部松活自然，脚掌虚实分清。

四、二十四式太极拳名称

二十四式太极拳的编排是按照由简到繁、由易到难的原则，在传统太极拳的基础上，去掉过多的重复动作，精简而成，其动作舒展大方、易学易练。

二十四式太极拳分八组，下面介绍各式名称。

第一组：第一式，起势；第二式，左右野马分鬃；第三式，白鹤亮翅。

第二组：第四式，左右搂膝拗步；第五式，手挥琵琶；第六式，左右倒卷肱。

第三组：第七式，左揽雀尾；第八式，右揽雀尾。

第四组：第九式，单鞭；第十式，云手；第十一式，单鞭。

第五组：第十二式，高探马；第十三式，右蹬脚；第十四式，双峰贯耳；第十五式，转身左蹬脚。

第六组：第十六式，左下势独立；第十七式，右下势独立。

第七组：第十八式，左右穿梭；第十九式，海底针；第二十式，闪通臂。

第八组：第二十一式，转身搬拦捶；第二十二式，如封似闭；第二十三式，十字手；第二十四式，收势。

第二节　八　段　锦

八段锦是一套独立而完整的健身功法，起源于北宋，已有 800 多年的历史。古人把这套动作比喻为"锦"，意为五颜六色，美而华贵，体现其动作舒展优美，认为其"祛病健身，效果极好；编排精致；动作完美"。八段锦共分为八段，每段一个动作，故名为八段锦，练习时不需要器械，不受场地局限，简单易学，节省时间，作用显著。

一、功法

八段锦为传统医学中绚丽多彩的瑰宝。一般有八节，锦者，誉其似锦之柔和优美。正如明朝高濂在其所著《遵生八笺》中"八段锦导引法"所讲："子后午前做，造化合乾坤，循环次第转，八卦是良因"。"锦"字，是由"金"和"帛"组成，以表示其精美华贵。除此之外，"锦"字还可理解为单个导引术式的汇集，如丝锦那样连绵不断，是一套完整的健身方法。

二、功法特点

（一）柔和缓慢，圆活连贯

柔和是指习练时动作不僵不拘，轻松自如，舒展大方。缓慢是指习练时身体重心平稳，虚实分明，轻飘徐缓。圆活是指动作路线带有弧形，不起棱角，不直来直往，符合人体各关节自然弯曲的状态，它是以腰脊为轴带动四肢运动，上下相随，节节贯穿。连贯是指动作的虚实变化和姿势的转换衔接顺畅，无停顿断续之处。

（二）松紧结合，动静相兼

松是指习练时肌肉、关节及中枢神经系统、内脏器官的放松。在意识的主动支配下，逐步达到呼吸柔和、心静体松，同时松而不懈，保持正确的姿态，并将这种放松程度不断加深。紧是指习练中适当用力，且缓慢进行，主要体现在前一动作的结束与下一动作的开始之前。动是指在意念的引导下，动作轻灵活泼、节节贯穿、舒适自然。静是指在动作的节分处做到沉稳。

（三）神与形合，气寓其中

神是指人体的精神状态和正常的意识活动，以及在意识支配下的形体表现。"神为形之主，形乃神之宅"。

三、习练要领

（一）松静自然

松静自然是练功的基本要领，也是最根本的法则。松是指精神与形体两方面的放松。这里的"自然"决不能理解为"听其自然""任其自然"，而是指"道法自然"。

（二）准确灵活

准确主要是指练功时的姿势与方法要正确，合乎规格。灵活是指习练时对动作幅度的大小、姿势的高低、用力的大小、习练的数量、意念的运用、呼吸的调整等，都要根据自身情况灵活掌握。

（三）练养相兼

练是指形体运动、呼吸调整与心理调节有机结合的锻炼过程。养是通过上述习练，身体出现的轻松舒适、呼吸柔和、意守绵绵的静养状态。

（四）循序渐进

只有经过一段时间和数量的习练，才会做到姿势逐渐工整，方法逐步准确，动作的连贯性与控制能力得到提高，对动作要领的体会不断加深。

四、动作要点

（一）双手托天理三焦

（1）两脚平行开立，与肩同宽。两臂分别自左右身侧徐徐向上高举过头，十指交叉，翻转掌心极力向上托，使两臂充分伸展，不可紧张，恰似伸懒腰状。同时缓缓抬头上观，要有擎天柱地的神态，此时缓缓吸气。

（2）翻转掌心朝下，在身前正落至胸高时，随落随翻转掌心再朝上，微低头，眼随手运。同进配以缓缓呼气。

如此两掌上托下落，重复4～8次。另一种练习法的不同之处是每次上托时两臂徐徐自体侧上举，且同时抬起足跟，眼须平视，头极力上顶，亦不可紧张。然后两手分开，在身前俯掌下按，足跟随之下落，气随手按而缓缓下沉于丹田。如此托按4～8次。

这一式由动作上看，主要是四肢和躯干的伸展运动，但实际上是四肢、躯干和诸内脏器官的全身运动。

此式以调理三焦为主。有关三焦的部位尚无定论，但大多数人认为上焦为胸腔主纳，中焦为腹腔主化，下焦为盆腔主泄，即上焦主呼吸，中焦主消化，下焦主排泄。《难经·六十六难》载："脐下肾间动气者，人之生命也，十二经之根本也，故名曰原。三焦者，原气之别使也，主通行三气，经历于五脏六腑。原者，三焦之尊号也，故所止辄为原。五脏六腑之有病者，皆取其原也。"原气即人生之命。十二经之根，通过三焦激发于五脏六腑，它是人体活动的原动力。因而对三焦的调理，能起到防治各内脏诸病的作用，特别是对肠胃虚弱的人效果尤佳。上举吸气时，胸腔位置提高，增大膈肌运动。X线成像技术显示，它较一般深呼吸可增大 1～3 cm，从而加大呼吸深度，减小内脏对心肺的挤压，有利于静脉血回流心脏，使肺的机能充分发挥，保持大脑清醒，解除疲劳。另外，上举吸气，使横膈下降，由于抬脚跟站立，自然使小腹内收，从而形成逆呼吸，使腹腔内脏得到充分的自我调节；呼气时上肢下落，膈肌向上松弛，腹肌亦同时松弛，此时腹压较一般深呼吸要低得多，这就改善了腹腔和盆腔内脏的血液循环。平时，人两手总是处于半握拳或握拳状态，练习此式时双手交叉上托，使手的肌肉、骨骼、韧带等亦能得以调理。此式除充分伸展肢体和调理三焦外，对腰背痛、背肌僵硬、颈椎病、眼疾、便秘、痔疮、腿部脉管炎、扁平足等也有一定的防治作用。此式还是舒展身心、消食通便、固精补肾、强壮筋骨、解除疲劳等的极佳方法。用以防治脉管炎时，要取高抬脚跟的做法，每次要反复练习。

（二）左右开弓似射雕

（1）两脚平行开立，略宽于肩，成马步站式。上体正直，两臂平屈于胸前，左臂在上，右臂在下。

（2）手握拳，示指与拇指呈"八"字形撑开，左手缓缓向左平推，左臂展直，同时右臂屈肘向右拉回，右拳停于右肋前，拳心朝上，如拉弓状，眼看左手。

（3）动作 3、4 与动作 1、2 相同，唯左右相反。如此左右各开弓 4～8 次。

这一动作的重点是改善胸椎、颈部的血液循环。临床实践表明，该式对脑震荡引起的后遗症有一定的改善作用。同时，对上、中焦的各脏器尤其是心肺给予节律性的按摩，增强了心肺功能。通过扩胸伸臂、使胸肋部和肩臂部的骨骼肌肉得到锻炼和增强，有助于保持正确姿势，矫正两肩内收、圆背等不良体态。

（三）调理脾胃臂单举

（1）左手自身前成竖掌向上高举，继而翻掌上撑，指尖向右，同时右掌心向下按，指尖朝前。

（2）左手俯掌在身前下落，同时引气血下行，全身随之放松，恢复自然站立。

（3）动作（3）、（4）与动作（1）、（2）相同，唯左右相反。如此左右手交替上举各 4～8 次。

这一动作主要作用于中焦，肢体伸展宜柔宜缓。由于两手交替一手上举一手下按，上下对拔拉长，使两侧内脏和肌肉受到协调性的牵引，特别是使肝胆脾胃等脏器受到牵拉，从而促进了胃肠蠕动，增强了消化功能，长期坚持练习，对上述脏器疾病均有防治作用。动作熟练后亦可配合呼吸，上举吸气，下落呼气，从而到达更好的练习效果。

（四）五劳七伤往后瞧

（1）两脚平行开立，与肩同宽。两臂自然下垂或叉腰。头颈带动脊柱缓缓向左拧转，眼看后方，同时配合吸气。

（2）头颈带动脊柱徐徐向右转，恢复前平视。同时配合呼气，全身放松。

（3）动作（3）、（4）与动作（1）、（2）相同，唯左右相反。如此左右后瞧各4～8次。

五劳是指心、肝、脾、肺、肾，因劳逸不当，活动失调而引起的五脏受损。七伤指喜、怒、思、忧、悲、恐、惊等情绪对内脏的伤害。精神活动持久地过度强烈紧张，会造成神经机能紊乱，气血失调，从而导致脏腑功能受损。该式动作实际上是一项全身性的运动，尤其是腰、头颈、眼球等的运动。由于头颈的反复拧转运动加强了颈部肌肉的伸缩能力，改善了头颈部的血液循环，有助于解除中枢神经系统的疲劳，增强和改善其功能。此式对防治颈椎病、高血压、眼病和增强眼肌功能有良好的效果。练习时要精神愉快，面带笑容，乐自心田生，笑自心内发，只有这样配合动作，才能起到对五劳七伤的防治。另外，此式不宜只做头颈部的拧转，要全脊柱甚至两大腿也参与拧转，只有这样才能促进五脏的健壮，对改善静脉血的回流有更大的效果。

（五）摇头摆尾去心火

（1）马步站立，双手反按在膝盖上，双肘外撑。以腰为轴，头脊要正，然后头右倾，身体向左旋转，将躯干划弧摇转至左前方，左臂弯曲，右臂绷直，肘臂外撑，臀部向右下方撑劲，身体恢复马步桩，缓缓深长呼气。同时全身放松，呼气末尾，两手恢复反按膝盖上方动作。

（2）与动作（1）相同，唯左右相反。如此动作（1）、（2）交替进行各做4～8次。

此式动作除强调松，以解除紧张并使头脑清醒外，还必须强调静，以静制躁。"心火"为虚火上炎，烦躁不安的症状，此虚火宜在呼气时以两手拇指做掐腰动作，引气血下降。同时进行的俯身旋转动作，亦有降伏"心火"的作用。动作要保持逍遥自在，并延长呼气时间，消除交感神经的兴奋，以去"心火"。同时对腰颈关节、韧带和肌肉等也起到一定的作用，并有助于任、督、冲三脉的运行。

（六）双手攀足固肾腰

（1）两脚平行开立，与肩同宽，两掌分按脐旁。

（2）两掌沿带脉分向后腰。

（3）上体缓缓前倾，两膝保持挺直，同时两掌沿尾骨、大腿向下按摩至脚跟。沿脚外侧按摩至脚内侧。

（4）上体展直，同时两手沿两大腿内侧按摩至脐两旁。如此反复俯仰4～8次。

腰是全身运动的关键部位，这一式主要运动腰部，也加强了腹部及各个内脏器官的活动，如肾、肾上腺、腹主动脉、下腔静脉等。中医认为："肾为先天之本""藏精之脏"。肾是调节体液平衡的重要脏器。肾上腺是内分泌器官，与全身代谢机能有密切关系。腰又是腹腔神经节"腹脑"所在地。腰的节律性运动（前后俯仰）也改善了脑的血液循环，增强神经系统的调节功能及各个组织脏器的生理功能。长期坚持锻炼，有疏通带脉及任督二脉的作用，能强腰、壮肾、醒脑、明目，并使腰腹肌得到锻炼。年老体弱者，俯身动作应逐渐加大，有较严重的高血压和动脉硬化患者，俯身时头不宜过低。

（七）攒拳怒目增气力

预备姿势：两脚开立，成马步桩，两手握拳分置腰间，拳心朝上，两眼睁大。

（1）左拳向前方缓缓击出，成立拳或俯拳皆可。击拳时宜微微拧腰向右，左肩随之前顺，展拳变掌，臂外旋，握拳抓回，呈仰拳置于腰间。

（2）与动作（1）同，唯左右相反。如此左右交替各击出 4 ～ 8 次。

此式动作要求两拳握紧，两脚拇趾用力抓地，舒胸直颈，聚精会神，瞪眼怒目。此式主要运动四肢、腰和眼肌。根据个人体质，爱好、年龄与目的不同，决定练习时用力的大小。其作用是舒畅全身气机，增强肺气。同时使大脑皮层和自主神经兴奋，有利于气血运行，并有增强全身筋骨和肌肉功能的作用。

（八）背后七颠百病消

预备姿势：两脚平行开立，与肩同宽，或两脚相并。

两臂自身侧上举过头，脚跟提起，同时配合吸气。两臂自身前下落，脚跟亦随之下落，并配合呼气，全身放松。如此起落 4 ～ 8 次。

此式通过肢体导引，吸气两臂自身侧上举过头，呼气下落，同时放松全身，并将"浊气"自头向涌泉引之，排出体外。"浊气"是指所有紧张、污浊病气。古人谓之"排浊留清"或"去浊留清"。脚跟有节律地弹性运动，使椎骨之间及各个关节韧带得以锻炼，对各段椎骨的疾病和扁平足有防治作用，同时有利于脊髓液的循环和脊髓神经功能的增强，进而加强全身神经的调节作用。（图 11－1）

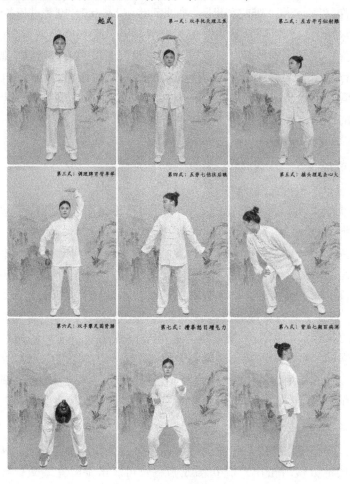

图 11－1 八段锦招式

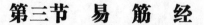

第三节 易 筋 经

易筋经源于我国古代中医导引术，具有强健体魄、预防疾病的效果，长期以来在佛家及民间习武人士之间广为流传。"易"是变通、改换、脱换之意，"筋"指筋骨、筋膜，"经"则带有指南、法典之意。

易筋经共计十二势，其预备式如下：两腿开立，头端平，口微闭，调呼吸，含胸，直腰，蓄腹，松肩，全身自然放松。

（一）韦驮献杵

两臂曲肘，徐徐平举至胸前成抱球势，屈腕立掌，指头向上，掌心相对（10 cm 左右距离）。此动作要求肩、肘、腕在同一平面上，合呼吸酌情做 8 ～ 20 次。

诀曰：立身期正直，环拱手当胸，气定神皆敛，心澄貌亦恭。

（二）横担降魔杵

两足分开，与肩同宽，足掌踏实，两膝微松；两手自胸前徐徐外展，至两侧平举；立掌，掌心向外；吸气时胸部扩张，臂向后挺；呼气时，指尖内翘，掌向外撑。反复进行 8 ～ 20 次。

诀曰：足指挂地，两手平开，心平气静，目瞪口呆。

（三）掌托天门

两脚开立，足尖着地，足跟提起；双手上举高过头顶，掌心向上，两中指相距 3 cm；沉肩曲肘，仰头，目观掌背。舌舐上腭，鼻息调匀。吸气时，两手用暗劲尽力上托，两腿同时用力下蹬；呼气时，全身放松，两掌向前下翻。收势时，两掌变拳，拳背向前，上肢用力将两拳缓缓收至腰部，拳心向上，脚跟着地。重复 8 ～ 20 次。

诀曰：掌托天门目上观，足尖着地立身端。力周腿胁浑如植，咬紧牙关不放宽，舌可生津将腭舐，鼻能调息觉心安。两拳缓缓收回处，用力还将挟重看。

（四）摘星换斗势

右脚稍向右前方移步，与左脚形成斜八字，随势向左微侧；屈膝，提右脚跟，身向下沉，右虚步。右手高举伸直，掌心向下，头微右斜，双目仰视右手心；左臂曲肘，自然置于背后。吸气时，头往上顶，双肩后挺；呼气时，全身放松，再左右两侧交换姿势锻炼。重复 5 ～ 10 次。

诀曰：只手擎天掌覆头，更从掌内注双眸。鼻端吸气频调息，用力回收左右侔。

（五）倒拽九牛尾势

右脚前跨一步，屈膝成右弓步。右手握拳，举至前上方，双目观拳；左手握拳；左臂屈肘，斜垂于背后。吸气时，两拳紧握内收，右拳收至右肩，左拳垂至背后；呼气时，两拳两臂放松，还原为本势预备动作。再身体后转，成左弓步，左右手交替进行。

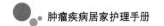

随呼吸反复 5 ～ 10 次。

诀曰：两腿后伸前屈，小腹运气空松；用力在于两膀，观拳须注双瞳。

（六）出爪亮翅势

两脚开立，两臂前平举，立掌，掌心向前，十指用力分开，虎口相对，两眼怒目平视前方，随势脚跟提起，以两脚尖支持体重。再两掌缓缓分开，上肢成一字样平举，立掌，掌心向外，随势脚跟着地。吸气时，两掌用暗劲伸探，手指向后翘；呼气时，臂掌放松。连续 8 ～ 12 次。

诀曰：挺身兼怒目，推手向当前；用力收回处，功须七次全。

（七）九鬼拔马刀势

脚尖相衔，足跟分离成八字形；两臂向前成叉掌立于胸前。左手屈肘经下往后，成勾手置于身后，指尖向上；右手由肩上屈肘后伸，拉住左手指，使右手成抱颈状。足趾抓地，身体前倾，如拔刀。吸气时，双手用力拉紧，呼气时放松，左右交换。随呼吸反复 5 ～10 次。

诀曰：侧首弯肱，抱顶及颈；自头收回，弗嫌力猛；左右相轮，身直气静。

（八）三盘落地势

左脚向左横跨一步，屈膝下蹲成马步。上体挺直，两手叉腰，再屈肘翻掌向上，小臂平举如托重物状；稍停片刻，两手翻掌向下，小臂伸直放松，如放下重物状。吸气时，如托物状；呼气时，如放物状。随呼吸反复 5 ～ 10 次。收功时，两脚徐徐伸直，左脚收回，两足并拢，成直立状。

诀曰：上腭坚撑舌，张眸意注牙；足开蹲似踞，手按猛如拿；两掌翻齐起，千斤重有加；瞪目兼闭口，起立足无斜。

（九）青龙探爪势

两脚开立，两手成仰拳护腰。右手向左前方伸探，五指捏成勾手，上体左转。腰部自左至右转动，右手亦随之自左至右水平划圈，手划至前上方时，上体前倾，同时呼气；划至身体左侧时，上体伸直，同时吸气。左右交换，动作相反。随呼吸连续 5 ～ 10 次。

诀曰：青龙探爪，左从右出；修士效之，掌气平实；力周肩背，围收过膝；两目平注，息调心谧。

（十）卧虎扑食势

右脚向右跨一大步，屈右膝下蹲，成右弓左仆腿势；上体前倾，双手撑地，头微抬起，目注前下方。吸气时，同时两臂伸直，上体抬高并尽量前探，重心前移；呼气时，同时屈肘，胸部下落，上体后收，重心后移，蓄势待发。如此反复，随呼吸而两臂屈伸，上体起伏，前探后收，如猛虎扑食。连续 5 ～ 10 次后，换左弓右仆脚势进行，动作如前。

诀曰：两足分蹲身似倾，屈伸左右腿相更；昂头胸作探前势，偃背腰还似砥平；鼻息调元均出入，指尖著地赖支撑；降龙伏虎神仙事，学得真形也卫生。

（十一）打躬势

两脚开立，脚尖内扣。双手仰掌缓缓向左右而上，用力合抱头后部，手指弹敲小脑后片刻。配合呼吸做屈体动作；吸气时，身体挺直，目向前视，头如顶物；呼气时，直膝俯身弯腰，两手用力使头探于膝间作打躬状，勿使脚跟离地。根据体力反复 8～20 次。

诀曰：两手齐持脑，垂腰至膝间；头惟探胯下，口更齿牙关；掩耳聪教塞，调元气自闲；舌尖还抵腭，力在肘双弯。

（十二）掉尾势

两腿开立，双手仰掌由胸前徐徐上举至头顶，目视掌而移，身立正直，勿挺胸凸腹；十指交叉，旋腕反掌上托，掌以向上，仰身，腰向后弯，目上视；然后上体前屈，双臂下垂，推掌至地，昂首瞪目。呼气时，屈体下弯，脚跟稍微离地；吸气时，上身立起，脚跟着地。随呼吸反复 21 次。收功：直立，两臂左右侧举，屈伸 7 次。

诀曰：膝直膀伸，推手自地；瞪目昂头，凝神一志；起而顿足，二十一次；左右伸肱，以七为志；更作坐功，盘膝垂眦；口注于心，息调于鼻；定静乃起，厥功维备。

第四节 五 禽 戏

"五禽戏"是我国后汉时期，名医华佗总结了前人模仿禽兽动作锻炼身体的经验，把"熊经鸟伸"的运动发展为虎、鹿、熊、猿、鸟"五禽戏"，使其成为一种行之有效的医疗体育和健身运动，从古至今，广为流传，深受我国人民喜爱。

"五禽戏"动作比较简单，运动量比较小，适合年老体弱者选练。

五禽戏是以模仿动物动作和神态为主要内容的组合动功。"五"是一个约数，并非限于五种功式；"禽"指禽兽，古代泛指动物；"戏"在古代是指歌舞杂技之类的活动，在此指特殊的运动方式。五禽戏包括虎戏、鹿戏、熊戏、猿戏、鸟戏。下面介绍《养性延命录》所载"五禽戏"的具体练法。

虎戏：自然站式，俯身，两手按地，用力使身躯前耸并配合吸气。当前耸至极后稍停，然后身躯后缩并呼气，如此 3 次。继而两手先左后右向前挪动，同时两脚向后退移，以极力拉伸腰身，接着抬头面朝天，再低头向前平视。最后，如虎行般以四肢前爬七步，后退七步。

鹿戏：接上四肢着地势，吸气，头颈向左转、双目向右侧后视，当左转至极后稍停，呼气、头颈回转，当转至朝地时再吸气，并继续向右转，一如前法。如此左转3 次，右转 2 次，最后回复如起势。然后，抬左腿向后挺伸，稍停后放下左腿，抬右腿如法挺伸。如此左腿后伸 3 次，右腿后伸 2 次。

熊戏：仰卧式，两腿屈膝拱起，两脚离床面，两手抱膝下，头颈用力向上，使肩背离开床面，略停，先以左肩侧滚落床面，当左肩一触床面立即复头颈用力向上，肩离床面，略停后再以右肩侧滚落，复起。如此左右交替各 7 次，然后起身，两脚着床面成蹲式，两手分按同侧脚旁，接着如熊行走般，抬左脚和右手掌离床面。左脚、右手掌回落后即抬起右脚和左手掌。如此左右交替，身躯亦随之左右摆动，片刻而止。

猿戏：择一牢固横竿，略高于自身，站立手指可触及高度，如猿攀物般以双手抓握横竿，使两脚悬空，作引体向上7次。接着先以左脚背勾住横竿、放下两手，头身随之向下倒悬，略停后换右脚如法勾竿倒悬，如此左右交替各7次。

鸟戏：自然站式。吸气时跷起左腿，两臂侧平举，扬起眉毛，鼓足气力，如鸟展翅欲飞状。呼气时，左腿回落地面，两臂回落腿侧。接着跷右腿如法操作。如此左右交替各7次，然后坐下。屈右腿，两手抱膝下，拉腿膝近胸，稍停后两手换抱左膝下，如前法操作，如此左右交替7次。最后，两臂如鸟理翅般伸缩各7次。

下面详细解说做法。

一、虎形

1．虎举

两手置于髋前，掌心向下，十指撑开，掌指向前，再弯曲成虎爪状，随后两手外旋，由小指先弯曲，其余四指依次弯曲握拳，拳心相对；目视两拳，两拳沿体前缓慢上提至胸前，随即两臂内旋，十指缓缓松开伸直撑掌，举至头上方，手臂伸直，虎口相对，胸腹充分展开，头向上抬起，目随手走，注视两掌。两掌弯曲成虎爪，随即外旋握拳，拳心相对，目视两拳。两拳下拉至胸前，变掌体向前下按，落至两髋前十指撑开，手指向前，掌心向下，目随手走，注视两掌。重复以上动作3遍，然后两手自然垂于体侧。

2．虎扑

接上式。两手握空拳，沿身体两侧提至胸侧；下肢保持不动，身体稍后仰。两手向上、向前划弧，随即十指弯曲成虎爪，掌心向下；同时上体前俯，挺胸塌腰，怒视前方。两腿屈膝下蹲，收腹含胸；同时两手向下划弧至两膝侧，掌心向下，目视前下方。随后，伸膝、送髋、挺腹、后仰，身体成反弓状。同时，两手握空拳沿体侧向上提至胸侧，目视前上方。右脚尖顺势外展约30°，重心移至右腿，左脚提起，两手继续向上、向前划弧，随后左脚向前迈出一步，脚跟着地，右腿屈膝下蹲，成左虚步；同时上体前倾约45°，两拳变虎爪向前、向下扑按至膝前两侧，高与膝平，两手距离约两个肩宽，掌心向下，怒视前下方。随后左脚收回，与肩同宽，两膝弯曲，两手向下划弧至两膝旁，目视前下方。接下来动作同前，唯左右相反。

重复以上动作1遍。然后开步站立，两臂自然垂于体侧，目视前方。最后，两掌向身体侧前方举起，掌心朝上，与胸同高，再两臂屈肘，两掌内合，转掌心向内对膻中穴，随即两掌内旋，缓慢下按至腹前，左右分开，两臂垂于体侧，目视前方。

二、鹿形

预备式：同虎形。

（1）右腿屈曲，上身后坐，左腿前伸，膝稍弯曲，左脚虚踏，成左虚步。左手前伸，微屈肘，掌心向下。置于左肘内侧，两掌心前后遥遥相对。

（2）两臂在身前逆时针同时旋转，左手绕环较右手大些。关键在于两臂绕环不是肩关节为主的活动，而是在腰胯带动下完成的。手臂绕大环，尾闾绕小环，即所谓"鹿运尾闾"。主要是活动腰胯，借以强腰肾，促进盆腔内的血液循环，并锻炼腿力。

（3）如此运转若干次后，右腿前迈，体重坐于左腿上，右手前伸，左手护右肘，顺时针方向绕环若干次。如此左右互换，反复做数遍。

三、熊形

预备式：两脚平行分开自然站立，距离与肩同宽，两臂自然下垂，做 3 ～ 5 次深呼吸后，再做下列动作。

（1）屈右膝，右肩向前下晃动，手亦随之下沉。左肩稍向后外舒展，左臂稍随之上抬。

（2）屈左膝，左肩向前下晃动，手亦随之下沉。右肩则稍向后外舒展、右臂稍随之抬高。

如此反复晃动，次数不拘，有健脾胃、助消化、活动关节等功效。

四、猿形

预备式：同虎形。

（1）两腿慢慢向下弯曲，左脚向前轻灵迈出，同时左手沿胸前上提至与口平，掌心向下，迅速向前伸出如取物之状，将到达终点时由掌变爪，手腕随之自然下垂，并迅速缩回。

（2）右脚向前轻灵迈出，左脚随之稍跟进，脚跟抬起，脚掌虚点着力，同时右手沿胸前提至与口平，掌心向下，向前如取物样伸出，将到达终点时，由掌变爪形，腕随之下垂，同时左手收回至左胁下。

（3）左脚往后稍退踏实，身体后坐，右脚随之也稍退，脚尖点地。同时左手沿胸前提至与口平，向前如取物样伸出，将达终点时由掌变爪形，腕随之下垂。同时右手收回至右胁下。

（4）右脚向前轻灵迈出，其他动作同（2）项。

（5）左脚向前轻灵迈出，其他动作同（1）项。

（6）右脚往后稍退踏实，其他动作同（3）项，仅左右方向相反。

以上动作反复练习数遍。

五、鸟形

预备式：同虎形。

（1）左脚向前迈进一步，右脚随之跟进半步，脚尖虚点地，同时两臂自身前抬起，向左右侧方斜举，并随之深吸气。

（2）右脚前进与左脚相并，两臂自侧方落下，两腿同时下蹲，两前臂在膝下相交，左内右外，抱住双膝，同时深呼气。

（3）右脚向前迈进一步，左脚随之跟进半步，脚尖虚点地。同时两臂自身前抬起，向左右侧方斜举，并随之深吸气。

（4）左脚前进与右脚相并，两臂自侧方落下，两腿同时下蹲，两前臂在膝下相交，左外右内，抱住双膝，同时深呼气。

以上动作反复练习数遍，此势有助于增强心肺功能，健腰壮肾，长期坚持锻炼，可以明显改善腰痛。

为了取得较好的健身效果，练五禽戏时应注意以下几个问题：

（1）全身放松练功时，不仅肌肉要放松，精神也要放松。要求松中有紧，柔中有刚，切不可用僵劲。只有身体放松，使出来的劲才会柔中有刚，才使动作柔和连贯，不致僵硬。

（2）意守丹田，即排除杂念，用意念想着脐下小腹部，有助于形成腹式呼吸，做到上虚下实，即胸虚腹实，使呼吸加深，增强内脏器官功能，使血液循环旺盛。身体下部充实，有助于调理中老年人常易发生的头重脚轻和上盛下虚的病象。此外，做到上虚下实，动作才能轻巧灵便、行动自如。

（3）呼吸均匀。练功前，先做几次深呼吸，调匀呼吸。练功时，呼吸要自然平稳，最好用鼻呼吸，也可口鼻并用。但不可张口喘粗气，而要悠悠吸气，轻轻呼气，这样做起动作来会自然形成腹式呼吸，使腹部运动幅度加大，腹肌收缩有力，对内脏器官有好处。

（4）动作象形。练五禽戏要做到动作外形神气都要像五禽。练虎戏时，要表现出威猛的神态，目光炯炯、摇头摆尾、扑按搏斗等，有助于强壮体力。练鹿戏时，要仿效鹿那样心静体松，姿势舒展，要把鹿的探身、仰脖、缩颈、奔跑、回首等神态表现出来，有助于舒展筋骨。练熊戏时，要像熊那样浑厚沉稳，表现出撼运、抗靠、步行时的神态。熊的外形看似笨重，走路软塌塌，实则在沉稳之中又富有轻灵。练猿戏时，要仿效猿猴那样敏捷好动，要表现出纵山跳涧、攀树蹬技、摘桃献果的神态。猿戏有助于发展灵活性。练鸟戏要表现出亮翅、轻翔、落雁、独立等动作神态。练鸟戏有助于增强肺呼吸功能，调达气血，疏通经络。（图 11-2）

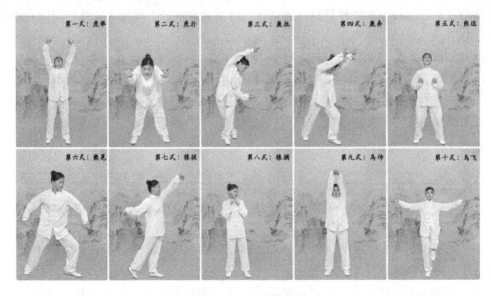

图 13-2　五禽戏招式

（吴胜菊　张建东）

第十二章　肿瘤患者居家五音疗法指导

第一节　五音疗法概述

中医五行音乐是音乐疗法的一种，也是中医传统外治法的疗法之一。中国古代哲学理论认为五音与自然的五行相应，与人身体的五脏相连。传统五音疗法是以中医五行理论学说为核心基础，利用五音与五脏及五志的相互关系，通过聆听音乐、调和脏腑，从而达到"阴平阳秘，精神乃治"的疗效。研究表明五行音乐是促进心理调节，降低负性心理及提高癌症患者生存质量的一种有效方法。

一、五音疗法的概念

传统"五音"在中医学中原称为"五声"，有广义和狭义之分。广义的"五音"指天地间所有的声音。狭义的"五音"指中国古乐中提出的角（jué）、徵（zhǐ）、宫（gōng）、商（shāng）、羽（yǔ），即"宫（Do）、商（Re）、角（Mi）、徵（Sol）、羽（La）"5种不同的音阶。

五音疗法以5种不同的音阶，通过阴阳升降为基本形式形成各种韵调变化，在聆听五行音乐中，曲调与情志、脏腑之气产生共鸣，鼓动血脉、通流精神而正心神，使身心处于阴阳平衡的状态。

《医宗金鉴·四诊心法要诀》记载："徵音次短高清，抑扬咏越；宫音极长下浊，沉厚雄洪；商音次长下浊，铿锵肃清；羽音极短高清，柔细透彻。"

二、五音疗法的机理

传统五音疗法是以中医五行理论学说为核心基础，利用五音与五脏、五志的相互关系，通过聆听音乐，舒情畅志、调和脏腑，从而达到预防和治疗疾病的目的。中国最早的医学典籍《黄帝内经》就有记载："天有五音，人有五脏；天有六律，人有六腑。"其构建了中医学中最早的声学医学理论体系。

（一）阴阳学说

《吕氏春秋》中记载："音乐之所由来者远矣，生于度量，本于太一。太一出两仪，两仪出阴阳。阴阳变化，一上一下，合而成章……形体有处，莫不有声。声出于和，和出于适。和适先王定乐，由此而生。"由此指出音乐本源是阴阳的相互融合，以调式起伏强弱休止来调节人体阴阳气血的平衡。宫调中和敦厚，商调高亢雄伟，角调柔和舒畅，徵调明朗轻快，羽调凄愁凉润。曲式和曲调的变换、音质和音量的强弱、力度和节奏的快慢都随阴阳变化规律曲随律迁，追寻阴阳调和相宜，厘正人体阴阳失衡。

（二）五行学说

《黄帝内经·素问》"阴阳应象大论"篇中言："东方生风……神在天为风，在地为木……在脏为肝……在音为角""南方生热……在地为火……在脏为心……在音为徵""中央生湿……在地为土……在脏为脾……在音为宫""西方生燥……在地为金……在脏为肺……在音为商""北方生寒……在地为水……在脏为肾……在音为羽"，充分阐明了五行与五脏、五音与五方的对应关系。

（三）脏腑学说

脏腑学说，又称为藏象学说。《黄帝内经·灵枢》"五音五味"篇中指出，五音分属于五行，内化于五脏。角（jué）音属"木"，通肝；徵（zhǐ）音属"火"，通心；宫（gōng）音属"土"，入脾；商（shāng）音属"金"，通肺；羽（yǔ）音属"水"，入肾。《素问·五脏生成篇》中也指出："五脏之象，可以类推；五脏相音，可以意识。"指明了五音与五脏之间相互感应的联系。

（四）中医气一元论

《黄帝内经·素问》"阴阳应象大论"载："天有四时五行，以生长收藏，以生寒暑燥湿风，人有五脏化五气，以生喜怒悲忧恐。故喜怒伤气，寒暑伤形，暴怒伤阴，暴喜伤阳"。系统概括了人的"七情"，即喜、怒、忧、思、悲、恐、惊。七情太过或不及均有可能导致机体气血逆乱及脏腑功能失调，致疾病发生，同时也影响疾病的发展与转归。朱丹溪谓："乐者，亦为药也。"说明了音乐能够影响人的情绪，进而影响人的身体健康。聆听音乐能够愉悦精神，也能对人的五脏六腑产生影响。

传统五音疗法以中医五行理论学说为核心基础，在治疗过程中将五音、五脏、七情等因素相联络，顺应天人合一之道，通过聆听五行音乐，对人身心和脏腑产生影响，提高脏腑功能，确保气机畅达。

三、五音疗法运用原则

在中医五行音乐的选用方面，辨证施乐是关键，遵循以下原则。

（一）脏腑辨证原则

根据脏腑的阴阳盛衰辨证施乐，用音乐的阴阳属性补偏救弊，平衡阴阳。《难经·六十九难》云："虚者补其母，实者泻其子。"根据五行生克原理，一脏出现虚证时，应补其母脏，出现实证时，应泻其子脏，五行音乐疗疾亦应根据脏腑的虚实情况，做到辨证施乐。

1. 盛则泻之

依据"实者泻其子"原理，一脏出现实证，则选择与其子脏相应的音乐。如肝实证时，可出现头目胀痛、焦虑易怒等症状，此时应选择徵调乐曲，即与其子脏（心）

相应的乐曲；心实证时，可出现心烦、失眠、狂躁、口舌生疮等症状，应选择宫调乐曲，即与其子脏（脾）相应的乐曲；脾胃实证时，表现为胃脘胀、胃脘疼痛、吞酸嗳腐、口臭等症状，应选择商调乐曲，即与其子脏（肺）相应的乐曲；肺实证时，可出现胸闷、咳嗽痰稠、咯血、气促喘急等症状，应选择羽调乐曲，即与其子脏（肾）相应的乐曲；肾实证时，可出现腰部胀痛或腹痛，尿频、尿急、尿痛等症状，应选择角调乐曲，即与其子脏（肝）相应的乐曲。

2．虚则补之

依据"虚者补其母"的原理，如一脏出现虚证，则选择与其母脏相应的音乐。肝虚证时，可出现头晕头痛、双目干涩、四肢麻木、胸胁痛等症状，应选择羽调乐曲，即与其母脏（肾）相应的乐曲；心虚证时，可出现胸闷、胸痛、心悸、失眠、多梦等症状，应选择角调乐曲，即与其母脏（肝）相应的乐曲；脾虚证时，可出现神疲倦怠、面色萎黄、四肢乏力、四肢浮肿、便溏、泻泄或便秘等症状，应选择徵调乐曲，即与其母脏（心）相应的乐曲；肺虚证时，可出现面色泛白、气短、咳嗽、咳痰、少气懒言、语声怯语等症状，应选择宫调乐曲，即与其母脏（脾）相应的乐曲；肾虚证时，可出现腰膝酸软、腰痛、耳鸣、健忘、脱发齿摇、精神呆钝、双足痿软、遗尿、或夜尿频、尿急、尿痛、或小便失禁等症状，应选择商调乐曲，即与其母脏（肺）相应的乐曲。

3．不盛不虚，脏腑相应

《黄帝内经·灵枢》"经脉"篇云："盛则泻之，虚则补之……不盛不虚，以经取之。"虚实症状不明显时，选择与该脏腑相应的音乐。《礼记·乐礼》记载："宫动脾……商动肺……角动肝……徵动心……羽动肾"，当不同脏腑病变时选择不同的乐曲，即肝病者选角调乐曲，心病者选徵调乐曲，脾胃病者选宫调乐曲，肺病者选商调乐曲，肾病者选羽调乐曲。

（二）体质辨证

《黄帝内经》中将人体质按五行和阴阳分别进行了分类，其中《灵枢·阴阳二十五人》根据人的体形、性格特征，对季节的适应能力等将体质分为木、火、土、金、水五大类型，即五行人。按照五行音乐与五行人的对应关系，即辨证为"木型人"为主，选用"角"调乐曲，施以《春之声圆舞曲》《蓝色多瑙河》等乐曲；辨证为"火型人"为主的，选用"徵"调乐曲，施以《花好月圆》《渔歌》等乐曲；辨证为"土型人"为主的，选用"宫"调乐曲，施以《月儿高》《高山流水》等乐曲；辨证为"金型人"为主的，选用"商"调乐曲，施以《阳春白雪》《将军令》等乐曲；辨证为"水型人"为主的，选用"羽"调乐曲，施以《梅花三弄》《寒江残月》等乐曲。

（三）情志辨证的原则

《黄帝内经·素问》"举痛论"篇曰："余知百病生于气也，怒则气上，喜则气缓，悲则气消，恐则气下，惊则气乱，思则气结"，情志致病对人体的发病起着重要的作用。情志可致病，亦可治病，《景岳全书》曰："以情病者，非情不解"，表明情志所致疾病也应从情志本身来调节。通过五行与五脏的关系，根据患者的情志来选择五行音乐调式从而调节患者的情绪，以达辨志施乐。

1. 以情胜情

《黄帝内经·素问》"阴阳应象大论"篇言："怒伤肝，悲胜怒"；"喜伤心，恐胜喜"；"思伤脾，怒胜思"；"忧伤肺，喜胜忧"；"恐伤肾，思胜恐"。即肝属木，心属火，脾属土，肺属金，肾属水。将五音与五志相结合，根据五行生克关系，施乐原则为怒伤肝，悲胜怒者可用商调，如《阳春白雪》《黄河大合唱》；喜伤心，恐胜喜者可用羽调，如《梅花三弄》《汉宫秋月》；思伤脾，怒胜思者可用角调，如《胡笳十八拍》《蓝色多瑙河》；忧伤肺，喜胜忧者可用徵调，如《紫竹调》《百鸟朝凤》；恐伤肾，思胜恐者可用宫调，如《鸟投林》《十面埋伏》等。

2. 因势利导

音乐与人的情绪有"同声相应""同气相求"的联系，对于五志过极所致之证，结合情志相胜理论，即怒伤肝，悲胜怒；喜伤心，恐胜喜；思伤脾，怒胜思；忧伤肺，喜胜忧；恐伤肾，思胜恐"。应采用顺其脏腑施乐法、辨证论治。如怒伤肝，使用角音，如《春风得意》《姑苏行》；喜伤心，使用徵音，如《喜相逢》《紫竹调》；思伤脾，使用宫音，如《十面埋伏》《秋湖月夜》；忧伤肺，使用商音，如《慨古吟》《阳关三叠》；恐伤肾，使用羽音如《江河水》《寒鸦戏水》等。

第二节 五行音乐居家护理指导

随着医学技术的不断进步，通过手术、放化疗、生物、靶向及中医药等综合治疗，癌症患者的生存率有所延长，但生存质量仍有待提升。出院后患者的居家照护是非常重要的阶段。从整体来说，科学的五行音乐居家护理不仅能调节患者的不良情绪，还能改善癌症患者总体健康状况、减轻放化疗后的毒副作用。五行音乐疗法具有安神定志、调补阴阳之功效，能缓解患者焦虑、抑郁等负性情绪，提高睡眠质量，以良好的心态和充沛的体力接受治疗，能有效提高癌症患者的生存质量。

一、五音疗法在常见肿瘤中的应用

（一）肺癌

肺癌，其病位在肺，与心、脾有关。《黄帝内经·灵枢》"九针"篇云："肺者，五脏六腑之盖也。"肺居高位，其体清虚，易受邪毒侵袭，肺失宣降，致肺气贲郁，津失输布，湿聚为痰，痰凝气滞，瘀阻络脉，致痰、癖、毒胶结成积，久而形成肿块。故而肺癌者可以在 6:00—7:00 选以金性的商调式音乐进行治疗，以补益肺气、滋养肺阴，如《太阳出来喜洋洋》《打靶归来》等。在 9:00—11:00 配以宫调式音乐进行治疗，如《樵歌》，可以培土生金。在 11:00—15:00 选用徵调式音乐进行治疗，如《渔歌》《步步高》《狂欢》等，可通调血脉，使心气充沛、血液充盈则肺脉通利。

（二）肝癌

肝癌，其病位在肝，与肺、脾有关。原发性肝癌多因脾气亏虚、肝胆瘀毒蕴结的基础上，加之情志失调，肝气不舒，复感风寒、湿热、痰浊等邪，迁延日久肝脏气滞不畅、血脉不通、脏腑经络失调，终致瘀毒内积于肝脏而成结块。故肝癌患者可在15：00—19：00选用羽调式乐曲治疗，如《日落西山刚过岗》《蓝蓝的天上白云飘》等，可滋养肾阴，以涵养肝木。在23：00至次日03：00，聆听木性的角调式乐曲进行治疗，以清肝畅胆，调和气机，如《胡笳十八拍》《大胡笳》《望江南》等。在6：00—07：00配合商调式乐曲一同治疗，如《慨古吟》《长清》等，可补益肺金，使肝木平顺。

（三）胃癌

胃癌，其病位在胃，与脾、肾有关。胃癌的发病多先有脾胃虚伤，气血亏损，在此基础上复因情志失调，饮食失节，而致痰气瘀热搏结，津枯血槁，发为本病。故而胃癌可以在9：00—11：00选取土性的宫调式音乐进行治疗，以补气健脾、调达升降、活血化瘀，如《无锡景》《丢戒指》。可在7：00—11：00倾听宫调配合徵调式音乐进行治疗，如《山居吟》《文王操》，可以补益脾土。在17：00—19：00聆听羽调式音乐，如《二泉映月》《梁祝》《汉宫秋月》《嘎达梅林》等，可发挥滋阴补肾、壮水以泻脾实之功。

（四）结直肠癌

结直肠癌，其病位在肠，与心、肺相关。《灵枢五变》曰："人之善病肠中积聚者……皮肤薄而不泽，肉不坚而淖泽，如此肠胃恶。恶则邪气留止，积聚乃伤，脾胃之间，寒温不次，邪气稍至，蓄积留止，大聚乃起"。根据脏腑辨证原则，肺与大肠相表里，肠癌患者在6：00—7：00选择金性的商调式音乐进行治疗，如《阳春白雪》《将军令》及《黄河大合唱》等，可补益肺气、通条水道、化痰祛湿、活血消淤毒。

（五）乳腺癌

乳腺癌，其病位在乳房，与肝、肾相关。《圣济总录痈诣门乳痈》中指出："妇人以冲任为本，若失于将理，冲任不和……则气壅不散，结聚乳间，或硬或肿，疼痛有核……"而冲任二脉与阳明胃经、厥阴肝经、少阴肾经密切相关。故乳腺癌患者可在23：00至次日3：00，施以"角"调乐曲，如《春之声圆舞曲》《蓝色多瑙河》等或在15：00—19：00选用"羽"调式乐曲治疗，如《江河水》《寒鸦戏水》），可疏肝健脾、益气养血、兼调冲任、滋阴补肾。

二、五音疗法在肿瘤患者常见症状中的运用

（一）焦虑

由于对疾病缺乏认识，焦虑成为大部分肿瘤患者在整个治疗过程产生中常见的负性心理反应。焦虑常表现为紧张担心、坐立不安、胸闷心悸、手抖、心烦意乱及失去社交的耐性，对周围事物失去兴趣，这些负面情绪严重影响患者的生活质量。五音疗法有助于缓解患者焦虑，改善肿瘤患者生存质量。对患者进行焦虑测评，采用五行音乐疗法，可在7：00—11：00选用五行音乐中宫调式和羽调式音乐如《春江花月夜》《平湖秋月》等进行治疗。

（二）抑郁

抑郁在中医学中属"郁病"范畴，而五脏中"肝"是情志变化影响最大的脏器、"脾"则为郁病传变之枢。抑郁出现时，患者出现"情绪低落、思维迟缓、仪式活动减退"的"三低"情况及日常兴趣爱好减退，凡事提不起兴趣，失去了体验快乐的能力。五行音乐治疗抑郁症可在23：00至次日3：00患者失眠时聆听木性的角调，在7：00—11：00聆听以宫调为基础的乐曲，如《胡笳十八拍》《鹧鸪飞》《庄周》及《梦蝶》等。

（三）失眠

失眠在中医学中属"不寐"的范畴，《黄帝内经·素问》"灵兰秘典论"篇载："心者，君主之官也，神明出焉"，指明人的精神、意志和思维活动，归属心的生理功能。故而失眠病位主要在心，同时与肝、脾、肾相关联。癌症患者常见失眠症状有难入眠、易醒、彻夜不眠、多梦及早醒等。有上述失眠症状的癌症患者宜在17：00—19：00聆听羽调式音乐，如《梦的旋律》《草木清新》及《上善若水》等。

（四）癌痛

癌痛是癌症患者产生不良情绪的主要原因之一。五行音乐疗法在癌症患者的常见癌痛治疗中遵循整体观念，如肝区及胁肋部疼痛，宜在17：00—19：00选取羽调式乐曲治疗，如《日落西山刚过岗》《蓝蓝的天上白云飘》等或在11：00—15：00选取徵调乐曲，如《紫竹调》《百鸟朝凤》等对患者的疼痛进行干预。胸背部，胸背部疼痛者宜在6：00—7：00选取商调式乐曲治疗如《慨古吟》《阳关三叠》，或在11：00—15：00选取徵调式音乐进行治疗，如《渔歌》《步步高》及《狂欢》等。胃脘部及肌肉酸痛，宜在7：00—11：00选取宫调式音乐进行治疗，如《月儿高》《高山流水》或在17：00—19：00选取羽调式音乐如《春江花月夜》《平湖秋月》等。如腰背部及骨神经痛，宜在17：00—19：00选用羽调式乐曲，如《二泉映月》《梁祝》或23：00至次日3：00选取角调式音乐，如《春风得意》《姑苏行》等。

（五）癌症相关性疲乏

癌因性疲乏是由癌症或癌症治疗引起的一种痛苦的、持续的及主观的倦怠或体力不支，与近期的运动量不符，且不能通过休息缓解，在中医学中属"虚劳"范畴。使用五行音乐疗法，宜通过不同调式音乐组合，影响生物体内气的运动，进而达到气血运行的协调，改善患者癌因性疲乏症状。可在17：00—19：00选取羽调式音乐如《春风得意》《江南好》《月儿高》《塞上曲》及《月光奏鸣曲》等。

（六）胃肠道反应

胃肠道反应是患者接受放化疗或使用靶向药物、免疫药物过程中发生率较高的不良反应。化疗期恶心、呕吐的患者，由于大寒大毒的化疗药物损伤脾胃，邪气乘虚陷入心下；或因平素脾胃蕴热，加之化疗寒毒之邪损伤脾胃，寒热互结中焦，中焦气机升降失常，恶心、呕吐、肠鸣遂至，同时多伴口干、食欲不振等症。五音疗法通过刺激大脑，分散患者的注意力，降低神经兴奋性，舒张肌肉的绷紧感，减缓呕吐中枢对于化疗药物的敏感度，缓解被化疗所致的恶心、呕吐等毒副作用。可在7：00—11：00倾听宫调配合徵调式音乐进行治疗，如《山居吟》《高山流水》等。

三、五音疗法肿瘤患者的居家指导

（一）辨证施乐

适宜的音乐是一剂良方，然而每个人均有其个体的特性，选择适合自己的音乐才是五行音乐疗法治疗疾病的精髓。五行音乐疗法遵循中医整体观念，以辨证施乐为原则，着重于以"舒畅情志"为主，因时、因人、因症地对症下乐。在运用五行音乐疗法时应根据五脏—五音—五志的匹配关系、寻找专科医生诊疗，明确自身疾病的证型，对证选曲。

（二）环境舒适

在施乐时尽量保证周围环境安静、空气流通。治疗期间应排除各种干扰，施乐前应引导患者调畅呼吸、使患者闭目养神，身心沉浸在乐曲的意境之中；施乐时，患者应处在清净流通、静谧、优雅及空气清新的地方，在舒适的环境中使用音响或利用随身听、CD 光盘、MP3、MP4 及耳机等辅助设备播放音乐。聆听时长宜每次 30 min 左右，1 次/天，治疗音量控制在 40 ～ 60 dB。

（三）时机适宜

在满足患者合理作息的需求下确定施乐时间，依据"十二时辰经络学"理论，利用子午流注中人的脏腑在十二时辰中的兴衰关系聆听音乐，使音乐能有规律地对身体机能产生作用。子午流注十二经脉活动时辰流注于经脉的时机如下：三焦经（21∶00—23∶00）、胆经（23∶00 至次日 1∶00）、肝经（1∶00—3∶00）、肺经（3∶00—5∶00）、大肠经（5∶00—7∶00）、胃经（7∶00—9∶00）、脾经（9∶00—11∶00）、心经（11∶00—13∶00）、小肠经（13∶00—15∶00）、膀胱经（15∶00—17∶00）、肾经（17∶00—19∶00）及心包经（19∶00—21∶00）。

（四）持之以恒

不同体质及不同身体状态对音乐的感受亦不同，不论是高雅的古典音乐还是通俗质朴的大众音乐，只要能让患者感到身心舒畅，就能很好地调整患者负性情绪。而要达到良好的治疗效果，需要有坚持不懈的恒心。

（五）其他

空腹时忌听进行曲及节奏强烈的音乐，会增加饥饿感；进餐时忌听打击乐，打击乐节奏明快、铿锵有力，会分散对食物的注意力，影响食欲，有碍食物消化；生气时不宜听摇滚乐，可能会助长怒气；睡眠时以上几种音乐均不宜，会使人情绪激动，难以入眠，失眠人群，更不宜聆听过于明快的曲目。失眠患者若难以接受五行音乐助眠，也可选择现代轻音乐促进睡眠，能达到放松身心、均匀呼吸及舒适入睡的目的即可。

参考文献
［1］成青莲，崔竞宇，杜廷海. 中医五音疗法在心脏康复中的应用［J］. 中国中医药现代远程教育，2017，15（12）：135 - 136.
［2］范美庆，章静，王超，等. 五音疗法配合子午流注择时中药热奄包在改善肝胃不和

型餐后不适综合征中的临床应用［J］. 护理研究，2020，58（23）：173－176.

［3］罗志芹，焦杰，年伟艳，等. 温灸联合中医五行音乐对肿瘤患者癌因性疲乏的干预效果观察［J］. 中医护理，2015，23（2）：155－157.

［4］梁飞红，李春姗，黎柳娟，等.“五脏相音”与“导引”理论在晚期肺癌患者临床心理护理的研究［J］. 大众科技，2021，23（4）：70－72.

［5］林雪梅，全小明，林瑶如，等. 五音疗法对胃癌根治术后化疗患者焦虑、抑郁及生活质量的影响［J］. 广州中医药大学学报，2017，34（2）：181－184.

［6］吕鹏，李芮. 中医五音疗法研究进展［J］. 河南中医，2021，41（8）：1291－1294.

［7］裴蕾，徐明，朱雨晴，等. 子午流注择时五音疗法治疗脑卒中后抑郁患者的疗效观察［J］. 广西医学，2020，42（20）：2721－2724.

［8］王馨，崔相楠，孙芳，等. 耳穴贴压联合子午流注五音疗法治疗心脾两虚型老年性失眠疗效观察［J］. 现代中西医结合杂志，2021，30（32）：3636－3639.

［9］王宇僖，王彤，等. 中医五音疗法治疗情志病的理论基础与临床应用［J］. 中医学报，2022，1（37）：50－52.

［10］王翔. 五音疗法在亚健康失眠治疗中的应用价值［J］. 中国医药指南，2018，16（17）：199－200.

［11］王梁敏，胡海荣，季坤，等. 浅谈五音疗法在中医情志护理中的应用［J］. 环球中医药，2018，11（12）：1987－1989.

［12］袁向荣，张云锋，焦宏博，等. 五音特色护理对胃癌根治术后化疗患者负性情绪与睡眠质量的影响［J］. 临床医学研究与实践，2021，6（31）：162－164.

（周丽群　侯模丽）

第十三章 居家安宁疗护与人文关怀

第一节 安宁疗护概述

一、概念

安宁疗护（hospice care，HC）是指通过多学科团队协作，关注患者及其家属的生活质量与尊严，为罹患致命性疾病患者、疾病终末期患者或老年患者在临终前提供生理、心理、社会及灵性上的全方位照护和人文关怀服务，控制不适症状与舒缓疼痛，同时为家属提供支持。安宁疗护能最大限度地改善和提高患者及其家属的生活质量，让患者舒适、安详、有尊严地离世，帮助生者坚强、继续生活。

二、国内发展现状

我国台湾和香港地区分别于 1981 年和 1982 年开展安宁疗护工作，现已建立起较全面的安宁疗护体系，涵盖医疗机构、法律、教育及公民保险等方面。目前，在人口老龄化背景下，随着我国经济水平不断提高，人们的照护需求逐渐多样化，大陆地区对安宁疗护实践模式不断进行摸索和发展，已取得一定成果。我国大陆地区于 1988 年在天津医科大学成立了内地第一所临终关怀研究机构，标志着内地安宁疗护事业的开始，同年，上海南汇护理院建立了内地第一所临终关怀病房。自 1998 年起，在李嘉诚基金会的资助下，全国创立了首家宁养院，至今基金会资助了 40 多所医院成立了宁养院，现分布于全国 29 个省（自治区、直辖市）。2006 年，中国生命关怀协会宣告成立，标志着中国临终关怀事业迈出了历史性一步。2012 年，上海市政府开展舒缓疗护（临终关怀）项目建设，初步形成上海市临终关怀服务网络。2016 年，国务院发布的《"健康中国 2030"规划纲要》和国家卫计委印发的《全国护理事业发展规划（2016—2020 年）》等文件均提出加强安宁疗护机构的建设和拓展安宁疗护护理服务内容。2017 年国家卫计委发布《安宁疗护实践指南（试行）》《安宁疗护中心基本标准（试行）》和《安宁疗护中心管理规范（试行）》，并且选定了北京市海淀区、上海市普陀区、吉林省长春市、河南省洛阳市和四川省德阳市作为全国第一批安宁疗护工作试点地区。至 2019 年，第一批试点已构建了市、县（区）、乡（街道）多层次的安宁疗护服务体系，并基本形成医院、社区、居家、医养结合和远程服务 5 种模式制度体系。同年，国家卫生健康委员会发布《关于开展第二批安宁疗护试点工作的通知》，第二批全国试点启动，上海市和其他省份的 71 个地市进入第二批试点范围，我国安宁疗护的基本体系初步形成。上海作为全国率先整体开展安宁疗护试点的地区，上海市卫生健康委员会发布《关于推进2020 年本市安宁疗护试点工作的通知》，明确 2020 年内实现所有社区卫生服务中心均开展病房或居家安宁疗护服务。同时，首批试点地区仍在积极探索促进安宁疗护工作的政策措施，如四川德阳市出台安宁疗护按床日付费制度，吉林长春市实施恶性肿瘤等三种生命终末期患者单病种付费制度等。2019 年，国家卫生健康委员会在全国安宁疗护试点推进会中提到，下一步针对安宁疗护推进工作将出台建立完善老年健康服务体系的指导意见，安宁疗护是其中一个重要方面；完善相关标准规范，如制定出台安宁疗护进入指导标准，出台安宁疗护用药指导、专家共识等；做好安宁疗护第二批试点工作，以期积累经验，尽快将安宁疗护面向全国推广。目前，我国的安宁疗护事业正朝着理论深入化、教育普及化、实施适宜化和管理规范化方向发展。

三、核心理念

（一）以人为本

安宁疗护以患者及家属为中心，帮助临终患者缓解疼痛及控制不适症状，通过了解患者及家属的需求，制订适合的照护方案和计划，采取科学、合理的沟通技巧与方式为患者及家属提供支持，最大限度地提高患者及其家属的生活质量。尊重临终患者的权利与尊严，同时给予家属精神上的支持和做好心理疏导，协助其坦然地接受事实，使去者善终，留者善别。

（二）科学的生死观

安宁疗护肯定生命，致力于提高临终患者对生命质量与生命价值的认识，同时视死亡是生命周期必不可少的一部分，主张既不加速也不延缓死亡，反对过度医疗，通过支持系统帮助患者及家属应对临终过程中的痛苦和悲伤，并协助他们保持积极的态度，使患者找到生命的意义，实现内心平和，从容地面对死亡，家属能坦然地接受事实，顺利度过悲伤期，与患者共同走完其生命最后的旅程。

（三）整体观

安宁疗护强调全人照护理念，将临终患者及其家属看作一个照护整体，通过多学科团队合作为患者及其家属提供生理、心理、社会及灵性的全方位照护。

四、核心内容

（1）缓解疼痛和其他症状。

（2）肯定生命和认知死亡是生命的自然过程。

（3）不加速或拖延死亡。

（4）为患者提供灵性心理方面的整合照护。

（5）提供支持系统帮助患者在生命期内尽量活得积极而有活力。

（6）提供支持系统帮助家属适应患者的疾病和调适悲伤。

（7）通过多学科协作的团队模式处理患者及家属的需要。

（8）提高患者及家属的生活质量，尽量使他们正面地面对疾病末期。

五、安宁疗护与缓和医疗的区别

缓和医疗（palliative care，PC）是指在多学科团队协作下，通过早期识别和积极评估，为处于任何阶段的需要得到症状控制的任何疾病患者及其家属提供生理、心理、社会及精神支持，以避免或减轻痛苦，从而改善和提高患者及其家属的生活质量。安，指缓解疼痛，控制不适症状；宁，指平静、宁静地面对死亡；疗护，指包含一定的治疗措施，但不以治愈为目的，强调对症治疗。缓和医疗讲究的则是方法，即缓解疼痛、对症治疗、提供支持，它适用于任何阶段的任何疾病患者，且不论年龄。根据美国癌症协会（American Cancer Society，ACS）对安宁疗护与缓和医疗两者之前区别的阐述，两者既存在相同之处，同时也有一定区别。

（1）服务理念与目标相同。缓和医疗和安宁疗护均通过多学科团队合作，以改善和提高患者及家属的生活质量为目标，强调全人照护理念，关注症状管理和减轻痛苦，不主张无意义的治疗或过度医疗，为患者提供舒适和支持。

（2）服务对象同中有异。缓和医疗服务对象为处于任何阶段的任何疾病患者，对预期生存期没有严格的限制。在缓和医疗过程中，患者可同时接受其他积极或治愈性治疗，如癌症患者接受化疗、放疗等治疗，缓和医疗覆盖疾病的整个周期。安宁疗护对象为不可治愈性疾病晚期或临终患者，并且患者不再接受任何积极或治愈性治疗，同时为家属提供支持并协助其度过居丧期，安宁疗护强调疾病终末期与居丧期的人文关怀。

（3）服务方式有所不同。缓和医疗独立于提供和管理疾病治疗的医疗团队，通过当面或电话访谈，评估患者和家属的心理、社会和灵性需求，并根据需求制订整体照护方案，适当为患者和家属提供辅助和支持，同时协助解决工作、财务或保险等问题，帮助填写预立医疗指令或其他表格，患者进入临终阶段则帮助过渡进入安宁疗护。安宁疗护通过与医疗团队的沟通，负责患者的全方位照护服务，全天24小时候召待命，为患者提供疼痛和症状管理、家庭医生、医疗设备、药物、住院护理、家庭护理及死亡教育等整体照护，为家属提供暂居照顾服务、精神护理及哀伤辅导等支持。

总的来说，安宁疗护适用于临终前患者或即将面临死亡的老年人，是缓和医疗的一部分和最终阶段，缓和医疗是安宁疗护的前期延伸，同时也是安宁疗护的照护方法。两者的目的都是最大限度地改善和提高患者及其家属的生活质量，强调患者的舒适与尊严，使去者善终，留者善别。

六、安宁疗护服务内容

在美国、加拿大等国家，安宁疗护工作通常分为核心服务和非核心服务，核心服务是安宁疗护机构必须提供的，主要包括以下内容：①由安宁疗护医生（和患者的家庭医生）提供的疼痛缓和和症状管理；②由医师指导、社会工作者提供的基于患者的心理社会评估以及患者和家属的需求支持；③提供药物及医疗设备；④指导患者家属如何照护患者，满足患者的护理需求；⑤协助疏解患者因终末期症状或死亡，以及其家属因照护或亲人将逝引起的压力和痛苦，为患者家属提供哀伤咨询与辅导及丧亲辅导；⑥为难以控制疼痛和症状的患者及需要得到心身休息的家属照顾者提供临时住院疗护。非核心服务并非所有安宁疗护机构必须提供的，根据患者及家属的需求自主选择，一般包括物理疗法、职业疗法、语言和听力辅助、护工和志愿者服务等。

2017年，国家卫计委发布的《安宁疗护实践指南（试行）》明确列出了中国安宁疗护核心服务，主要内容包括疼痛、呼吸困难等症状的控制，环境和个人护理相关的舒适照护，心理—社会—灵性支持和人文关怀，以及家属哀伤辅导。采用电话、信件、网络等形式提供居丧期随访支持，表达对居丧者的慰问和关怀，协助家属顺利度过居丧期，开始新生活。

七、安宁疗护服务模式

（一）国外安宁疗护照护模式

国外安宁疗护模式基于照护场所不同，有不同的服务内容，主要包含以下内容：①居家安宁疗护，也称为常规居家疗护。"家"是指患者的私人住所或疗养院等日常居住场所，居家安宁疗护通常是由至少一位患者的家属作为陪护者，提供日常照护和健康监测。安宁疗护团队通过定期随访，评估患者及家属的需求，由医生、护士、护工或志愿者提供相应的帮助和支持，如个人护理和生活照护。居家安宁疗护是欧美国家安宁疗护的主体。②持续居家疗护，指安宁疗护团队提供8～24 h的床旁照护，主要照护者是富有经验的护士，家属和护工作为次要陪护者，一般适用于居家突发急诊、症状难以控制或即将面临死亡的患者。③临时住院疗护，指将患者临时转移到住院机构接受住院照护，为家属提供暂居照顾服务，从而为家属提供一段生理、心理、社会、灵性的休整时间。④住院安宁疗护，指当患者出现突发急症或剧烈疼痛，其所处的照护场所不能满足需求的情况，住院安宁疗护可以在医院、独立安宁疗护机构等为患者提供24 h的直接照护。

国外的安宁疗护模式呈现多样化及本土化特点，英国注重安宁疗护医院的发展，以住院照护为主体；美国广泛开展社区服务，以居家疗护为主体。安宁疗护机构的类型主要有独立的安宁疗护机构、综合性医院安宁疗护病房及社区居家安宁疗护。

（二）中国台湾地区安宁疗护照护模式

我国台湾地区根据患者的需要，有以下4种安宁疗护服务模式：①安宁住院疗护。针对末期患者在病程中的突发性症状，在医院开辟安宁病房进行安宁疗护，常规性服务包括疼痛控制、管路更换、家属情绪压力舒缓等。②安宁共同照护。针对一般病房的临终患者，由服务病患的诊疗团队和安宁服务团队协同进行疗护，评估缓和医疗需求。③安宁居家疗护。住院安宁疗护的延伸，通过居家安宁疗护服务团队每周1至2次的到宅评估与照顾，让临终患者在家善终。④安宁社区疗护。由临终患者住所附近的医院或诊所就近提供诊疗，帮助临终患者形成社区资源支持网络和医疗照护支持体系，有效便捷地享有安宁疗护服务。

（三）中国大陆地区安宁疗护照护模式

我国正积极探索符合我国国情与文化背景的安宁疗护实践模式，目前，较为普遍的

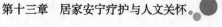

方式是住院照护模式和社区居家安宁疗护模式。

1. 住院照护模式

住院照护模式是我国安宁疗护目前较普遍的服务模式，是指经医生评估患者符合安宁疗护准入条件后向安宁疗护工作组进行申请，安宁疗护团队评估患者及家属需求并制订照护计划。其服务项目包括：①死亡教育与安宁疗护，采用交谈、多媒体、讲座或义诊等方式向大众开展死亡教育和普及安宁疗护理念。②跨学科团队协作，指由医生、护士、药师、心理咨询师及营养师等团队成员各司其职，为患者及家属提供生活、疼痛、饮食等护理，以及心理疏导、营养支持、人文关怀等。③社会服务：指志愿者和社会工作者满足患者及家属的陪伴需求，帮助患者完成心愿，协助处理家庭、经济及社会福祉问题等。④哀伤辅导，为家属提供社会支持和精神护理，帮助其顺利度过居丧期。

2. 社区居家安宁疗护模式

社区是居民群体生活的基本单位，作为患者最便利的医疗服务资源，具有覆盖面广、覆盖服务对象多的特点。社区居家安宁疗护服务模式为有安宁疗护需求的患者及家属提供上门评估指导服务，其服务内容包括：症状控制、营养支持、中医、会诊和转诊等医疗服务；生活护理、基础护理和管道等技术护理的舒适照护；对患者进行死亡教育、对家属实施哀伤辅导、促进医患沟通及提供心理社会支持等人文关怀服务；康复照护服务。

居家安宁疗护是安宁疗护的延伸服务模式之一，对于符合居家疗护条件的患者来说，在熟悉的环境能使人安心，从而更贴近患者需求，且可减轻住院成本。

第二节　临终患者的心理护理

一、临终患者的心理发展理论

（一）库伯勒－罗斯的临终心理发展阶段理论

一般来说，我国将处于疾病终末期状态的患者其生命活动发生不可逆的消亡直至死亡的过程称为临终。1969 年库伯勒－罗斯在《论死亡与临终》（*On Death and Dying*）一书中将临终患者心理发展分为 5 个阶段。

1. 否认与逃避期

当患者被告知自己患有绝症或疾病已进入晚期时，多数反应是否定和回避，此期在临床通常为"情绪的休克期"，患者往往一时难以接受，会震惊并极力否认与回避，"不，不是我，这不可能是真的"。他们会认为医生的诊断出错，检查结果或报告出错，或机器故障，从而咨询更多的医院和医生，要求复查，抱着侥幸的心理寻求证据以支持他们的否认，企图逃避现实。这种否认与逃避实际是人的一种心理防御策略，是个体在面临坏消息或危机时给自己的缓冲带，以减缓关于疾病坏消息的刺激。否认阶段一般持续时间不长，但也有极少数患者一直持否认态度。

2．愤怒期

当否认与逃避期不能再继续维持，患者得知自己病情或治疗预后不佳的事实，随之而来的心理反应是气愤、暴怒和怨恨。愤怒是急性焦虑的表现，患者内心充满痛苦，责怪命运不公，常迁怒于家属和医护人员。这个阶段患者往往很沮丧，并且无法控制情绪，周围环境发生的任何事情都可能成为其情绪的爆发点，常通过争论、挑剔、谩骂或破坏性行为来发泄他们的苦闷和无奈。

3．协议期

此期又称为讨价还价期，经过一定时间的心理适应，患者开始承认疾病严重及即将面临死亡的事实，在生存本能和求生欲望支配下，患者希望出现奇迹。患者变得平静和善，积极配合治疗，希望寻求到治愈疾病的药物，希望通过合作的态度和良好表现使医护人员采取最好的治疗方案和给予最精心的照护，想方设法延长生命。许多终末期疾病患者在这个阶段通过完成未遵守的承诺和为家人社会做贡献，以换取生命的延续或其他愿望的实现。

4．抑郁期

此期的患者承认身患绝症，接受治疗后无效，病情恶化导致躯体日渐虚弱。这个阶段，由于身体功能的丧失、角色地位的改变、治疗负担的加重等，患者会产生一系列心理反应，表现为悲伤、失落、退缩和抑郁，此为"反应性抑郁"。处于抑郁阶段的临终患者通常表现为沉默，他们会感到面临死亡的悲哀，心理表现为绝望、万念俱灰，对周围的环境和事物淡漠，希望家属和朋友时刻陪伴在旁，以表达对世间的留念及交代身后之事。这个阶段患者的抑郁和沮丧心理有助于进入"接纳死亡"的境界，只有经过自身的挣扎与剧痛，才能与自己达成最深的和解，迎接真正的安宁。

5．接受期

患者正视并接受死亡的事实，变得十分平静与坦然，不再抱怨，也没有恐惧和绝望，患者喜欢安静和独处，谢绝长时间的探视，就如"漫长旅程的最后一站休息"。在这个阶段，患者会回顾他们的一生，并表现出释然和满足，内心趋向安宁，静候死亡的到来。

（二）威斯曼的濒死心理反应阶段理论

威斯曼对恶性肿瘤患者濒死其中的心理反应进行研究，并归纳为4个阶段。

1．存在可怕境况阶段

在此阶段，患者一旦发现自己罹患严重疾病并即将面临死亡，马上会感觉到这种境况的严重性、可怕及不可避免，从而感到震惊和恐惧，并进一步感觉到这种可怕的境况会逐渐笼罩自己的生活。这个阶段一般从疾病确诊开始，并持续一段时间。

2．缓和顺应阶段

在这个阶段，患者依据自己的身体状况和现实环境，积极配合医护人员进行治疗，以减轻痛苦、延缓生命。同时，患者的心态比较稳定，会追求身体舒适，维持自己的角色功能，参与家庭、工作以及社会生活，思考并维护自身存在的意义与价值。

3．衰退恶化阶段

这一阶段的患者觉察到自身病情恶化及预后不良，心理上受到极大的威胁，患者虽积极适应现状，但躯体不断虚弱及病情不断恶化使其意识到死亡即将到来。此阶段的患者意识仍比较清楚，还可以根据自己的意愿对一些事情做出力所能及的安排。

4．濒死阶段

由于不可逆的病情恶化与身体功能虚弱，患者这一阶段已感到治愈无望，表现出绝望。可能仍有求生欲望，但由于躯体等客观条件已无法发挥正常功能，患者被迫放弃一切求生活动，只能默默等待死亡的到来，平静地寻求解脱。

（三）帕蒂森的临终患者心理发展二阶段理论

帕蒂森的关于临终患者心理发展的二阶段理论是在威斯曼临终患者心理发展四阶段基础上所提出，主要有以下阶段。

1．急性危机期

患者已经意识到自己即将面临死亡，此阶段的心理反应以焦虑为主，并且焦虑水平在这一阶段达到高峰。此期患者的焦虑有 5 个特征：①情境压力和危机无法解除；②遇到的问题超越了个人应对的能力；③死亡威胁着自我实现的目标；④危机的发展随着心理防御机制的形成，呈先上升后下降的趋势；⑤危机具有复合性，易引发其他未解决的心理冲突。

2．慢性生存 - 濒死阶段

此期是患者先意识到死亡的威胁，再到死亡的发生的阶段。其焦虑水平逐渐降低，学习慢慢适应并面对各种恐惧，直至接受濒死的事实。

帕蒂森将临终患者的心理发展过程称为"死亡之轨"或"死亡抛物线"（death trajectory），在此过程中，患者由最初的焦虑、恐惧到逐渐学会适应与面对，乃至可以接受死亡的事实，最终平静地面对死亡。

库伯勒－罗斯的临终心理发展阶段理论被认为是临终患者心理发展的理论模型，但由于个体所处的环境与文化背景具有各种差异，并且患者的疾病类型、文化程度、社会地位、性格、年龄等个体差异，心理发展及行为表现会有不同。因此并不是所有患者都要经历这五个阶段，不同患者经历各阶段的时间长短也有不同，或者不同患者经历的阶段顺序会产生调换，也有的患者心理发展一直停留在某一阶段直至死亡。

二、临终患者心理护理的实施

（一）常见心理问题

（1）恐惧：当患者被告知即将面临死亡时，最先表现的心理问题是恐惧，同时可能伴随心慌、气短、眩晕、失眠等躯体症状。对于任何人来说，死亡都是未知的，人们对死亡有着最根本的恐惧，对于临终患者来说，未知的事物还包括疾病痛苦程度、治疗副作用、生存期长短、丧失对自身自主和控制权等。因此，临终患者在面对死亡的威胁时感到恐惧，他们会在语言和行为上表现出极力的否定与回避，企图逃避现实，同时也是给自己一段心理缓冲与建设的时间。

（2）焦虑：由于病情进展与治疗需要，患者的生活、社会角色等发生变化。患者在求生与死亡的缝隙中挣扎，往往还会担心自己的家庭、工作运作是否正常，例如，当无人替代自己的社会角色时，自己的孩子、家人或事业怎么办。因此患者会表现出头痛、心慌、气短、注意力不集中、失眠、坐立不安等焦虑症状。

（3）愤怒：临终患者在求生欲望的驱使下会寻求各种支持，但病情加重与躯体逐渐虚弱使患者的愿望落空，患者可能会出现无奈、苦闷、烦躁和愤怒等情绪，内心充满痛苦，具体可表现为拒绝配合治疗，对家属和医护人员恶言相向，甚至出现暴力行为等。

（4）抑郁。临终患者经历过一系列恐惧、愤怒的心理发展后，在寻遍各种求生机会后病情依旧加重，躯体更加虚弱，此时患者的愤怒和暴躁会被一种巨大的失落感所替代，因为感到自己治愈无望而感到沮丧、悲伤、退缩、沉默和绝望，具体可表现为对周围事物的淡漠、少语及反应迟钝，对所有事物都提不起兴趣等。

（5）自责自罪。患者在被告知身患恶疾后，会因为自己不好好注意健康使身体失去健康而感到自责，会责怪自己没有锻炼身体、健康饮食及不关心自己的健康等。当患者因为住院检查或疾病治疗对家庭和家庭成员造成经济困难或照顾不暇时，会因为自己成为家庭和社会的负担而内心自责，产生愧疚感、罪恶感。

（6）孤独。患者因为长时间住院，远离了正常人、家人和朋友的生活，内心感到孤独，渴望家人及朋友的陪伴。目前，我国接受安宁疗护的临终患者以医院病房为主要照护场所。由于我国安宁疗护发展尚未成熟，仍存在许多不足，住院接受安宁疗护的患者可能因饱受疾病症状的折磨而无人倾诉，医患、护患沟通不足，远离家人和朋友等而感到孤独。

（二）心理护理措施

1. 实施良好的心理支持

（1）建立良好的护患关系。信任是实施心理护理的关键，在临终患者面前，护理者应树立专业果断、和善热情、温暖耐心的形象，以取得患者及家属的信任。合理使用语言与非语言沟通技巧，向患者表示友好与尊重，有效倾听，掌握患者的心理状态，并进行针对性的心理疏导，必要时视情况使用触摸、沉默、眼神接触等沟通技巧，运用共情能力对患者表示理解与支持，缓解患者的焦虑抑郁状态。护理者应注重提高自身护理操作技能，尊重患者隐私，积极主动并饱含爱心地做好基础及各种护理，体现专业且有温度的人文关怀，满足患者的舒适需求，增加患者的信任，减少痛苦。照护临终患者需要专业、理解、宽容、温暖、耐心，因为在患者人生旅途的最后一站，护理者既是医疗工作者，也是患者及其家属的朋友、队友和战友。

（2）适当告知病情。当患者被诊断将不久于人世，如何在告知患者真实情况与当患者得知坏消息时产生负性情绪之间保持平衡是临床医护人员一直以来所面临的两难问题。何时以何种方式告知患者病情，并使患者在得知真相后从消极心理中摆脱出来，这需要在告知前进行详细准确的心理评估，评估内容包括患者的认知水平、人格特征、疾病程度及家属态度4个方面，根据每个方面的具体情况具体分析，再决定最终能否及如何向临终患者透露实情。美国学者Baile提出SPIKES模式用以病情告知，美国临床肿瘤协会在2017年发布的医患沟通共识指南建议从事安宁疗护的医护人员使用SPIKES模式向患者及家属告知病情。该模式包括 6 个步骤：面谈前准备（setting up the interview，S）；评估患者的感知能力（assessing the patient's perception，P）；了解患者的信息需求（obtaining the patient's invitation，I）；提供信息（giving knowledge and information to the patient，K）；对患者的反应做出回应（addressing the patient's emotions with empathic responses，E）；总结讨论（strategy and summary，S）。

（3）常用心理治疗方法。①认知疗法。认知疗法以人的认知模式为基础，该模式假设人的感觉与他们解释和理解当前的情境有关，决定这些感觉产生的是人的自动思维，自动思维不能为人的意识所识别。也就是说，临终患者对于死亡威胁的认知决定了他们内心的体验和反应。认知疗法通过考察、调整临终患者对死亡的看法，帮助其正确地理解死亡，从而缓解其负性情绪、改变其消极行为。②放松疗法。这是一种通过一定的训练学会精神上及躯体上（骨骼肌）放松的一种行为治疗方法，放松疗法通过自身的意念感受躯体的松紧，使身体放松，进而间接调节由心理应激而引起交感神经兴奋的紧张反应，从而减轻患者的心理应激水平，缓解紧张、焦虑等症状。③音乐疗法。该疗法是建立在精神分析理论之下，通过音乐体验的不同形式，调动人们思维的记忆、联想、想象等各种因素，以此起到缓解心理障碍，恢复或增进身心健康的作用。音乐疗法可以帮助临终患者唤起对生命的希望、对既往的回忆，以及释放不良情绪等，强化积极的情绪、排除消极的情绪的同时可以帮助缓解患者的疼痛。

2. 不同阶段的心理护理

（1）否认期。在这一阶段，护理者应给予理解与支持，患者想用否认和逃避现实来保护自己和亲人，不要轻易打破患者的防御机制或强求患者面对现实。注意维持患者适当的生存希望，保持耐心与尊重，关怀和陪伴患者，尽量满足其心理需要，在时机成熟的情况下，慢慢地使患者面对现实。

（2）愤怒期。要充分理解患者的愤怒是来自内心的恐惧和焦虑，给予他们耐心、宽容与理解。尽量满足患者的心理需求，善于倾听，对于患者的恶言恶语或攻击行为绝不反击，并提供合适的条件和场所让患者发泄内心的苦闷与痛苦。用真诚的关怀陪伴患者，维护患者自尊，对于情绪过分激动的患者，善于用沉默来减弱患者愤怒的强度，必要时借助药物以平息情绪。

（3）协议期。此期患者在求生欲望的驱使下通过表示友好与合作以争取延长生命，护理者应了解患者的内心需求，维护患者的积极心态，主动地关心与指导患者，与患者建立良好的护患关系，并在合适的时机与患者进行关于生命话题的讨论，了解患者对死亡的看法。加强护理，努力减轻患者的痛苦和不适症状，尽量促进其身心的舒适。适时地通过心理疏导、认知疗法等心理护理方法，改变患者对死亡的不正确认知，减轻患者的心理压力。

（4）抑郁期。注意观察患者的心理状态，适时为患者进行心理疏导，以防自伤、自杀等意外发生。给予更多的关爱与陪伴，鼓励患者表达自身的悲伤和沮丧情绪，指导家属多探望与支持患者，尽量满足患者的需求，不过多地干预患者的行为，条件允许的情况下与家属一起帮患者实现愿望或完成未竟的心愿，以顺利度过抑郁期。

（5）接受期。这一阶段，患者大多接受现实，已做好面临死亡的准备。护理者应注意保持环境舒适安静，努力减轻患者的疼痛，做好症状控制，最大限度地促进患者舒适。尊重患者的选择，尽量满足患者的各种心理需求，不过多地打扰。在患者弥留之际，陪伴床旁，保持温和的语调，辅以触摸、握手等，用爱将患者包围，使患者带着满足感与欣慰感，平静、安详、有尊严地离开人间。

第三节　临终患者家属的心理护理

一、常见心理问题

家庭成员得知患者濒临死亡的消息后，会经历一系列的心理发展过程，并受患者疾病性质、病程、症状严重程度等因素的影响。从患者确诊到死亡以后，家属可能会经历和患者一样的心理发展阶段，常见临终患者家属的心理反应有以下方面：

（1）震惊否认。家庭成员突然被确诊将不久人世，这对于每个人来说都是令人震惊、迷茫和不知所措的噩耗。作为与患者关系最亲密的亲人及好朋友，有的可能会极力地否认，因为此时他们内心茫然，思维处于混乱状态，下意识地逃避现实，给自己一段心理缓冲的时间。也有的临终患者家属会有较强的应激反应，表现为语无伦次、身体或行为失控，甚至晕厥。

（2）焦虑恐惧。当患者及家属四处求医但患者的病情却得不到控制或者症状持续恶化时，家属对于疾病的认识有限，或与医护人员缺乏沟通，信息需求未能得到满足，并且对患者的照顾任务日渐繁重，家属因为长期照顾患者而逐渐脱离正常的生活轨道，会产生紧张、焦虑等负性情绪，主要表现为失眠、出汗等症状。此外，对死亡的恐惧、家属照护技术、生理及心理等方面得到的支持不足，会使家属身心疲惫，并加剧其负性情绪，可能表现为当医护人员为患者治疗和护理时过分紧张，对医护人员吹毛求疵或怀疑，以及情绪不稳定或拒绝接受帮助等。

（3）内疚罪恶。当家属面对患者遭受疾病和疼痛的折磨时，会责怪自己未能好好照顾或者照护水平不足，从而感到内疚和产生罪恶感，可能表现为忧郁、沮丧、无用感及自责自罪等。

（4）失落孤独。临终患者与其家属在疾病晚期相互依靠，家属会感知即将失去对自己有意义、有价值的人，或认为失去患者后生活也失去了意义，从而感到失落、悲伤、孤独等，表现为失眠、消瘦、疲倦等，认知行为上可表现为沉默少语、减少或拒绝沟通、与周围事物互动减少等。

（5）悲伤绝望。当患者临近死亡，家属的悲伤达到了峰值。面对被病痛折磨的患者，家属无能为力；面对亲人即将离去，家属难以面对分离的痛苦。心理上可表现为消极、悲伤、抑郁和绝望，生理上可表现为哭泣、厌食、失眠等，可出现淡漠、注意力不集中、对周围事物失去兴趣等。

（6）解脱重组。当家属逐渐接受亲人即将离世的事实，渐趋平静，会在患者最后的一段时光里尽力陪伴和关爱患者，让患者在爱与尊严的围绕中离开人间，也使自己不留遗憾。对于一直不愿接受亲人死亡现实的家属来说，接受患者逝去是对病痛的摆脱，同时，认清患者的死亡也是家属的解脱。在患者离去后，家属会沉浸在悲伤与回忆之中，随着时间抚平心灵的伤痛，家属的日常生活和社交功能逐渐恢复，带着对逝者的爱与身心成长的自己重新出发，准备开始新生活，找寻新的生命意义。

二、心理护理措施

家属是临终患者照护支持的主要提供者，同时也是安宁疗护的护理对象。在家属照护临终患者的过程中，各种突发或新出现的情况会加重其照护负担，如患者病情恶化、症状发生频率增加等。另外，家属作为照护者的角色，会改变其日常生活、家庭及工作等角色功能，对其生理、心理、社会、精神和经济等方面产生负面影响，加重他们的焦虑、抑郁和负担程度，受影响的程度视家庭照顾者的个体差异而定，如年龄、文化程度、经济情况及个人性格等。家庭文化是我国传统文化的重要组成部分，家属既是患者躯体照护的主要承担者，也是临终患者重要的生理、心理和社会支持来源。家庭成员之间的联结和互动有助于帮助临终患者保持自我认同感，维持与他人有意义的关系，以及减轻疾病末期的愧疚感。家庭照护是安宁疗护的重要组成部分，为家属提供心理照护支持，提高其生活质量，既是安宁疗护的任务，也是对患者心愿的满足。

护理者须善于运用沟通技巧，与家属建立良好的护患关系，取得信任；评估家属的心理、社会、精神资源和应对能力，提供安静、隐私的环境，主动耐心地倾听，鼓励家属说出内心的困难和疑惑，明确家属对安宁疗护的偏好和期望，提供多样化的自我应对信息和心理教育资料，如讲座、书籍、视频等，并适时地开展死亡教育，以提高家属的身心适应能力。

持续动态地筛查评估家属的心理状态和复杂哀伤风险，理解、容忍家属过激或不当的言行，避免产生护患矛盾，对于有复杂哀伤和延长哀伤障碍风险的家属提供专家心理支持，如专家咨询，以及认知疗法、行为主义等心理治疗干预。

满足家属对患者疾病或治疗的信息需求，鼓励家属共同参与，及时了解患者的病情进展，加强家属舒适照护的知识和技能的培训，减轻其焦虑及无助感，增强家属在生活照顾中的自我效能感和自信心。

在条件允许的情况下，让家属意识到患者已进入临终阶段，评估家属对患者死亡的准备水平，包括思想或心理准备、遗嘱或财产安排、殉葬安排等，提前告知家属可能遇到的问题和困难并协助解决，缓解其紧张情绪和心力交瘁程度。鼓励家属了解并表达患者离世后的相关事宜，例如，患者希望在哪里离世、葬礼如何安排、邀请谁出席葬礼等。

为家属提供患者当前病情进展的准确信息，详细、耐心地解答家属的问题并给出相应指导。提前通知家属患者即将死亡，可以让其在心理上有所准备，以缓冲患者离世后的过度悲伤。指导家属及时通知希望在场送别的亲人和朋友，并为患者做力所能及的准备，如摆放患者喜爱或对其有意义的物件。

第四节 灵 性 照 护

一、概念

（1）灵性。这是一种信仰和价值观体系，是人们寻求生命意义和目的的力量来源，是人们自我与他人、环境、自然与非自然物质等自我以外的事物的超然联系，同时也是希望、意义和宽恕等品质及爱、尊重和超越等价值观的源泉，是一种内在生命力及心智成熟的表现。

（2）灵性健康。灵性健康指个体肯定自我人生意义、了解自己、他人及环境的价值，并能与之和谐联结，是个体在自我追求的过程中所表现出来的一种幸福感受及其能量畅通的健康状态。

（3）灵性需求。无论个体有无宗教信仰，都有寻求生命意义、人生目标和亲密联系的需求，是人本需求中最高层次的需要，包含意义和自我价值与归属、和解三个方面。

（4）灵性应对。灵性应对指个体基于自身灵性资源应对及处理压力事件的认知行为方式。积极的灵性应对可帮助提高晚期癌症患者的希望水平，改善他们的生活质量；消极的灵性应对可能阻碍患者灵性资源的有效利用，加重他们的负性情绪。

（5）灵性痛苦。这是一种由人的紊乱、虚弱或无法找到生活的意义和目标而造成的痛苦状态。患者灵性痛苦的表现可发展为生理或心理症状。生理症状包括药物无法缓解的疼痛，心理症状包括焦虑不安、反复询问关于疾病的原因或进展、失眠等，患者可出现分离感、孤独感、缺乏动力、拒绝与他人沟通。

（6）灵性照护。这是集科学性与人文性为一体，由善于协调、富有能力且高质量的临床专业精神护理团队通过制订和实施系统且持续动态的护理计划，为患者及家属提供尊重、舒适、幸福感和满足感，帮助他们识别内部灵性资源、重塑个体信念支持系统以实现自我愈疗的过程。

二、终末期肿瘤患者的灵性照护

安宁疗护是多学科团队为患者及其家属提供生理—心理—社会—灵性的全方位照护，以提高他们的生活质量，使逝者善终、留者善别。灵性照护是安宁疗护重要的组成部分，因为临终患者在面临死亡的整个阶段里可能存在灵性需求或其他潜在的灵性痛苦。灵性照护是集科学性与人文性为一体的照护模式，由善于协调、有能力且高质量的临床专业精神护理团队通过制订和实施系统且持续动态的护理计划，为患者及家属提供尊重、舒适、幸福感和满足感，从而改善他们的灵性健康。灵性照护帮助患者及其家属恢复或提升心理与灵性的成长，减少负面情绪，正确认知死亡，正向地面对疾病与痛苦。灵性照护的核心照护理念包括尊重与接受、同情与同理性、包容与多样性及尊严。

（一）灵性需求的评估

灵性是人的内在属性，根据人的年龄、性别、种族、性取向、宗教信仰等个体差异而不同。我国地域辽阔，南北及城乡地域差异大，且少数民族数量众多，人群异质性较大。每个人都有各自的成长背景、教育方式、生活经历、社会地位和人际关系，形成的人格和价值观体系自然也不一样。不同的个体有不同的灵性需求，因此，全面地评估及准确地识别患者的灵性需求是开展针对性灵性照护的基础。

（1）提供一个安静、隐私的环境，准备一份完善的问题提纲并分配充足的时间，以询问各方面细节。

（2）护理者可通过观察法或访谈法，使用开放式或引导式的问题，在访谈过程中可适时使用点头、重复、倾身等非语言技巧，通过获取患者的灵性史，从中评估和识别他们的灵性需求。例如，"当遇到困难或在困难时期，你会依靠谁？""是什么给予你力量，使你内心感到平静？""是什么赋予了你生命的意义？"等。密切关注患者，对他们的情感反应（如哭泣、愤怒等）给予理解和安慰，分配足够的时间，用耐心和充满爱心的关怀使患者冷静下来。了解识别与患者沟通的阻碍因素或混杂因素，如打断患者、忽视患者的反应或未及时对患者作出回应等，并避免这些影响因素的发生。

（3）系统、持续及动态地评估患者的灵性需求，可以通过日常的查房或与患者简单的问候时关注其面部表情和认知行为，倾听患者与朋友或家人讨论他们的生活意义、希望或来世等，并整合患者的期望、恐惧、焦虑、希望水平和价值观，对生活的信念，以及对生活意义的理解等方面的信息。

（4）鼓励患者表达对灵性应对的理解，并解释描述他们的灵性应对方式或策略。如果患者对于灵性领域的存在或信仰维度提出问题或讨论，护理者应通过有针对性的开放式问题鼓励患者更多地解释和谈论，并适当提供有用的信息，注意避免说教和刻板建议，多向患者展示灵性照护者的灵性触觉与专业能力，以增加患者的信任。例如，"这些事物对你有什么帮助？""你如何证明它帮助了你呢？"等。

（5）目前国际上针对灵性需求评估的量表有 FICA 灵性测量量表、灵性健康评估量表（spiritual health assessment scale，SHAS）等。

（二）灵性照护措施

临终患者饱受身心痛苦，往往会提出"我的命运会怎样？""我有什么罪过呢？"之类充满绝望和怀疑的问题，表达对生活的痛苦、愤怒和担忧。灵性照护者应主动向患者介绍自己，与患者及家属建立良好的关系，并表示出想帮助患者的意愿，表达同理心，通过语言和非语音沟通技巧，表达对患者的关怀。向患者及家属解释灵性照护团队和医院相关设施，并耐心详细地解答患者及家属的担忧和困惑。投入充分的时间并把握机会与患者交谈，建立联系，提供灵性照护时，要对患者及家属的灵性差异保持敏感性，清楚地询问患者关于他们对疾病和治疗方法的期望和信念的问题，做好灵性需求的评估。

与患者持续互动，制定并实施针对性的灵性照护措施。通过积极和充满希望的语言鼓励患者，在条件允许的情况下，适当用幽默的方式使患者欢笑、放松、愉悦，增加护患之间的沟通和信任。鼓励患者谈论他们到目前为止所经历的困难和问题，有助于患者回忆起克服困难和解决问题的过程，从中汲取有效的灵性资源。同时，也可以使用积极的客观事例或其他患者的灵性照护故事增加患者的信息和希望。鼓励患者分享开心、自豪的往事，有助于患者感到满足感和幸福感。使用"予人希望"的话术和技巧，与患者谈论生命、意义和死亡，通过重新解释生命意义和死亡于生命之意义，唤起患者的希望，一定程度上有助于缓解患者的灵性困惑，提高其应对身心痛苦的内在力量。

优美的自然环境能使人放松，达到疗愈的效果。在条件允许的条件下，鼓励患者外出，恢复与大自然的联系，或者在患者病房摆放鲜花或植物，通过自然界生生不息的力量重新唤起患者的爱与希望，提高患者的生命力量。根据患者的需要，使用音乐、冥想等治疗方式，这有助于减轻其内心的焦虑和负担。使用团体治疗、家庭治疗等方式，例如，通过举办病友分享会或家庭聚会，彼此分享有意义的事物或经历，互相学习提高灵性应对的方式或策略，缓解患者的焦虑和灵性痛苦，提高希望水平。另外，也可以使用认知疗法、行为疗法等辅助治疗方法，纠正患者的错误认知，帮助缓解患者的焦虑、抑郁，减轻心理障碍，以获取积极的灵性体验。

关注患者家属的情绪心理状态及他们的需求、问题和困惑，并为他们提供舒适的条件。为家属提供准确的关于患者疾病的信息，包括患者的状态、能力、局限性等。鼓励家属表达面临的困难和问题，评估并增强家属各方面的支持性资源。强调家庭支持的重要性，促进家属照护知识和技能的提高，帮助他们融入对患者的照顾当中。

（三）灵性照护之尊严疗法

尊严疗法（dignity therapy，DT）是由加拿大学者 Chochinov 创立的一种以实证为基础、简单易行的个体化心理治疗干预。由受过专业尊严疗法培训的医护人员（以下简称治疗师）实施，通过访谈录音的形式为疾病终末期患者提供一个回顾讲述重要人生经历、分享内心感受和经验智慧的机会，从而减轻患者心理和灵性上的痛苦，提高个人价值感和意义感，使其有尊严地度过人生的最后时光。

治疗师应具有以下能力：在访谈过程中使患者感受到被尊重和被重视；积极倾听并留心患者的反应；适时地引导，把握开放性和细节性问题的平衡；依据患者情绪引导治疗；消除治疗过程中不同类型的故事所存在的潜在危害；澄清模糊细节和获取细节信息。

1. 尊严模型

Chochinov 及其团队基于晚期癌症患者的访谈资料，使用扎根理论方法开发出疾病终末期患者尊严模型（简称尊严模型）。尊严模型描述了影响患者尊严感的 3 个因素：与疾病相关因素、与维护个体尊严相关因素，以及与社会尊严相关因素。主要包括以下内容：

（1）与疾病相关因素。疾病因素会对患者尊严感产生直接影响，包括"自主能力"和"症状困扰"2 个子主题。"自主能力"指个人行为和功能依赖他人的程度，包括"认知敏锐度"和"机体功能"两方面内容。"症状困扰"指由疾病进展引起的躯体、心理痛苦，包括"生理困扰"和"心理困扰"两方面内容。

（2）与维护个体尊严相关因素。维护患者尊严感的个人心理和灵性方面的因素统称为尊严维护条目，包括"尊严维护视角"和"尊严维护实践"2 个子主题。"尊严维护视角"指由人内在的特性、世界观和态度所塑造的个人看待和应对困境的方式，包括

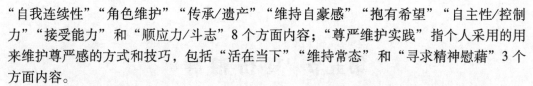

"自我连续性""角色维护""传承/遗产""维持自豪感""抱有希望""自主性/控制力""接受能力"和"顺应力/斗志"8 个方面内容；"尊严维护实践"指个人采用的用来维护尊严感的方式和技巧，包括"活在当下""维持常态"和"寻求精神慰藉"3 个方面内容。

（3）与社会尊严相关因素。这是指存在于社会环境中的会影响患者尊严感的因素，包括"隐私界限""社会支持""照护要旨""他人负担"和"后事担忧"5 个子主题。

2．尊严疗法的实施

由治疗师采访谈的形式，依据访谈提纲进行，在访谈过程中视患者、时间等情况对提纲内容进行调整，具体内容如下：

（1）"请回顾您的过去经历，到今天为止，对什么事情印象最深刻，或者您认为最重要的？您什么时候活得最开心最充实？"当患者回忆曾经遇到的困难或挫折，让患者解释克服和应对困难挫折的方式和策略，治疗师应以尊敬、佩服的态度对待患者，唤起患者解决问题和克服挫折的勇气与坚定，并引导患者描述更多的细节。

（2）"您想让人们如何记住您？有哪些事想让家人了解吗？您在人生中担任过最重要的角色是什么？如家庭、工作、社会角色。为什么您觉得这些角色是重要的？担任这些角色时您实现了什么？取得了哪些成就？"对患者感到自豪和满足的事件和人生经历表示肯定和兴趣，对患者感到伤心或悲伤的事件展示同理心和同情心，感同身受地给予理解和关怀，让患者感知到尊重、尊敬的态度。

（3）"您这一生最大的成就是什么？您有什么想告诉最爱的人？您对您爱的人有什么期望吗？您有什么宝贵的人生经验或建议想告诉您的配偶、子女或其他您关心的人吗？您有什么想对家人叮嘱的吗？还有没有其他您想记录在这份文件里的？"治疗师应鼓励患者表达最有成就感的事物，并用适当的形式表达崇拜感和认同感，例如，点头、重复、倾身等，或认真倾听、利用语调和表情给予积极回应和应用语言产生共鸣等。鼓励患者表达对家人的爱，以及对后事的担忧，使患者能够尽最大努力满足将要丧亲的家人的需求，提升患者的生命意义感，满足患者的责任感需求，以及对有重要意义的人和事物的关怀需求。

结束访谈后，录音文档的转录、编辑和修订应遵循以下 3 个原则：①时效性。临终患者病情进展快且突然，文档转录工作须在 3 天内完成，同时向患者传达一种信息："您所说的话很重要。"向患者展示医护人员的重视。②保密性。尊严疗法的文件包括患者的详细信息与隐私，转录者需遵守职业道德和相关规定法则，在患者文档转录和编辑过程中采取安全措施，如加密处理等。③准确性。录音需要被尽可能地准确记录，如果因为录音过程中出现的小状况，如患者咳嗽、喘息等听不清，需要做确实标记，便于编辑者做补充，使表述尽量完整。

第五节　哀　伤　辅　导

一、概念

（1）哀伤。哀伤是任何人在失去所爱的和所依恋的对象（主要指亲人）时所面临的境况，它既是一个状态，也是一个过程。

（2）哀伤辅导。促进丧亲者对失去亲友的适应，评估丧亲者的哀伤风险并及时转介处理，协助丧亲者在合理的时间内引发正常的悲伤，健康地完成哀悼的任务，顺利度过哀伤期，使其能够重新开始正常生活。

二、哀伤的相关理论

（一）哀伤反应四阶段模型

1972 年 Parkes 和 Bowlby 等人提出哀伤反应四阶段理论，认为哀伤过程可分为不同阶段并逐步进展，而每个阶段的转换不存在明显的界限。

（1）麻木阶段。对于亲人的去世，特别是突然或意料之外的亲人死亡，丧亲者的第一反应是麻木和震惊。这种反应可能持续几分钟、几小时或者几天，麻木的反应可以帮助丧亲者在短时间内忽视和逃避失去亲人的事实。

（2）渴望阶段。这一阶段，丧亲者沉浸在对逝者的思念与回忆中，产生依恋或分离焦虑，渴望见到已逝去的亲人，希望他们能回来。丧亲者努力地搜寻死者的痕迹，他们反复想起死者说过的话，保护死者用过的东西，以及到死者去过的地方等。注意力全部集中在死者及有关死者的事物上，有时可出现死者回来的视幻觉。常常会试图否认和逃避死者离世的事实，可能会对关于死者死亡的谈论和行为产生愤怒。

（3）颓废和沮丧阶段。丧亲者逐渐认清和接受亲人死亡的事实后，思维和行为上常常出现混乱，因为亲人的永久离世感到绝望、孤独感和无助感，内心有空虚感，人开始变得颓丧，对一切事物失去兴趣，隔绝社会和朋友。

（4）重组或复原阶段。丧亲者对失去亲人的哀伤反应逐渐减弱，并一点一点地接受亲人死亡的现实，痛苦的时间和程度渐渐减少，丧亲者开始慢慢恢复与自我的联系，接受并开始运作自己的新角色和新身份，建立新的生活和社会模式，重新开始正常生活。

（二）哀伤的双程模型

1999 年，Stroebe 和 Schut 等人针对丧亲者提出了依恋与哀伤双程模型，认为哀伤体验可分为丧失导向和恢复（转变）导向。丧失导向与适应亲人丧失的事实与在内心调整安放逝者的位置有关，包括悲伤过程、悲伤干扰、破坏联结、否认/回避恢复的转变。恢复导向包括使自己适应生活的转变、做新的事情、从悲伤中分离、否认/回避悲伤，适应新角色/身份/关系。一般来说，丧亲者往往在两种导向间来回摆动，既接近又逃避哀伤，丧失导向反映出对逝者的持续依恋，恢复导向反映丧亲者为生活继续前进时须做出的转变，两种导向的心理体验既截然不同又相互重叠。这种反复接近和逃避的摆动具有适应性的调节功能，若调节功能受损，在两种导向的任意一端长期停止摆动，则可能导致复杂或病态的哀伤。

三、复杂的哀伤反应

（1）慢性的哀伤。丧亲者深深陷入哀伤的过程中，对失去亲人产生的哀伤反应强烈且久久不能缓解，一直未能恢复正常的工作和生活，时间可能长达数年。

（2）延迟的哀伤。丧亲者曾经的丧失经历未能得到适当的支持和适应，对于之后的丧失经历会产生更严重或超出意料之外的反应，可能引发胸口痛、肠胃不适等躯体症状，症状伴随着哀伤，直至哀伤逐渐缓解。

（3）过度的哀伤。正常的哀伤反应被过度夸大，造成丧亲者情绪行为的异常。夸大的哀伤可达到精神障碍诊断的标准，如抑郁症、创伤后应激障碍、进食障碍等。

（4）隐藏的哀伤。哀伤没有在适当的时候表达出来，之后会在身体或精神上表现出不适症状，如失眠、呼吸急促等生理症状，或高涨的情绪、过度活跃的行为、不能控制冲动等情绪症状，还可能发展出类似死者曾经的症状。

四、哀悼的四项任务

哀悼，是指调适失落或表达哀伤的过程。美国学者 Worden 提出哀悼的四项任务，有助于协助丧亲者通过采取行动或完成任务的方式，以调适痛失所爱之人的哀伤。

（1）接受失去的事实。哀伤的第一个任务是要给予充足的时间，让丧亲者证实失去亲人的事实，认清逝者已逝的现实。丧亲者通过第一个任务，可表现为停止搜寻所有关于死者的痕迹，理智和情感上都接受亲人死亡的事实，并表现出正常的哀伤反应。

（2）经历哀伤的痛苦。每个人失去某个与其曾经深深依恋的人都必然经历哀伤的反应，哀伤反应可通过生理、心理或精神症状表现出来。如果回避或压抑正常的哀伤反应，可能会使哀伤的反应延长或复杂化。在"男主外女主内"的传统观念影响下，我国许多男性为了迎合家庭的需要，面对失去至亲时隐忍坚强，认为哀伤不利于家庭或社会功能的维持，往往会抑制自己的哀伤反应，但又往往会通过其他行为来掩饰、逃避痛苦，如酗酒、不眠不休地工作等。第二个任务的目的是让丧亲者经历正常的哀伤反应，并正确处理焦虑、愤怒、抑郁、孤独等与哀伤相关的情绪，以顺利渡过急性哀伤期。

（3）重新适应没有逝者的新环境。失去亲人后，丧亲者在三个方面需要重新适应，分别是生活角色的适应、自我意识的适应及精神上的适应。关于生活角色的适应，亲人的死亡会对平稳的生活秩序产生冲击，丧亲者需要接受并适应失去死者所扮演的角色，并学习承担曾经由死者扮演的角色，以建立新的生活秩序。关于自我意识的适应，人的自尊心和自我效能感可取决于他/她所依恋的人，当丧亲者失去一个对他/她来说相当重要的人，丧亲者的自我意识会受到冲击。丧亲者需要重建对于自我的认识，在没有逝者的新环境中与世界建立新的联系以找回自我。关于精神上的适应，丧亲者在亲人离世后会感到生活失去了方向和信念感。丧亲者需要在死者离世后产生的一系列生活变化之中，找寻新的生命意义，重新找回对生活的掌控感和信念感，提升内在力量和生命力，学习新技能及扮演新角色，使生活重回正轨。

（4）妥善安放对死者的感情并建立有意义的新关系。当丧亲者不再需要以强烈的情绪对死者的死亡和曾经的依恋牵绊作出反应时，即代表哀悼过程结束。这个任务的目的是帮助丧亲者找到合适的方式和位置存放对死者的情感，在内心腾出空位，将与死者相关的记忆和意义内化成生命的沉淀，增加丧亲者生命的厚重和深度。当死者换了一种存在方式或形式陪伴生者，生者便能带着全新升级的自己与世界建立有意义的新关系，继续生活的步伐。

五、终末期肿瘤患者家属哀伤辅导的实施

加强对临终患者家属的支持是安宁疗护非正式照护最重要的任务，哀伤辅导能为丧亲者提供积极支持，可以显著改善丧亲者的焦虑、抑郁和痛苦程度，促进对哀伤的表达，接受并逐渐缓解哀伤。

（一）哀伤辅导的内容

（1）承认并接受死亡现实。巧用沟通技巧，可通过举办悼念会、书写安慰信等方式。鼓励丧亲者讲述与死者之间的故事，并通过手工制作、写作、建立应对技巧等使丧亲者与死者建立持续性的连接关系，让丧亲者感受到逝者某种形式的存在和陪伴。

（2）提供信息。通过讲座、宣传资料或有关丧亲的网站等方式，向丧亲者提供丧亲经历和哀伤反应的信息和教育来帮助丧亲者提高对哀伤的认知，通过不同形式的自我表达，来认可和正视自己的想法、感受和痛苦的情绪，建立一定的心理应对机制。

（3）提供长期支持。针对不同丧亲者情况采取不同的支持方案，对丧亲者进行哀伤风险评估和心理测评，界定病态行为并及时转介处理。通过个人访谈、团体辅导、病友座谈会或基于互联网等支持方式，让丧亲者感受到来自他人的支持，帮助其减轻孤独感。鼓励丧亲者积极融入社会生活，协助其建立有意义的新联系，以适应没有逝者陪伴的新环境，重新开始正常生活。

（二）哀伤辅导的方式

（1）个别辅导。与丧亲者进行会谈，可包括以下话题：针对死亡事件的描述与谈论有关殡葬的过程与仪式；丧亲者以前的丧失经历、文化和信仰背景；阐明哀悼的正常过程，包括哀伤的正常反应和异常反应表现；死亡事件后当下与未来关系的改变等。了解丧亲者的个人信念、人生的意义和目的，并帮助丧亲者在其个人信念下整合过去、关注现在和计划未来等。

（2）团体辅导。由团体成员分享彼此丧亲的故事，可有助于增加成员之间的信任感，成员通过团体讨论的过程，可了解并学习哀悼过程的经验和应对方式，有助于成员在其哀伤过程中采取积极主动的态度，以面对亲人的离世。团体辅导包括互惠模式、治疗模式和丧亲者自助团体社会模式。

（3）家庭治疗：是以家庭为本的实施方式，视整个家庭为一个单位，协助家庭成员重新适应彼此间的关系，使家庭成员通过直接的沟通恢复紧密的联结。将每一位家庭

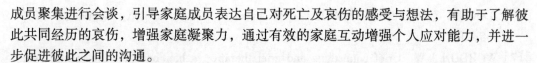

成员聚集进行会谈，引导家庭成员表达自己对死亡及哀伤的感受与想法，有助于了解彼此共同经历的哀伤，增强家庭凝聚力，通过有效的家庭互动增强个人应对能力，并进一步促进彼此之间的沟通。

（三）哀伤辅导的效果评价

哀伤辅导的效果主要使用测评工具进行评价，国外相关测评工具较多，且具有较高的特异性，主要包括：复杂哀伤问卷（Inventory of Complicated Grief，ICG）、复杂哀伤问卷修订版（Inventory of Complicated Grief-revised，ICG-R）、延长哀伤障碍问卷（prolonged grief disorder questionaire，PG-13）等。

参考文献

[1] 崔芳芳，李秋芳，赵毛妮. 国内外哀伤辅导的研究进展 [J]. 中华护理教育，2017，14 (11)：872 - 876.

[2] 邸淑珍. 临终关怀护理学 [M]. 北京：中国中医药出版社，2017：45 - 48.

[3] 郭巧红. 尊严疗法在安宁疗护实践中的应用 [J]. 中国护理管理，2018，18 (3)：316 - 319.

[4] 李秋萍，林毅. 肿瘤全程关护 [M]. 北京：科学出版社，2016：35 - 40.

[5] 李杨. 中国临终病人心理的初步研究 [D]. 长沙：湖南师范大学，2005：51 - 55.

[5] 门华琳，李鹏阳，郭茜茜，等. 老年人灵性照护的研究进展 [J]. 护士进修杂志，201934 (23)：2151 - 2154.

[7] 施永兴. 临终关怀学概论 [M]. 上海：复旦大学出版社，2015.

[8] 唐丽丽. 心理社会肿瘤学 [M]. 北京：北京大学医学出版社，2012.

[9] 台湾安宁缓和医学学会. 安宁缓和医疗 [M]. 新北：合记图书出版社，2013.

[10] American Cancer Society（ACS）. What is palliative care? [EB/OL]. https：//www. cancer. org/treatment/treatments-and-side-effects/palliative-care/what-is-palliative-care. html，2019，5 (10)：2022 - 3 - 26.

[11] BAILE W F, BUCKMAN R, LENZI R, et al. SPIKES - A six-step protocol for delivering bad news：application to the patient with cancer [J]. Oncologist，2000，5 (4)：302 - 311.

[12] HUDSON P, REMEDIOS C, ZORDON R, et al. Guidelines for the psychosocial and bereavement support of family caregivers of palliative care patients [J]. Journal of palliative medicine，2012，15 (6)：696 - 702.

[13] HUDSON P, HALL C, BOUGHEY A, et al. Bereavement support standards and bereavement care pathway for quality palliative care [J]. Palliative & supportive care，2018，16 (4)：375 - 387.

[14] KUBLER-ROSS E. On death and dying [M]. Scribner，1997：103 - 107.

[15] MOOSAVI S, BORHANI F, AKBARI M E, et al. Recommendations for spiritual care in cancer patients：a clinical practice guideline for oncology nurses in ran [J]. Supportive care in cancer，2020，28 (11)：5381 - 5395.

［16］RARKES C M, PRIGERSON H G. Bereavement ［M］. London：Routledge, 2010：155 – 167.

［17］WORDON J W. Grief counseling and grief therapy：a handbook for the mental health practitioner ［M］. New York：Springer Publishing Company, 2018.

（肖文莉　周晓君）

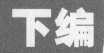

下编 | 常见肿瘤疾病的
居家护理

第十四章 鼻咽癌的居家护理

鼻咽癌是我国常见的恶性肿瘤之一，特别是广东、广西、湖南等地发病率较高。在这些地区，鼻咽癌的主要组织学类型是未分化型非角化性鳞状细胞癌。"鼻咽"是现代医学的解剖名词，中医古籍中对"鼻""咽"有过不少的论述，其中"控脑砂""失荣"等描述的就是类似鼻咽癌症状。鼻咽癌的发病部位主要在鼻腔顶部及侧壁，属于头颈部原发性恶性肿瘤，具有原发部位隐蔽、早期不易发现、病理分化差、恶性程度高、易呈浸润生长及早期转移的特点。

第一节 鼻咽癌的病因

鼻咽癌的病因尚未完全明确，目前比较公认的有以下 3 种学说。

（一）病毒因素

EB 病毒感染是鼻咽癌的常见危险因素。它可以通过唾液等途径进入口咽，侵入上皮细胞和 B 细胞，呈潜伏感染状态，一旦被内源性或环境应激因子激活可立即进入裂解感染周期，表达各种基因产物，引发包括鼻咽癌在内的多种疾病。其中，EB 病毒基因编码的潜伏膜蛋白 1（latent membrane protein 1，LMP1）可通过促进癌细胞增殖与侵袭、干扰细胞凋亡及促进肿瘤血管生成等来促进肿瘤组织维持和发展。EB 病毒表达的核抗原也是促进肿瘤形成的重要蛋白之一，它们可以破坏抗原的呈递以逃避宿主免疫，抑制宿主的免疫应答，并下调 $p53$ 基因表达以促进肿瘤细胞增殖，进而促进鼻咽癌的产生。

（二）遗传因素

对于与 EB 病毒感染及环境因素等密切相关的鼻咽癌，个体的易感性起着重要的作用。其中，人类白细胞特异抗原（human leukocyte antigen，HLA）基因与鼻咽癌易感性的关系已被广泛研究。这些基因负责编码免疫相关蛋白，帮助识别并将外来抗原呈递给免疫细胞，从而触发宿主对感染细胞的免疫反应。具有某些特定 HLA 等位基因的个体对 EB 病毒感染细胞的免疫反应会减弱，由此可增加其对鼻咽癌的易感性。临床统计资料表明，鼻咽癌的发病具有明显的种族倾向。主要见于黄种人，而黑种和白种人发病率极低。在鼻咽癌高发区患者中还发现有家族聚集性规律，约 10% 的患者有癌症家族史，患者家庭中可有数人患病。

（三）环境因素

环境因素中的不良刺激，如烟、酒、水源、饮食结构都能诱发癌变，鼻咽癌也是如此。流行病学的调查资料表明，鼻咽癌高发区的居民从幼时都习惯食用咸鱼等腌制食品，这些不良的饮食习惯也可能会增加鼻咽癌发病风险。

第二节 鼻咽癌的临床表现

一、局部表现

鼻咽癌发病的部位，多在鼻咽癌顶层壁及咽隐窝，其次为鼻咽侧壁及鼻中隔后缘上部，患者最常见的主诉为颅神经受累引起的头痛、复视或面部麻木，以及颈部淋巴结转移引起的颈部包块。颈部包块、鼻塞伴鼻出血及浆液性中耳炎这一临床三联征较少见，但这些症状中的每一种在鼻咽癌患者中都很常见。

（一）颈部肿块

鼻咽癌患者的颈部转移性肿块常为患者首先发现和引起注意的症状。文献报道以颈部肿块作为首发症状而就诊者占 23.9% ～ 75%。疾病初期肿块多位于乳突尖下方、颈深上淋巴结后组，肿大的淋巴结表现为质地坚硬、无痛、活动度差，甚至完全固定。

（二）头痛

表现为单侧、持续性头痛。可为鼻咽癌初发症状或唯一症状，以头痛作为首发症状而就诊者占 15% ～ 52%。在病程中出现头痛症状者占 45% ～ 70%。头痛的部位比较固定，以颞、顶或枕部多见。多为持续性闷痛，昼轻夜重。在早期可因肿瘤浸润，扩展或合并感染，引起血管神经反射性、阵发性的一侧颞部剧痛，也可因三叉神经半月神经节、三叉神经第一支末梢受刺激，出现阵发性剧烈头痛。少数患者表现为阵发性电击样头痛，肿瘤破坏颅底内时可出现顽固性的、无法忍耐的头痛。

（三）涕血、鼻出血与鼻塞

当肿瘤侵蚀黏膜，发生破溃、感染及糜烂时，可出现出血或鼻分泌物中带血，这可能是鼻咽癌的早期症状，到了晚期肿瘤增大局部溃烂时可发生鼻部出血或大出血。据文献统计，鼻出血及鼻涕中带血者占 44.55%。鼻塞是肿瘤向鼻腔内扩大，或肿瘤体积增大及感染阻塞后鼻孔的表现。并发感染时鼻涕增多，具有臭味，有时有脓血性分泌物。临床上大多呈单侧性鼻塞且日益加重，一般不会出现时好时差的情况。

（四）耳鸣、耳聋

鼻咽癌若原发于咽鼓管、隆突或咽隐窝，咽鼓管咽口受侵犯或压迫时，可导致咽鼓管功能障碍，因阻塞而出现鼓膜浑浊、内陷、卡他性中耳炎或鼓室积液。此时会出现耳

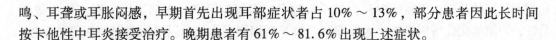

鸣、耳聋或耳胀闷感，早期首先出现耳部症状者占 10%～13%，部分患者因此长时间按卡他性中耳炎接受治疗。晚期患者有 61%～81.6% 出现上述症状。

二、其他症状

主要有脑神经症状及远处转移症状。鼻咽位于前颅底，与颅内仅一壁之隔，周围有重要脑神经，当癌肿经破裂孔向颅内扩展，或破坏颅底骨质时，可经卵圆孔、斜坡翼突棘孔进入颅底，常出现第Ⅱ～Ⅵ对脑神经麻痹，以致出现眼肌运动障碍、复视、眼球固定或失明。当颈部转移的淋巴结，或鼻咽部原发灶侵入咽旁间隙茎乳孔区时，可使第Ⅸ～Ⅻ对脑神经受损而出现软腭麻痹、发音障碍及舌肌瘫痪和萎缩等。文献报道颅神经受损的发生率为 15%～50.1%。

三、扩散与转移

鼻咽癌具有较强的局部浸润和早期转移性，既可以向周围的各个方向直接扩散，又可表现出转移途径的倾向性和规律性。根据较常发生的扩散方向，可分为上行型、下行型及混合型三种类型。鼻咽癌淋巴结转移为最主要转移途径和部位，而且转移出现早，发生率高，以此为初发症状者达 40% 左右，就诊时已有颈部淋巴结转移者达 60%～80%。远处转移大多是晚期的表现，是血行转移的结果。头颈部血液循环丰富，癌细胞侵入大静脉的机会多，故易发生血行转移，这可能是鼻咽癌发展快、预后差的原因之一。

第三节　鼻咽癌的治疗配合

放疗和化疗是鼻咽癌的主要治疗方法，其他方法仅作为辅助方法。

一、放射治疗

放疗是治疗鼻咽癌最主要和有效的方法，包括深部 X 线、三维适形放疗、IMRI 放疗、60Co 或加速器等。放疗能最大限度地将放射剂量集中到病变区（靶区）内，杀死肿瘤细胞，而周围正常组织或器官少受或免受不必要的照射。其优点是高精准度、高剂量、高疗效、低损害。照射方法：对原发灶一般行双侧耳前野和颈部转移的淋巴结照射；依病变部位及范围，可分为颈上下两小野照射。一般地，情况极差且有严重的合并症者，或需要再次放疗的部位发生严重的后遗症者，不宜继续放疗。

二、化学治疗

鼻咽癌大部分为低分化鳞癌及未分化癌，对抗癌药物有中度敏感性。鼻咽癌的化疗包括诱导化疗、同期放化疗、辅助化疗及姑息化疗。诱导化疗又称为新辅助化疗，在放疗前使用的化疗，可在短时间内减少肿瘤负荷并减轻症状，改善血供，提高放疗敏感性；同期放化疗可以直接杀灭癌细胞，使肿瘤细胞同步化，以增强放射治疗的敏感性；辅助化疗在放射治疗后进行化疗，其作用是杀灭放射治疗局部区域残留的肿瘤细胞；姑息化疗针对已发生远处转移或者复发不能接受放射或手术治疗者，可使部分症状获得缓解，或长时间带瘤生存。其治疗方法有全身化疗、动脉插管治疗或半身阻断化疗。治疗鼻咽癌的化学药物较多，如环磷酰胺、氨甲蝶呤、博来霉素、卡铂、多西紫杉醇、紫杉醇及 5－氟尿嘧啶等，可根据不同情况选择应用。

三、手术治疗

手术治疗非治疗鼻咽癌的主要方法，由于鼻咽腔狭小，部位深入，周围解剖关系复杂，手术有一定困难。特别是想将病变组织彻底切除，则更加困难。因此，手术效果不能令人满意，故很少选择手术治疗。手术治疗仅作为放疗后的一种补救性治疗方法，目前临床应用不广泛。

四、中医中药治疗

中医治疗注重病因，从全身入手，辨证施治，中医肿瘤学认为鼻咽癌的发病原因与先天因素、外界毒邪侵袭，以及七情所伤有关。根据其病因病机，以清热解毒、养阴生津、活血祛瘀、疏肝解郁等为主，可以进一步提高治疗效果，改善症状，提高患者的生活质量或延长生存期。此外，中医药在防治鼻咽癌放化疗毒副反应方面也有其独特疗效。

第四节　鼻咽癌的常规护理

一、生活护理

（1）保持病室整洁、安静、舒适、温湿度适宜、开窗通风。

（2）生活起居有规律。根据气温变化及时增减衣被，保证充足的休息和睡眠，可根据体力及病情做适当的户外活动以增强体质。

（3）注意个人卫生，保持床单位清洁。放疗可导致患者局部皮肤产生反应，如脱屑、皮肤瘙痒、皮疹等，严重者出现水疱糜烂，护理人员应密切关注患者皮肤变化情况，保持局部皮肤清洁干燥，穿宽松全棉内衣并定期更换，严禁使用肥皂、碘酒等刺激性物质，做好受照射皮肤的保护工作，避免外伤。

二、饮食指导

（一）饮食原则

宜按时进食富含高热量、高蛋白、清淡且易消化的食物，加强患者营养补给，少食多餐，多补充水分、维生素，禁食生冷、刺激、辛辣食物，叮嘱患者戒烟、戒酒。

（二）辨证施膳

（1）肺热痰凝型。表现为鼻塞，鼻涕色黄带血，时有咳嗽，口苦，咽干，头痛，舌质红，舌苔薄黄，脉滑数。宜进食清热宣肺的食品，如茯苓、杏仁、萝卜、番茄、苹果等。食疗方：杏仁瘦肉汤、萝卜粥。

（2）气郁痰瘀型。表现先鼻塞、鼻衄，耳聋耳鸣，胸肋胀闷，头重胀痛，且痛有定处，颈项肿块，舌质暗红，苔厚腻，脉滑或弦数。宜进食理气解郁的食品，如陈皮、玫瑰花、佛手、山楂、洋葱等。食疗方：陈皮饮、佛香梨。

（3）火毒内阻型。表现为鼻塞鼻衄、鼻涕黄稠臭移，头痛较剧或偏头痛，复视舌歪，或口眼㖞斜。口干口苦，心烦失眠，大便秘结，溺黄，舌质红，苔黄或黄腻，脉弦数。宜进食泻火通络的食品，如丝瓜、苦瓜、芹菜、莴苣、柚子等。食疗方：苦瓜薏仁瘦肉粥。

（4）气阴亏虚型。表现为头晕头痛，唇焦咽干，形体消瘦，短气乏力，心悸纳呆，手足麻痹，颈项肿块，舌质嫩红或绛红，苔少或无苔，脉细数。宜进食益气养阴的食品，如党参、山药、玉竹、黄芪、大枣等。食疗方：党参乌鸡汤、山药面。

（三）临证饮食

化疗期间尽量避免在化疗前后 2 h 进食，食物以半流质为主，少量多餐。当出现恶心、呕吐时应暂缓或停止进食，及时清除呕吐物，保持口腔清洁。可遵医嘱在化疗前给予止吐药。

三、心理护理

多数患者普遍存在"谈癌色变"情况，容易出现恐慌、紧张、抑郁等负面情绪，依据患者内心疑惑与心理障碍给予疏导与鼓励，帮助患者建立积极心态。定期组织病友交流会，邀请治疗效果良好的患者分享自身治疗过程，增强患者勇气，树立治愈信心。

四、常见症状护理

1. 头痛

（1）注意观察疼痛的性质、程度、持续时间及伴随症状，实施疼痛评估，并做好记录。

（2）向患者解释疼痛的原因，使其认识疼痛，提高患者对疼痛的耐受力，并强调保持心情舒畅，以免气机不畅而加重疼痛的症状，鼓励家属多陪伴、支持和鼓励患者。

（3）指导患者采用放松术，如听舒缓音乐、看杂志、用平板玩游戏等，以集中精神注意力，减轻疼痛敏感度。

（4）指导患者按医嘱按时按量服用止痛药，遵循"给药到口"的原则。

（5）鼻咽癌头痛较明显、持久，多为血管神经性头痛，影响其睡眠，可遵医嘱酌情给予止痛药或镇静剂，减轻疼痛；鼻咽癌颅内转移致颅内压升高，头痛较为剧烈，应遵医嘱使用20%甘露醇快速静脉滴注。

（6）中医认为，鼻咽癌患者的疼痛多因经络阻滞不同所致，有"痛则不通，不通则痛"之说。气滞血瘀、痰湿凝滞、毒邪蕴结等均可引起"不通"，中医可从疏肝理气、活血化瘀、化湿祛痰、解毒散结等方法进行施治。乌头、延胡索、徐长卿、白芍等具有良好的止痛效果，可加入辨证方药中应用。

（7）遵医嘱予雷火灸、穴位埋线止痛，爆发痛时按医嘱皮下注射吗啡。

2. 涕血、鼻出血与鼻塞

（1）保持室内适宜温、湿度和空气流通，注意休息，保持良好睡眠，不熬夜。

（2）日常饮食应该以清淡、易于消化的食物为主，切忌食用过多辛辣、刺激性强的食物，此外对于有烟酒嗜好的患者而言，应及时戒烟、禁酒。

（3）保持口腔清洁，进食后予漱口或口腔护理，防止口腔感染。

（4）保持鼻腔清洁，不要抠鼻，勿用力擤鼻涕，每天用生理盐水进行鼻腔清洗，若有鼻腔干燥感，可用薄荷油或清鱼肝油滴鼻。鼻塞严重的予麻黄碱滴鼻液滴鼻。

（5）少量涕中带血时，局部可用麻黄素止血，中度出血时，可局部用麻黄素、肾上腺素纱条或鼻棉填塞止血，大量出时，嘱患者勿咽下血液，保持镇静及时报告医生进行抢救。予患者平卧位、吸氧、输液、输血、吸痰等急救操作。鼻上部置冰袋，鼻腔用凡士林油纱条填塞鼻腔局部加压止血，按医嘱静脉滴注止血剂，并严密观察患者神志及生命体征的变化。

（6）按医嘱穴位按摩法、耳穴疗法止血。手捏出血侧的迎香穴或太溪穴，或于患者的头部入前发际正中线 1～2 寸处，加压揉按。也可取内鼻、外鼻穴，以王不留行籽贴压，隔天更换 1 次，嘱患者按压穴位并加强刺激，使耳郭有热、胀和微痛的感觉，每天按压 4 次，每次按压 2～3 min。

3. 耳鸣、耳聋

（1）保持室内空气畅通、温湿度适宜、安静，尽最大可能避免出现噪音。叮嘱患者规律作息，保证充足的休息，避免劳累。

（2）向患者详细解释疾病的起病、耐心倾听患者的诉求，消除紧张、恐惧心理，提高战胜疾病的信心。

（3）嘱咐患者忌辛辣、油腻、煎炸等食物，注意清淡、低脂，多摄入维生素 E，形成良好的饮食习惯。

（4）指导患者保持耳部清洁，避免进水，不要挖耳朵，渗液较多时用棉签吸干，听力下降较严重或分泌性中耳炎导致耳聋时，及时让患者使用助听器。

（5）当患者出现分泌性中耳炎时，及时通知医生，并配合医生进行鼓膜穿刺，抽取分泌物送检，按医嘱给予局部或全身的抗感染治疗。

（6）遵医嘱穴位按摩或耳穴贴压。选取内耳、外耳、神门、肾、肝、心 6 对耳穴，穴位按摩耳孔、揉捏听宫及听会，中药予补中益气汤，具有生血益气、滋阴补阳之功效。

第五节　鼻咽癌的居家护理

一、日常起居

（1）居住环境干净卫生，温湿度适宜，空气清新，避免接触污染较重的外界环境。

（2）注意休息，规律生活，适当活动如散步、打太极拳等，锻炼身体以提高免疫力，以不觉疲劳为宜。

（3）保持放射野皮肤干燥、清洁，避免抓挠照射野皮肤，避免刺激性药液及化妆品对放射野皮肤的刺激，对于出现皮损的患者采用藻酸盐敷料或亲水纤维敷料敷于患处，直至皮损愈合。

（4）注意口腔卫生，多漱口；口干者少量多次饮水，可配合生津、滋阴去火的食物，如胖大海、麦冬花旗参茶、枸杞菊花茶等。

二、饮食护理

（1）日常饮食以高热量、高蛋白、高维生素食物及清淡易消化食物为主，避免粗糙干硬、多刺、腌制、辛辣等刺激性食物。烹饪方式以蒸、煮、煲、炖为主，以促进患者饮食的多样化，加强营养。

（2）当出现严重不良反应时，及时根据患者实际状况指导患者以半流质或流质食物为主，少食多餐，可制定针对性食谱，改善饮食结构；可加强对食物香味、颜色等的调整。若患者出现贫血时，可给予红枣、枸杞等相关补血食物。

三、居家用药护理

按医嘱按时按量服药，不可随意停药，如有用药不良反应，应及时就诊。

四、情志护理

（1）由于病程长、治疗时间长，鼻咽癌患者容易出现抑郁、恐惧、焦虑等负性心理状态，加之放疗导致的脱发等症状可加重患者负性情绪，引导患者倾诉、宣泄负性情绪，帮助其建立治疗信心。

（2）康复期鼓励患者早日融入社会，引导患者打消思想顾虑和疏导不良情绪，使他们的身心得到充分放松，恐惧与焦虑情绪得到舒缓，并鼓励亲属多陪伴外出活动等。

五、居家功能锻炼护理

（1）叩齿：上下齿轻轻叩击（或咬牙），每天2～3组，每组100次左右，最后用舌舔牙周3～5圈，以坚固牙齿、锻炼咬肌。

（2）咽津：经常做吞咽运动，使唾液下咽，以减轻口干舌燥，运动舌头、牙齿腮部的肌肉，防止口腔功能退化发生吞咽困难。

（3）鼓腮：闭住口唇向外吹气，使腮部鼓起，每天2～3次，每次不少于20下，同时用手指腹轻轻按摩腮部和颞颌关节，预防颞颌关节及其周围肌肉组织的纤维化。

（4）弹舌：微微张开口，让舌头在口腔里弹动，发出"嗒嗒"的响声，能使舌头在口腔里运动，防止舌头、口腔黏膜、咬肌发生退化现象，每天2次、每次不少于20下。

（5）张口：大幅度张口锻炼即口腔迅速张开，然后闭合，幅度以可以忍受为限，每天200次左右，每次张口20下，分10组完成。或口含小圆形的塑料瓶或光滑的小圆木等，并按摩颌颞部肌肉，改善局部血流和张力。

（6）颈部运动：身体直立，身体呈解剖体位，双手平摊于身体两侧，头部向上尽量抬起，做4组深呼吸后头部慢慢向下，重复8个节拍。头部转向正前方，先把头部向左弯曲，坚持4组深呼吸，再将头部慢慢弯向右侧，重复8个节拍。头部转向正前方，先缓缓向左转动，做4组深呼吸后头部慢慢转向右侧，重复8个节拍。颈部旋转运动每天进行颈部旋转运动3次，每次5～10 min。

（7）自行鼓膜按摩：即患者以自己的示指扪住外耳道，做压、松运动，以改善听力，防止鼓室粘连。

（8）肩部运动。

A. 耸肩：坐在椅子上，将两肩膀抬至最高，保持这种姿势5 s，然后放松，重复5次。

B. 增加肩部力量：坐在椅子上，把两手分别放在椅子两侧，将两手抬高至水平，保持这种姿势5 s后放松，重复5次。

C. 上肢伸展运动：坐在椅子上，把一手臂放在桌子上尽量朝前伸，身体不要前移，保持这种姿势5 s后放松，然后换另一只手，各重复5次。

D. 肩部上举运动：站立双脚并拢，双手同握一圆木，距离与肩同宽，由下向上举到头顶部，保持这种姿势5 s后放松，重复5次。

（9）躯体放松：患者直立呈解剖位，双手平摊于身体两侧，深吸气，双手缓慢伸过头顶，呼气双手缓缓落下，重复8个节拍，每次2组。

六、居家自我监测

（1）防治感冒及头颈部感染，以免诱发头颈部急性疏松结缔组织炎和放射性脊髓炎。

（2）注意口腔卫生，放疗后2～3年内勿拔牙，2～3后续若须拔牙应向牙医提供放疗既往史，以提醒注意采取相应措施，在拔牙前后常规抗炎3～7天，以免诱发放射性颌骨骨髓炎和骨坏死。

（3）保护照射野处皮肤免受一切理化刺激，特别是有常规X线放疗病史，或曾有过皮肤反应、患有皮肤花斑样纤维变，要避免各种外伤刺激，以免诱发放射性皮肤溃疡坏死。

（4）育龄女性应避孕2～3年，待病情稳定3年后再考虑生育问题。

参考文献

［1］周岱翰. 中医肿瘤学［M］. 广州：广东高等教育出版社，2020：191－200.

［2］BRAY F, FERLAY J, SOERJOMATARAM I, et al. Global cancer statistics 2018：GLOBOCAN estimates of incidence and mortality worldwide for 36 cancers in 185 countries［J］. CA：a cancer journal for clinicians, 2018, 68（6）：394－424.

［3］CHUA M, WEE J, HUI E P, et al. Nasopharyngeal carcinoma［J］. Lancet, 2016, 387（10022）：1012－1024.

［4］CAI T T, YE S B, LIU Y N, et al. LMP1-mediated glycolysis induces myeloid-de rived suppressor cell expansion in nasopharyngeal carcinoma［J］. Plos pathogens, 2017, 13（7）：e1006503.

［5］FARRELL P J. Epstein-Barr Virus and Cancer［J］. Annualreview of pathology, 2019, 14：29－53.

［6］LEE H M, OKUDA K S, GONZALEZ F E, et al. Current Perspectives on Nasopharyng eal Carcinoma［J］. Advances in experimental medicine and biology, 2019, 1164：11－34.

（吴胜菊　胡　丹）

第十五章 肺癌的居家护理

肺癌（lung cancer）又称为原发性支气管癌、原发性支气管肺癌，是起源于支气管黏膜或腺体的最常见的肺部原发性恶性肿瘤。肺癌属于中医学"肺积""息贲"等范畴，在中医古文献中未见有肺癌之名，但有类似肺脏肿瘤的记载。根据组织病变，可分为小细胞癌和非小细胞癌。临床症状多隐匿，主要表现为咳嗽、咳痰、咯血和消瘦等。早发现、早诊断、早治疗，其预后较好，早期诊断不足可致使预后差。

肺癌的分类如下：

（1）根据肿瘤发生的解剖学部位分类，可分为中央型和周边型。

（2）根据组织学分类。

A. 鳞状上皮细胞癌（鳞癌）：最常见的肺癌。生长缓慢，转移较晚。

B. 小细胞未分化癌（小细胞癌）：在肺癌中恶性程度最高。

C. 大细胞未分化癌（大细胞癌）：恶性程度较高，但比小细胞癌转移晚。

D. 腺癌：恶性程度在鳞癌和小细胞癌之间，症状出现较晚。对化疗、放疗敏感性差。

（3）根据肺癌的生物学特性分类，可分为小细胞肺癌和非小细胞肺癌。其中，非小细胞肺癌约占所有肺癌的85%，多采用以手术为主的综合治疗。

第一节　肺癌的病因

肺癌的病因迄今尚未明确，致病因素主要包括吸烟、职业暴露、空气污染、电离辐射、饮食与体力活动和遗传等。

（一）吸烟

吸烟是引起肺癌最常见的原因，约85%肺癌患者有吸烟史，包括吸烟和已戒烟者（定义为诊断前戒烟12个月以上）。吸烟与肺癌之间存在着明确的关系，开始吸烟的年龄越小，吸烟时间越长，吸烟量越大，肺癌的发病率和死亡率越高。环境中的烟草烟雾（又称为二手烟或被动吸烟）也是肺癌的病因之一。烟草已被列为A级致癌物，吸烟是所有病理类型肺癌的严重危险因素。

（二）职业致癌因子

某些职业的工作环境中存在许多致癌物质。已被确认的致癌物质包括石棉、砷、双氯甲基乙醚、铬、芥子气、镍、多环芳香烃类以及铀、镭等放射性物质衰变时产生的氡和氡气、微波辐射等。由于肺癌的形成是一个漫长的过程，其潜伏期可达 20 年或更久，故不少患者在停止接触致癌物质很长时间后才形成肺癌。

（三）空气污染

（1）室外大环境污染：城市中的工业废气、汽车尾气等都有致癌物质，如苯并芘、氧化亚砷、放射性物质、镍、铬化合物、二氧化硫、一氧化氮，以及不燃的脂肪族碳氢化合物等。

（2）室内小环境污染：燃料燃烧和烹调过程中均可产生致癌物。室内接触煤烟或其不完全燃烧物为肺癌的危险因素，特别是对女性腺癌的影响较大。烹调时加热所释放出的油烟雾也是不可忽视的致癌因素。

（四）电离辐射

肺对放射线较为敏感，大剂量电离辐射可增大肺癌患病风险。

（五）饮食与体力活动

有研究显示，成年人水果和蔬菜的摄入量低，肺癌发生的危险性升高。血清中 β 胡萝卜素水平低的人，肺癌发生的危险性高。也有研究显示，中、高强度的体力活动使发生肺癌的风险下降13%～30%。

（六）遗传因素

如果家族中有人患肺癌，那么其他个体发生肺癌的风险会增加。

（七）其他

病毒感染（如 HIV 感染）、某些慢性肺部疾病（如慢性阻塞性肺疾病、肺结核、结节病、特发性肺纤维化和硬皮病等），也与肺癌的发生存在一定相关性。

第二节　肺癌的临床表现

肺癌的临床表现与肿瘤的大小、类型、发展阶段、所在部位、有无转移和并发症等有关。早期肺癌可无明显症状，病情发展到一定程度便会出现症状。目前，仅 5%～15% 的患者发现肺癌时无症状，多数肺癌患者在就诊时已有症状，有症状者主要表现为痰中带血、刺激性干咳、喘鸣及胸痛等。

一、原发肿瘤引起的症状

（1）咳嗽：为早期出现的症状，常为无痰或少痰的刺激性干咳。当肿瘤引起支气管狭窄后可加重咳嗽，多为持续性，呈高调金属音咳嗽或刺激性呛咳。当有继发感染时，痰量增多呈黏液脓性。

（2）痰血或咯血：以中央型肺癌多见，多为痰中带血或间断血痰，偶有大咯血。

（3）喘鸣：肿瘤引起支气管狭窄，造成部分阻塞，可产生局限性喘鸣音。

（4）胸闷、气急：肿瘤引起支气管狭窄，或压迫大气道，或转移至胸膜引起大量胸腔积液和心包积液，或者膈肌麻痹、上腔静脉阻塞及肺部广泛侵犯，均可引起胸闷、气急。

（5）发热：肿瘤压迫或阻塞支气管引起肺炎、肺不张或肿瘤坏死时，可引起发热。

（6）消瘦：为恶性肿瘤常见表现。肿瘤晚期，肿瘤毒素及感染、疼痛导致食欲减退，可表现消瘦或恶病质。

二、肿瘤局部扩展引起的症状

（1）胸痛：肿瘤侵犯胸膜或胸壁时，可表现为隐痛、钝痛，随呼吸、咳嗽时加重。侵犯肋骨、脊柱时，疼痛持续而明显，且与呼吸、咳嗽无关。肩部或胸背部持续疼痛常提示肿瘤侵犯胸壁外组织。

（2）呼吸困难：肿瘤压迫大气道，可出现呼吸困难。

（3）吞咽困难：为肿瘤侵犯或压迫食道所致。

（4）声音嘶哑：肿瘤直接压迫或转移至纵隔淋巴结后压迫喉返神经（多见左侧）使声带麻痹，导致声音嘶哑。

（5）上腔静脉阻塞综合征：肿瘤直接侵犯纵隔或转移的肿大淋巴结压迫上腔静脉，可使上腔静脉回流受阻，产生胸壁静脉曲张和上肢、颈面部水肿。严重者皮肤呈暗紫色，并有结膜充血、视物模糊，以及头晕、头痛等症状。

（6）Horner 综合征：肺上沟瘤是一种位于肺尖部的肺癌。肿瘤侵犯或压迫颈交感神经，引起患侧眼睑下垂、瞳孔缩小、眼球内陷，同侧额部与胸壁无汗或少汗。

（7）臂丛神经压迫征：肿瘤压迫臂丛神经而引起同侧上肢火灼样剧痛，自腋部内侧开始向远端放射，皮肤感觉异常。

三、伴随症状

肿瘤远处转移及副癌综合征时所产生的各器官和全身症状。

第三节　肺癌的治疗配合

一、手术治疗

手术治疗是早期肺癌的最佳治疗方法。全肺切除术后应卧床 1 ～ 2 周，但宜在床上多做活动，以防止便秘，如有便秘应及时对症处理，不可盲目用力排便。肺叶或肺段切除术后患者闭式引流管拔除后方可下床活动，以减少肺部并发症和下肢血栓的形成。注意患侧的肢体活动的训练，如关节的活动和抬手运动。

二、化学治疗

通过口服、注射化学药物可以杀死癌细胞或阻止其生长，可用于肺癌晚期或复发患者的治疗，还可用于术后患者的辅助化疗、术前新辅助化疗及联合放疗的综合治疗等。医生会根据肺癌的分期、患者体力状况、自身意愿、药物不良反应及生活质量等确定是否给予化疗。常用的药物包括铂类（顺铂、卡铂）、吉西他滨、培美曲塞、紫杉类（紫杉醇、多西他赛）、长春瑞滨、依托泊苷和喜树碱类似物（伊立替康）等。目前，一线化疗推荐含铂两药联合方案，二线化疗推荐多西他赛或培美曲塞单药治疗。常见的不良反应有恶心呕吐、骨髓抑制（如白细胞、血小板、红细胞的减少）、脱发等。许多化疗药物对血管都有损伤，一旦发生外渗还可能出现皮肤组织坏死或感染，建议留置深静脉导管，如 PICC、输液港等，建立一条有效的静脉通道，保证安全用药的效果。

化疗期间，应积极按医嘱定期复查血常规、肝肾功能等。一般来说，化疗期间每周至少查一次血常规，在白细胞或血小板明显降低时，应按医嘱增加检查的频率，改为 2～3 天 1 次，甚至每天 1 次。

三、放射治疗

放射疗法使用辐射性的高能量束，杀死癌细胞。联合化疗可以提高疗效。小细胞癌对放疗敏感性较高，鳞癌次之。

（1）根治性放疗：用于病灶局限、因解剖原因不便手术或其他原因不能手术者，若辅以化疗，可提高疗效。

（2）姑息性放疗：目的在于抑制肿瘤的发展，延迟肿瘤扩散和缓解症状，对肺癌引起的顽固性咳嗽、咯血、肺不张、上腔静脉阻塞综合征等有较好疗效，也可缓解骨转移性疼痛和脑转移引起的症状。

（3）辅助放疗：适用于术前放疗、术后切缘阳性的患者。

（4）预防性放疗：适用于全身治疗有效的小细胞肺癌患者全脑放疗。

放疗数小时后或 1～2 个月，患者常会出现全身反应（如乏力、头晕、头痛、厌食）和恶心呕吐等症状。患者应多饮水，每天 3000 mL 左右，促进排尿，减轻放疗反应，每次放疗结束后应静卧半小时，加强营养，补充维生素。放疗期间，注意保护照射野皮肤，接受治疗的部位尽量穿宽松、棉质、吸水性好的衣物。由于放射治疗所致的骨髓抑制，故一般需进行 1～2 次/周的血细胞检查。避免去公共场所，减少发生呼吸道感染的机会、预防感冒。

四、免疫治疗

通过药物增强机体的免疫系统杀伤癌细胞，特别是程序性死亡受体 1/程序性死亡受体配体 1 抑制剂，可使少数晚期患者获得远期生存机会。主要药物有纳武单抗、派姆单抗、阿替利珠单抗及阿维鲁单抗。

五、中医药治疗

肺癌是一种因虚得病，因虚致实的全身属虚、局部属实的疾病。治疗上主张"扶正"与"祛邪"相结合的原则。肺癌的整个发病过程中，贯穿着痰、淤、毒、虚四字。扶正重在补益肺脾肾，调整气血阴阳平衡，祛邪重在化痰、祛瘀、解毒。内服中药包括天龙、天南星、半夏、黄芪等；中成药包括清金得生片、参一胶囊等；中药针剂包括鸦胆子油乳注射液、康莱特注射液等。

第四节　肺癌的常规护理

一、生活护理

（1）环境：病室宜清洁、舒适、安静、美观，定时开窗通风，室内温湿度适宜。

（2）休息：体位以舒适为宜，重症患者宜卧床休息，并定时监测生命体征。

（3）长期卧床、消瘦、恶病质患者，应协助做好生活护理及皮肤护理，预防压疮等并发症发生。

二、饮食指导

（一）饮食原则

应进食易消化吸收、富含蛋白质的食物，提高机体抗癌能力。食物搭配上色香味俱全，少食多餐，注意食物温度，防止过凉引起腹泻。

（二）辨证施膳

（1）肺脾气虚证：表现为久咳痰稀，胸闷气短，神疲乏力，腹胀纳呆，浮肿便溏。舌质淡苔薄、边有齿痕。宜进食补益肺气、脾气的食品，如白果、山药、鹌鹑、乳鸽、鱼肉、鸡肉、大麦、白扁豆、南瓜、蘑菇等。食疗方：白果山药粥。

（2）肺阴虚型证：表现为咳嗽气短，干咳痰少，潮热盗汗，五心烦热，口干口渴。舌赤少苔，或舌体瘦小、苔薄。宜进食滋阴润肺的食品，如蜂蜜、核桃、百合、银耳、秋梨、葡萄、萝卜、莲子、芝麻、鲍鱼等。食疗方：鲍鱼莲子瘦肉汤、核桃雪梨汤。

（3）气滞血瘀证：表现为咳嗽气短而不爽，气促胸闷，心胸刺痛或胀痛，痞块疼痛拒按，唇暗。舌紫暗或有瘀血斑、苔薄。宜进食行气活血，化瘀解毒的食品，如山楂、桃仁、大白菜、芹菜、白萝卜、三七、大蒜等。食疗方：白萝卜丝汤、三七瘦肉汤。

（4）痰热阻肺证：表现为痰多咳重，痰黄黏稠，气憋胸闷，发热。舌质红，苔黄腻或黄。宜进食清肺化痰的食品，如生梨、白萝卜、荸荠、无花果等，咯血者可吃海带、菠菜等。食疗方：炝拌荸荠海带丝、无花果鱼腥草瘦肉汤。

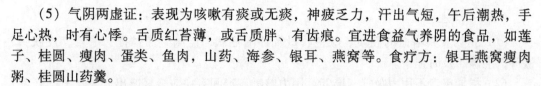

（5）气阴两虚证：表现为咳嗽有痰或无痰，神疲乏力，汗出气短，午后潮热，手足心热，时有心悸。舌质红苔薄，或舌质胖、有齿痕。宜进食益气养阴的食品，如莲子、桂圆、瘦肉、蛋类、鱼肉，山药、海参、银耳、燕窝等。食疗方：银耳燕窝瘦肉粥、桂圆山药羹。

（三）临证饮食

（1）咳嗽多痰患者宜吃白果、萝卜、杏仁、橘皮、橄榄、无花果、罗汉果等食物。

（2）咯血患者宜吃青梅、藕、梨、莲子、黑豆、甲鱼、乌贼等食物。

（3）放化疗患者，多伴有恶心呕吐、口渴等不适，饮食宜清淡为佳，忌辛辣刺激及油腻的食物。主张食谱的多样化，及时补充放化疗对于身体的消耗。

三、化疗护理

（1）了解治疗方案中化疗药的不良反应和特点，消除或减少紧张情绪。

（2）完善各项检查，如血常规、肝功能、肾功能、心肺功能等。

（3）保证良好、充足的睡眠，为治疗提供良好的身体条件。

（4）饮食宜多食清淡易消化、高热量、高蛋白质，富含维生素的食物。

（5）勤漱口，保持口腔清洁。对于女性患者，需注意是否存在月经经期的改变，若出现改变应及时与医生沟通，更好地安排治疗。

（6）多饮水，促进毒性物质的排出，注意监测24 h尿量、大便情况等。

（7）化疗时应合理选择血管，防止药物外渗，观察穿刺口有无疼痛、肿胀等异常情况。

四、放疗护理

（1）局部皮肤要保持清洁，要控制和避免炎症，若发生感染，应先抗感染治疗后再行放疗。

（2）避免物理或化学性刺激，可涂抹放射治疗皮肤保护剂，保持放射标记清晰。

（3）保护照射野皮肤，尽量穿宽松、棉质、吸水性好的衣物，禁止揉搓，避免放射野皮肤直接暴露在阳光下，外出最好戴帽子、打伞、穿长袖衣物。

（4）做好功能锻炼，如做张口运动、练八段锦、进行腹式呼吸等。

五、常见症状护理

（一）咳嗽

（1）保持居室空气新鲜、温湿度适宜，避免灰尘及刺激性气味的环境和物品。

（2）咳嗽胸闷者应取半卧位或半坐卧位，少说话；痰液黏稠难咳者，可变换体位。

（3）协助翻身拍背（咯血及胸腔积液者禁翻身拍背），教会患者有效咳嗽、咳痰和深呼吸的方法。

（4）保持口腔清洁，咳痰后以淡盐水或漱口液漱口。

（5）进食健脾益气补肺止咳的食物，如山药、白果等。持续咳嗽时，可多次饮用温开水或薄荷叶泡水代茶饮，减轻咽喉部的刺激。

（二）咯血

（1）密切观察咯血的性质、颜色、量及伴随症状，监测生命体征、尿量、皮肤弹性等，准确、及时记录。

（2）指导患者不用力吸气、屏气、用力咳嗽，喉间有痰应轻轻咳出。

（3）少量咯血宜静卧休息；大量咯血协助患者取头低脚高位，头偏向健侧位，绝对卧床，尽量少语、少翻身。

（4）及时清除口腔积血，使用淡盐水擦拭口腔。

（5）消除恐惧、焦虑不安的情绪，禁恼怒、戒忧愁、宁心神。

（6）少量出血者可进食凉血养血、甘凉滋养之品，如黑木耳、茄子等；大量咯血者宜遵医嘱禁食。

（三）胸闷、喘鸣、气急

（1）密切观察患者生命体征变化，遵医嘱给予吸氧、吸痰等护理措施。

（2）保持病室安静、空气新鲜、温湿度适宜，避免灰尘、刺激性气味。

（3）取半卧位或半坐卧位，减少说话等活动，避免不必要的体力消耗。

（4）保持情绪稳定，消除紧张、焦虑等负性情绪。

（5）教患者学会缓慢的腹式呼吸。

（6）病情允许情况下，鼓励患者适量下床活动，以增加肺活量，改善呼吸困难症状。

（7）遵医嘱协助进行胸腔穿刺抽水或胸腔药物灌注，治疗后密切观察患者症状及生命体征变化，指导患者进食高热量、高营养及富含蛋白质的食物。

（四）发热

（1）注意观察患者的体温变化及汗出情况。

（2）病室环境宜凉爽，光线明亮，保持空气湿润。

（3）患者宜卧床休息，限制活动量，避免劳累。

（4）及时擦干汗液，温水清洗皮肤，及时更换内衣，避免吹风。

（5）采用穴位按摩，可选择合谷、曲池，或耳尖、大椎放血（营养状况差者慎用）。

（6）进食清热生津之品，如苦瓜、冬瓜、猕猴桃、荸荠等，忌辛辣、香燥、助热动火之品。

（7）多饮温开水，漱口液漱口，保持口腔清洁。

（五）胸痛

（1）观察疼痛的性质、部位、程度、持续时间及伴随症状，遵医嘱予止痛剂后观察用药反应。

（2）保持环境安静，光线柔和，色调淡雅，避免噪音及不必要的人员走动。

（3）给予舒适体位，避免突然改变体位，胸痛严重者、宜采取患侧卧位。

（4）避免剧烈咳嗽，必要时用手按住胸部疼痛处，以减轻胸痛。

（5）指导采用放松术，如缓慢呼吸、全身肌肉放松、听舒缓音乐等。

（6）遵医嘱使用理气活血通络中药外敷以缓解疼痛。

（六）上腔静脉阻塞综合征

（1）患者出现上腔静脉压迫、呼吸困难时，应指导患者取半卧位或坐位，以减轻对心肺的压迫，缓解呼吸困难。

（2）给予持续低流量氧气吸入，保持呼吸道通畅。

（3）选择在下肢静脉输液，注意控制补液滴速。

（4）饮食宜低盐低脂，适当控制饮水量，避免增加心肺负担。

（5）密切观察患者的呼吸困难情况，准确及时记录患者 24 h 的出入量。

第五节　肺癌的居家护理

一、日常起居

（1）避免受凉，勿汗出当风。

（2）保证充分的休息，咯血者应遵医嘱绝对卧床休息。

（3）进行深呼吸锻炼，尽量把呼吸放慢，减少呼吸频率，缓解呼吸困难症状。

二、饮食护理

（1）宜进食易消化、好吸收、富含蛋白质的食物，提高机体的抗癌能力。

（2）在食物的搭配上应注意色香味俱全，添加一些开胃的食物，增进患者食欲。

（3）鼓励患者少食多餐，每餐八分饱，增加抗氧化维生素的摄入，食物温度适宜，避免过凉引起腹泻。

三、居家用药护理

（1）按时按量服药，不可随意停用化疗药、止痛药等。

（2）服用盐酸羟考酮缓释片等止痛药时应注意：必须整片吞服，不得掰开、咀嚼或研磨。

（3）中药宜饭后温服，每天煎一剂。

（4）膏方：早饭后半小时温水冲服，忌食生冷、油腻辛辣、不易消化及有较强刺激性的食物。咳嗽多痰患者宜进白果、萝卜、杏仁、橘皮、橄榄、无花果、罗汉果等食物。

四、情志护理

（1）保持积极的情志状态。

（2）倾听五音疗法中的商调音乐，如《阳春白雪》《十五的月亮》《将军令》《黄河》等抒发情感，缓解紧张焦虑，达到调理气血阴阳的作用。

（3）适当进行散步、八段锦、简化太极拳锻炼。

五、居家中医护理技术

（1）耳穴贴压（耳穴埋豆），取肺、气管、神门、皮质下等穴位，以止咳平喘。选用王不留行籽磁珠胶布，酒精消毒耳部皮肤，进行耳穴贴压时，局部穴位出现热、麻、胀、痛感觉是正常现象，属于中医上的"得气"感。贴好后用示指和拇指的指腹置于耳郭的正面和背面，相对按压，每天自行按压 3～5 次，每次每穴 1～2 min，睡前不进行按压。洗澡洗头时尽量避免耳朵沾水，以免造成胶布脱落，一般 3 天后更换另一侧耳朵进行贴压。

（2）穴位按摩，取合谷、曲池穴位或耳尖，以助退热。按摩以能耐受的力度为宜，每个穴位按摩 1～2 min，以局部穴位透热为度。

（3）穴位贴敷，取肺俞，以助止咳平喘。穴位敷贴时间一般为 3～4 h，贴敷时皮肤出现微红为正常现象，若出现皮肤瘙痒、丘疹、水疱等，立即停止，严重时应立即就诊。局部贴药后可出现药物颜色、油渍等污染衣物，治疗结束后应轻拭皮肤，保持皮肤清洁。

六、居家自我监测

（1）放化疗后每周 1～2 次复查血常规。

（2）PICC 护理：每周维护 1 次，穿刺口如有红肿热痛或敷料松脱等情况应及时到医院进行维护。

（3）输液港护理：每 4 周维护 1 次，注意观察输液港周围皮肤有无破损，检查港体部分及导管有无异常。

（4）定期门诊复查。若出现呼吸困难，咯血、疼痛剧烈、发热、喷射状呕吐、头晕头痛明显、神志的改变等应立即前往医院就诊。

参考文献

[1] 林丽珠，余玲. 三师而行，远离肺癌 [M]. 广州：广东高等教育出版社，2019.

[2] 周岱翰. 中医肿瘤学 [M]. 广州：广东高等教育出版社，2020.

（吴胜菊　凌云巧）

第十六章　乳腺癌的居家护理

乳腺癌是乳房恶性肿瘤，分为鳞状细胞癌、腺癌、移行细胞癌和基底细胞癌。中医学上亦称"乳疳""乳石痈""翻花奶""石奶"等。乳腺癌是女性最常见的恶性肿瘤之一，其发病率逐年上升，是严重威胁女性健康的重要疾病，被称为"红颜杀手"。

乳腺癌病理分型包括：①非浸润性癌。②早期浸润性导管癌。③浸润性特殊癌。④浸润性非特殊癌：约占乳腺癌类型的 80%，此型一般分化低，预后较上述类型差，包括浸润性小叶癌、浸润性导管癌、硬癌、髓样癌（无大量淋巴细胞浸润）、单纯癌、腺癌等。⑤其他罕见癌：如炎性乳腺癌。

第一节　乳腺癌的病因

乳腺癌的病因尚不清楚。目前认为与下列因素有关。

（一）遗传因素

乳腺癌具有家族遗传倾向，临床见有母女或姐妹同时或先后患乳腺癌。有乳腺癌家族史者，其发病率比普通人群高 3～5 倍。

（二）生育和哺乳

未育或少育、未哺乳可能会增加发生乳腺癌的概率，是乳腺癌的主要病因。

（三）内分泌紊乱

乳腺癌的高发年龄是 40～55 岁，正值激素分泌失调的更年期阶段。由于体内激素的波动，乳腺导管上皮细胞过度增生而产生癌变。

（四）乳腺良性病变

乳腺导管上皮有高度增生或不典型增生者，可能与乳腺原位癌有关。

（五）生活习惯

营养过剩、肥胖、高脂肪膳食使体内的雌激素分泌增加，月经初潮提前，绝经期延后，均可能诱发乳腺癌。长期吸烟和饮酒、滥用药物和保健品，也可能是乳腺癌发生的高危因素。

（六）高剂量放射线

放射线可提高患乳腺癌的风险性，风险性的大小取决于接受放射线的年龄和照射剂量。需要强调的是，乳腺普查过程接触的低剂量放射线，诱发乳腺癌的风险性非常小。

（七）精神和环境

在焦虑或压抑的强烈刺激下，由于机体紧张状态，导致机体内分泌失衡。而外在环境的恶化，诸如工业烟尘、汽车尾气、被污染的河水等，使人体处于不良环境中，乳腺癌的发病率可大大提高。

（八）激素补充疗法

在治疗更年期综合征引起的全身不适等症状时，使用激素补充疗法会增加患癌风险。

第二节 乳腺癌的临床表现

早期乳腺癌往往不具备典型的症状和体征，不容易引起重视，通常是通过体检或筛查发现并诊断。具有典型临床表现的乳腺癌通常已经不属于早期，这些典型的临床表现包括以下几方面。

一、乳腺肿块

多为单发、质硬、边缘欠规则、活动欠佳，大多数为无痛性肿块，仅少数伴有不同程度的隐痛或刺痛。

二、乳头溢液

乳头溢液多为血性乳头溢液，发生于单侧、单孔。

三、皮肤改变

乳房皮肤出现典型的"酒窝征""橘皮征""皮肤卫星结节"等改变。

四、乳头异常

乳头异常包括乳头回缩、抬高、糜烂、破溃等。

五、腋窝淋巴结肿大

同侧腋窝出现肿大淋巴结，质硬、散在、可推动，随着病情发展，淋巴结可逐渐融合，并与皮肤和周围组织粘连、固定，晚期可在锁骨上和对侧腋窝触及转移的淋巴结。

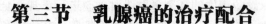

第三节 乳腺癌的治疗配合

一、手术治疗

对病灶仍局限于局部及区域淋巴结的患者，首选为手术治疗。①乳腺癌改良根治术，该术式是目前较常用的手术方式，优点是保留胸大肌，使胸壁外观接近正常，术后上肢减轻，能保持良好功能，并为术后乳房再造提供条件；②乳腺癌扩大根治术；③单纯乳房切除术，该术式介于改良手术与保乳术之间；④乳腺癌保乳术，该术式欧美国家应用较多，国内多用于早期肿块较小，腋窝无明显肿大淋巴结，且有保乳要求的患者，优点是创伤小，可保留乳房外形，但术后需辅以化疗；⑤乳腺癌重建术，肿瘤整形外科技术的应用为局部晚期乳腺癌的广泛切除，获得阴性切缘提供了修复保障，也可显著提高乳腺癌患者的生存质量，为进一步放化疗提供了良好的基础。

二、新辅助化疗

新辅助化疗（neoadjuvant chemotherapy）又称为术前化疗（preoperative chemotherapy），一般是在手术前给予 2～4 周期化疗，以后再手术或放疗。新辅助化疗有以下优点：①消灭微小转移灶；②有可能防止耐药细胞株的形成；③缩小肿瘤，降低分期，增加保乳治疗的机会；④可观察到化疗前后肿瘤的大小、病理学及生物学指标的变化，直观地了解到肿瘤对所给的化疗药物、方案是否敏感，并为进一步选择合适的治疗方法及判断患者预后提供依据；⑤降低肿瘤细胞的活力，减少远处播散的机会。

适应证：①局部晚期乳腺癌；②原发肿瘤较大的浸润性癌，而患者又有保乳意向，可通过新辅助化疗，使肿瘤消失或明显缩小后，采用保乳手术的综合治疗；③对原发肿瘤较大或腋窝淋巴结有转移，以及有高危复发、转移倾向的患者，新辅助化疗可作为辅助化疗的选择之一。

三、化疗

化疗是利用抗癌药物（细胞毒药物）杀死癌细胞或抑制其生长繁殖的一种治疗方式。它是一种全身性治疗手段，对原发灶、转移灶和亚临床转移灶均有治疗作用。其原则是按型、联合、足量、间歇、交替、长期，可分为诱导缓解和缓解后继续治疗两大阶段。目前常用的化疗药物几乎都有抑制造血功能的不良反应，并且对心、肝、肾、胃肠道也有毒副作用，因此，用药时要严密观察有无药物毒副作用，严密监测血常规，积极加强营养等支持治疗。化疗大多数是经过静脉用药，且持续时间长、药物剂量大，许多化疗药物对血管都有损伤作用，一旦发生外渗话还可能出现皮肤组织坏死或感染，会给患者带来极大的生理和心理痛苦，从而影响化疗的顺利进行。留置深静脉导管，如PICC、输液港等，可以有效地保护血管，减少药物外渗的概率，提高治疗效果。

四、放疗

放射疗法采用特殊设备产生的高剂量射线对肿瘤进行正规、全面、足量的照射，抑制癌细胞的生长、繁殖和扩散，从而破坏或杀死癌细胞。在手术和化疗前后，放疗可以缩小肿瘤或消除潜在的局部转移病灶，提高治愈率，减少复发和转移。放射治疗会引起放射性皮肤溃烂，因此，需认真保护照射野局部的皮肤，防止抓伤引起皮肤破损和感染。

五、造血干细胞移植

造血干细胞移植的基本原理和过程是先对患者进行超大剂量（或致死量）的放化疗，摧毁宿主的免疫系统（对异基因而言），然后移植已采集保存的患者自身的或供体的造血干细胞，从而重建患者的造血和免疫功能。

六、靶向药物治疗

目的是抑制癌细胞扩散，促进正常细胞的生长，其优点是疗效高、毒性小。靶向药物治疗以口服为主，因此，一定要遵医嘱按时按量服药，定期监测疗效。

七、其他治疗

患者年龄大、无手术指征者，可选择以内科治疗为主的综合治疗、免疫治疗、中医药治疗等。

第四节　乳腺癌的常规护理

一、生活护理

（1）保持病室整洁、安静，舒适，温湿度适宜，每天开窗通风 2 ～ 3 次，每次 30 min。

（2）生活起居有规律。根据气温变化及时增减衣被，保证充足的休息和睡眠，可根据体力及病情做适当的户外活动，以增强体质。

二、饮食指导

（1）饮食宜富含蛋白质、高热量、高维生素，清淡、易消化。多饮水，多食蔬菜、水果，以保持大便通畅。注意饮食卫生，忌生冷、燥热、不洁的食物。

（2）辨证施膳。

A. 肝郁气滞型。表现为乳房结块，皮色不变，两胁胀痛，经前乳房作胀，经来不畅，郁闷寡言，心烦易怒，口苦咽干，舌苔薄白或微黄，或舌边瘀点，脉弦或弦滑。宜

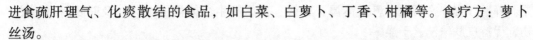

进食疏肝理气、化痰散结的食品，如白菜、白萝卜、丁香、柑橘等。食疗方：萝卜丝汤。

B．冲任失调型。表现为乳房内肿块，质地坚韧，粘连，表面不光滑，五心烦热，午后潮热，盗汗，口干，腰膝酸软，兼有月经不调，舌质红，苔少有裂纹，脉细或细数无力。宜进食调理冲任、滋阴软坚的食品，如山药、慈姑、熟地黄、黑豆、芝麻等。食疗方：山药饼。

C．热毒蕴结型。表现为乳房结块迅速肿大，隐隐作痛，或结肿溃破，甚则溃烂翻花，流水臭味，痛引胸胁，烦热眠差，口干苦，大便干结，舌质红，苔黄白或厚腻，脉弦数。宜进食清热解毒、化瘀消肿的食品，如鲜藕、绿豆、蒲公英等。食疗方：蒲公英薄荷饮、熟地排骨汤。

D．气血亏虚型。表现为乳中结块，推之不移，或肿块溃烂。血水淋沥，疼痛难忍，头晕目眩，面色㿠白，神疲气短，舌质淡或淡胖，舌苔薄白，脉沉细无力。宜进食健脾益气的食品，如鸡蛋、鱼肉、牛肉、牛奶、茯苓等。食疗方：黑鱼山药汤、黄芪粥。

（3）临证饮食。

A．化疗期间尽量避免在化疗前后 2 h 进食，食物以半流质为主，少量多餐。当出现恶心、呕吐时应暂缓或停止进食，及时清除呕吐物，保持口腔清洁。可遵医嘱在化疗前给予止呕药。

B．有出血倾向患者避免食用坚硬或带骨刺的食品，如坚果、排骨、鱼虾等。

三、化疗的护理

（一）合理选用静脉

对于反复多次化疗给药者，最好采用 PICC 或输液港；如单次给药，可采用中等长度导管或 CVC。如使用外周留置针，应选择有弹性且粗直的前臂大血管进行穿刺。

（二）避免药物外渗

静脉滴注或推注化疗药时先用生理盐水冲管，确认针头在血管内方可静脉滴注或静脉注射。输液的肢体应适当制动，如穿刺口出现肿胀、疼痛，要及时告知护士。

（三）严格控制滴速

静脉滴注时控制速度，不可擅自调节滴速。一旦出现心悸、胸闷等症状，及时报告医生并配合处理。

四、常见症状护理

（一）发热

（1）卧床休息，采取舒适体位，减少机体消耗，必要时吸氧。患者宜穿着棉质、透气衣物，若有寒战应给予保暖。

（2）多饮水，每天至少 2000 mL。必要时予以静脉补液。

（3）高热者可给予物理降温，伴出血者禁止酒精擦浴。必要时遵医嘱给予药物降温。降温过程中密切观察患者体温、脉搏、血压等生命体征的变化。及时更换汗湿衣物，保持皮肤清洁、干燥。

（4）注意观察有无牙龈出血或其他感染表现，若出现发热，协助医生及时留取血液培养及尽快使用抗生素，并注意其疗效与不良反应。

（二）恶心、呕吐

（1）饮食指导。少量多餐，以易消化、易吸收、清淡的饮食为宜；避免味道浓重的食物。

（2）环境准备。房间定时开窗通风，保持温湿度适宜，避免刺激性异味。

（3）可采用中医治疗，按摩内关、足三里等穴位。严重者及时就医。

（三）腹泻

（1）饮食护理。宜进少渣、低纤维饮食，避免吃易产气的食物，如豆类、洋白菜、碳酸饮料；腹泻时忌吃辛辣、肥腻、煎炸、全谷、多酱料的食物或者带皮、籽的水果。可饮清汤、吃烤面包、饼干等。腹泻初期不严重的可尝试在家服药，饮含糖、盐的温开水补充水分；但严重腹泻可导致脱水，应及时就医。

（2）皮肤护理。每次便后用温水清洗，以毛巾或湿纸巾擦干，保持肛门部位清洁干燥，必要时涂氧化锌软膏，防止局部皮肤侵蚀。

（3）药物指导。观察大便的颜色、性状、量，轻度腹泻可口服蒙脱石散，严重者及时就医。

（四）口腔炎

（1）保持口腔清洁，进食前后宜用温盐水或漱口水漱口。

（2）放化疗期间应嘱患者多次饮温开水，口服化疗药物时，服后反复漱口并多次饮水。

（3）饮食指导。宜进高热量、高维生素、无刺激性的软食或流质饮食，必要时静脉补充营养和水分。因口腔疼痛而致进食困难者进食前给予利多卡因液含漱，镇痛后再进食。

（4）症状护理。口腔炎发生后遵医嘱使用漱口液和氯己定交替漱口，并给予西瓜霜等局部治疗。若口腔干燥，可多饮水，用参须、麦冬或金银花泡茶饮，保持口腔湿润。嚼无糖口香糖亦可促进唾液分泌，滋润口腔。

（五）血小板减少症

（1）若血小板计数小于 $50 \times 10^9 \text{ L}^{-1}$，应减少活动，增加卧床休息时间；严重出血或血小板计数小于 $20 \times 10^9 \text{ L}^{-1}$ 者，必须绝对卧床休息，遵医嘱给予输注血小板，协助做好各种生活护理。

（2）监测生命体征，观察出血的部位、色、质、量的变化及病情症状，出现面色苍白、气息短促、出冷汗、四肢厥冷或突然间的剧烈头痛等症状立即报告医师，并配合抢救。

（3）注意有无头晕、心悸、气促的表现，避免剧烈活动，减少耗氧，必要时吸氧。均衡饮食，可进食肉、蛋、奶、红枣、桂圆、黑豆、红衣花生、桑葚等。

五、心理护理

（1）保持情绪稳定，避免不良情绪刺激，积极配合治疗和护理，树立战胜疾病的信心。

（2）化疗后出现脱发，可使用假发或帽子，重视自身的能力和优点，化疗疗程结束后头发会再生；鼓励亲友共同支持患者，鼓励患者在病情允许情况下参与正常的社交活动。

六、用药指导

（1）按时按量服药，不可自行增减药量或擅自停药。

（2）依维莫司。保持口腔清洁，避免口腔溃疡的发生；保持皮肤完整，防止皮肤发生溃烂。

（3）来那替尼、帕博西尼、瑞博西尼、他莫昔芬。观察有无恶心、呕吐、腹泻、皮疹、水肿等症状。

第五节　乳腺癌的居家护理

一、日常起居

（1）提供安全舒适的环境，减少噪音。保持床单位整洁，空气清新，避免去人多或空气不流通的地方；外出时佩戴口罩，注意手卫生。

（2）化疗者应保证充分的休息时间，适当活动，以不劳累为宜。

（3）保持皮肤黏膜清洁，勤更换衣物；加强口腔、肛周及外阴等的清洁，勤漱口，便后予温水清洁肛周及外阴，可予高锰酸钾片或痔冲洗剂坐浴。

（4）建立良好的生活方式，病情及体力允许情况下坚持每天适当活动，如散步、打太极、练八段锦、练五禽戏等，根据体力情况做力所能及的事情，避免劳累，保证充足的休息、睡眠和营养。

二、饮食护理

加强营养，多进食高蛋白、高维生素、易消化的食物，禁食煎炸、烧烤或过硬的食物。可进食黑米、小米、黑大豆、芝麻、猪肝、猪心、猪蹄、牛肉等。餐具定期消毒，饮食注意卫生。改变不良的饮食习惯，控制膳食脂肪含量，多食豆制品，多食新鲜蔬菜和水果。

三、居家用药护理

按时按量服药，尤其是化疗药、激素、靶向药，不可随意停药。口服靶向药期间，易出现皮疹，应注意减少日光直晒时间，保护外露皮肤。避免接触放射性物质和化学毒物。

四、情志护理

乳腺癌的发病与情志因素关系密切，应学会心理调节，接受角色转变，认识疾病，面对自我，善于倾诉，保持乐观。化疗后出现脱发，可使用假发或帽子，重视自身的能力和优点，了解化疗疗程结束后头发会再生；亲友共同支持患者，同时可与治疗成功的患者进行沟通，树立起战胜疾病的信心。由于乳腺癌病程长、治疗时间长、经济负担重、治疗效果反复等，患者会出现恐惧、忧伤、悲观失望等负性情绪，家属应关心、理解和鼓励患者，减轻其心理负担。

五、居家中医护理技术

（1）艾灸：取肾俞、关元、气海等穴位，益肾健脾。施灸过程中出现头昏、眼花、恶心、颜面苍白、心慌出汗等不适现象，立即停止艾灸，远离艾绒味道，呼吸新鲜空气。灸后多饮温开水，半小时内避免触碰凉水，注意保暖。

（2）穴位按摩：取足三里、三阴交、涌泉等穴位，促进睡眠，养心益肾。按摩以能耐受的力度为宜，可采取指揉法，每个穴位按揉 $1 \sim 2$ min，以穴位局部透热为度。

（3）耳穴压豆：取心、神门、交感、肾、皮质下等耳穴，以安心凝神、养肾护肾。局部穴位出现热、麻、胀、痛感觉是正常现象，每天各耳相对按压 $3 \sim 5$ 次，每次每穴 $1 \sim 2$ min。一般 3 天更换另一侧进行贴压，贴压过程中留意耳部皮肤状况，出现红、痒时及时取下磁珠胶布。

六、居家自我监测

（1）若血小板计数小于 50×10^9 L^{-1}，应减少活动，注意避免肢体的碰撞或外伤。沐浴或清洗时避免水温过高和过于用力擦洗皮肤，勤剪指甲，以免抓伤皮肤；避免抠鼻、剔牙。

（2）注意个人卫生，监测体温变化，若出现发热要及时到医院就诊。

（3）遵医嘱定期返院化疗，定期门诊复查血液分析、肝肾功能等，如出现发热、皮肤黏膜出血、鼻腔出血、牙龈出血或便血等立即到医院就诊。

（4）PICC 穿刺口避免沾水，每周维护 1 次，每天观察穿刺口情况，如有红肿疼痛或敷料松脱等情况及时就诊进行维护。对于输液港，每 4 周维护 1 次，注意观察输液港周围皮肤有无破损，检查港体部分及导管有无异常。

参考文献

[1] 林丽珠，胡蓉. 三师而行，远离乳腺癌 [M]. 广州：广东高等教育出版社，2018.

[2] 周岱翰. 中医肿瘤学 [M]. 广州：广东高等教育出版社，2020.

（吴胜菊　欧阳颖）

第十七章　食管癌的居家护理

食管癌是指发生在食管上皮组织中的恶性肿瘤，属于中医学"噎膈"范畴，占食管肿瘤的90%以上，是人类常见的恶性肿瘤。食管癌患者的早期症状往往不典型，常常是轻微的、间断的，其临床症状具有反复发作的特点，一般症状常持续3个月以上，此时如果及时到医院进行全面检查，早期发现、早期诊断，接受系统治疗，预后较好；而当症状经常或持续性发作及加重时，往往已进入中、晚期，此时肿瘤可能有多处浸润，对健康的损害很大，治疗难度也相对较大。

第一节　食管癌的病因

饮食习惯：生冷、热烫、腌制、油炸刺激性的食物及过硬食物。

致癌物质：亚硝酸类化合物、真菌酶类。

生活习惯：长期饮用烈性酒和吸烟，导致呼吸道及心脑血管疾病，喝酒易伤肝，容易导致肝炎、肝硬化，肝脏解毒能力下降，同时造成免疫力下降，容易发生感染、肿瘤和其他相关疾病。

食管慢性疾病：如食管上皮增生、慢性食管炎症、食管瘢痕狭窄、食管黏膜损伤。

微量元素缺乏：维生素、蛋白质及必需脂肪酸缺乏可使食管黏膜增生、化生，并进一步引起癌变。

遗传因素：食管癌具有比较明显的家族聚集现象，高发地区连续三代出现食管癌患者的家庭，屡见不鲜。

第二节 食管癌的临床表现

一、食管癌早期症状

早期症状往往不明显，但在吞咽粗硬食物时可能有不同程度的不适，包括轻度胸骨后不适、食管烧灼感或疼痛，偶有局部异物感，进食时偶有梗阻感，食管下段癌可引起上腹部不适、打嗝等症状。症状时轻时重，进展缓慢。

二、食管癌中晚期症状

食管癌的典型临床症状为进行性吞咽困难，先是硬食咽下缓慢，继而只能进半流质、流质，严重者滴水不进并频繁呕吐黏液，患者存在不同程度的脱水、体重下降、营养状况不良。中、晚期有以下临床表现。

（一）梗阻

当食管癌出现较为明显的进食梗阻时，肿瘤常已侵犯食管周径 2/3 以上，长度已达 3 cm。梗阻症状恶化伴随疾病进展而持续。

（二）疼痛

部分患者在吞咽食物时，有胸骨后或背部肩胛区持续性钝痛，根据肿瘤部位提示食管癌已有外侵，引起食管周围炎、纵隔炎，但也可能是肿瘤致食管深层溃疡所致。

（三）出血

食管癌患者生活中有时也会因呕血和黑便而就诊。肿瘤有穿透性溃疡者可浸润大血管，尤其是浸润胸主动脉者，可导致致命性大出血等。

（四）声音嘶哑

声音嘶哑常是因肿瘤直接侵犯或转移淋巴结压迫喉返神经所致。

（五）体重减轻和厌食

患者在短期内体重明显减轻或出现厌食症状时，常提示肿瘤有广泛转移。

（六）其他相应症状

如恶病质、气管食管瘘及全身广泛转移。

第三节 食管癌的治疗配合

一、手术治疗

早期食管癌首选是手术治疗，不能手术的患者，根据情况而定，应给予根治性或姑息性的放疗。

二、放疗

上段食管癌首选放疗，因上段食管癌手术与放疗治疗效果相当，而上段食管附近大血管丰富，手术操作风险随之增加。下段食管癌首选手术治疗，中段食管癌视情况而定，浸润性区域淋巴结转移患者首选手术治疗。

三、化疗

化疗不仅用于晚期食管癌的治疗，也用于与手术及放疗结合的治疗方案。临床可以采用多种药物联合应用，其中常用的药物有顺铂、氟尿嘧啶、长春瑞滨等。但要定期检查血象和肝肾功能，并注意药物反应。

第四节 食管癌的常规护理

一、手术患者的护理

（一）术前护理

1. 心理护理

护士应加强与患者及其家属的沟通，了解患者对进行性吞咽困难、体重减轻及术后可能出现的并发症的焦虑。认真了解患者对疾病的相关知识的认识程度及术前的心理状况，进行心理辅导。讲解手术和各种治疗方法护理的必要性，使其积极主动配合治疗并掌握注意事项。

2. 营养支持

大多数食管癌患者由于长期吞咽困难、营养不良、饮水、电解质平衡紊乱等，使机体对手术的耐受性下降，有必要在手术前评估患者的营养状况。

（1）肠内营养。对于能口服的患者，指导其食用高热量、高蛋白、富含维生素的软食或半流质饮食。观察进食反应，若患者感到吞咽时有刺痛感，可给予一些清淡无刺激的流质食物。

（2）静脉营养。若有高度梗阻，出现进食困难的情况，行静脉营养治疗，可纠正水、电解质失衡，必要时可进行输血，并纠正低蛋白血症。

3. 保持口腔卫生

口腔是食管的入口，口腔内细菌可以随食物或唾液一起进入食管，在梗阻或狭窄部位停留和繁殖，容易造成局部感染，影响术后伤口愈合。故应保持口腔清洁，进食后及时进行漱口，要坚持早晚刷牙的习惯。如口腔有慢性疾患，应积极治疗。

4. 呼吸道准备

对吸烟者，建议术前严格戒烟 $1 \sim 2$ 周，并训练患者有效咳痰和腹式深呼吸，有利于减轻术后伤口疼痛，有效排出痰液，增加肺部通气量，改善缺氧，防止术后肺部并发症的发生。

5. 胃肠道准备

（1）术前 3 天改流质饮食，术前 1 天禁食。术前晚灌肠。

（2）对进食后有食物滞留或反流者，术前 1 天遵医嘱予生理盐水 500 mL 加庆大霉素（$8 \sim 16$）$\times 10^4$ U，分次经鼻胃管冲洗食管，每次 $50 \sim 100$ mL，直至抽吸液清亮无渣屑，可减轻局部充血水肿，减少术中污染，防止吻合口瘘。

（3）结肠代食管手术患者，术前 1 天进食无渣流质，术前完成肠道灌肠后禁食、禁饮。

（4）手术日晨常规置胃管及十二指肠营养管，胃管通过梗阻部位时不能强行进入，以免穿破病变部位引起出血。

（5）皮肤准备。术前 1 天备皮，上起唇下，下至耻骨联合，两侧至腋后线，包括会阴，清洁脐孔。

（二）术后护理

1. 生命体征监测

监测并记录患者的生命体征，每 30 min 1 次，平稳后可 $1 \sim 2$ h 1 次。密切观察患者的神志、面色、呼吸、血压、脉搏、血氧饱和度和体温等的变化，及时记录。

2. 呼吸道护理

食管癌患者术后易发生呼吸困难、缺氧，并发肺不张、肺炎，甚至出现呼吸功能衰竭，护理上应密切观察呼吸深度、频率和节律变化，听诊双肺呼吸音是否清晰，有无缺氧征兆。在拔除气管插管前随时吸痰，保持呼吸道通畅。术后第一天每隔 $1 \sim 2$ h 鼓励患者做深呼吸，协助患者咳嗽排痰，促进肺膨胀。痰多、咳痰无力的患者若出现呼吸浅快、发绀、呼吸音减弱等痰阻塞现象，应立即进行气管深部吸痰，必要时行纤维支气管镜吸痰或气管切开吸痰。

3. 胸腔闭式引流的护理

胸腔闭式引流接水封瓶应遵循密闭、无菌、通畅、妥善固定及观察记录五项原则，并注意以下几点：

（1）保持胸管引流通畅，患者取坐卧位。定时挤压引流管，观察引流管水柱波动，

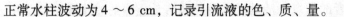

正常水柱波动为 4～6 cm，记录引流液的色、质、量。

（2）术后 3 h 内胸腔闭式引流量大于 100 mL/h 时，引流液呈鲜红色，有血凝块，患者同时出现烦躁不安、血压下降、脉搏增快、尿少等血容量不足的表现，提示有活动性出血，及时报告医生协助处理。

（3）若胸腔引流液中有食物残渣或引流液由血性变成黄绿色混浊液体时，提示有食管吻合口瘘的发生。

（4）若胸腔引流液量由清亮渐转浑浊并突然增多，提示有乳糜胸，及时报告医生，协助医生采取相应措施，明确诊断，及时治疗。

（5）若引流管滑出胸腔，立即用手捏紧伤口外皮肤，通知医生消毒处理后，用凡士林纱布封闭伤口，遵医嘱做进一步处理。

（6）拔胸管指征。术后 48～72 h，胸腔闭式引流管引流出的血性液体逐渐变淡或转为淡黄色，量逐渐减少，24 h 引流液的量小于 100 mL，胸部 X 线片显示肺膨胀良好，且无漏气，患者无呼吸困难，可拔除胸管。拔管后引流管伤口处用凡士林纱布外加无菌纱布覆盖伤口，并注意观察患者有无胸闷、呼吸困难、切口漏气、渗液、出血和皮下气肿等。如有异常及时通知医生处理。

4．饮食护理

（1）术后禁食期间不可下咽唾液，避免造成食管吻合口感染。

（2）术后 3～4 天，吻合口处于充血水肿期，须禁饮禁食。

（3）禁食期间持续胃肠减压，经静脉补充水、电解质和抗生素，遵医嘱经十二指肠营养管缓慢滴注营养液，并注意观察注入营养液后的反应，如有恶心、腹胀、腹泻，应减慢滴速或停止滴注。

（4）术后 4～5 天，待肛门排气、胃肠减压引流量减少后，拔除胃管。

（5）停止胃肠减压 24 h 后，若无呼吸困难、胸内剧痛、患侧呼吸音减弱及高热等胸内吻合口瘘的症状时，可开始进食。根据医嘱口服流质饮食。口服流质饮食 1～2 天后，如无不适，可改为半流质饮食，并逐步过渡到软食，要注意少量多餐，防止进食过多、过快。指导患者抬头吃，低头咽，食不言，体位为坐位。

（6）指导患者避免进食生、冷、硬食物，以免导致术后远期吻合口瘘发生。

（7）食管胃吻合术后患者，进食后可能有胸闷、呼吸困难，应告知患者是由于术中将胃上提入胸腔，肺受压暂不能适应所致。建议患者少食多餐，进食后散步 20～30 min，经 1～2 个月后，此症状多可缓解。

（8）食管癌、贲门癌切除术后，胃液可能反流至食管，患者可有泛酸、进食后呕吐等症状，平卧时加重，严重者出现误吸。因此，应嘱患者饭后 2 h 内勿平卧，睡眠时将枕头垫高，可防止胃液反流。

5．疼痛护理

（1）全面动态评估患者疼痛的情况，包括疼痛的部位、性质和程度，寻找疼痛原因。若因腹带包扎使胸管受压上翘，紧贴患者胸壁引起疼痛，或因胸液引流不畅引起的胸痛，往往在去除上述诱因后，疼痛可以得到缓解。

（2）患者出现咳嗽、咳痰时应协助患者用双手轻压固定伤口以减轻疼痛。

（3）如果疼痛严重影响患者的休息和活动，应遵医嘱给予止痛药或止痛贴剂，并观察用药后的疗效。在给药后镇痛效果最佳时，指导咳嗽排痰、深呼吸运动及进行治疗护理操作，使患者感觉舒适并取得其良好配合。

6. 胃肠减压的护理

（1）向患者宣教留置胃管的目的和重要性，防止患者自行将胃管拔出。

（2）术后3～4天内持续胃肠减压，保持胃管通畅，妥善固定胃管，防止脱出。

（3）严密观察引流液的量、颜色、性状、气味，并准确记录。

（4）若胃管引出大量新鲜血液，加之患者出现烦躁、血压下降、脉搏增快、尿量减少等症状，应考虑吻合口出血的可能，须立即通知医师并配合处理。

（5）胃管滑出后应严密观察病情，严禁盲目插入，以免戳穿吻合口，造成吻合口瘘。

7. 胃肠造瘘术后的护理

详见本章第六节。

8. 活动与功能锻炼

术后第1天开始，协助患者行术侧手臂功能锻炼，即肩关节旋前、旋后活动，肘关节活动，以及举臂运动。

9. 并发症的护理

（1）吻合口瘘。吻合口瘘是食管癌术后非常严重的并发症，胸内吻合口瘘的死亡率高达50%。胸部吻合口瘘多发生在术后5～7天，患者出现呼吸困难、发热、心率增快、胸闷、胸痛，X线胸片示液气胸；胸管引流液混浊或见有食物残渣，口服染料（亚甲蓝）从胸管流出，则诊断胸部吻合口瘘无疑。

A. 吻合口瘘的预防。护士应向患者宣教术后禁饮禁食的重要性，并在允许进食后指导患者正确进食，避免出现过早进食坚硬食物。良好的营养支持，防止低蛋白血症是预防吻合口瘘发生的重要手段；保持持续有效的胃肠减压，充分引流胃内液体，预防吻合口水肿导致延缓愈合；保持胸腔闭式引流通畅，彻底排除胸腔积液，防止胸腔感染；术后遵医嘱应用抗生素预防感染。

B. 吻合口瘘的护理措施。①嘱患者立即禁食，并加强抗感染治疗、静脉或肠内营养支持；②胸内吻合口瘘行胸腔闭式引流术，并遵医嘱用生理盐水、甲硝唑或聚维酮碘溶液行胸腔冲洗，严格记录24 h胸液量，保持胸腔出入液量平衡；③严密观察患者生命体征，如果出现休克症状，应积极进行休克治疗；④需要再次手术者，应积极配合医师完善术前准备。

（2）乳糜胸。乳糜胸是食管癌术后比较严重的并发症，多因手术伤及胸导管所致。乳糜胸多发生在术后2～7天，少数病例可在2～3周后出现，患者可无症状，也可表现为胸闷、气急、心悸，甚至血压下降。因乳糜液中含有大量的脂肪、蛋白质、胆固醇、酶、抗体和电解质，若治疗不及时，可在短时期内造成全身器官功能衰竭而死亡。

乳糜胸的护理措施。①密切观察是否有上述症状，若出现乳糜胸，应及时通知医生；②保持胸腔闭式引流管通畅，及时引流胸腔内乳糜液，使肺膨胀；③注意观察患者生命体征的变化，必要时重新开胸行胸导管结扎术；④必要时遵医嘱应用抗生素预防感

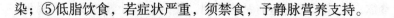

染；⑤低脂饮食，若症状严重，须禁食，予静脉营养支持。

二、放疗患者护理

（一）放疗前护理

向患者及家属讲解有关放疗的知识、放疗可能出现的不良反应及需要配合的事项。让患者及家属配合医务人员，完成治疗计划。了解患者的身体情况及营养状况，给予高蛋白、高维生素饮食，以增强体质。

（二）放疗中护理

（1）进入放射治疗室前必须摘除金属物品和饰品。穿原定位时的衣服，体位摆放配合，保证放疗效果精准性。

（2）告知患者放疗前后使用放疗皮肤保护剂，预防放疗副反应。

（3）放疗1～2周后，由于放射性食管炎的产生，可导致吞咽困难加重，使患者心理负担加重。应耐心向患者做好解释工作，鼓励患者坚持治疗，同时遵医嘱给予对症支持治疗减轻症状，帮助患者度过反应期。

（4）选取高蛋白、高热量、富含维生素的流质或半流质饮食，少食多餐，保证营养。每天饮水量为2000～3000 mL，以增加尿量，促进代谢。食物的温度不可过高，避免粗糙、硬性、过酸或过甜的食物，禁烟、酒及辛辣等刺激性食物；口服药磨成粉状再服用；指导患者细嚼慢咽，以利于吞咽；进食时保持坐立姿势，防止食物反流，每次进食后饮半杯温开水冲洗食管，睡前2 h避免进食，防止食管炎的发生。放疗3～4周后，可采用半卧位，以防止胃液反流，减轻胸骨后疼痛。对严重吞咽困难、进食后呕吐者，应及时补充静脉营养治疗。

（5）在放疗治疗期间应密切监测患者的血象，注意有无白细胞下降、血小板减少；观察患者生命体征的变化、有无呛咳、吞咽困难的程度、疼痛的性质、是否有脱水及电解质紊乱现象。食管照射后可出现黏膜炎症反应，表现为吞咽困难伴吞咽疼痛。密切观察患者有无呕血及柏油样大便，发现异常及时报告医师协助处理。

（6）吞咽疼痛的症状护理。

A. 安慰患者，减轻患者的焦虑与恐惧。

B. 注意口腔卫生，保持口腔清洁，遵医嘱予以口服食管黏膜表面麻醉剂和食管黏膜保护药物（5%葡萄糖+2%利多卡因+地塞米松），可以减轻咽喉水肿及食管黏膜炎症，必要时予抗感染及激素治疗，以减轻炎性反应和食管水肿；采用静脉营养支持治疗。

（三）放疗后的护理

（1）告知患者局部或全身照射可能出现后期的放射反应，以免引起患者惊慌，并随时观察照射野局部及全身反应情况。

（2）放疗后应尽量避免拔牙，若迫不得已要拔牙，一定要向牙科医生说明，既往接受放疗的病史；拔牙前后应使用抗生素，防止口腔感染和放射性口腔炎的发生。

（3）放疗后会出现乏力、食欲不振、恶心呕吐等症状，应充分休息，避免体力消耗，注意合理饮食，增进食欲；放疗可引起造血系统抑制，使白细胞计数减少，容易发生感染，应限制探视，注意口腔卫生，预防上呼吸道感染；放疗患者应注意保持放射野局部皮肤清洁，穿棉质内衣，避免皮肤刺激，预防放射性皮炎的发生。

（4）接受头颈部放疗的患者，应继续进行张口功能锻炼，时间为 3～6 个月，以防止颞颌关节功能障碍；勿用力擤鼻涕、挖鼻，防止出血，保持鼻腔清洁。

第五节　食管癌的居家护理

一、日常起居

保持规律的生活方式和良好的心情及睡眠，注意天气变化，尽量避免感冒。进行适当的活动和锻炼，循序渐进，如肩臂运动、打太极拳、练八段锦等，可提高精气神，强身健体。经常做深呼吸运动和有效咳嗽，坚持戒烟、戒酒。

二、饮食护理

（一）饮食原则

避免进食过热、过硬的食物，少吃腌制、霉变、烟熏油炸及辛辣刺激的食物；少量多餐，细嚼慢咽，忌暴饮暴食；进食后 2 h 内患者避免平卧位，临睡前 2 h 禁食，建议睡眠时将枕头垫高，以免出现食物反流引起误吸。多饮水，每天 2000～3000 mL，保持大便通畅。

（二）辨证施膳

（1）痰气互阻型。表现为食入不畅，吞咽不顺，时有嗳气不舒，胸膈痞闷，伴有隐痛，口干。舌淡质红，舌苔薄白，脉细弦。宜进食开郁降气、化痰散结的食品，如白芍、陈皮、洋葱、橙子、竹笋等。食疗方：竹笋鸡丝粥。

（2）血瘀痰滞型。表现为吞咽困难，胸背疼痛，甚则饮水难下，食后即吐，吐物如豆汁，大便燥结，小便黄赤，形体消瘦，肌肤甲错，舌质暗红、少津或有瘀斑瘀点，黄白苔，脉细滑或细涩。宜进食解毒祛瘀化痰的食品，如桃仁、黑木耳、黄瓜、苦瓜、橄榄等。食疗方：橄榄陈皮猪心汤。

（3）阴虚内热型。表现为进食哽噎不顺，咽喉干痛，潮热盗汗，五心烦热，大便秘结，舌干红少苔，或舌有裂纹，脉细而数。宜进食滋阴润燥、清热生津的食品，如沙参、麦冬、百合、桑葚、鸭肉等。食疗方：沙参玉竹老鸭汤。

（4）气虚阳微型。表现为晚期食管癌饮食不下，泛吐清水或泡沫，形体消瘦，乏力气短，面色苍白，形寒肢冷，面色浮肿，舌质淡，脉虚细无力。宜进食益气养血、温阳开结的食品，如当归、桂圆、乌鸡、红豆、淡菜等。食疗方：红豆桂圆羹。

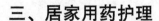

三、居家用药护理

遵医嘱按时、按量服用药物，如使用止痛药，不可多服、漏服、补服。特殊药物，如吗啡缓释剂，不可掰开或研磨服用。

四、情志护理

良好的情绪有利于病情恢复，家属的陪伴也十分重要，多陪伴和关心患者，保持愉悦的心情，通过听音乐、阅读书籍等舒缓压力，增加康复的信心。

五、中医护理技术

（一）穴位敷贴

取神阙穴。选用和胃止呕脐敷方（法半夏、砂仁、生姜适量）外敷，轻压后用胶布固定，24 h 更换，有和胃止呕的功效，适用于呕吐较剧的患者；选用行气通便脐敷方（生大黄、生姜适量）外敷，有行气通便的功效，适用于便秘患者。局部皮肤破溃者禁用穴位敷贴。贴敷部位皮肤若出现红、痒、水疱等不适，及时停止，必要时就医。

（二）艾灸

灸足三里、关元、气海等穴位，健脾开胃，温中补虚。灸条距穴位 2～3 cm，一般灸 10～15 min，以皮肤微红、穴位透热为度，防烫伤。灸后半小时内避免着凉，多饮水。

六、定期复查

一般出院 1 个月时复查，以后根据情况在治疗后第 1 至第 3 年内每 3～6 个月复查 1 次，每年应做 3～4 次全身体格检查。

七、居家自我监测

（1）若术后 3～4 周再次出现吞咽困难，考虑吻合口狭窄，应及时来院就医。

（2）若出现上呼吸道感染的症状，如咳嗽、咳痰、发热等情况时及时就医，以免发生肺炎。

第六节 胃造瘘术后的居家护理

一、定义

胃造瘘术是对晚期食管癌患者的一种姑息治疗，可以改善食管癌患者进食的痛苦，最大限度提高治疗效果，同时，也可为不同原因导致吞咽困难，无法经口正常摄入食物的患者提供胃肠内营养的通道。可分为暂时性胃造瘘术和永久性胃造瘘术两类。

二、适应证

（1）食管癌不能手术者，可作为一种减轻症状的手术。生存期大于 3 个月，可行永久性胃造瘘术。生存期小于 3 个月，则行暂时性胃造瘘术。

（2）食管良性狭窄患者，可行暂时性胃造瘘术作为准备手术，以利于后来的彻底手术或扩张治疗。

（3）某些特殊的腹部大手术患者，术后做暂时性胃造瘘术，早期用以减压，以后可用以喂食，帮助患者康复。

三、胃造瘘的护理

（一）生活护理

（1）保持病室整洁、安静，舒适，温湿度适宜，每天开窗通风 2 ～ 3 次，每次 30 min。

（2）生活起居有规律。根据气温变化及时增减衣被，保证充足的休息和睡眠。

（3）限制探视，注意个人卫生，加强口腔清洁，多漱口。

（二）病情观察

观察造瘘管是否阻塞、滑脱、移位，伤口无菌纱布是否脱落，伤口周围有无外露，伤口有无出血、渗液、红肿、硬块、过敏反应等。术后第 1 天予半卧位，以防胃液渗入腹腔，同时予输液，营养支持，辅以抗生素及止血药。

（三）肠内营养护理

（1）操作前洗手，认真查对，注意喂养管标识清晰、妥善固定，避免牵拉折叠、滑脱。每次灌食前常规检查喂养管置入深度。

（2）营养液灌注袋应专人专用，每 24 h 更换 1 次。

（3）每次喂食时将床头抬高 30°，输注结束保持此体位至少 30 min，以防止食物反流、误吸，发生吸入性肺炎及出现呕吐。营养液输入速度及量应严格按照胃排空的情况而定。

（4）通过调整肠内营养的温度、速度、浓度，可减少腹痛、腹胀、腹泻、反流等不良反应。输注温度为常温，若患者怕凉，可适当加温，温度不要超过 37 ℃，避免烫伤。

（5）每次灌注袋内添加营养液不应过多，避免变质，超过规定时间未输完的液体应废弃。

（6）避免在营养液中添加其他果汁、肉汤。若需要输入多种营养液，两者之间用 0.9% 氯化钠注射液或温水冲洗管路，避免沉淀。

（7）必须经肠内营养管注入的药物须完全溶解后才能使用，用注射器推入，避免加入营养液中，若有未溶解的小颗粒须过滤后给药。给药前后用清水冲管，以防堵管。

（8）每 1 ～ 2 h 营养液输完后及时用 20 ～ 30 mL 0.9% 氯化钠注射液或温水冲洗喂

养管，以防管路阻塞；若发生堵管，可用温热水或碳酸氢钠溶液冲管、抽吸交替等方法解除阻塞。

（9）注意观察患者腹部体征，出现腹胀、腹痛、反流等症状时应调整营养液的速度及温度，并及时通知医生。

（10）剧烈咳嗽、恶心、呕吐应考虑是否发生误吸，一旦发生误吸应立即停止喂养，鼓励患者咳嗽，清除气管内液体或颗粒，及时报告医生。

（11）营养监测：每周固定一天早晨测空腹体重，每天监测出入量。正常情况下患者的体重应基本稳定，尿量应保持 1000～2000 mL/d。若有异常情况应及时报告医生。

（四）造瘘管的护理

固定妥善，严防脱落、移位，每次灌注食物前，应注意观察造瘘情况；若管道意外脱落，切勿惊慌，应安慰患者，收好胃造瘘管，并立即报告医生协助处理。当管道堵塞，用 50 mL 注射器抽取生理盐水灌注管道，不能用其他液体冲洗胃造瘘管，试通过程中动作轻柔，及时观察患者的反应，询问患者有无腹痛、腹胀。不可骤然用力，以免压力过大，造成患者不适或管道中断，若管道不通应告知患者需重新行造瘘术。如发生胃造瘘管周围漏液，应及时报告医生，及时有效处理。

（五）造瘘管周围皮肤护理

每天观察瘘管是否发红、充血和渗出。临床上最常见的并发症是造口及周围皮肤的感染，病原菌主要来自口腔及上消化道。轻者表现为通过皮肤红肿、疼痛，重症者可形成脓肿。预防要点：注意保持口腔清洁，预防口腔溃疡，严格执行无菌操作原则，定期协助医生对伤口进行消毒和换药。

四、胃造瘘管居家护理

（一）日常起居

（1）居住环境干净卫生，床单位整洁，空气清新，避免去人多或空气不流通的地方；外出时佩戴口罩，注意手卫生。

（2）生活起居有规律。根据气温变化及时增减衣被，保证充足的休息和睡眠，可根据体力及病情做适当的户外活动，以增强体质。

（二）饮食护理

膳食需要用破壁机粉碎，因为较大的颗粒不能进入造瘘口，并且较大的颗粒也会影响胃的排空，引起消化不良。饮食营养要均衡，适当摄入低脂肪、低胆固醇含量的优质蛋白，如鱼虾等；适当摄入富含纤维素的食物，如水果、绿色蔬菜等。

（三）用药护理

若需经肠内营养管注入的药物，须完全溶解后才能使用，用注射器推入，避免加入营养液中，若有未溶解的小颗粒须过滤后给药。给药前后用清水冲管，以防堵管。

（四）情志护理

亲情是患者的精神支柱，家属应增强陪伴意识，多陪伴患者，使患者心情愉悦，树立战胜疾病的信心，有利于疾病的康复。

（五）造瘘管护理

（1）注食前先洗手，查看胃造瘘管有无松脱。

（2）每次喂食时用枕头垫高30°，喂食结束保持此体位至少30 min，以防止食物返流、误吸。

（3）防止管路堵塞。输注的营养物质应当充分溶解，尽量避免往管路中输注药物，输注前后冲洗管路并定时冲洗管路。

（4）输注时注意"四度"问题：温度，即保持输注营养液与体温相近；速度，即早期避免快速输注；浓度，即早期喂养避免浓度过高；角度，即患者应以半卧位来输注。

（5）保证营养液及营养管路的清洁，避免污染。

（六）居家自我监测

预防管路移位。在输注前必须检查管路的外露长度、判断位置。居家时要密切关注有无腹胀、腹痛、反流等症状，若有异常及时返院就诊。

参考文献

［1］胡雁，陆箴琦. 肿瘤内科护理［M］. 北京：科学技术出版社，2020.

［2］李莉莉，顾江魁，李佳，等. 食管癌术后早期肠内营养耐受与吻合口瘘的相关性探究［J］. 实用临床医药杂志，2021，25（24）：48－51.

［3］林丽珠，张少聪，蔡陈浩，等. 三师而行，远离食管癌［M］. 广州：广东高等教育出版社，2018.

［4］李洁，骆莉，张丽霞，等. 个体化系统营养支持结合心理干预对食管癌放疗患者心理状态、营养状况及生活质量的影响［J］. 现代中西医结合杂志，2021，30（33）：3745－3748.

［5］刘翠，唐建华，汤木翠，等. 3例食管癌并发气管食管瘘及气管憩室患者的护理［J］. 护理学报，2022，29（2）：68－70.

［6］李秀华，徐波，陆宇晗. 肿瘤内科护理［M］. 北京：人民卫生出版社，2017.

［7］缪景霞，蔡姣芝，张甫婷. 肿瘤内科护理健康教育［M］. 北京：科学出版社，2017.

［8］袁莹. 针对性护理对食管癌患者放疗期间生活质量的影响分析［J］. 黑龙江中医药，2021，50（2）：355－356.

［9］CHEN H, OU Y, MO L. High-quality nursing can reduce the incidence of adverse events in esophageal cancer patients after operation in the intensive care unit and improve postoperative rehabilitation［J］. American journal of translational research，2021，13（10）：11851－11859.

［10］LIU X Y, JIAO C H, ZHAO D, et al. Psychological impact of high-quality nursing care on patients with esophageal cancer during perioperative period：a protocol of systematic review［J］. Medicine（baltimore），2020，99（43）：e22270.

［11］ MOLINA V C, VAZQUEZ R J, GALLARDO S F. Percutaneous endoscopic gastrostomy. Indications, care and complications ［J］. Medicina clinica (barc), 2019, 152 (6)：229 - 236.

［12］ WANG Z, CHENG Y, LI J, et al. Effect of integrated medical and nursing intervention model on quality of life and unhealthy emotion of patients with esophageal cancer undergoing radiotherapy ［J］. American journal of translational research, 2021, 13 (4)：3780 - 3786.

［13］ ZENG X, LI L, WANG W, et al. Rehabilitation nursing intervention can improve dysphagia and quality of life of patients undergoing radiotherapy for esophageal cancer ［J］. Journal of oncology, 2021, 2021：3711699.

（林彩频　陈应平）

第十八章　胃癌的居家护理

　　胃癌（gastric cancer）是最常见的胃部恶性肿瘤，占消化系统癌肿的第一位，其死亡率在我国位居恶性肿瘤之首。中医文献中没有胃癌的病名，但是类似胃癌的记载见于"胃反""翻胃""积聚""伏梁""胃脘痛"等疾病的描述。胃癌的发病情况，在不同人种、不同地区间和同一地区不同时期有明显差异。我国以西北地区发病率最高，其次为华北及华东地区，中南、西南地区最低。本病多见于男性，可发生于任何年龄，以中老年多见。青年胃癌患者的癌细胞多趋于分化不良，生长快，较易发生转移。

第一节　胃癌的病因

　　在不良环境、饮食及幽门螺杆菌等多种因素作用下，COX-2 及生长因子（表皮生长因子、转化生长因子等）介导发生持续慢性炎症，肠型胃癌的发生顺序，由慢性炎症—萎缩性胃炎—萎缩性胃炎伴肠化—异型增生而逐渐向胃癌演变。在此过程中，胃黏膜细胞增殖和凋亡之间的正常动态平衡被打破，基因发生突变；与胃癌发生相关的癌基因，如 *rAs* 基因、*c-myc* 和 *bcl-2* 活化；抑癌基因包括野生型 *p53*、*APC*、*DCC* 等受抑，胃上皮细胞过度增殖又不能启动凋亡信号，逐渐进展为胃癌。

一、环境和饮食因素

　　环境因素在胃癌发生中起重要作用。此外火山岩地带、高泥炭土壤、水土含硝酸盐过多、微量元素比例失调或化学污染等环境因素可直接或间接经饮食途径参与胃癌的发生。

　　流行病学研究表明，多吃新鲜水果和蔬菜可降低胃癌的发生。经常食用霉变食品、腌制食品、烟熏食品，以及过多摄入食盐，可增加危险性。长期食用含硝酸盐较高的食物后，硝酸盐在胃内被细菌还原成亚硝酸盐，再与胺结合生成致癌物亚硝胺。此外，慢性胃炎及胃部分切除者胃酸分泌减少有利于胃内细菌繁殖。老年人因泌酸腺体萎缩，常有胃酸分泌不足，有利于细菌生长。胃内增加的细菌可促进亚硝酸盐类致癌物质产生，长期作用于胃黏膜将导致癌变。

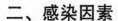

二、感染因素

幽门螺旋杆菌感染与胃癌有共同的流行病学特点，胃癌高发区人群幽门螺杆菌感染率高；幽门螺杆菌抗体阳性人群发生胃癌的危险性高于阴性人群。1994 年，世界卫生组织下属的国际癌肿研究机构将幽门螺杆菌感染定为人类 I 类（即肯定的）致癌物。此外，EB 病毒和其他感染因素也可能参与胃癌的发生。

三、遗传因素

胃癌有明显的家族聚集倾向，具有胃癌家族史者，其发病率高于人群 2 ～ 3 倍。这可能也反映了家庭成员共有的环境因素，少数胃癌属"遗传性胃癌易感综合征"。浸润型胃癌有更高的家族发病倾向，提示该型与遗传因素有关。

第二节　胃癌的临床表现

一、胃癌发病初期

患者会出现不明原因的食欲减退、食欲不振，导致体重减轻，呈逐渐消瘦状态，还会在进食后出现饱胀嗳气、厌恶肉食等，这些都是胃癌比较常见的症状。但也有 1/3 的患者胃癌不会出现明显的消化不良反应。约 1/3 的患者出现胃部闷胀、上腹不适、食欲不振、消化不良、伴有泛酸。疼痛部位以心窝部为主，有时仅为上腹部不适或隐痛。较典型的疼痛是痛而无规律，进食不缓解。部分患者表现为泛酸、胃灼热、恶心、呕吐、嗳气或黑便等症状。其他症状有腹泻、便秘、低热、水肿、全身衰竭等。癌肿破溃，或引起胃壁穿孔时，可出现大出血、腹膜炎等并发症。出现恶心呕吐是因为大部分胃部肿瘤位于幽门窦部，故幽门梗阻症状颇为多见。不典型的早期梗阻可引起食后膨胀感，轻度恶心、反胃等，典型的机械性幽门梗阻则引起胃扩张呕吐。早期胃癌即可能出现上消化道出血症状，胃癌并发症常表现为排柏油样便。

二、晚期胃癌

出血量增大，若合并有幽门梗阻时，常在呕吐物中混杂咖啡色或暗红色的血液。大便隐血试验呈阳性反应。

第三节　胃癌的治疗配合

一、手术治疗

多数胃癌为分化程度不同的腺癌，因此多数胃癌病例对放、化疗低度敏感甚至不敏感。尽管近年来在胃癌药物方面的研究取得了一些进展，但是仍无法从根本上改善胃癌的预后。目前，胃癌的治疗还是以手术为主，胃癌手术有传统开腹手术、腹腔镜手术及内镜手术等方式，而根据治疗目的，则可划分为根治性手术、姑息性手术、减状手术等。胃癌的传统开腹手术已经有100多年的发展历史，经历了不同的发展阶段，技术上已经相当成熟，适合各种分期的胃癌，按照对淋巴结的清扫程度，胃癌的根治术又可以分为D1、D2、D3等术式。

二、放疗

放疗并发症较多，甚至引起部分功能丧失；对于晚期肿瘤患者，放疗效果并不完好。体质较差、年龄偏大的患者，继续放疗只能导致虚弱的生命更加垂危，加速患者死亡。胃腺癌放射敏感性低，单独放疗或与化疗综合治疗后肿瘤缩小50%以上的概率只占60%，肿瘤完全消失者仅10%。因此，胃癌不能单独用放疗进行根治，放疗在胃癌治疗中的作用主要是辅助性的或姑息性的。

三、化疗

目前，化疗在胃癌综合治疗中的地位已经得到了广泛的认同，按化疗的目的一般可分为以下三类。

（一）新辅助化疗

新辅助化疗是在手术前给予辅助化疗。手术前一般给予3个疗程的辅助化疗。新辅助化疗的主要目的是减少肿瘤负荷、提高手术切除率、减少术后复发及转移的可能性。目前，已有研究证实新辅助化疗能提高肿瘤患者长期生存率。

（二）术后辅助化疗

过去，手术治疗一直是胃癌的治疗的重点，随着研究的深入，人们发现仅仅依靠不断扩大的手术方式并不能改善胃癌的整体治疗效果，因为多数患者在手术时已经出现超越手术范围的微小转移或者种植，这少数未被消灭的肿瘤细胞会成为复发和转移的根源，但手术切除无法解决这一问题。因此，手术后应当早期配合全身化疗，抓住大部分肿瘤已被切除的机会，及时消灭已转移的微小病灶。在中国，早期胃癌比例极低（约10%），多数患者术后都需要接受辅助化疗。

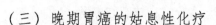

（三）晚期胃癌的姑息性化疗

已经出现远处转移或手术无法根治的患者已基本失去治愈的可能，但是化学治疗可以有效地延缓疾病的进展并达到延长生存期的作用。已经有很多研究表明：化疗可以显著改善晚期胃癌患者的整体生存时间和质量。但是，由于多数的患者经历手术切除后消化道功能恢复不理想，所以对化疗的整体耐受性较差。故在有经验的医院和医生的指导下接受治疗非常重要。

第四节　胃癌的常规护理

一、生活护理

（1）保持安静、整洁和舒适的环境，有利于睡眠和休息。早期胃癌患者经过治疗后可从事一些轻体力工作和锻炼，应注意劳逸结合。中晚期胃癌患者需卧床休息，以减少体力消耗。恶病质患者需做好皮肤护理，定时翻身并按摩受压部位。

（2）做好生活护理和基础护理，使患者能心情舒畅地休息治疗。若有合并症须禁食或进行胃肠减压者，予以静脉输液以维持营养需要。恶心、呕吐的患者，进行口腔护理，防止感染。

（3）环境的控制、呕吐物的处理及进餐环境的空气流通对促进患者的食欲也是极为重要的。

二、饮食指导

（一）饮食原则

胃癌的中医饮食调理原则为健脾益气、养胃降逆、除痰祛瘀。逐步增加食量和食物种类，患者应从术后的流食、半流食逐步转为软食或普通膳食，并根据患者的饮食习惯改善食物的色、香、味，提高患者的食欲，有助于患者的康复。宜多吃能增强免疫力、高营养食物，如山药、扁豆、薏米、乌骨鸡、鸽子、牛肉等。忌烟、酒，忌辛辣、刺激性食物，如葱、蒜等；忌煎、炸、烟熏、腌制、生拌食物。

（二）辨证施膳

（1）脾气虚证。表现为纳少、腹胀、便溏、气短、乏力，舌淡苔白。宜进食补中健脾的食品，如鸡蛋、瘦猪肉、羊肉、大枣、桂圆、白扁豆、山药、茯苓等。食疗方：山药瘦猪肉粥。

（2）胃阴虚证。表现为胃脘嘈杂、灼痛，饥不欲食，口干、口渴、便干，舌红少苔乏津。宜进食滋补胃阴的食品，如莲子、山药、百合、大枣、枸杞等。食疗方：莲子百合瘦肉汤。

（3）血虚证。表现为体表肌肤黏膜组织色淡白，头晕乏力，全身虚弱，舌质淡。

宜进食补气养血的食品，如大枣、桂圆、山药等。食疗方：桂圆红枣粥。

（4）脾肾阳虚证。表现为久泄久痢、水肿、腰腹冷痛、肢冷、便溏、乏力，舌淡胖，苔白滑。宜进食温补脾肾的食品，如羊肉、桂圆、肉桂、生姜等。食疗方：鹌鹑杜仲生姜汤。

（5）热毒证。表现为胃脘灼痛、消谷善饥、面赤、口渴喜冷饮、便干，舌红苔黄。宜进食疏肝清热的食品，如海带、紫菜、杏仁、绿豆、藕粉、菊花、蒲公英、金银花等。食疗方：绿豆海带粥。

（6）痰湿证。表现为脾胃纳运功能障碍及胸脘痞闷、食欲缺乏，苔腻。宜进食清热除湿的食品，如荸荠、马齿苋、赤小豆等。食疗方：芡实薏苡仁粥。

（7）血瘀证。表现为固定疼痛、肿块、出血，舌质紫暗，或见瘀斑瘀点。宜进食活血祛瘀的食品，如桃仁、山楂、大枣、赤小豆等。忌粗糙、坚硬、油炸、厚味之品，忌食生冷性寒之物。食疗方：山楂内金粥。

（8）肝胃不和证。表现为脘胁胀痛、嗳气、吞酸、恶心呕吐、情绪抑郁，舌淡红，苔薄白或薄黄。宜进食疏肝和胃的食品，如陈皮、山药、萝卜、生姜、桂花等。食疗方：胡萝卜陈皮瘦肉粥。

（三）临证饮食

（1）胃大部切除的患者宜少食多餐，每天进餐6～7次，定时定量进餐可，也可以逐步适应残胃的消化功能。少食多餐是胃癌切除术后患者的重要饮食原则。

（2）干稀分食。为使食物在胃内停留时间延长，进餐时只吃较干食物，不喝水，可以在进餐30 min后喝水，从而避免食物被快速冲入小肠，能缓慢通过小肠，并促进食物的进一步吸收。

（3）限制碳水化合物摄入，预防倾倒综合征。

（4）适量食用防治化疗副作用的食物，如猕猴桃、芦笋、桂圆、核桃、鲫鱼、虾、蟹、山羊血。

三、病情观察

加强病情观察，预防感染及其他并发症的发生。观察患者生命体征的变化，观察腹痛、腹胀及呕血、黑便的情况，观察化疗前后症状及体征改善情况。晚期胃癌患者抵抗力下降，身体各部分易发生感染，应加强护理与观察，保持口腔、皮肤的清洁。长期卧床患者，要定期翻身、按摩，指导并协助进行肢体活动，以预防压疮及血栓性静脉炎的发生。

四、疼痛的护理

疼痛是晚期胃癌患者的主要痛苦，护理人员应在精神上给予支持，减轻心理压力。可采用转移注意力或松弛疗法，如听音乐、洗澡等，以减轻患者对疼痛的敏感性，增强其对疼痛的耐受力。疼痛剧烈时，可按医嘱予以止痛剂，观察患者反应，防止药物成瘾。如果患者要求应用止痛剂的次数过于频繁，除了要考虑止痛剂的剂量不足，也要注意患者的情绪状态，给予患者倾诉的时间。在治疗性会谈的同时，可给予背部按摩或与

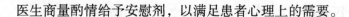

医生商量酌情给予安慰剂，以满足患者心理上的需要。

五、化疗护理

无论是对术后或未手术的患者，化疗中均应严密观察药物引起的局部及全身反应，如恶心、呕吐、白细胞降低及肝、肾功能异常等，并应及时与医生联系，及早采取处理措施。化疗期间还应保护好血管，避免药液外渗引起的血管及局部皮肤损害。一旦发生静脉炎，立即予2%利多卡因局部封闭或50%硫酸镁湿敷，局部还可行热敷、理疗等。如有脱发，可建议患者戴帽或用假发，以满足其对维护自我形象的要求。

六、心理护理

患者及家属得知疾病诊断后，往往无法坦然地面对。患者情绪上常表现出否认、悲伤、退缩和愤怒，甚至拒绝接受治疗，而家属也常出现焦虑、无助，有的甚至挑剔医护的治疗。护理人员应给予患者及家属心理上的支持。根据患者的性格、人生观及心理承受能力来决定是否告知事实真相。耐心做好解释工作，了解患者各方面的要求并在合理范围内予以满足，调动患者的主观能动性，使之能积极配合治疗。对晚期患者，应予以临终关怀，使患者能愉快地度过最后时光。

第五节 胃癌的居家护理

一、日常起居

（1）家庭环境安静整洁，适当通风，适宜居家休息。

（2）遵循日常生活规律，起居有常。

（3）适时增减衣物，注意胃部保暖，不吃寒凉食物。

（4）注意个人卫生，勤洗手，勤剪指甲，外出戴口罩，限制探访。

（5）睡眠时保证环境安静，光线、温湿度适宜，促进睡眠，保证充足睡眠时间。

（6）锻炼身体，可做缓慢的运动，如打太极拳、练八段锦等。

二、饮食护理

饮食应以合口味，又能满足身体基本热量的需求为主要目标。多进食高热量、高蛋白、维生素丰富与易消化的食物，禁食霉变、腌制、熏制品。宜少量多餐，选择喜欢的烹调方式以增进食欲。

三、居家用药护理

（1）应学会观察呕吐物的色、量、质，可按压合谷、内关穴止呕，必要时应遵医嘱使用止呕药物。

（2）出现癌性疼痛时，可在医师指导下，使用某些镇痛类药物（如芬太尼贴），缓解疼痛，必要时口服曲马多。

（3）观察用药效果。

（4）遵医嘱服用中药汤剂，缓解病痛。

四、情志护理

（1）家属应经常与患者聊天，使其放松心情，切勿过于担心病情。

（2）适当做家务劳动，愉悦身心。

（3）听音乐、读数、看报、观赏喜欢的植物以分散注意力。

（4）必要时请家庭心理医生指导心理保健。

五、居家中医护理技术

（1）灸膻中、关元、气海等穴，补脾益气，健脾养胃。一般每穴灸 10～15 min，至皮肤出现红晕为度。若施灸过程中出现头昏、眼花、恶心、颜面苍白、心慌出汗等不适现象，立即远离艾绒气味，卧床休息。灸后注意保暖，饮食宜清淡。

（2）经穴推拿，顺时针摩腹，以促进食物消化吸收，温经通络理气。

（3）耳穴压豆，取胃、口、膈三耳穴调中焦、和脾胃、理气降逆；取脑、神门等耳穴以镇静安神，醒脑定志；取肾上腺穴益气补肾。

（4）中药沐足，选用金银花、紫花地丁、牛膝、车前子、茯苓、黄芩等。中药药液温度为 38～40 ℃，浸泡时间一般为 30 min，餐前餐后 30 min 内不宜进行中药沐足。沐足过程中，以微微汗出为宜，饮用温开水 300～500 mL，以补充体液及增加血容量以利于代谢废物的排出。糖尿病、足部皲裂患者的泡洗温度要适当降低，以防烫伤。

六、家庭自我监测

（1）每天定时自我监测体温。

（2）定期监测体重，切勿出现体重下降过快，保持体重平稳。

（3）每天观察大便形状及颜色，自我监测有无并发症的发生，如消化道出血（血便）、呕血等。

（4）自我监测凝血功能，观察有无牙龈出血、有无皮下出血点等。

参考文献

[1] 党世民. 外科护理学 [M]. 北京：人民卫生出版社，1999.

[2] 周岱翰，林丽珠. 中医肿瘤食疗学 [M]. 广州：广东科技出版社，2021.

[3] 林丽珠，林洁涛，陈壮忠. 三师而行，远离胃癌 [M]. 广州：广东高等教育出版社，2018.

（张建东　叶美霞）

第十九章　肝癌的居家护理

　　肝癌是指发生于肝脏的恶性肿瘤，包括原发性肝癌和转移性肝癌两种，人们日常说的肝癌多指原发性肝癌。中医文献对类似肝癌症状、体征记载较多，属于"鼓胀""积聚""黄疸""症瘕""暴症"范畴。原发性肝癌是临床上最常见的恶性肿瘤之一，原发性肝癌按细胞分型可分为肝细胞型肝癌、胆管细胞型肝癌及混合型肝癌。肝癌是死亡率仅次于胃癌、食管癌的第三大常见恶性肿瘤，初期症状并不明显，晚期主要表现为肝痛、乏力、消瘦、黄疸、腹水等症状。临床上一般采取西医的手术、放化疗与中医结合疗法，但晚期患者因癌细胞扩散而治愈率较低，因此要尽量做到肝癌的早期发现、早期诊断、早期治疗。

第一节　肝癌的病因

一、主要原因

（一）原发性肝癌

　　目前认为肝癌发病与肝硬化、病毒性肝炎、黄曲霉素等某些化学致癌物质有关，肝癌细胞极易经门静脉系统在肝内播散，形成癌栓后阻塞门静脉主干，可引起门静脉高压的临床表现。血行肝外转移最多见于肺，其次为骨、脑等。肝癌经淋巴转移者相对少见，可转移至肝门淋巴结，以及胰周、腹膜后、主动脉旁和锁骨上淋巴结。在中、晚期病例，肿瘤可直接侵犯邻近脏器及膈肌，或发生腹腔种植性转移。

（二）继发性肝癌

　　继发性肝癌由于其他部位恶性肿瘤长到一定程度后会释放癌细胞进入循环系统，并最终进入肝脏形成肝癌。其中，恶性程度较高的癌细胞会释放生长因子，促进自身肿瘤细胞的增殖，逐渐形成独立的肿瘤细胞。

二、诱发因素

（一）病毒性肝炎

（1）乙型肝炎病毒与肝癌关系密切。乙型肝炎病毒属嗜肝 DNA 病毒，我国约有 8000 万乙型肝炎病毒携带者，其中有不少乙型肝炎病毒感染的孕妇，通过母婴垂直传播途径，分娩时感染婴儿，成为肝癌高发的原因之一。

（2）丙型肝炎病毒也可导致肝癌，和乙型肝炎病毒引起的肝癌相比，前者发病年龄偏大、肝硬化较重，预后较前者差。

（二）黄曲霉素

黄曲霉素 B1 是目前已被证实有明确致癌作用的物质，主要存在于霉变的粮食中，如玉米、花生、大米等。我国福建是肝癌高发地区，调查发现可能与当地居民摄入霉变的花生有关。

（三）饮水污染

我国流行病学资料显示，肝癌高发与饮水污染有关。肝癌高发区居民主要饮用污染的沟塘水，而低发区的居民主要引用流动的河水。塘污染水源中蓝绿藻毒素是一种强大的促癌因子。

（四）饮酒

乙醇进入人体后主要在肝脏进行分解代谢，乙醇对肝细胞的毒性使肝细胞对脂肪酸的分解和代谢发生障碍，引起肝内脂肪沉积而造成脂肪肝。饮酒量越多，时间越长，脂肪肝也就越严重，进而引起肝纤维化、肝硬化，最终导致肝癌的发生。

（五）熬夜过劳

工作繁忙，经常熬夜，睡眠不足，疲劳过度，会引起肝脏血流相对不足，影响肝脏细胞的营养滋润，抵抗力下降，致使已受损的肝细胞难于修复并加剧恶化。

第二节　肝癌的临床表现

肝癌的亚临床期可无任何症状和体征，一旦出现食欲缺乏、肝区疼痛、腹胀、乏力、消瘦等表现时多已进入肝癌的中、晚期。

一、症状

肝癌的常见症状包括肝区疼痛、消瘦、乏力、食欲缺乏、腹胀、黄疸等。

（一）肝区疼痛

肝痛可由肿瘤的迅速增大使肝包膜张力增加，或癌结节包膜下破裂，或肝癌结节破

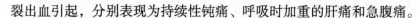

裂出血引起，分别表现为持续性钝痛、呼吸时加重的肝痛和急腹痛。

（二）食欲缺乏

食欲缺乏常由肝功能损害、肿瘤压迫胃肠道等引起。

（三）腹胀

腹胀由肿瘤巨大、腹水及肝功能障碍引起。

（四）乏力、消瘦

乏力、消瘦可由恶性肿瘤的代谢产物与进食少等引起，严重时可出现恶病质。

（五）其他

肝癌患者腹泻可由门静脉癌栓导致的肠道水肿或肝癌导致的肠道功能障碍所致，有肝病史的中年人若有不明原因的腹泻应警惕肝癌。有肝病史的患者可出现牙龈出血或鼻出血。当合并肝硬化门静脉高压时，也可出现上消化道出血，特别是食管静脉曲张破裂出血。还应警惕不明原因的低热、右肩痛等容易被忽视的症状。

二、体征

肝癌常见体征包括肝大伴或不伴有结节、上腹肿块、黄疸、腹水、脾肿大、下肢水肿等，如肝硬化明显可有肝掌、蜘蛛痣或前胸腹部静脉曲张等。

三、副瘤综合征

副瘤综合征为肝脏少见症。

（一）红细胞增多症

红细胞增多症占肝癌患者的10%左右，可能与肝细胞癌产生促红细胞生成素有关。

（二）低血糖

低血糖发生率为10%左右，可能与癌细胞异位产生胰岛素或肿块巨大影响肝糖原的制备有关。

四、转移症状

肝癌的肝内转移较多见，肝痛细胞进入血窦，侵犯肝内门静脉可导致肝内播散；侵入肝静脉则可播散至肺及全身其他部位，骨转移在晚期患者中并不少见。如转移到肺，可出现咳嗽、痰中带血、胸痛、气急等；骨转移多有局部疼痛等，病理性骨折也常见。脑转移可出现一过性神志丧失而常被误认为脑血管栓塞。肝癌还可直接侵犯邻近的组织和器官，如膈、胃、结肠、网膜等。

第三节　肝癌的治疗配合

肝癌治疗的目的：根治、延长生存期与减轻痛苦。治疗原则有早期治疗、综合治疗与积极治疗。肝癌的治疗方法如下。

（一）手术切除

手术切除是肝癌获得 5 年以上生存期的主要治疗手段。肝癌手术切除按时机可分为初次切除（一期切除），以及对复发的再次切除和肿瘤缩小后的二期切除。肝癌切除根据切除的彻底与否分为根治性切除和仍有残癌的姑息性切除。

（二）肝癌的局部治疗

肝癌的局部治疗包括动脉结扎、栓塞、插管化疗、局部外放射和导向治疗。此外，冷冻、激光、微波、瘤内无水乙醇注射、射频等也被用于临床。

（三）放疗

适用于肿瘤仍局限的不能切除的肝癌，不宜或不愿做肝动脉栓塞术/肝动脉化疗栓塞术者。

（四）化疗

对下述患者可考虑放疗：一般情况好，如卡氏（Karnofsky）功能状态评分大于等于70 分，肝脏功能 Child – Pugh 分级为 A 级；肿瘤局限，因肝功能不佳不能进行手术切除，或肿瘤位于重要解剖结构，在技术上无法切除，或患者拒绝手术；门静脉或肝静脉癌栓；远处转移灶的治疗，特别是骨转移，放疗可减轻患者的症状，改善生活质量。

（五）生物靶向治疗

索拉菲尼、厄洛替尼、贝伐珠单抗等应用于肝癌的治疗已有相关报道，靶向治疗尤其是索拉菲尼作为一个多靶向药物在临床取得了较好疗效，是肝癌全身治疗研究的新方向。

（六）生物治疗和中医治疗

生物治疗通常适用于消灭少量的残余肿瘤，为此宜在手术、化疗或放疗消灭肿瘤的大部分后使用。中药治疗作用主要在改善免疫力、改善微循环、活血化瘀、清热解毒方面起到一定疗效，但只是作为化疗、放疗、手术后的辅助治疗。

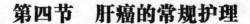

第四节　肝癌的常规护理

一、生活护理

（1）环境宜清洁安静，定时开窗通风，清除秽气。注意腹部保暖，避免受凉。

（2）视病情适当休息，以减轻肝脏负担为宜。

（3）保持生活规律，注意劳逸结合，避免情绪波动和劳累，保证充足的睡眠和休息。

（4）建立积极的生活方式，增加精神支柱，以提高机体抗癌能力。

二、饮食指导

（一）饮食原则

宜进食高蛋白、高热量、高维生素、易消化、少油腻的均衡食物。伴腹水患者应选择低盐或无盐饮食。有肝昏迷先兆和肝昏迷者，应控制蛋白质的摄入。多吃具护肝作用食物，如牡蛎、香菇、蘑菇等。

（二）辨证施膳

（1）肝热血瘀型。表现为上腹部肿块疼痛拒按，烦热口干，或烦躁喜饮，大便干结，尿黄或短赤，舌质红或暗红，边尖有瘀点瘀斑，舌苔白厚或黄，脉弦数。宜进食清肝解毒化瘀的食品，如木耳、桃仁、萝卜、橘子、苋菜等。食疗方：桃仁玫瑰粥。

（2）肝胆湿热型。表现为身黄、目黄、黄疸日深，发热胁痛，心烦易怒，恶心，食欲缺乏，口干口苦，腹胀满，胸胁刺痛，食少，小便短赤，大便干结，舌红或绛，舌苔黄糙或焦黄，脉弦或滑数。宜进食清肝利胆祛湿的食品，如冬瓜、鲤鱼、绿豆、茯苓、丝瓜等。食疗方：翠衣番茄豆腐汤。

（3）肝盛脾虚型。表现为上腹部肿块胀顶不适，消瘦乏力，倦怠短气，腹胀纳少，进食后胀甚，眠差转侧，口干，大便便溏，小便短黄，甚则出现腹水、黄疸、下肢浮肿、舌质胖，舌苔白，脉弦细。宜进食健脾益气泻肝食品，如山药、黑鱼、鲫鱼、薏苡仁、扁豆等。食疗方：赤小豆鲫鱼汤。

（4）肝肾阴虚型。表现为鼓胀肢肿，蛙腹青筋，四肢瘦柴，唇红干燥，神疲乏力，短气喘促，纳呆畏食，烦躁不眠，小便短少，舌质红绛，舌光无苔，脉细数无力，或脉如雀啄。宜进食滋阴柔肝、凉血软坚的食品，如梨、藕、银耳、甲鱼、玉竹等。食疗方：银耳雪梨羹。

三、术后出血护理

严密观察病情病变化，术后 48 h 专人护理；术后 24 h 卧床休息，避免剧烈咳嗽；

观察引流管内引流液的性状及量，一般术后可从肝旁引流血性液体 100～300 mL，若发现异常及时通知医生处理。

四、介入治疗后护理

介入治疗后取平卧，穿刺处沙袋加压 1 h，穿刺侧肢体制动 6 h，观察刺点出血的情况及足动脉搏动有无异常；拔管后局部加压 15 min，卧床休息 24 h，防止局部出血。

五、放射治疗护理

放射治疗应监测肝功能的变化，对肿瘤直接侵犯肝胆管、压迫肝门部胆管者应观察黄疸消退的情况。保持放射野区皮肤清洁、完整。禁止用沐浴露、肥皂等刺激该处皮肤；放射定位线要保持清晰，若有模糊及时找医生重新描画。

六、化疗护理

（一）合理选用静脉

对于反复多次化疗给药者，最好采用 PICC 或输液港；如单次给药可采用中等长度导管或 CVC。如使用外周留置针，应选择有弹性且粗直的前臂大血管进行穿刺。

（二）避免药物外渗

静脉滴注或推注化疗药时先用生理盐水冲管，确认针头在血管内方可静脉滴注或静脉注射。输液的肢体适当制动，如穿刺口出现肿胀、疼痛，要及时告知护士。

（三）严格控制滴速

静脉滴注时控制速度，不可擅自调节滴速。一旦出现心悸、胸闷等症状及时报告医生并配合处理。

七、靶向治疗护理

手足综合征是靶向药物的常见副作用，其表现为以掌跖部感觉丧失及红斑为主的特异性皮肤改变。如不积极预防和护理，患者的生活质量会受到很大影响。

（一）预防

（1）手足注意保暖，用温水清洗手、足。避免接触过冷过热、尖锐多刺的物体，以免发生冻伤、烫伤和外伤。

（2）手和（或）足出现的湿性脱屑、溃疡、水疱，勿撕去脱屑的皮或痂，避免蹭破水疱，避免手足的频繁摩擦或过度受压，适当用护肤霜保持皮肤清洁湿润。

（3）外出时着长衣长裤，穿宽松鞋袜，避免进行较重的体力劳动和激烈的运动。避免日光直接照射，可使用防晒霜。

（4）睡觉时适当垫高上、下肢体，促进肢体静脉回流。

（二）护理

上肢出现散在红疹应用润肤霜外涂保护病变皮肤，充分暴露患处 20 min 保持皮肤清洁干燥。协助患者剪短指甲，皮肤瘙痒时，可轻拍局部。禁止搔抓，瘙痒严重时可涂炉甘石洗剂、氧化锌等药物止痒。嘱患者病变局部不能用激素类药品和容易导致皮肤干燥的物品，穿柔软宽松透气的全棉衣服，及时更换沾污浸湿的衣被。洗澡时禁用肥皂和过热的水冲洗，以免瘙痒加重。双下肢肿胀明显者，给予摇高床尾 15°～30°以利于静脉血液回流，减轻肿胀。对下肢的脓性水疱每天早晚用 40～45 ℃硫酸镁溶液浸泡患处皮肤 20 min，再涂抹含尿素的软膏或乳液在患处。充分暴露患处 20 min，用无菌纱块覆盖患处再穿棉袜。嘱患者穿软底鞋或者垫软垫以防止足部受压，不宜长时间站立，保持脚底水疱完整性。当有新发脓疱时，尽量减少摩擦，给予保护，防止破裂、糜烂和继发感染。

八、常见症状护理

（一）右胁痛

（1）观察疼痛的性质、部位、程度、持续时间、诱发因素及伴随症状，遵医嘱予止痛剂后观察用药反应。

（2）保持环境安静，光线柔和，色调淡雅，避免噪音及不必要的人员走动。

（3）给予舒适体位，避免体位突然改变。右胁痛严重者，宜患侧卧位。

（4）避免剧烈咳嗽，必要时用手按住右胁部疼痛处，以减轻疼痛。

（5）指导采用放松术，如缓慢呼吸、全身肌肉放松、听舒缓音乐等。

（二）腹胀

（1）观察腹胀的部位、性质、程度、时间、诱发因素、排便、排气情况及伴随症状。

（2）患者宜卧床休息，给予半坐卧位。鼓励饭后适当运动，保持大便通畅。

（3）遵医嘱给予肛管排气，观察排便、排气情况。

（三）纳呆

（1）保持环境整洁，空气流通、新鲜。

（2）进行心理疏导，化解不良情绪。

（3）进食增加肠动力的食物，如苹果、番茄、白萝卜、菠萝等，忌肥甘厚味、甜腻之品，少食多餐。

（四）恶心呕吐

（1）保持环境整洁，光线色调柔和，无异味刺激。

（2）遵医嘱及时、准确给予止吐药物，必要时记录出入量。

（3）保持口腔及床单位清洁，协助淡盐水或漱口水漱口。

（4）体质虚弱或神志不清者呕吐时应将头偏向一侧，以免呕吐物误入气道，引起窒息。

（5）选择易消化的食物，如蔬菜、水果、山药、小米、百合等；少食多餐，每天 4～6 餐；避免进食易产气、油腻或辛辣的食物；呕吐后不要立即进食，休息片刻后进清淡的流食或半流食；频繁呕吐时，宜进食水果和富含电解质的饮料，以补充水分和钾离子。

（6）因呕吐不能进食或服药者，可在进食或服药前先滴姜汁数滴于舌面，稍等片刻再进食，以缓解呕吐。

（7）指导采用放松术，如聆听舒缓的音乐、做渐进式的肌肉放松等。

（五）发热

（1）注意观察体温变化及出汗情况。

（2）房间凉爽，光线明亮，空气保持湿润。

（3）卧床休息，限制活动量，避免劳累。

（4）协助擦干汗液，温水清洗皮肤，及时更换内衣，切忌汗出当风。

（5）进食清热生津之品，如苦瓜、冬瓜、猕猴桃、荸荠等，忌辛辣、香燥、助热动火之品。阴虚内热者，多进食滋阴润燥之品，如蜂蜜、莲藕、杏仁、银耳、梨等。协助多饮温开水，漱口液漱口。

（六）便溏

（1）观察排便次数、量、性质及有无里急后重感。

（2）保持肛周皮肤清洁。

（3）进食健脾养胃及健脾利湿食物，如胡萝卜、薏苡仁、赤小豆、栗子等。严重便溏者适量饮淡盐水。

第五节　肝癌的居家护理

一、日常起居

（1）戒烟、酒，养成定时排便的习惯，保持大便通畅。

（2）及时补充高蛋白、高纤维素饮食，尤其应补充维生素 B 族、维生素 A、维生素 C、维生素 K 及叶酸等。

（3）多饮水，可补充体液，增强血液循环，促进新陈代谢。多喝水还有利于消化吸收和排除废物，减少代谢产物和毒素对肝脏的损害，肝功能不好的人更应该注意。

（4）心情舒畅，由于肝喜疏恶郁，生气发怒易导致肝脏气血淤滞不畅而成疾，所以肝功能不好者切忌发怒、抑郁等，以免导致病情的加重。适当的身体锻炼对于增强肝功能是必不可少的，适当的运动能够促进血液循环、促进肝脏的代谢，但是要以低强度运动为主，如散步、慢跑、打乒乓球、羽毛球、打简化太极拳等，避免剧烈的运动。

二、饮食护理

多吃高热量、高维生素、易消化的均衡食物。多吃青菜、水果和富含纤维素的食物，以及高蛋白质的瘦肉、河鱼、豆制品等。不吃零食，睡前不加餐。

三、居家用药护理

（1）严格遵医嘱按时、准确、合理使用止痛剂。

（2）出血时中药汤剂宜偏凉；胃纳不佳时中药宜浓煎，并予多次少量服用，以饭前或饭后 1 h 为宜。对胃有刺激的药物宜饭后用，补药宜饭前服用。

四、情志护理

《黄帝内经》有"怒伤肝，喜伤心，忧伤肺、思伤脾、恐伤肾"的记载，从生理学和心理学的角度讲，每一种情志变化，可直接影响或导致脏腑功能失调而加重病情。

（1）保持心情愉快，学会自我心理调节，避免不良因素的刺激。控制情绪波动，防止病情恶化。

（2）可倾听音乐。属肝的音阶：角音，相当于简谱中的"3"。角调式乐曲：有大地回春、万物萌生、生机盎然的旋律，曲调亲切爽朗，有"木"之特性，可入肝。最佳曲目：《胡笳十八拍》。肝顺需要木气练达，这首曲子中属于金的商音元素稍重，刚好可以克制体内过多的木气，同时曲中婉转地配上了较为合适的属于水的羽音，水又可以很好地滋养木气，使之柔软、顺畅。最佳欣赏时间：19：00— 23：00。这是一天中阴气最重的时间，一来可以克制旺盛的肝气，以免过多的肝气演变成火，另外可以利用这个时间旺盛的阴气来滋养肝，使之平衡、正常。

五、居家中医护理技术

（1）耳穴贴压（耳穴埋豆），取大肠、小肠、脾、胃、交感、皮质下、肝等穴位。

（2）穴位按摩，取足三里、天枢、中脘、关元等穴位。

（3）穴位贴敷，取肝俞、脾俞等穴。局部贴药后，皮肤可能会出现药物颜色沉着，不宜采用肥皂或刺激性物品擦洗，温水擦拭即可。敷药后，如出现红疹、瘙痒、水疱等过敏现象，立即停止使用，严重时应就医。

（4）艾灸，取中脘、肝俞等穴。腹泻可进行艾灸（回旋灸）腹部，以肚脐为中心，上、下、左、右旁开 3.3 ～ 5.0 cm，时间 5 ～ 10 min。酌情开窗通风，注意保暖，避免吹对流风。艾灸过程中防止艾灰脱落，防烫伤，如局部皮肤出现小水疱，无须处理，自行吸收；水疱较大，勿自行戳破，需前往医院进行无菌处理。

六、居家自我监测

（1）监测体温、脉搏、呼吸、血压的变化，若出现发热需多饮水。如发热过高可用冰袋冰敷，温水擦浴。注意保暖，勤换衣裤，保持衣物的干燥清洁。如高热持续不退，应与医生取得联系。

（2）观察大便的颜色、性质、量及有无出血情况，出现便秘时可用开塞露肛塞剂或开塞露灌肠剂，勿用力排便。

（3）如果出现全身皮肤黏膜的黄染，应与医生取得联系。

（4）遵医嘱定期返院放化疗，定期门诊复查血液分析、肝肾功能等，如出现发热、皮肤黏膜出血、鼻腔出血、牙龈出血或血便等立即到医院就诊。

（5）PICC：穿刺口避免沾水，每周维护 1 次，每天观察穿刺口情况，如有红肿疼痛或敷料松脱等情况及时进行维护。输液港：每 4 周维护 1 次，注意观察输液港周围皮肤有无破损，检查港体部分及导管有无异常。

第六节　肝癌消化道出血的护理

消化道出血为肝癌最多见的并发症，表现为呕血、黑便或大便潜血阳性，出血量较小可见不到黑便，表现大便潜血阳性。出血量不是很大时往往只有黑便，并无呕血，或呕血多呈棕色，呈咖啡渣样。出血量较大时，可先见呕血，伴（或不伴）黑便，呈喷射性呕血，多呈鲜红色，或胃肠减压引流出大量鲜红色液体。

一、消化道出血的病因

（1）食管胃底静脉曲张是导致肝癌上消化道出血的最主要原因。其发生的主要机制如下：由于 80% 以上的肝癌患者伴有肝硬化，肝硬化可导致门静脉压力增高，食管胃底静脉曲张，当门静脉或肝静脉阻塞，可加剧门静脉高压，导致已曲张的食管、胃底静脉破裂出血，引起上消化道出血。

（2）大多数因肝硬化或癌栓导致门静脉高压，引起食管胃底静脉曲张破裂而出血。

（3）晚期肝癌患者亦可因胃肠道黏膜糜烂、溃疡加上凝血功能障碍而引起广泛渗血等现象。

二、生活护理

（1）保持心情舒畅，劳逸结合，注意休息，注意四时气候变化，防寒保暖，避免外感邪气而耗伤正气。

（2）注意饮食有节，宜清淡，多食新鲜水果、蔬菜，进食有规律，勿暴饮暴食，忌生冷、辛辣、刺激性食物，戒烟酒。

（3）指导患者自行观察大便情况，有异常及时就医。

（4）积极治疗原发病，按时服药，定期门诊，反复黑便者要警惕消化道恶性肿瘤，应及时就医，做系统检查。

（5）保持呼吸道通畅，呕血期间绝对卧床休息，取侧卧位或去枕平卧，头偏向一侧，及时清除口腔血块，如分泌物严重阻塞气道时，应立即用吸引器吸出，防止窒息或误吸。大量吐血后保持口腔清洁，及时更换污染的衣被。

（6）避免不必要的搬动和检查，以免引起大出血。

（7）出血停止后，病情平稳期可适当在床上行简化太极拳，劳逸结合。

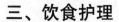

三、饮食护理

（1）食管胃底曲张静脉硬化术或结扎术后的患者，应严格禁食 1 周，卧床休息 2 周。

（2）食管胃底静脉曲张破裂出血停止后应在医护人员指导下进食高热量、高维生素冷流质饮食，避免进食硬固食品和刺激性食物，如花生、苹果、瓜子、核桃、排骨等，应细嚼慢咽，避免损伤食管、黏膜引起再次出血。

（3）出血停止后恢复期患者的饮食，应由流质逐步过渡到半流质、软食。应避免食用粗糙、过硬食物，以防止损伤曲张的血管引起出血。食道静脉曲张破裂出血者，应限制钠和蛋白质的摄入。

（4）实热证者，可给予清热、凉血、止血的蔬菜和水果；虚证者，饮食应温热，但出血期仍不宜过热，食物取平性为好，血止后再补益。

四、情志护理

患者呕血，黑便时情绪都很紧张，应及时清除血迹，减少对患者的不良刺激，家属应陪护在床旁，安慰患者，使患者有安全感。

五、用药护理

（1）按医嘱准确给药；中药汤剂宜偏凉服，少量频服。

（2）使用垂体后叶素、生长抑素等止血药物时，观察治疗效果及有无腹痛、腹泻、血压升高、心律失常等副作用，及时报告医师。

（3）服药期间，饮食不宜过凉，可配合健脾开胃之药膳，以调理脾胃。

参考文献

［1］徐波，陆宇晗. 肿瘤专科护理［M］. 北京：人民卫生出版社，2018.

［2］尤黎明，吴瑛. 内科护理学［M］. 5 版. 北京：人民卫生出版社，2012.

［3］周岱翰. 中医肿瘤学［M］. 广州：广东高等教育出版社，2020.

［4］周秀华. 急危重症护理学［M］. 北京：人民卫生出版社，2007.

（周丽群　臧立娜）

第二十章 胰腺癌的居家护理

胰腺癌大多数为腺癌，95% 发生于外分泌腺。就解剖位置而言，60% ～ 70% 发生于胰头部位。发达国家的发病率高于发展中国家，但有些发展中国家的发病率已有接近发达国家的趋势。在性别上，胰腺癌患病概率没有明显区别，但女性人群患病的年龄结构更加老龄化。流行病学调查显示胰腺癌的发病与多种因素有关。

第一节 胰腺癌的病因

一、吸烟

长期吸烟是公认的胰腺癌的危险因素，吸烟的数量与胰腺癌死亡率呈正相关，它使胰腺癌的发病率增加了 2 ～ 3 倍，可能与烟草中含致癌物质有关。戒烟 20 年后可使胰腺癌的风险降至与正常人群同一水平，因此预防的重点是戒烟。

二、不良的饮食习惯

如长期进食高脂肪和高蛋白、高胆固醇食物，长期大量饮用咖啡等，可以通过刺激胰腺分泌，诱发胰腺炎，导致胰腺癌发生风险增加。水果和蔬菜的摄入可明显减少胰腺癌的发病率，而肉类食物的摄入及肥胖体质，尤其是身体质量指数（body mass index，BMI）≥35 kg/m^2 时，胰腺癌患病概率会增加。

三、医学相关因素

对胰腺的慢性损害及一些累及胰腺的慢性疾病会增加胰腺癌的患病风险，如慢性胰腺炎、糖尿病患者。

四、职业因素

一些研究发现，某些职业暴露可增加胰腺癌的发病风险，与铝、电离辐射和某些杀虫剂接触的职业，如铝生产、液化气站/汽车维修、汽车制造业、化工、干洗、印刷等行业。

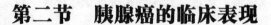

第二节　胰腺癌的临床表现

胰腺癌起病隐匿，患者早期临床症状不典型，可表现为腹部不适、腰背部痛、消化不良或腹泻等，易与其他消化道系统疾病症状相混淆。有的患者早期可无任何不适，当有明显症状时，多已经属于中晚期。胰腺癌的典型症状如下。

一、腹部不适或腹痛

腹痛是胰腺癌最常见的首发症状，多数胰腺癌患者仅表现为腹部不适或隐痛，钝痛和胀痛等。腹痛的特点为部位较深，定位不明确，以上腹部最多见。当肿瘤向周围组织浸润、出现区域淋巴结转移并向腹膜后神经丛和脊椎旁神经浸润时，腹痛可进一步加剧，并由隐痛变为持续性钝痛，不能平卧，在坐、立时身体前倾疼痛症状稍减轻，患者常采取被动胸膝位、侧卧位。

二、黄疸

黄疸是胰腺癌的典型症状，胰头肿瘤的进展可压迫或直接浸润胆道下口，导致梗阻性黄疸，出现典型的皮肤、巩膜黄染，小便深黄，大便呈陶土色，伴皮肤瘙痒，并呈进行性加重。

三、糖尿病相关症状

新发糖尿病是本病的早期表现，50%的患者确诊胰腺癌时伴有糖尿病。

四、消瘦和乏力

发病初期可出现明显的消瘦，体重下降，晚期出现恶病质，患者极度消瘦，呈"皮包骨"状，形如骷髅，还会出现贫血、无力，甚至全身脏器衰竭，生活不能自理，须被迫卧床休息。

五、消化道症状

食欲下降、腹胀、消化不良、腹泻或便秘，有的患者还会出现恶心、呕吐。如果肿瘤压迫十二指肠，还会出现消化道梗阻或出血。

六、胆道疾病表现

肿瘤导致胆道梗阻同时合并感染时，可以出现胆道结石类似的症状，如上腹部疼痛、寒战、高热、黄疸、腹水、呼吸困难等症状。

七、精神或情绪障碍表现

部分患者可以出现抑郁、焦虑、狂躁等精神或情绪障碍表现。

第三节　胰腺癌的治疗配合

多学科综合诊治是胰腺癌治疗的基础，推荐以分期为主导的治疗模式。临床上多个科室的医生会根据每个患者的身体状况、肿瘤部位和大小、侵犯的范围、黄疸水平和肝肾功能情况等，通过多学科的讨论和协作，为患者制订个体化的综合治疗方案。胰腺癌的治疗手段主要包括外科手术、化学治疗、放射治疗、介入治疗、生物治疗及免疫治疗、对症治疗及中医中药治疗等。

一、外科治疗

对于早期可切除的胰腺癌，尽早行根治手术，后根据病理和患者情况选择辅助治疗。对于体能状态好的胰腺癌患者，可先给予新辅助治疗，即手术前先予化疗或放疗，再评估能否手术切除。

二、化疗

对于不可切除胰腺癌可采用姑息化疗为主的综合治疗。推荐胰腺癌的患者术后实施辅助化疗，辅助化疗建议术后 4 ～ 12 周内开始，时长 6 个月，与单纯手术相比，术后辅助化疗效果明确，可以防止或延缓肿瘤复发，提高生存率。常用的化疗药物有吉西他滨、5 - 氟尿嘧啶，紫杉醇、奥沙利铂、卡培他滨、顺铂等。化学治疗过程中注意化疗药物的外渗，尽量选择留置深静脉导管。

三、放疗

放疗适用于可切除或交界性可切除胰腺癌的术前或术后治疗，不可手术的局部晚期胰腺癌和术后肿瘤残存或复发病例的综合治疗。放疗常见的不良反应表现为头晕、头痛、疲乏、恶心呕吐、食欲差等。白细胞、骨髓细胞对射线高度敏感，要定时检测患者血象，白细胞计数小于 $3.0 \times 10^9 \ L^{-1}$ 应停止放疗，并予相应的对症处理。

四、介入治疗

对于一般状态良好但失去手术根治机会的局部晚期或复发转移的胰腺癌患者，经系统性化疗控制疾病后，可根据具体情况考虑行动脉灌注局部化疗、放射性粒子植入，射频消融、冷冻消融等局部接介入治疗。介入手术护理过程中最需要注意的是术后穿刺处出血，术后应加压包扎，并嘱患者绝对卧床 24 h，监测生命体征，粒子植入术后的患者，应安排单独房间，穿铅橡胶裙，医护人员做好防护，并定期体检做好照射剂量的监测。

五、生物治疗及免疫治疗

FDA 已经批准程序性死亡受体 1 单抗治疗包括胰腺癌在内的错配修复基因的实体瘤。

六、对症治疗及中医中药治疗

胰腺癌患者多数伴有不同程度的疼痛、营养不良，代谢紊乱及器官功能损害的并发症。适当的营养支持、纠正代谢紊乱、维护重要器官的生理功能、有效的镇痛措施对于整体治疗效果有积极的作用。存在胆道梗阻和肝功能异常者，可先解除胆道梗阻，改善肝功能。中医治疗一般用于胰腺癌根治术后或晚期癌症患者，以疏肝理气、健脾利湿、解毒抗癌、活血化瘀、软坚散结为主。

第四节　胰腺癌的常规护理

一、手术护理

（一）术前护理

（1）做好术前评估、心理护理、健康教育工作。向患者说明不良情绪会影响机体的免疫功能，增加手术并发症，不利于手术的康复，指导患者进行自我放松，如听音乐、散步、与朋友家人聊天等，使患者能安定情绪接受治疗。指导患者训练腹式深呼吸运动，做有效的咳嗽、咳痰，练习在床上大小便等。

（2）有黄疸者术前按医嘱静脉补充维生素 K，以改善凝血机制。患者因黄疸引起皮肤瘙痒，嘱患者常用温水淋浴，并穿柔软的棉质衣物，注意不要抓伤皮肤。

（3）术前 2 天遵医嘱服肠道清洁剂，改半流质饮食。术前 1 天流质饮食，并给予番泻叶 10 g，反复用开水冲泡服用，至无味为止。

（4）术前 1 天行皮肤准备。包括剃全腹毛、阴毛，洁脐，男性患者刮胡须，修剪指（趾）甲，洗头，洗澡。完善配血、药物过敏试验（如青霉素、普鲁卡因等）。如有发热、严重感冒、咳嗽、月经来潮等情况及时报告医生，考虑是否暂停手术。

（5）术前一晚予清洁灌肠 1 次，20∶00 开始禁食，必要时临睡前给予安眠药口服，以帮助睡眠。术前更衣，除去文胸、内裤、饰物、活动性义齿等；留置胃管（最好选择较粗的）、尿管；带腹带和 CT 片送患者到手术室。送手术室之前要再次安定患者情绪。

（二）术后护理

（1）术后血压稳定后取半坐卧位，以利于各种引流管的引流，避免膈下积液，并可减轻腹肌张力，有利于深呼吸、减轻疼痛。

（2）观察患者生命体征变化并及时做好记录，发现异常，立即报告医生，检查补液是否通畅，详细交班，了解患者术中情况。吸氧须持续 24 h，可促进患者麻醉抑制的自主呼吸的恢复。

（3）腹腔引流管接负压瓶，并妥善固定，注意观察和记录引流液的颜色和量，如有异常立即报告医生处理。行胰十二指肠切除术后的患者腹腔左右各放置一条引流管，注意管道不能高于腹部，以防引流液倒流，引起逆行感染。密切观察引流液的颜色、性状及量，并详细记录。术后 24 h 引流液呈淡红色，且引流量不应超过 200 ～ 300 mL。

（4）胃管接负压吸引，注意观察和记录胃液的颜色和量。一般术后 5 ～ 7 天有肠鸣音时或肛门排气后拔除胃管。留置胃管期间保持口腔清洁，并注意观察及记录胃液的颜色、量及性状。拔除胃管后可试饮少量开水，无不适可开始流质饮食，逐步过渡到半流质饮食、普食。开始进食时观察进食后有无腹胀、腹痛、呕吐等症状。

（5）导尿管接尿袋，注意观察和记录尿液的性质和量，尿量较少时，及时报告医生处理。留置导尿管期间做好尿道口清洁、消毒，预防感染。

（6）胰腺引流管较细，应妥善固定，防打折、扭曲和脱出，进食后每天引流量最多可达 500 ～ 1500 mL，为无色无臭碱性液，如果无特殊情况发生 2 周后可拔管。如有留置 T 形管的患者、要保持导管通畅，妥善固定，严格记录引流胆汁量。

（7）术后加强营养支持，使患者在禁食的情况下，维持机体正氮平衡，促进蛋白合成，减少胰液分泌，促进吻合口愈合，减少并发症发生。

（8）术后患者伤口疼痛处理。指导患者咳嗽时要按压伤口部位，以保护伤口，减少疼痛。留置镇痛泵的患者要注意观察患者的呼吸、神志、瞳孔情况，发现患者呼吸浅慢、瞳孔散大等应立即报告医生，予静脉推注纳洛酮。

（9）术后并发症如下。

A. 内出血。注意观察患者的生命体征，腹腔引流液的颜色、性质、量。如引流呈鲜红色、量多，应及时报告医生处理。

B. 应激性溃疡。一般于术后 1 周或者 2 周内发生，表现为呕吐、柏油便，或胃管里有大量血性溶液。应立即按医嘱输新鲜血，护理上要按危重患者进行护理，严密监测生命体征。

C. 胰瘘。一般发生在术后 5 ～ 10 天，如术后 5 ～ 10 天腹腔引流液增多、淀粉酶升高应考虑胰瘘。必须保持腹腔引流通畅，充分引流，防止胰液积存或腐蚀皮肤，保持瘘口周围皮肤清洁干燥，涂氧化锌软膏以保护皮肤。

D. 胆瘘。胰瘘发生后很容易发生胆瘘。主要表现为腹腔引流管中引流液含有胆汁，严重者可以出现化学性腹膜炎。必须密切观察引流的胆汁的颜色、性质、量及患者黄疸消退情况。维持 T 形管引流通畅，充分引流胆汁，降低胆管内压力。

二、化疗护理

（一）化疗前做好患者的心理护理和健康教育

胰腺癌对化疗不敏感，患者会产生消极的情绪。向患者介绍化疗成功的案例，提高患者的治疗信心，耐心倾听患者的诉说，向患者介绍化疗药物的作用、不良反应，交代患者主动配合治疗。

（二）静脉护理

常用的胰腺癌化疗药物有 5 - 氟尿嘧啶、紫杉醇、奥沙利铂、注射用顺铂等药物，这些药物对血管有较强刺激，而且化疗时间较长，需要应用多个疗程，因此在化疗前进行中心静脉置管术或植入式静脉输液港，静滴化疗时多巡视，防止化疗药物外渗。紫杉醇静脉化疗时要使用专用输液器；高浓度 5 - 氟尿嘧啶持续 48 h 给药的，要标明接药时间，观察化疗泵的缩小情况。

（三）饮食护理

化疗期间指导患者加强营养，进食富含蛋白、清淡、易消化的食物，少量多餐，多喝汤水。

（四）恶心呕吐护理

对于化疗引起的恶心呕吐的患者，指导患者保持病室清洁、床单位清洁，无气味刺激，协助患者呕吐后以淡盐水漱口。体质虚弱或神志不清者呕吐时头偏向一侧，以免呕吐物误入气管引起窒息。指导患者可在进食或服药前滴数滴姜汁在舌面，稍等片刻再进食。

（五）腹泻护理

对于化疗引起的腹泻患者，注意观察患者的大便次数、量和性状，腹泻严重时遵医嘱予小檗碱、蒙脱石散等口服，必要时行大便细菌培养。指导患者选中脘、天枢、关元、足三里等穴位进行穴位按摩。

（六）口腔溃疡护理

对于化疗引起的口腔溃疡的患者，可予银连含漱液、金银花水漱口，保持口腔清洁。

三、放疗护理

（一）放疗前护理

放疗前应给予患者心理护理，帮助患者解除思想顾虑，介绍放射治疗的注意事项、治疗过程中容易出现的不良反应，指导患者进行饮食调养、休息，以及保护放射术野皮肤的方法，宜穿宽大、柔软的纯棉内衣。

（二）放疗中护理

注意监测患者体重、体温的测量，鼓励患者多饮汤水，促进毒素排出。放射治疗后唾液腺及味觉容易受到影响，为预防口干、牙龈萎缩、张口困难等并发症，可每天坚持做张口、扣齿等运动。做好放射术野皮肤的护理，保持局部皮肤的清洁、干燥，避免刺激，应用温水和柔软的毛巾轻轻沾洗，忌洗擦肥皂。放疗期间禁用紫外线、红外线照射，避免吹风和日晒。同时要监测患者的放疗反应，如食欲缺乏、疲乏及白细胞计数下降等情况，对于体重严重减轻者，可按医嘱予静脉营养支持。

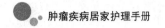

（三）放疗后护理

做好康复指导，说明注意事项及防止并发症的方法。放疗后患者易乏力、疲劳，患者可根据自身体力情况选择适当的运动，以促进新陈代谢，增进食欲，提高免疫力。交代患者定期复查，出院后2年内每1～2个月复查1次，2年后每2～3个月复查1次。

四、疼痛护理

（1）做好疼痛护理健康宣教，告知患者及家属明确疼痛具有可缓解性，鼓励患者报告疼痛而不必忍受。

（2）指导患者采取舒适体位，胰腺癌患者坐、立时身体前倾可稍减轻疼痛症状，患者常采取被动胸膝位、侧卧位。

（3）指导患者正确应用疼痛评估工具，并掌握评估疼痛性质的方法；确定患者疼痛状况及护理预期目标。

（4）向患者及家属告知需按量、按时应用镇痛药物，不可自行增、减药物频次及药量或擅自停药；告知患者阿片类药物服用可致的不良反应、不良反应的预后及自我护理。

（5）在疼痛治疗过程中可采用非药物治疗的方法来增加止痛效果，如冷热敷、针灸、推拿、音乐疗法、心理治疗等。

（6）定期对出院的胰腺癌疼痛患者进行随访，指导患者居家时的疼痛评估及用药护理，建议患者定期前往门诊复查。

五、介入治疗后护理

（1）介入手术护理过程中最需要注意的是术后穿刺处出血，术后应加压包扎，并嘱患者绝对卧床24 h，监测生命体征。注意患者有无发热，出汗多者及时更换衣物。

（2）经皮肝胆管内外引流术术后护理的核心是引流管的护理，妥善固定管道，正确连接引流袋，保持通畅，防止弯折、扭曲、堵塞、移位等，观察并详细记录引流液的性状，防止导管感染，及时倾倒引流液，注意无菌操作，每天更换引流袋，穿刺处隔天换药1次，引流袋始终低于穿刺处，防止逆行感染。

（3）粒子植入术后的患者，应予单独房间，穿铅橡胶裙，医护人员做好防护，并定期体检，做好照射剂量的监测。

第五节　胰腺癌的居家护理

一、日常起居

（1）注意休息，注意保持居家环境的安静，避免劳累，忌恼怒抑郁。

（2）有身目黄染伴皮肤瘙痒时，保持床单位的整洁，以减少对皮肤的刺激，勿抓挠皮肤。落实口腔护理，每天用淡盐水或金银花水清洁口腔。

（3）戒烟酒，注意避免被动吸烟。

二、饮食护理

（一）饮食原则

进食高营养、易消化、少刺激的食物，可给高蛋白、多碳水化合物的食物，如鱼肉、蛋清、奶类等。避免暴饮暴食、高脂肪饮食，戒烟酒。恪守饮食有节，不过量的原则，多吃新鲜蔬菜。

为配合治疗可选择疏肝理气、活血化瘀、软坚散结的食物，如黄芪、党参、当归、麦冬、银花、赤小豆等。药膳可选择牡蛎肉香菇鱼头汤。

（二）辨证施膳

（1）脾虚痰湿型。表现为上腹部不适或疼痛喜按，面色少华，消瘦倦怠，不思饮食，胸脘痞满，恶心呕吐，口干不多饮，大便便溏，舌质淡，舌苔薄，脉细或细弦。宜进食健脾理气、化痰祛湿的食品，如扁豆、海带、牛肉、鲫鱼、薏苡仁等。食疗方：山药赤豆汤。

（2）湿热蕴结型。表现为上腹部胀满，发热缠绵，口渴而不喜饮，或见身黄、目黄、小便黄，口苦口臭，恶心呕吐或呃逆，便溏臭秽，舌质红，苔黄或腻，脉数。宜进食清热化湿、解毒利胆的食品，如豆腐、茭白、蚬肉、马蹄、番茄等。食疗方：龙胆草老鸭汤。

（3）肝郁血瘀型。表现为上腹痞块，胀满疼痛拒按，痛无休止，痛处固定，面色晦暗，形体消瘦，纳呆食少，便秘或溏，舌质青紫、边有瘀斑，苔薄，脉弦细或涩。宜进食活血化瘀、行气止痛的食品，如木耳、茄子、醋、慈姑、黄豆。食疗方：地龙桃花饼。

（4）阴虚内热型。表现为上腹部胀满，低热，盗汗，午后颧红、心烦不寐，咽干口燥，口干喜饮，便燥行艰，舌质红，苔少，脉细数。宜进食养阴清热、生津润燥的食品，如海参、鸡蛋、百合、桑葚、乌贼等。食疗方：玉竹粥。

三、情志护理

（1）家属多陪伴患者，给予情感支持。

（2）保持心情舒畅，增强战胜疾病的信心，在力所能及的情况下参加社交活动，恢复往日的自信。

（3）掌握调节情绪及进行自我心理疏导的方法，如转移注意力，深呼吸。

四、居家用药护理

（一）止痛药物的护理

（1）便秘。增加膳食纤维，适当增加饮水量。每天训练定时排便，正确使用通便药物，必要时灌肠处理。餐后 2 h 顺时针按摩腹部，适当运动。中医方面可以行中药泡洗；耳穴压豆选用大肠、胃、脾、交感等穴位；穴位按摩，选天枢、大肠腧等穴位。

（2）恶心呕吐。在初次使用阿片类药物的数天内可考虑同时口服甲氧氯普胺等药物，如果恶心呕吐持续 1 周，可考虑更换阿片类药物，严重时应就诊进一步处理。呕吐时取半卧位，预防误吸。及时清理呕吐物，更换床单。剧烈呕吐时暂禁食，必要时门诊复诊。中医方面可以行耳穴压豆，选用胃、脾、交感等穴位；穴位按摩，选合谷、内关等穴位。

（3）尿潴留。阿片类药物使膀胱括约肌张力增加而导致尿潴留。同时用镇静药物的老年患者和前列腺增生的患者发生尿潴留的概率更高。因此，老年患者使用阿片类药物时避免同时使用镇静药物。诱导自行排尿，如热敷腹部、听流水音。

（4）阿片类药物中毒。表现为昏睡或昏迷、呼吸浅慢、唇甲发绀、瞳孔缩小（两侧对称）或呈针尖样、血压下降、体温下降、尿少、肌无力等，应暂停使用所有止痛药，并立即返院治疗。

（二）降糖药物的护理

服用降糖药物时，严格按医嘱执行，保证给药途径、给药时间、用药剂量准确，注意观察血糖变化和用药后效果。注射胰岛素时要严格无菌操作，以防感染，密切监测血糖值的变化，警惕出现低血糖。

（三）中药治疗护理

中药以疏肝理气、健脾利湿、解毒抗癌、活血化瘀、软坚散结为主。中药宜饭后 1 h 温服。

五、居家中医护理技术

（1）穴位按摩，取足三里、天枢、中脘、关元等穴位。每个穴位按摩 1～2 min，以穴位透热为宜。

（2）耳穴压豆，取大肠、小肠、脾、胃、交感、皮质下、肝等穴位。耳穴贴压时出现热、麻、胀、痛感觉是正常现象。每天自行按压 3～5 次，每次每穴 1～2 min。

（3）艾灸，取中脘、肝俞等穴。施灸过程中出现头昏、眼花、恶心、颜面苍白、心慌出汗等不适现象，及时停止，远离艾绒气味。艾灸时注意防烫伤，灸后注意保暖，清淡饮食。

六、居家自我监测

（1）注意监测体温、脉搏、呼吸、血压、血糖的变化，发热时可予温水擦浴，如发热过高可双腋窝予冰袋冰敷。血糖控制不稳定者要定时监测血糖。

（2）有留置经皮肝穿刺胆道引流管的患者，注意保持引流管的通畅，避免引流液反流，预防感染。

（3）遵医嘱定期返院行放化疗，定期门诊复查血液分析、肝肾功能等，对白细胞低于正常值的患者注意保护性隔离，少去人多聚集的地方。

参考文献

［1］童莺歌，田素明. 疼痛护理学［M］. 杭州：浙江大学出版社，2017.

［2］刘芳，丁光辉. 腹部临床解剖实物图谱［M］. 2 版. 北京：人民卫生出版社，2017.

［3］徐瑞华，万德森. 临床肿瘤学［M］. 5 版. 北京：科学出版社，2020.

［4］周瑾，廖景霞. 新编肿瘤微创治疗与护理［M］. 北京：化学工业出版社，2016.

（周丽群　林　霞）

第二十一章　结直肠癌的居家护理

结直肠癌是发生在结、直肠部位的常见消化道恶性肿瘤，属于中医学文献中描述的"积聚""脏毒""锁肛痔"等病症的范畴。高发年龄在 40 ～ 50 岁，男性多见。近年来，随着人们生活、饮食习惯的改变，结直肠癌的发病率也在不断上升，死亡率也有明显上升的趋势。结直肠癌患者生存差距极大，早期发现的患者经过治疗后 5 年生存率较高，但是此病早期不易发现。因此，结直肠癌早期预防极为关键。

第一节　结直肠癌的病因

导致结直肠癌的具体病因至今尚不明确，许多因素被认为和结直肠癌的发生有关。且多数认为结直肠癌是多种因素相互作用的结果，包括饮食习惯、生活习惯、疾病因素、遗传因素等。

一、饮食习惯

结直肠癌与患者长期的高脂肪、低纤维的饮食习惯有密切的关系。极度爱吃肉类者、高脂肪饮食者，都是大肠癌的高发人群。其中，高脂肪饮食主要是指饱和脂肪酸类含量高的食物，可促进肝中胆固醇和胆酸的合成，进入肠腔内经结肠细菌作用使之转变成胆固醇代谢物及次胆酸，增加患癌风险。

二、生活习惯

目前人们生活节奏快，饮食不规律，身体缺乏运动，不良的生活习惯导致身体免疫力整体下降，导致患癌机会增加。

三、遗传因素

约有 20% 的结肠癌患者存在结肠癌家族史，若直系亲属患有结直肠癌，则下一代家庭成员患结直肠癌的风险增加。

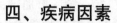

四、疾病因素

结肠慢性疾病（如慢性溃疡、慢性炎症）、大肠腺瘤、腺瘤性息肉病疾病都可能诱发结肠癌。相关研究发现，单个腺瘤患者发生结肠癌的风险是正常人的 5 倍，多腺瘤患者发生结肠癌的风险是单个腺瘤患者的 2 倍，结肠息肉者发生结肠癌的概率是无结肠息肉者的 5 倍。

第二节　结直肠癌的临床表现

结直肠癌因部位和病期的不同，临床表现各异。早期一般无明显的症状，疾病发展到中、晚期时，症状逐渐出现，通常表现为排便习惯和性状改变，如大便带血或黏液，便秘、腹泻或两者交替，或排便不尽，大便变形、变细等；腹部不适，隐痛或胀气；乏力、贫血、消瘦等临床症状。若患者出现无法排便，或腹痛、腹胀等情况，查体见腹部膨隆和局部压痛，可闻及肠鸣音，则患者可能存在完全性或不完全性肠梗阻。疾病晚期可能会发生肝、肺转移，出现水肿、腹腔积液、黄疸、锁骨上淋巴结肿大等肿瘤远处转移的表现。

当病症发生在不同部位时，会出现不同的临床症状。右结肠癌以腹部肿块、贫血、全身中毒症状为主；左结肠癌以肠梗阻常见；直肠癌以大便习惯改变，黏液血便为其突出症状。

第三节　结直肠癌的治疗配合

结直肠癌以根治性手术切除为主要治疗手段，早期发现并确诊的结直肠癌患者主要以微创手术为主，极早期患者发现病情后，采取内镜治疗就可根治。早期手术治疗越及时，预后越好。对于中、晚期的结直肠癌患者，一般采取以手术切除为主，放、化疗及其他支持治疗为辅的综合治疗方案。因此，结直肠癌的治疗主要根据其发现的时间，发现时间越早，治疗对机体伤害就越小；病情发现越晚，需要应用的治疗手段就越多，对身体伤害就越大。

一、手术治疗

根据肿瘤的部位、周围组织累及程度、淋巴转移情况、有无肠梗阻及患者自身状况来采取不同的手术方式，手术治疗时应本着尽量根治，保护患者的盆腔自主神经，保存其性功能及大小便功能，提高生存质量的手术原则。升结肠、盲肠、结肠肝曲部的癌肿，选择右半结肠切除术治疗。结肠、降结肠脾曲部癌肿，选择左半结肠切除术治疗。横结肠癌肿，选择横结肠切除术治疗。乙状结肠癌肿，选择切除乙状结肠结合降结肠切除或部分直肠切除治疗。当患者合并肠梗阻时，患者身体状况较好的情况下行一期切除吻合治疗。若身体条件较差，则先进行结肠造口术治疗，待身体改善后再行二期根治性切除术治疗。若晚期患者癌肿已经浸润至浆膜，并侵犯远处淋巴结，或向肝脏及周围其他器官转移，无法行根治术治疗时，可结合自身实际情况在医生的建议下行姑息性手术治疗，如短路手术、肿瘤局部切除、结肠造口术和局部姑息切除等。

二、化疗

患者在术后需要实施化疗，化疗对提高结肠癌患者的生存率起到了至关重要的作用。一般患者在一年半内进行 2 ～ 3 个疗程的化疗，方式有全身化疗和局部化疗。化疗的给药途径主要有静脉给药、应用局部缓释颗粒、术后腹腔置管灌注及温热灌注化疗等，其中腹腔内温热化疗灌注可以提高患者的生存率，特别适用于晚期结肠癌，肿瘤组织较正常组织对温热更敏感，当温度达到 42 ℃时，将具有杀伤处于 S 期肿瘤细胞的作用，其药物效能提高到静脉给药的 20 ～ 60 倍，可直接清除腹腔内残留的癌细胞，对肝实质内的微小癌灶及门静脉内癌细胞作用尤其明显，可减轻患者化疗后副作用。目前有多种以氟尿嘧啶为基础用药的化疗方案。情况较差的患者不宜采用该方法来治疗。

三、放疗

放疗是目前治疗结直肠癌效果较好的治疗方式，可以贯穿治疗的全过程，术前放疗可直接破坏癌细胞，缩小肿瘤体积，提高手术切除率，降低术后局部复发率；术后复发者，放疗可以减轻痛苦、缓解症状，延长生存期，提高患者生存质量。一些患者的肿瘤因为多种原因不能切除，此时局部放疗是一种良好的治疗方式，可以将患者的肿瘤缩小，加大对患者症状的改善，与其他治疗方案联合在一起应用效果更佳。由于采用放疗容易对患者机体造成伤害，因此身体情况差的患者需要谨慎使用，避免出现毒副作用，对人体的免疫功能造成损伤。

四、靶向治疗

相对于手术、放疗、化疗三大传统治疗手段，分子靶向治疗具有分子特异性和选择性，能高效并选择性地抑制或杀伤肿瘤细胞，同时减少对人体正常组织的损伤，是目前转移性结直肠癌治疗领域发展的新方向。美国研究者在肿瘤协会上表明：分子靶向治疗在治疗结肠癌的过程中有良好的效果，可以将患者的生存期延长 2 年。与传统细胞毒性药物相比，靶向药物扮演的主要是细胞抑制剂的角色，只靠靶向药物疗效不一定好，要充分挖掘靶向药物潜在的特点，才能使其疗效最优化。靶向药物和化疗联合，可能改变肿瘤敏感性，目前来看是可行且有效果的治疗方案。

五、中医治疗

中医药主要通过辨证论治辅助治疗结肠癌患者，提高患者在治疗过程中的免疫力，减轻结直肠癌术后因身体虚弱而带来的痛苦，减少放化疗所带来的不良反应，降低复发率及提高结直肠癌患者的预后生活质量。中医方面认为结直肠癌的病因主要为热毒蕴结、肾脾亏虚、气血不足、痰湿内生、气滞血瘀等。许多学者依据其病因病机，从清热解毒、补肾健脾、补气养血、化痰散结、活血通络等方面进行研究，并取得了一定的研究进展。

第四节　结直肠癌的常规护理

一、术前护理

（一）术前宣教

为患者讲解手术的治疗效果及必要性，对于过于紧张、焦虑者，为其列举手术成功案例，提升其治疗信心。术前要重点向患者讲解整体手术流程，告知患者一系列术前注意事项，包括术前检查、饮食、用药等。同时要告知术后可能发生的不良反应及处理方案，帮助患者树立战胜疾病的信心。

（二）术前饮食

术前向患者详细讲述饮食注意事项，讲解术前禁食禁水的目的，让患者了解术前一周内的饮食要求。建议患者可以选取高热量、高蛋白质、高维生素类营养丰富、易消化的饮食，并减少脂肪摄入，术前3天改为流食，术前12 h不可进食，术前6 h不可进水。

（三）肠道准备

遵医嘱给予甲硝唑或庆大霉素等肠道抗菌药物，同时注意补充维生素，若无梗阻，可于术前1天14：00给予缓泻药，并记录患者排便次数，手术前一天晚上与手术当天晨起进行药物灌肠。

（四）术前心理护理

在术前要与患者进行密切沟通，让患者充分信任医护人员，并且在术前护理过程中提高患者的治疗依从性和治疗信心，促使患者以积极心态面对疾病。

二、术后护理

（一）一般护理

（1）术后结合患者麻醉情况卧位休息，待患者清醒，且血压及脉搏指标平稳后可改为半卧位休息；患者宜采取侧卧位睡眠，使手术造瘘口一侧在上，尽量避免粪便污染伤口而引起感染。

（2）术后密切关注患者血压、呼吸、脉搏变化，定期帮助患者翻身，指导患者正确咳痰，必要时给予雾化吸入治疗，以预防肺部感染性疾病。

（3）术后鼓励患者尽早活动，以促进肠道蠕动，避免肠粘连。

（二）饮食护理

术后 6 h 可给予流质饮食，如米汤等，若未出现不适感，次日可给予半流食，依据患者恢复情况过渡至普食，注意选取易消化饮食，避免易产气和产生异味的食物。

（三）管道护理

术后妥善固定引流管，避免引流管弯折，保持引流畅通，同时注意观察引流液颜色、性质、量，并如实记录。

（四）症状护理

1. 出血

一般在术后 72 h 内发生，术后应定期观察，检查伤口是否伴有渗血、出血情况，若发现出血，及时检查出血原因报告医生，观察出血的颜色和量，并做好记录。

2. 发热

当患者出现发热时，应给予抗感染治疗并注意观察体温、血常规、炎症指标变化。

3. 肠粘连

预防方法为鼓励患者早期下床活动，必要时给予药物治疗。

（五）心理护理

（1）术后患者可出现不同程度的疼痛感，护士应告知患者出现疼痛的原因，和家属一起转移其注意力，还可以给予适量的止痛药物。

（2）因患者手术部位的特殊性，患者排便方式改变，对正常生活产生一定的影响，患者往往有病耻感，护士及家属应该给予患者更多的关怀、鼓励，帮助患者正确认识自己的身体变化，并做好人工肛门的护理。

（六）出院指导

出院前要对患者及其家属进行出院指导，让患者及家属了解出院后的用药、饮食等相关方面的注意事项，指导患者养成定时排便的习惯，教会患者如何控制自己的排便以及如何进行造瘘口的护理及造瘘袋的换洗。劝导患者保持良好的心态、乐观积极的生活态度，避免消极悲观、抑郁、急躁等不良情绪。让患者及家属掌握更为全面、更为科学的术后护理措施，保障患者出院后同样能够受到科学的护理照料，有助于延长患者生存周期，并在一定程度上提升患者生活质量。

三、化疗护理

（一）合理选用静脉

对于反复多次化疗给药者，最好采用 PICC 或输液港；如单次给药可采用 CVC，应选择粗直且富有弹性的前臂大血管。

（二）避免药物外渗

静脉滴注或推注化疗药时先用生理盐水冲管，确认针头在血管内方可静脉滴注或静

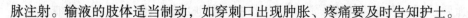

脉注射。输液的肢体适当制动，如穿刺口出现肿胀、疼痛要及时告知护士。

（三）严格控制滴速

静脉滴注时控制速度，不可擅自调节滴速。一旦出现心悸、胸闷等症状及时报告医生并配合处理。

（四）化疗期间注意加强营养，提高机体免疫力

许多结直肠癌患者造口术后需要进行化学治疗。化疗容易导致厌食、恶心、呕吐、腹泻、腹胀等不适，使许多患者营养摄入不足，造成水和电解质失衡。宜少量多餐，保证营养的摄入。不能进食者应通过静脉补充营养。

第五节　结直肠癌的居家护理

一、日常起居

（1）日常生活中应该树立自身防护意识，养成良好的饮食作息习惯，规律作息，戒烟忌酒，避免烟熏、油炸、盐腌饮食，避免熬夜，保持良好的心态，正确看待癌症。

（2）建立良好的生活方式，病情及体力允许的情况下坚持每天适当活动，避免做过重的体力劳动和过度的体育锻炼，以免造成身体的过度劳累，从而影响食物的消化。

（3）提防气温骤变，根据气温变化做好防寒保暖工作，以免受凉造成腹泻，长此以往对肠胃不利。

（4）衣着应适当宽松些，避免腰带压迫造口。

（5）定时扩肛，特别是大便变细时，以预防排便不畅。

二、饮食护理

（一）饮食原则

注意饮食的均衡、卫生，避免辛辣、生冷、油腻的食品，控制脂肪及高蛋白摄入，少进食易产气和产生异味的食物，如牛奶、豆类及汽水等易产气食物，洋葱、蒜等产生异味的食物。

（二）辨证施膳

（1）脾肾阳虚证。表现为腹胀隐痛，久泻不止，大便夹血，血色黯淡，或腹部肿块，面色萎黄，四肢不温。舌质淡胖，苔薄白。宜进食温阳健脾的食品，如山药、桂圆、大枣、南瓜等。食疗方：桂圆大枣粥。

（2）肝肾阴虚证。表现为腹胀痛，大便形状细扁，或带黏液脓血或便干，腰膝酸软，失眠，口干咽燥，烦躁易怒，头昏耳鸣，口苦，肋胁胀痛，五心烦热。舌红少苔。宜进食滋阴补肝肾的食品，如芝麻、银耳、胡萝卜、桑葚等。食疗方：银耳羹。

（3）气血两亏证。表现为体瘦腹满，面色苍白，肌肤甲错，食少乏力、神疲乏力，头昏心悸。舌质淡，苔薄白。宜进食益气养血的食品，如党参、黄芪、熟地黄、大枣、桂圆、莲子、鸡蛋等。食疗方：党参黄芪熟地红枣猪骨汤、桂圆莲子汤。

（4）痰湿内停证。表现为里急后重，大便脓血，腹部阵痛。舌质红或紫暗，苔腻。宜进食化痰利湿的食品，如白萝卜、莲子、薏苡仁、赤小豆等。食疗方：赤小豆苡仁粥。

（5）瘀毒内结证。表现为面色黯滞，腹痛固定不移，大便脓血，血色紫暗，口唇黯紫，或舌有瘀斑，或固定痛处。宜食化瘀软坚的食品，如桃仁、紫菜、苋菜、田七、鳖甲等。食疗方：田七鳖甲瘦肉汤、桃仁紫菜汤。

三、居家用药护理

按时按量服药，尤其是化疗药、靶向药，不可随意停药。

四、情志护理

（1）化疗后出现脱发，可使用假发或帽子，重视自身的能力和优点，知晓化疗疗程结束后头发会再生；鼓励亲友共同支持患者，鼓励患者在病情允许的情况下参与正常的社交活动。

（2）患者由于造口术，身体和生理功能有相应变化，患者会有病耻感，患者会出现社交恐惧、悲观等负性情绪，这时候家庭和社会的支持很重要，家人对患者的态度直接影响患者的心理反应，从而影响治疗效果。

五、中医护理技术

（1）艾灸。取神阙、气海、足三里等穴位艾灸，有益气扶正的功效。取血海、三阴交、合谷等穴位艾灸可运行气血、活血化瘀。将点燃的艾条对准施灸部位，距离皮肤 $2\sim3$ cm，使局部有温热感为宜，每处灸 $10\sim15$ min，至皮肤出现红晕为度。施灸时防止艾灰脱落烧伤皮肤或衣物。

（2）中药外洗。化疗导致的手足综合征，选用温经通络的中药泡洗，减缓皮肤症状及疼痛感、麻木感。餐前餐后 30 min 内不宜进行外洗，药液温度保持 40 ℃ 左右为宜。

六、造口护理

（1）保持造口皮肤清洁干燥，使用护肤粉、防漏膏、皮肤保护膜等，可降低造口周围皮炎的发生率。当造口周边体毛较多时易引起毛囊炎，应经常用电动剃须刀剃毛，以防皮肤受伤。

（2）更换造口袋时，动作应轻柔。其次，选择合适的造口袋并正确使用。

（3）为避免造口狭窄，用示指戴指套涂润滑剂后缓慢插入造口，至第二关节处在造口停留 $6\sim8$ s。每周 $1\sim2$ 次，使造口内径在 2.5 cm 左右为宜，每天扩肛先从小指开始，扩肛可持续到术后半年。

七、居家自我监测

（1）监测造瘘口的情况，保护周围皮肤，定期进行造瘘口维护。若出现并发症应及时至医院就诊。

（2）遵医嘱定期返院化疗，如出现不良反应立即到医院就诊。

（3）PICC：穿刺口避免沾水，每周维护1次，每天观察穿刺口情况，如有红肿疼痛或敷料松脱等情况及时进行维护。输液港：每4周维护1次，注意观察输液港周围皮肤有无破损，检查港体部分及导管有无异常。

参考文献

[1] 顾晓凤. 结肠癌护理最全的科普文章［J］. 东方药膳，2021（3）：8.

[2] 康丽群. 加速康复外科护理在结肠癌围手术期的应用效果［J］. 实用临床护理学电子杂志，2018，3（10）：132.

[3] 李亚林. 结肠癌的症状及手术护理措施［J］. 特别健康，2020（5）：35.

[4] 卢茂林. 大肠癌的病因、症状及其治疗［J］. 药店周刊，2021，30（2）：3–6.

[5] 蒋勇. 结肠癌的病因、症状、诊断及治疗［J］. 健康忠告，2021（13）：12–13.

[6] 林燕，马蕾，布力布·吉力斯汉，等. 中医药辅助治疗结肠癌的应用研究进展［J］. 中国药师，2018，21（9）：1637–1640.

[7] 林丽珠，肖志伟，左谦，等. 三师而行，远离大肠癌［M］. 广州：广东高等教育出版社，2018.

[8] 王靓萍. 结肠癌的护理进展［J］. 医学美学美容，2020，29（5）：197.

[9] 胥碧华. 结肠癌常用的几种护理模式［J］. 健康忠告，2021，15（6）：12.

[10] 徐仁可. 患有结肠癌应该这样治［J］. 饮食保健，2020，7（10）：226–227.

[11] 张天彬，彭飞燕，吴瑕，等. 七方胃痛颗粒对人结肠癌耐药细胞株Caco–2增殖与凋亡的影响［J］. 吉林中医药，2020，40（12）：1618–1620.

[12] 张浩，刘岗，张熹玮，等. 快速康复外科对结肠癌患者腹腔镜微创术后脂代谢、血清炎性因子及肠道功能的影响［J］. 现代消化及介入诊疗，2020，25（12）：1630–1633.

[13] FALZON D，SCHÜNEMANN H J，HARAUSZ E，et al. World Health Organization treatment guidelines for drug-resistant tuberculosis, 2016 update［J］. European respiratory journal，2017，49（3）：1602308.

（吴胜菊 魏 霞）

第二十二章　白血病的居家护理

白血病是一组异质性恶性克隆性疾病，系造血干细胞或祖细胞突变引起的造血系统恶性肿瘤。其主要表现为异常血细胞在骨髓及其他造血组织中无限制地增生累积，浸润各种组织，而正常造血功能受到抑制，正常血细胞生成减少，从而产生相应的临床表现。急性白血病属于中医学"血癌"范畴，可与"温热病""痰核""症瘕""积聚"等疾病相互参照。

按照病程缓急及细胞分化程度不同，白血病可分为：①急性白血病，病情发展迅速，骨髓及外周血中以异常的原始及幼稚细胞为主。②慢性白血病，病程较缓慢，骨髓及外周血中以异常的较成熟细胞为主，其次为幼稚细胞。

按白血病细胞的不同类型不同，白血病可分为淋巴细胞型、粒细胞型、单核细胞型、浆细胞型、巨核细胞型、粒-单核细胞型白血病等。

第一节　白血病的病因

人类白血病的确切病因至今未明，可能与诸多因素有关。

一、病毒因素

人类白血病的病毒研究已有数十年的历史，病毒感染可以使细胞 DNA 损伤，使染色体发生畸变而产生恶性病变。

二、化学因素

苯的致白血病作用比较肯定，接触苯的职业有石化、橡胶、制鞋、制革、燃料、农药等领域。此外，白血病的发生与日常生活中的化学物质接触也有一定的关系，包括吸烟、染发、装修污染等。烷化剂和细胞毒药物可致继发性白血病的作用也较肯定。另外，长期接触铅或接触氯乙烯者发生白血病的风险性也较高。

三、放射因素

电离辐射、电磁场有致白血病作用，其作用与放射剂量大小、放射部位及年龄有

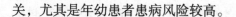

关，尤其是年幼患者患病风险较高。

四、遗传因素

某些染色体有畸变、断裂或 DNA 修复有缺陷的遗传性疾病常伴有较高的白血病发病率。遗传因素和白血病发病有某种联系，但白血病不是遗传性疾病。

第二节　白血病的临床表现

一、急性白血病

各类急性白血病的共同临床表现可由于正常造血细胞生成减少，导致感染、发热、出血和贫血，可由于白血病细胞浸润导致肝、脾、淋巴结肿大及其他器官病变。

（一）发热和感染

少数白血病本身可有发热，但高热一般由感染引起。感染的发生主要是由中性粒细胞数量减少和功能缺陷引起。另外，化疗药物及肾上腺皮质激素的应用等可引起免疫紊乱，加重感染风险。感染以口腔炎、肺部感染、肛周感染、皮肤感染、泌尿系感染及胃肠道感染常见。

（二）出血

约有一半左右的患者起病时伴出血倾向。出血的主要原因是血小板减少、血小板功能障碍、凝血功能障碍及白血病细胞浸润、白细胞淤滞、细胞内毒素等引起血管壁损伤，导致出血。出血可发生在全身各部位，以皮肤瘀点、瘀斑和鼻腔出血、牙龈渗血最常见，可有视网膜出血、月经过多、血便、血尿等。最危重的是颅内出血，表现为剧烈头痛、喷射状呕吐、烦躁，继而出现意识改变、肢体活动障碍。

（三）贫血

大部分的急性白血病患者有贫血的表现。贫血的原因主要是红细胞生成减少、无效性红细胞生成、溶血及急慢性失血。表现为面色苍白、头晕、乏力、心悸、气短等。

（四）淋巴结和肝脾肿大

常见为浅表淋巴结肿大，部分有纵隔淋巴结肿大，严重者可引起气管、颈静脉压迫等症状。肝脾肿大可引起食欲减退、腹胀、乏力、消瘦等。

（五）中枢神经系统白血病

以蛛网膜及硬膜浸润最多见，其次为脑实质、脉络从及脑神经，可发生在白血病活动期或缓解期。表现为头痛、恶心呕吐、面瘫、视力模糊或失明。

（六）其他组织和器官浸润

骨和骨膜的白血病细胞浸润引起骨痛，可为肢体或背部弥漫性疼痛，亦可局限于关节痛或胸骨压痛。白血病细胞浸润口腔黏膜可引起牙龈肿胀或巨舌。白血病细胞浸润还可累及性腺、心、肺、肾、胸膜、消化道等各种组织和器官。

二、慢性白血病

慢性白血病和急性白血病的区别是病程缓慢，白血病细胞有一定的分化成熟能力，骨髓及周围血中以异常的较成熟细胞为主。绝大多数患者起病时处于慢性期，症状多为非特异性，且逐渐加重。

（一）脾大

脾大程度与外周血白细胞升高的水平有关，患者常感上腹部饱胀不适或左上腹沉重感。少数患者因发生脾梗死而出现左上腹或左肩部疼痛。

（二）淋巴结肿大

多见于慢性淋巴细胞白血病患者，表现为无痛性淋巴结肿大，淋巴结肿大程度可小可大，有时会出现淋巴结压迫症状和器官功能障碍。

（三）发热、贫血和出血

由于肿瘤负荷增加，可出现典型的怕热、消瘦和盗汗等高代谢综合征。疾病早期甚少有感染，明显的贫血和出血多在急性期才出现。

（四）白细胞淤滞综合征

当白细胞极度增高时，由于白细胞淤滞，循环受阻，可出现呼吸困难、脏器梗死、出血、阴茎异常勃起、耳鸣、神志改变等症状。

（五）其他

胸骨压痛、痛风性关节炎及其他组织和器官浸润。

第三节　白血病的治疗配合

一、急性白血病

（一）支持治疗

主要包括控制感染、纠正贫血、预防出血、防治高尿酸血症四方面。急性白血病一旦发生感染，不仅会增加痛苦和增加经济负担，而且会影响治疗的继续和病情的发展。因此，自觉执行预防感染的措施，主动配合预防性用药，减少感染的发生很重要。纠正贫血和防治出血最有效的方法是缓解白血病，显著贫血可输注红细胞悬液，合理搭配饮食。血小板低下或伴有出血时可输注机采血小板，合并弥散性血管内凝血时，及时用肝素治疗和应用抗纤溶药物。化疗会导致大量白血病细胞破坏分解，引起血尿酸增高，甚

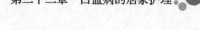

至急性肾衰竭，别嘌呤醇和碳酸氢钠可纠正尿酸过高，大量补充水分，增加尿量，可以有效降低肾毒性，同时，配合监测尿液的酸碱度、准确记录尿量也很重要。

（二）化学药物治疗

急性白血病的治疗目标是彻底清除体内的白血病细胞，同时使正常造血功能得以恢复。化疗是实现这一目标的最主要手段，其原则是早期、联合、足量、间歇、个体分型、分阶段髓外防治，可分为诱导缓解和巩固强化治疗两大阶段。目前，常用的化疗药物几乎都有抑制造血功能的不良反应，并且对心、肝、肾、胃肠道也有毒副作用，因此，用药时要严密观察有无药物毒副作用，监测血常规，积极配合加强支持治疗。急性白血病的化疗大多数经过静脉用药，且持续时间长、药物剂量大，许多化疗药物对血管都有损伤作用，一旦发生外渗还可能出现皮肤组织坏死或感染，会给患者带来极大的生理和心理痛苦，从而影响化疗的顺利进行。留置深静脉导管，如 PICC、输液港等，可以有效地保护血管，减少药物外渗的机会，提高治疗效果。

（三）中枢神经系统白血病的预防与治疗

中枢神经系统白血病可发生于急性白血病的各个阶段，既可为白血病的首发症状，也可发生于白血病治疗缓解后多年。目前所用的抗白血病药物在常规剂量下多数不能通过血脑屏障，故中枢神经系统成为白血病细胞的庇护所，是急性白血病复发的重要根源，应配合医生加强防治，常规办法是腰椎穿刺行鞘内注射抗白血病药物，另外就是根据情况，静脉大剂量使用某些化疗药物，使药物透过血脑屏障，对中枢神经系统白血病也有较好的预防作用。

（四）造血干细胞移植

造血干细胞移植分为异基因造血干细胞移植和自体造血干细胞移植，临床上医生会根据不同的病情和个体差异选择不同的移植方式。异基因移植前要先配型，选择合适的供体，首先在兄弟姐妹中选择，若配型不成功，则在近亲及无血缘关系的志愿者中寻找。另外，造血干细胞移植的整个疗程较长，也可能产生严重的并发症，因此要做好心理上的准备。

（五）其他治疗

其他治疗包括免疫治疗、细胞治疗、靶向治疗、造血因子治疗、中医药治疗等。

二、慢性白血病

（一）化学药物治疗

治疗目的是杀伤白血病细胞，降低外周血白细胞计数。大量白血病细胞破坏分解，常伴有高尿酸血症，注意补充水分以维持尿量，并准确记录尿量。

（二）靶向药物治疗

目的是抑制白血病细胞的克隆增殖，促进正常干细胞的生长，其优点是疗效高、毒性小。慢性白血病的靶向药物治疗以口服为主，因此，一定要遵医嘱按时按量服药，定期监测疗效。

（三）白细胞单采术

这是用于治疗高危白血病患者的一种临床治疗技术，不但能有针对性地去除体内的白血病细胞，同时还能控制由化疗引起的细胞分解所产生的某些毒副作用，真正做到在不损伤正常骨髓和细胞的情况下，达到有效治疗的目的，但缺点为疗效持续时间短、费用高。术前要配合测量生命体征、身高、体重等，选择好血管，以保证治疗效果，与此同时，要进食低脂、高糖、高蛋白食物，防止低血糖发生，还要排空大小便，避免紧张心理。

（四）干扰素治疗

干扰素治疗对慢性期患者治疗有效。干扰素的早期不良反应有疲乏、畏寒、发热、头痛、肌肉及骨骼酸痛等流感样症状。晚期可有持续乏力、食欲及体重下降，少数患者可出现贫血、血小板减少、肝肾功能损害、脱发等，出现类似症状时要及时告知医护人员。

（五）放射治疗

巨脾或有明显淋巴结肿大、或有骨骼、软组织浸润且有局部症状者可考虑放射治疗。

（六）其他治疗

其他治疗包括造血干细胞移植、脾切除、对症支持治疗等。

第四节　白血病的常规护理

一、急性白血病

（一）生活护理

（1）保持病室整洁、安静，舒适，温湿度适宜，每天开窗通风 2 ～ 3 次，每次 30 min。

（2）生活起居有规律。根据气温变化及时增减衣被，保证充足的休息和睡眠，可根据体力及病情做适当的户外活动，以增强体质。

（3）限制探视，注意个人卫生，便后用温水清洗肛周及外阴，女性患者注意经期卫生。

（二）饮食指导

1. 饮食原则

饮食宜富含蛋白质、高热量、高维生素，清淡、易消化。多食蔬菜、水果，以保持大便通畅。合并糖尿病患者应以高纤维、高蛋白质饮食为主，避免油炸、油腻、高糖食物。

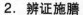

2．辨证施膳

（1）邪热炽盛证。表现为壮热口渴，皮现紫癜，齿鼻渗血、血色鲜红，舌质红，苔黄，脉数。宜进食补益气血的食品，如大枣、鸡肉、党参、黄芪等。食疗方：红枣党参排骨汤。

（2）邪盛正虚证。表现为面色苍白，头晕，疲乏无力，活动后心慌气短，或发热、出血、骨痛，舌质淡，苔薄白，脉虚大无力或脉沉细。宜进食清热解毒之品，如黄瓜、苦瓜、雪梨、绿豆等。食疗方：苦瓜排骨汤。

（3）痰瘀互结证。表现为瘰疬痰核，胁下包块，按之坚硬，时有胀痛，或伴有低热、盗汗，面色不华，舌质暗，苔腻，脉弦细或涩。宜食祛瘀化痰之品，如陈皮、田七、杏仁等。食疗方：陈皮杏仁瘦肉汤。

（4）阴虚内热证。表现为潮热盗汗，头晕目眩，五心烦热，口咽溃烂，或齿摇齿衄，或肌衄，血色鲜红，诸症入夜尤甚，腰膝酸软，口燥咽干，舌质红，苔少，脉细数。宜进食滋阴清热之品，如百合、银耳、沙参、玉竹等。食疗方：银耳百合粥。

（5）湿热蕴结证。表现为身热不扬，汗出不解，头身困重，胸脘痞闷，便溏不爽，口苦、口黏或口咽溃烂，骨节烦疼，或有紫斑，纳呆，尿黄，舌质红，苔黄腻，脉滑数。宜进食清热祛湿之品，如西瓜、冬瓜、薏苡仁、赤小豆等。食疗方：冬瓜薏仁老鸭汤。

3．临证饮食

（1）化疗期间尽量避免在化疗前 2 h 进食，化疗结束 1 h 再进食。食物以半流质为主，少量多餐。

（2）有出血倾向患者应进食稍凉的半流质或流质饮食，避免食用坚硬、刺激性大或带骨刺的食品，如坚果、排骨、鱼虾、辣椒等。

（3）贫血患者可食用红枣、花生、黑木耳等。

（三）化疗护理

（1）对于反复多次化疗给药者，留置 PICC 或输液港。如单次给药可采用中等长度导管或 CVC。如使用外周留置针，应选择有弹性且粗直的前臂大血管，静脉滴注或静脉注射药物过程中确认留置针在血管内，注意观察穿刺口有无红肿、患者有无自觉疼痛等，且给药后立即拔除留置针。

（2）遵医嘱在化疗前使用止吐药。

（3）静滴药物时控制滴速，如患者出现心悸、胸闷等症状及时报告医生并配合处理。

（4）多饮水，化疗期间每天饮水 2000～3000 mL 以上。

（四）常见症状护理

1．发热

（1）卧床休息，采取舒适体位，必要时吸氧。

（2）多饮水，每天至少饮水 2000 mL。必要时予以静脉补液。

（3）高热者予物理降温，血小板低下或伴出血者禁止酒精擦浴。若体温持续不降，可遵医嘱使用退热药物，及时更换汗湿衣物，保持皮肤清洁、干燥。

（4）观察有无牙龈肿痛、咽痛、肛周疼痛等症状并配合医生及时处理。

（5）中性粒细胞计数小于 $0.5 \times 10^9 L^{-1}$ 时，实行保护性隔离措施，有条件者住单人间或百级无菌层流洁净室，限制陪住和探视。

（6）遵医嘱使用抗生素。

2. 出血

（1）若血小板计数小于 $50 \times 10^9 L^{-1}$，应减少活动，增加卧床休息时间。严重出血或血小板计数小于 $20 \times 10^9 L^{-1}$ 者，必须绝对卧床休息。

（2）观察患者有无呕血、便血、尿血、月经量增多，以及皮肤黏膜有无出血点。

（3）鼻衄者可采用冷敷或棉球、纱条填塞法，必要时请耳鼻喉科协助治疗。

（4）如患者出现恶心、呕吐、头痛、烦躁等症状立即报告医生并配合抢救。

3. 贫血

观察面色、黏膜、爪甲苍白的程度，注意有无头晕、心悸、气促的表现，避免剧烈活动，必要时吸氧。

4. 口腔溃疡

（1）每天检查口腔黏膜有无糜烂溃疡、出血及黏膜白斑，观察舌苔的变化。每天晨起、睡前、三餐后根据口腔 pH 选择漱口液漱口。

（2）按医嘱使用促进溃疡面愈合的药物，如西瓜霜喷剂等。

（3）忌食过冷、过热、过硬、过粗和刺激性食物。

（五）心理护理

与患者建立良好稳定的关系，及时与患者和家属进行沟通，鼓励家庭成员给予患者最大的鼓励、支持和安慰，关注患者情绪变化，帮助患者缓解不良情绪，积极面对治疗，树立治疗信心。

二、慢性白血病

（一）生活护理

（1）病室温暖，光线充足，整洁，安静，舒适。

（2）生活起居有规律。慢性期或经治疗缓解者可根据体力适当活动，病情恶化或出现急变者要卧床休息。

（二）饮食指导

1. 饮食原则

饮食宜富含蛋白质、高热量、高维生素，清淡、易消化。多食蔬菜、水果，以保持大便通畅。多饮水，每天饮水 2000 mL 以上。

2. 辨证施膳

（1）血热毒盛型。表现为低热不退，夜热早凉，咽喉肿痛，口腔糜烂，口渴咽干，盗汗，腰酸，鼻衄，齿衄，舌质瘀暗，苔黄干，脉细数。宜进食养阴清热、凉血解毒的食品，如苦瓜、芹菜、胡萝卜、蒲公英、绿豆等。食疗方：绿豆汤。

（2）毒瘀结聚型。表现为面色晦暗，胸胁胀满，脘腹胀痛，食后加重，食欲不振；

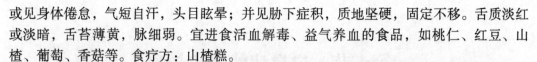

或见身体倦怠，气短自汗，头目眩晕；并见胁下症积，质地坚硬，固定不移。舌质淡红或淡暗，舌苔薄黄，脉细弱。宜进食活血解毒、益气养血的食品，如桃仁、红豆、山楂、葡萄、香菇等。食疗方：山楂糕。

（3）气血两亏型。表现为面色㿠白，神疲倦怠，自汗，腰膝酸软，心悸气短，皮肤紫斑，舌体胖、边有齿痕，舌质淡，苔薄白，脉弱。宜进食补益气血的食品，如大枣、桂圆、熟地黄、牛肉、桑葚等。食疗方：桂圆羹。

（4）肾阴亏虚型。表现为面目黧黑，或面色无华，肌肉大消，卧床不起，午后潮热，或午间发热，口干咽燥，失眠盗汗；并见胁下症积，质地坚硬。舌体胖大，舌质淡暗或紫暗，舌红无苔或少苔，脉微弱。宜进食滋补肾阴、祛瘀解毒的食品，如乌梅、海带、黑豆、核桃等。食疗方：甘蔗羊肉汤。

（三）用药指导

（1）按时按量服药，不可自行增减药量或擅自停药。

（2）羟基脲。保持口腔清洁，避免口腔溃疡的发生。保持皮肤完整，防止皮肤发生溃烂。

（3）伊马替尼、尼洛替尼、达沙替尼。观察有无恶心、呕吐、腹泻、皮疹、水肿等症状。

（四）常见症状护理

1. 脾大

（1）采取舒适体位，脾区避免受压或撞击。

（2）避免进食过饱，可少量多餐。

（3）观察脾肿大的程度，如突感脾区疼痛、发热、多汗以致休克，脾区拒按或有明显触痛，则可能发生脾栓塞或破裂，立即进行抢救。

2. 白细胞淤滞综合征

（1）卧床休息，保持情绪稳定，予吸氧。

（2）监测生命体征，观察有无胸闷、胸痛、呼吸困难、发绀等白细胞淤滞的表现。

（3）按医嘱化疗，大量补充液体，准确记录尿量，观察有无细胞溶解综合征的表现，如高尿酸血症、高钾血症、低钙血症，甚至出现严重的心律失常、急性肾功能衰竭等，如果发生及时告知医生并立即配合医生进行抢救。

（4）有条件者尽早行白细胞单采术。

第五节 白血病的居家护理

一、急性白血病

（一）日常起居

（1）居住环境干净卫生，床单位整洁，空气清新，避免去人多或空气不流通的地方；外出时佩戴口罩。若血小板计数小于 $50 \times 10^9 \, L^{-1}$，应减少活动，注意避免肢体的碰撞或外伤。

（2）贫血者应保证充分的休息时间，适当活动，以不劳累为宜。

（3）保持皮肤、黏膜清洁，勤换衣物。加强口腔、肛周及外阴等的清洁，勤漱口，便后予温水清洁肛周及外阴，可予 1:5000 高锰酸钾溶液或痔冲洗剂坐浴。

（4）保证充足的休息时间，适当活动锻炼，如散步、打太极拳等不剧烈的运动，如出现胸闷、气促等应立即停止活动。

（5）饭前、便后洗手，饮食前后认真漱口，每天三餐后用软毛刷刷牙，刷牙时勿用力，禁用牙签剔牙，预防牙龈出血。勿用手揉眼及挖鼻，养成每天大便的习惯，便后用温水清洗肛门，防止肛周感染。

（二）饮食护理

（1）加强营养，以清淡食物为主，多进食高蛋白、高维生素、易消化的食物，禁食煎炸、油腻及有浓厚调味品的食物，注意色、香、味的调配。可适量进食黑米、小米、黑大豆、芝麻、猪肝、猪心、猪蹄、牛肉等。

（2）餐具定期消毒，饮食注意卫生。

（3）合并糖尿病患者依据血糖控制情况调整饮食方案，避免不合理饮食导致的血糖控制不稳定。

（三）居家用药护理

（1）按时按量服药，尤其是化疗药、激素、靶向药，不可随意停药。

（2）避免接触放射性物质和化学毒物，禁用对造血系统有损伤的药物。

（四）情志护理

（1）化疗后出现脱发，可使用假发或帽子，化疗疗程结束后头发会再生。鼓励亲友共同支持患者，鼓励患者在病情允许的情况下参与正常的社交活动。

（2）由于病程长、治疗时间长、经济负担重、治疗效果反复等，患者会出现恐惧、忧伤、悲观失望等负性情绪，应学会转移注意力、冥想、精神鼓励等方式疏导自己情绪。家属应给予患者更多的关心和关爱，增强患者的社会支持力量，保持良好心态。

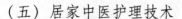

（五）居家中医护理技术

（1）凝血功能正常，无出血倾向者可进行艾灸，取脾俞、肾俞、足三里、关元、气海等穴，以温阳脾肾、补骨生髓。一般每穴灸 10 ～ 15 min，至皮肤出现红晕为度。灸后注意保暖，饮食宜清淡。

（2）穴位按摩，取足三里、三阴交、涌泉等穴位，促进睡眠，养心益肾。以能耐受的力度为宜，以穴位透热为度。

（3）耳穴压豆，取心、神门、交感、肾、皮质下、内分泌以安心凝神、养肾护肾。每天自行按压 3 ～ 5 次，每次每穴 1 ～ 2 min，睡前不进行按压。

（4）失眠、疲乏、无出血倾向者可采用中药沐足。沐足方：黄连 9 g、肉桂 16 g、夜交藤 20 g、合欢皮 20 g、茯神 10 g、酸枣仁 20 g、丹参 30 g。熬制药液至 2000 mL，在睡前 1 h 进行沐足，时间 20 ～ 30 min，水温 42 ～ 45 ℃。可起到温通经脉、调畅气血、平衡阴阳和安神定志的作用。

（六）居家自我监测

（1）监测体温变化，若出现发热要及时去医院就诊。

（2）遵医嘱定期返院化疗，定期门诊复查血液分析、肝肾功能等，如出现发热、皮肤黏膜出血、鼻腔出血、牙龈出血或血便等立即到医院就诊。

（3）PICC：穿刺口避免沾水，每周维护 1 次，每天观察穿刺口情况，如有红肿疼痛或敷料松脱等情况及时进行维护。输液港：每 4 周维护 1 次，注意观察输液港周围皮肤有无破损，检查港体部分及导管有无异常。

（4）合并糖尿病患者定时监测血糖，维持血糖的稳定性，如血糖小于 3.9 mmol/L，立即进食含糖饮料、饼干、点心等，若处理后血糖不能回升应及时就诊。

二、慢性白血病

（一）日常起居

（1）起居有常，保证充足的休息和睡眠，病情及体力允许的情况下坚持每天锻炼身体，如慢跑、打太极、练八段锦等。

（2）病情处于慢性期、病情稳定者可以做力所能及的工作，避免劳累和熬夜。

（3）洗漱时尽量不用碱性肥皂和过热的水，应使用温水或不含酒精的润肤品，选用纯棉、吸汗、宽松、透气的衣服和鞋袜。

（二）饮食护理

饮食均衡，可进食高蛋白、高维生素、易消化的食物，可进食黑米、小米、黑豆、木耳、海带、牡蛎等。

（三）居家用药护理

（1）遵医嘱按时按量服药，口服靶向药期间，易出现皮疹，应注意减少日光直晒时间，保护外露皮肤。

（2）避免接触放射性物质和化学毒物，禁用对造血系统有损伤的药物。

（四）情志护理

注意调节情志，避免七情过激和外界不良刺激，正确面对疾病，积极配合治疗和护理。家属、亲友应给予患者情感支持和鼓励。

（五）居家中医护理技术

（1）穴位按摩，取足三里、三阴交、涌泉等穴位，促进睡眠，养心益肾。按摩前应修剪指甲，以防损伤皮肤。每个穴位施术 1～2 min，以局部穴位透热为度。

（2）耳穴压豆，取心、神门、交感、肾、皮质下、内分泌以安心凝神、养肾护肾。耳穴贴压时出现热、麻、胀、痛感觉是正常现象。耳穴贴压每次选择一侧耳穴，双侧耳穴交替使用。夏季易出汗，留置时间 1～3 天，冬季留置 3～7 天。

（六）居家自我监测

（1）注意个人卫生，监测体温变化，出现发热要及时去医院就诊。

（2）定期复查血液分析、肝肾功能等，如出现发热、皮肤黏膜出血、鼻腔出血、牙龈出血或血便等立即到医院就诊。

白血病患者能否缓解并得到治愈，充分的治疗与护理起着决定性的作用，因此白血病患者无论是在医院还是在家，患者及其照护者都必须掌握疾病的常用护理知识，并认真执行。只要严格按医生要求进行治疗，认真做好各种家庭和自我护理，预防出血、感染等并发症，白血病是可以得到有效缓解的。

参考文献

[1] 丛支亮，车红，曲洪澜，等. 现代临床血液病学 ［M］. 吉林：吉林科学技术出版社，2017.

[2] 蔡玉贤. 化疗期间白血病患者的饮食护理体会 ［J］. 中国医药指南，2012，10（5）：242－243.

[3] 杜艮利. 预见性护理干预措施对急性白血病患者心理情绪及并发症的影响 ［J］. 西藏医药，2022，43（1）：119－120.

[4] 候春风，刘宝丽，张春艳. 白血病化疗常见症状的护理体会 ［J］. 中国医药指南，2014，12（23）：326－327.

[5] 黄梅真，吴玲，林慧灵. 个体化饮食护理在白血病合并糖尿病患者中的应用 ［J］. 糖尿病新世界，2020，23（23）：95－96.

[6] 黄海婷，龚碧波，王未健，等. 植入式静脉输液港和外周静脉穿刺置入中心静脉导管在白血病患者化疗中的应用比较 ［J］. 现代护理，2020，18（11）：70－72.

[7] 林果为，欧阳仁荣，陈珊珊，等. 现代临床血液病学 ［M］. 上海：复旦大学出版社，2013.

[8] 舒梅芳，王学霞，舒红梅，等. 居家护理对白血病患者并发症发生率的影响 ［J］. 护理研究，2009，23（7）：1871－1872.

[9] 沈燕娜. 急性白血病化疗致粒细胞缺乏的临床护理 ［J］. 实用临床护理学杂志，2018，3（40）：88.

［10］王瑞静，马春霞，秦莹，等. 血液系统疾病护理［M］. 北京：科学技术出版社，2017.

［11］吴琴静，李志强，彭小玉，等. 耳穴压豆联合中药沐足对恶性肿瘤失眠患者的影响［J］. 胡南中医杂志，2021，37（5）：112－114.

［12］徐慧. 循证护理对降低白血病化疗患者口腔溃疡发生率的效果研究.［J］. 广东医学，2020，44（5）：840－841.

［13］姚庆民. 血液系统疾病诊断思路与治疗策略［M］. 吉林：吉林科学技术出版社，2017.

［14］尤黎明，吴瑛. 内科护理学［M］. 北京：人民卫生出版社，2006.

［15］张雅浩，张书培，王晶晶. 探讨 PICC 在白血病患者化疗中的应用及护理［J］. 黑龙江中医药，2020，（4）：365－366.

（朱向定　吴胜菊）

第二十三章　淋巴瘤的居家护理

淋巴瘤是一组复杂的造血系统恶性肿瘤，源于淋巴细胞的恶变，除发生于淋巴结、脾、胸腺等淋巴器官外，亦可发生在淋巴结以外的淋巴组织和器官。淋巴结、扁桃体、脾及骨髓是最易受到累及的部位。根据组织病理学特征将淋巴瘤分为霍奇金淋巴瘤和非霍奇金淋巴瘤两大类，其中以非霍奇金淋巴瘤多见。在中医古代文献记载中"瘰疬""石痈""石疽""恶核"等所描述的肿大淋巴结均有皮色不变、不痛不痒的特征，属中医"阴疽"范畴，与淋巴瘤的临床表现十分相似。

第一节　淋巴瘤的病因

淋巴瘤的病因和发病机制还不完全明确，其危险因素如下。

一、感染因素

（1）病毒感染是淋巴瘤发生的一个主要因素，常见的病毒有 EB 病毒、人类免疫缺陷病毒（HIV）、T 淋巴细胞病毒 I 型、人类疱疹病毒、丙型肝炎病毒。

（2）感染细菌或其他致病微生物，或因感染所诱发的免疫反应，与黏膜相关淋巴瘤的发生有关，如幽门螺杆菌与胃黏膜相关淋巴瘤有关。

二、免疫因素

移植后应用免疫抑制剂的患者、先天性免疫缺陷者及自身免疫性疾病患者（类风湿性关节炎、桥本甲状腺炎、干燥综合征和系统性红斑狼疮）等可增加淋巴瘤的发病风险。

三、理化因素

理化因素包括放射线、紫外线、某些化学药物、苯、杀虫剂、农药、染发剂、吸烟等。

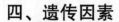

四、遗传因素

本病常伴有染色体异常，有研究表明，近亲中有淋巴瘤或其他血液肿瘤患者，可增加其淋巴瘤的发病风险。

第二节　淋巴瘤的临床表现

无痛性、进行性淋巴结肿大和局部肿块是淋巴瘤特征性的临床表现，常伴有发热、消瘦、盗汗等全身症状，或伴有某些器官的受压迫症状。晚期因全身组织器官受浸润，可见各个系统受损的表现，最后出现恶病质。

一、局部表现

（一）淋巴结肿大

淋巴结肿大是淋巴瘤最常见、最典型的临床表现。其特点为无痛性、表面光滑、活动、扪之质韧、饱满、均匀；早期可推动，孤立或散在分布于颈部、腋下、腹股沟等处，晚期则相互融合，与皮肤粘连，不活动或形成溃疡。

（二）鼻腔病变

原发鼻腔的淋巴瘤大多数为非霍奇金淋巴瘤，主要包括鼻腔 NK/T 细胞淋巴瘤和弥漫大 B 细胞淋巴瘤。早期病变多局限于一侧鼻腔，病情进展可侵及鼻中隔、对侧鼻腔、鼻窦、鼻咽、眼眶等邻近组织和器官，主要表现为鼻塞、鼻出血、耳鸣、听力下降、吞咽不适、咽痛、声嘶等。

（三）胸部病变

纵隔是淋巴瘤的好发部位之一，多数患者初期无明显症状，随着肿瘤的逐渐增大，可压迫气管、肺、食道、静脉等，出现干咳、气短、吞咽困难等。侵犯胸膜或心脏时，可引发胸腔积液、心包积液，积液量多时可出现胸闷、气促、心律不齐，甚至心脏骤停等。

（四）腹部病变

脾是霍奇金淋巴瘤最常见的膈下受侵部位，胃肠道则是非霍奇金淋巴瘤最常见的结外病变部位，肠系膜、腹膜后、髂窝淋巴结等也是淋巴瘤常见的侵犯部位。常见的表现有脾大、食欲减退、腹胀、腹部包块、肠梗阻等。

（五）骨髓侵犯

骨髓侵犯多属疾病晚期表现之一，绝大多数为非霍奇金淋巴瘤。可出现全血细胞减少，表现为感染、出血和贫血。

（六）皮肤表现

恶性淋巴瘤可原发或继发皮肤侵犯，多见于非霍奇金淋巴瘤。可表现为紫红色的丘疹、斑片样的皮损，到晚期可在原有斑块或正常皮肤上出现大小不等、形状不一的溃疡性结节样肿物。

二、全身表现

（一）发热

30%～40%的霍奇金淋巴瘤患者以原因不明的持续性发热为首发表现，热型多不规则，可持续高热，也可间歇低热。非霍奇金淋巴瘤患者一般在病变较广泛时才发热，且多为高热。热退时大汗淋漓，为本病特征之一。

（二）皮肤瘙痒

皮肤瘙痒是霍奇金淋巴瘤较特异的表现。局灶性瘙痒发生于病变部位淋巴引流的区域，全身瘙痒多见于纵隔或腹部有病变患者。

（三）免疫、血液系统的表现

部分淋巴瘤患者诊断时可有贫血，或有白细胞、血小板增多，血沉加快，晚期表现为免疫功能异常。

（四）其他

其他包括乏力、盗汗、消瘦、神经系统症状等。

第三节　淋巴瘤的治疗配合

淋巴瘤的治疗以化疗和联合应用靶向药物的综合治疗为主，部分结合放疗或细胞治疗等。医生会根据患者身体情况、疾病病理类型、临床分期，选择不同的治疗方案。

一、化疗

绝大多数淋巴瘤都需要采用联合化疗，化疗前需要签署化疗知情同意书。用药时要严密观察有无药物毒副作用，监测血常规，积极配合加强支持治疗。化疗大多数经静脉用药，且持续时间长、药物剂量大，许多化疗药物对血管都有损伤作用，一旦发生外渗还可能出现皮肤组织坏死或感染，给患者带来极大的生理和心理痛苦，从而影响化疗的顺利进行。留置深静脉导管，如PICC、输液港等，可以有效地保护血管，减少药物外渗的发生，提高治疗效果。

二、靶向治疗

靶向治疗是针对肿瘤细胞内的致癌点进行的药物治疗，能够选择性地阻断肿瘤的生长，对正常组织影响小，能有效延长生存期。但靶向药物费用较贵，也有相应的不良反应，尤其是首次治疗时不良反应明显，因此，要做好自我监测，出现寒战、发热、皮疹、胸闷、呼吸困难等不适要及时告知医护人员。

三、放疗

放疗对病变局限的低度恶性淋巴瘤、局限的巨块淋巴瘤及某些特殊亚型的淋巴瘤有积极的治疗意义。放疗前须签署放疗知情同意书，放疗期间注意放射区皮肤的护理，保持皮肤清洁，减少摩擦，保持皮肤完整性。

四、细胞治疗和造血干细胞移植

细胞治疗和造血干细胞移植能进一步提高患者的长期生存率。随着细胞治疗的出现，传统的化疗模式受到了挑战。但自体造血干细胞移植作为强化治疗，对高危、复发或难治的患者仍作为一种拯救性的治疗方法。治疗前要配合进行细胞单采，回输前进行预处理，回输后监测不良反应和转归。

五、其他治疗

其他治疗包括预防中枢神经系统浸润治疗、免疫治疗、手术治疗、中医药治疗等。

第四节　淋巴瘤的常规护理

一、生活护理

保持病室整洁、安静，舒适，温湿度适宜，每天开窗通风 2 ～ 3 次，每次 30 min。沐浴时注意注意水温，保持皮肤完整性。肿大淋巴结处不抓挠，穿着宽松、棉质的衣物。

二、饮食指导

（一）饮食原则

饮食多样化，富含蛋白质、高热量、高维生素，避免进食难消化及易产气的食物，忌油腻和生冷食物。

（二）辨证施膳

1. 寒痰凝结型

表现为颈项、耳下或腋下、鼠蹊部多个肿核，不痛不痒，皮色如常，坚硬如石，不伴发热，形寒肢冷，面色少华，神疲乏力，倦怠自汗，舌淡苔薄，脉沉细弱。

宜进食温化寒痰、补气养血的食品，如牛肉、桂花、紫苏、高良姜、猪肚等。食疗方：肉桂红糖饮。

2．气郁痰结型

颈项、耳下或腋下、鼠蹊部多个肿核，不痛不痒，皮色如常头晕耳鸣，心悸气短，四肢乏力，口渴咽干，潮热盗汗，烦躁易怒，胸腹胀闷，或有胸胁疼痛，大便干结，小便短赤，舌红少苔，脉象弦数。宜进食疏肝解郁、化痰散结的食品，如薄荷、柑橘、刀豆、茴香菜、玫瑰花等。食疗方：佛手柑粥。

3．阴虚痰瘀型

形体消瘦，脘腹胀痛，纳呆食少，口渴咽干，失眠多梦，潮热盗汗，恶核累累，大便干结，舌红少苔，或有瘀斑，脉象细数。宜进食补养肝肾、化痰祛瘀的食品，如山药、梨、栗子、柿子等。食疗方：扁豆栗子粥等。

4．阴阳俱虚型

形体消瘦，口渴咽干，潮热盗汗，大汗淋漓，畏寒肢冷，恶核累累，大便干结，舌淡苔白，脉象细弱。宜进食滋补温阳、补益肝肾的食品，如羊肉、鹌鹑、胡椒、鸡蛋、乌鸡等。食疗方：羊肉羹。

（三）临证饮食

（1）口腔及咽喉溃疡者，进食流质食物。

（2）化疗期间尽量避免在化疗前后2 h进食，食物以半流质为主，少量多餐。当出现恶心、呕吐时应暂缓或停止进食，及时清除呕吐物，保持口腔清洁。

（3）放疗口干者，多饮水，可饮用柠檬汁、乌梅汁。

三、化疗护理

（1）根据化疗方案及治疗疗程情况选择留置中长导管、PICC、输液港。若采用持续96 h长疗程化疗方案者必须留置PICC或输液港。

（2）持续96 h长疗程化疗者注意药物配伍禁忌，使用输液泵控制滴速。达卡巴嗪、顺铂等药物遇光不稳定，静滴过程中注意避光。

（3）利妥昔单抗配置过程中注意避免产生泡沫导致药物效价降低。静滴过程中使用输液泵严格控制滴速，使用心电监护仪监测生命体征，一旦出现寒战、发热、呼吸困难、低血压等症状立即停止输注，报告医生并配合抢救。

（4）观察化疗期间患者是否出现血尿、尿少、尿频、寒战、发热、恶心、呕吐等症状并及时告知医生，遵医嘱给予相应处理措施。

四、放疗的护理

（1）评估患者化疗后的局部皮肤反应，有无发红、瘙痒、灼热感，以及渗液、水疱形成等。

（2）避免放疗局部区域皮肤受到强热或冷的刺激，外出时注意防晒；避免使用刺激性的化学物品；穿着棉质或丝绸内衣，擦洗放射区域皮肤时动作轻柔，减少摩擦，保持局部皮肤清洁干燥，防止皮肤破损。

五、常见症状护理

（一）淋巴结肿大

（1）观察全身各处肿大淋巴结的范围、活动度、皮肤颜色、是否破溃等。

（2）观察患者有无咳嗽、胸闷、气促等症状，若出现及时报告医生。

（3）观察患者尿量，有无血尿、少尿、腰部胀痛、腹胀等情况，若出现及时报告医生。

（4）保持肿大淋巴结处皮肤清洁，穿着棉质、宽松的衣物，避免抓挠患处皮肤，保持皮肤清洁。

（二）发热

（1）保持病室温湿度适宜，定时开窗通风。

（2）进食高热量、高维生素、营养丰富的食物，以半流质或软食为主。

（3）多饮水，每天2000 mL以上。

（4）遵医嘱给予物理降温或药物降温，观察体温、血压、脉搏的变化，及时更换汗湿衣物。

（5）遵医嘱留取血液培养、痰标本或其他感染灶标本送检。遵医嘱输注抗生素。

（三）皮肤瘙痒

（1）保持病室温湿度适宜，温度22～24 ℃，湿度50%～60%。

（2）遵医嘱服药，观察皮肤瘙痒缓解情况。

（3）洗浴水温不超过40 ℃，不使用碱性皂，穿着宽松、纯棉内衣裤。

（4）皮肤瘙痒时修剪指甲，戴手套，可轻轻拍打瘙痒处。

（5）对患者讲解关于皮肤瘙痒的发生原因、治疗方法和注意事项，做好安抚工作，消除内心不安。

第五节　淋巴瘤的居家护理

一、日常起居

（1）生活起居有常。根据气温变化及时增减衣被，保证充足的休息和睡眠，可根据体力及病情做适当的户外活动，以增强体质。

（2）注意个人卫生，用软毛牙刷刷牙，剪短指甲，沐浴时避免水温过高，保持皮肤完整。

（3）戒烟、戒酒。

（4）勤漱口，每天8次，分别为晨起、睡前、三餐前后。可用淡盐水、绿茶水等。

（5）可进行慢走、快走、骑自行车等有氧运动，根据耐受情况，运动时间可从几分钟到 30 min，每天 1 次。

二、饮食护理

（1）宜食高能量、高蛋白质、低脂肪、富含维生素的食物，禁食不易消化、粗糙及辛辣的食物，严格戒烟酒。

（2）口腔黏膜溃疡者以软质、半流质及流质食物为主，每天饮水量不低于 2000 mL。

三、情志护理

随着淋巴瘤病情的发展及放疗、化疗的不良反应，患者机体免疫力逐渐降低，会使其产生抑郁、悲观的负性情绪，对生活和未来失去信心，应鼓励其与家属共同学习和了解淋巴瘤的相关知识，提高对疾病的正确认识。主动与家属沟通，表达自己的真实感受，及时宣泄焦虑、抑郁情绪，获得家庭的支持，感受自我价值，降低自我感受负担，提高生活质量。

四、居家用药护理

（1）安全保管和在有效期内使用口服药物，按时按量服药。

（2）口服泽布替尼胶囊每天的用药时间大致固定。应用水送服整粒胶囊，可在饭前或饭后服用。请勿打开、弄破或咀嚼胶囊。必要时可咨询医生。

五、居家中医护理技术

（1）皮肤瘙痒者可中药泡洗。当归 15 g、防风 30 g、白芍 15 g、荆芥叶 20 g、苍耳子 30 g、苦参 30 g、薄荷 20 g、茵陈 15 g，加水浸泡 2 h 后煎熬 30 min，外洗，每天 2 次，每次 15 ～ 30 min。不宜空腹或饱腹洗浴，水温不宜超过 40 ℃。泡洗过程中，应饮用温开水 300 ～ 500 mL，小儿及老年人酌减，以补充体液及增加血容量以利于代谢废物的排出。有严重心肺及肝肾疾病患者饮水不宜超过 150 mL。

（2）耳穴压豆，取神门、交感、皮质下、心等穴位以通畅经络、疏通血气、宁心安神。每天自行按压 3 ～ 5 次，每次每穴 1 ～ 2 min。

（3）穴位按摩，取穴双侧足三里，用大拇指指腹按摩，以出现酸、胀、痛感为度，每穴 3 ～ 5 min，每次 3 ～ 4 h，以健脾和胃、调理气血。

六、居家自我监测

（1）若血小板计数小于 $50 \times 10^9 \, L^{-1}$，应减少活动，注意避免肢体的碰撞或外伤。沐浴或清洗时避免水温过高和过于用力擦洗皮肤，勤剪指甲，以免抓伤皮肤，避免抠鼻、剔牙。

（2）若白细胞计数小于 $4 \times 10^9 \, L^{-1}$ 注意监测体温变化，若出现发热及时就诊。

（3）观察口腔是否出现牙龈出血、进食时是否有口腔黏膜烧灼痛等，每天观察口腔黏膜有无疼痛、溃疡、出血等情况，如有异常及时就诊。

（4）肿大淋巴结处皮肤观察有无破溃，如出现破溃、淋巴结肿大较前明显增加、呼吸困难、气促等及时就诊。

（5）PICC：穿刺口避免沾水，每周维护 1 次，每天观察穿刺口情况，如有红肿疼痛或敷料松脱等情况及时进行维护。输液港：每 4 周维护 1 次，注意观察输液港周围皮肤有无破损，检查港体部分及导管有无异常。

参考文献

[1] 丛支亮，车红，曲洪澜，等. 现代临床血液病学［M］. 吉林：吉林科学技术出版社，2017.

[2] 翟彦琴，蒋明明. 有氧运动结合综合护理对非霍奇金淋巴瘤化疗患者生活质量的影响［J］. 西藏医药，2022，43（1）：106－107.

[3] 林果为，欧阳仁荣，陈珊珊，等. 现代临床血液病学［M］. 上海：复旦大学出版社，2013.

[4] 罗洁，甘甜，甘莉花，等. 中药泡洗联合内服治疗尿毒症性皮肤瘙痒的临床观察和护理体会［J］. 光明中医，2021，36（18）：3162－3164.

[5] 蒋芽，林梓乐，栾秋月. 赋能心理护理模式联合希望理论对淋巴瘤化疗患者的［J］. 齐鲁护理杂志，2021，27（24）：4－7.

[6] 毛义红. 血液透析患者顽固性瘙痒的影响因素及护理对策分析［J］. 护理与临床，2021，25（35）：5146－5148.

[7] 王瑞静，马春霞，秦莹，等. 血液系统疾病护理［M］. 北京：科学技术出版社，2017.

[8] 王景芳，郭晓静，冀金亮. 预见性护理干预在淋巴瘤患者化疗后口腔感染预防中的应用［J］. 护理研究，2022，36（4）：727－729.

[9] 姚庆民. 血液系统疾病诊断思路与治疗策略［M］. 吉林：吉林科学技术出版社，2017.

[10] 尤黎明，吴瑛. 内科护理学［M］. 北京：人民卫生出版社，2006.

（吴胜菊　朱向定　黄丽至）

第二十四章 多发性骨髓瘤的居家护理

多发性骨髓瘤是骨髓浆细胞恶性增殖性疾病，又称为浆细胞骨髓瘤，主要特征为骨髓内浆细胞恶性增生浸润髓外软组织及恶性浆细胞（骨髓瘤细胞）分泌大量 M 蛋白（monoclonal protein，MP）所引起的一系列表现。中医文献中未有"多发性骨髓瘤"记载，通过比较相关的临床表现，应属于中医文献中记载的"骨痹""骨蚀""石疽"等范畴。

第一节 多发性骨髓瘤的病因

多发性骨髓瘤的病因仍不清楚，其危险因素如下。

一、理化因素

理化因素包括长期接触电离辐射、某些化学药物、苯、杀虫剂、除草剂、染发剂、石棉等。

二、感染因素

慢性感染或炎症导致长期抗原刺激，以及病毒感染等均可能与多发性骨髓瘤发病有关。

三、其他因素

其他因素包括遗传因素、自身免疫性疾病、生活方式、职业或环境等。

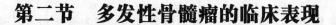

第二节　多发性骨髓瘤的临床表现

大多数多发性骨髓瘤患者起病隐匿，表现主要与骨髓瘤细胞增生和 M 蛋白血症有关，可破坏骨骼、肾脏和机体的造血功能。

一、骨质破坏

骨痛和溶骨性骨质破坏是本病的突出临床表现。骨质破坏一般累及脊柱、头颅、骨盆、肋骨和长骨近端。多数患者有骨痛，可为游走性或间歇性，疼痛早期较轻，后期较剧烈，活动、负重后加重。骨骼破坏处易引起病理性骨折，常见为胸、腰椎压缩性骨折和肋骨骨折。骨髓瘤细胞浸润骨骼形成局部隆起，多见于锁骨、肋骨和头部。

二、贫血

由于骨髓造血功能受到骨髓瘤细胞增殖的影响，加上肾功能不全、促红细胞生成减少均可导致肾性贫血。其他因素如继发感染、失血、化疗等均可加重贫血。

三、感染

急性细菌感染可为多发性骨髓首发表现。最多见的是肺炎，其次为尿路感染和败血症。M 蛋白的大量产生使正常免疫球蛋白的合成受抑制，免疫缺陷是易感染的主要原因。

四、肾损害

肾损害是本病常见而重要的病变。临床上以蛋白尿为最常见，其次为血尿，晚期可发展为慢性肾功能不全或尿毒症。

五、出血倾向

由于骨髓内骨髓瘤细胞增殖造成血小板减少，M 蛋白封闭血小板的功能、干扰凝血因子活性、肿瘤细胞浸润血管壁等因素导致出血。

六、高黏滞血症

血清中大量 M 蛋白是发生高黏滞综合征的主要原因，可有头晕、目眩、耳鸣、眼花、手足麻木，严重者发生突然意识障碍、呼吸困难等。

七、淀粉样变性

一般表现为乏力，体重下降，水肿，皮肤黏膜出血，舌、腮腺及肝脾肿大，严重者

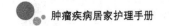

表现为心脏扩大、充血性心力衰竭和肾病综合征，预后较差。

八、高尿酸血症和高钙血症

肿瘤细胞裂解导致高尿酸血症，广泛的溶骨性病变引起血钙和尿钙增高，表现为厌食、恶心、多尿、烦渴、烦躁、心律失常甚至昏迷。

九、多发性神经病变

M 蛋白作用于神经髓鞘，表现为非对称性运动和感觉神经病变，出现肌肉无力、麻木和痛性感觉迟钝。

十、器官浸润

肝、软组织浸润等。

第三节　多发性骨髓瘤的治疗配合

多发性骨髓瘤对常规化疗显著耐受，随着新药及造血干细胞移植技术的应用，多发性骨髓瘤患者的生存期不断延长，但多数患者病情仍反复，迄今为止该病仍被认为是不可治愈的疾病。并非所有的多发性骨髓瘤在诊断后就需要立即化疗，医生会根据疾病病理类型、临床分期和患者的症状体征，选择化疗的时机和不同的治疗方案。

一、化疗

有口服化疗和联合静脉化疗。口服化疗者要按时服药，静脉化疗者建议留置深静脉导管，如 PICC、输液港等，可以有效地保护血管，减少药物外渗的发生，提高治疗效果。多发性骨髓瘤在取得初次缓解后有可能需要一段时间的维持治疗，要根据医生判断，配合治疗。

二、其他药物治疗

沙利度胺、来那度胺、泊马度胺作为免疫调节剂已被证实治疗多发性骨髓瘤有效。蛋白酶抑制剂硼替佐米、伊沙佐米、卡非佐米可诱导肿瘤细胞的凋亡。靶向单克隆抗体达雷妥尤单抗、埃罗妥珠单抗联合化疗方案治疗多发性骨髓瘤有较高的缓解率，能够提高生存期。

三、放疗

为了减轻疼痛、解除压迫症状，可采用单次或分次放疗。放疗前需签署化疗知情同意书，放疗期间注意放射区皮肤的护理，保持皮肤清洁，减少摩擦，保持皮肤完整性。

四、造血干细胞移植

自体造血干细胞移植使多发性骨髓瘤患者中位生存时间和无进展生存时间延长。

五、对症及支持治疗

骨痛者可予药物镇痛。双磷酸盐类药物可抑制破骨细胞活性，减少骨质破坏，缓解骨痛。有病理性骨折时应行局部固定或骨科手术治疗。高钙血症应补充足够的水分，必要时联用利尿剂和注射降钙素促进钙的排出。已有肾功能不全者可用利尿剂保持尿量，必要时进行透析治疗。多发性骨髓瘤患者易发生感染，尤其是在化疗期间，一旦发热或有感染迹象时，要及时告知医生，尽早使用抗生素控制感染。在晚期常合并有严重的贫血，要配合医生使用促红细胞生成素或输注红细胞。

第四节　多发性骨髓瘤的常规护理

一、生活护理

（1）保持病室整洁、安静、舒适，空气流通。协助生活护理，满足患者所需。

（2）骨痛明显者协助定时轴线翻身更换体位，预防压力性损伤发生。

二、饮食指导

（一）饮食原则

高蛋白、高热量、富含维生素的易消化食物。多饮水，保证尿量大于 2000 mL/d。

（二）辨证施膳

（1）肝肾亏虚证。表现为腰膝酸痛，骨痛不止，肢体屈伸不利，或骨蒸潮热、眩晕耳鸣、颧红盗汗、五心烦热，咽干口燥，或见形体消瘦，男子遗精，女子月经不调甚则经闭，舌体瘦，舌质暗红，或有瘀斑、瘀点，苔少，脉细数或弦数。宜进食滋肾养肝之品，如熟地黄、桑葚、杜仲、枸杞子等。食疗方：熟地枸杞炖鸡汤。

（2）气血两亏证。表现为起病缓慢，骨痛绵绵不止，痛处固定，遇劳则甚，伴面色苍白，疲倦乏力，头晕心悸，动则尤甚，气短懒言，或纳呆便溏，舌质淡胖而暗，或有瘀斑，苔薄白，脉沉细涩。宜进食宜补益气血之品，如黄芪、红枣、桂圆、人参等。食疗方：红枣桂圆鹌鹑汤。

（3）痰瘀痹阻证。表现为腰背、胸胁、头部、四肢剧痛，痛处固定，拒按，或有肿块，伴面色苍黄而晦暗，脘腹胀满，食欲缺乏，善太息，唇舌淡暗，苔厚腻，脉沉弦细涩。宜进食祛痰化瘀之品，如白果、杏仁、桃仁、益母草等。食疗方：南北杏炖瘦肉。

（4）热毒炽盛证。表现为骨痛剧烈，壮热发斑，鼻衄、齿衄，息高气粗，烦躁便秘，或咳嗽痰黄，甚则神昏谵语，口舌糜烂，小便短赤，舌质红绛，苔黄腻或少苔，脉大。宜进食清热解毒之品，如绿豆、西瓜、菊花、萝卜等。食疗方：绿豆粥。

（5）脾肾阳衰证。表现为腰背冷痛，膝软肢肿，伴面色㿠白或黧黑，疲乏倦卧，畏寒肢冷，纳呆便溏，尿少或清长，恶心欲吐，舌质淡暗而胖嫩，苔白滑，脉沉细。宜进食健脾补肾之品，如莲子、山药、黑豆、干姜等。食疗方：莲子山药粥。

（三）其他

化疗期间尽量避免在化疗前后2 h内进食，食物以半流质为主，少量多餐。当出现恶心、呕吐时应暂缓或停止进食，及时清除呕吐物，保持口腔清洁。

三、化疗的护理

（1）遵医嘱皮下注射硼替佐米，观察局部皮肤情况。

（2）静脉化疗根据患者化疗方案的不同，可采用留置针单次给药，留置中长导管、PICC或输液港。如采用持续长疗程化疗方案必须留置PICC或输液港。

（3）口服化疗者按时按量发放药物，观察患者是否漏服、多服等。

（4）观察化疗期间患者是否出现腹泻、便秘、恶心、呕吐等症状并及时告知主管医生，遵医嘱给予止泻、通便、止吐等措施。

四、常见症状护理

（一）贫血

（1）卧床休息，限制陪住和探视。可遵医嘱给予吸氧。

（2）观察血象的变化，重度贫血者遵医嘱给予输血，输血过程中观察有无输血反应。

（3）观察患者有无头晕、心悸、胸闷等症状，若有，及时告知医生配合处理。

（二）出血

（1）饮食注意避免坚硬带骨刺的食物，如坚果、鱼虾等。

（2）观察皮肤出血点、瘀斑、牙龈渗血、口腔黏膜血疱、鼻出血、颅内出血、呕血、便血、尿血、咯血等情况。注意观察其发生部位、程度和吸收情况，及时报告医生。

（三）肾功能损害

（1）记录24 h尿量，若出现贫血、疲劳、呕吐、水肿、电解质紊乱及排尿减少，提示可能发生中重度肾损伤，及时报告医生。

（2）优质低蛋白饮食。

（3）尿少浮肿的患者限制钠盐的摄入。

（4）若无心力衰竭，鼓励大量饮水，保证日摄水量不少于3000 mL。

（四）骨损害

（1）评估疼痛的部位、强度、性质、疼痛发生的时间、缓解或加重疼痛的因素，以及疼痛对患者日常生活和心理的影响。

（2）卧床休息，可采用自我放松的方法，如深呼吸、听音乐等以减轻疼痛。

（3）注意血钙及尿量的变化，尿量正常者，饮水或补液量应达 2000 ~ 3000 mL。注意观察有无恶心、呕吐、厌食、腹痛、烦渴、多尿，甚至心律失常、昏迷等情况发生，若有，立即报告医生配合抢救。

（4）高危跌倒风险患者，若下床活动须有家属陪护，预防跌倒的发生。

（五）高黏滞血症

密切观察有无头晕、头痛、眼花、视力障碍、肢体麻木等症状，若出现，及时告知医生并配合处理。

（六）淀粉样变性

（1）体液过多者限制盐和液体摄入。

（2）监测出入量。

（3）心电监护监测生命体征。

（4）避免诱发、加重心力衰竭的各种因素，保持大便通畅。

（5）巨舌者进行半流质饮食，减少说话频次，流涎后用温热毛巾将口角擦干，注意口腔卫生，及时清理食物残渣。每天观察舌体有无异常，如舌咬伤、感染等。

（6）观察有无皮肤紫癜、眼眶周围紫癜、胃肠道症状、肝脾肿大等，若出现，及时报告医生并配合处理。

第五节　多发性骨髓瘤的居家护理

一、日常起居

（1）居室保持干净、整洁，家具摆放合理，洗手间安装扶手。外出佩戴口罩，不去人多的地方。

（2）餐具注意消毒，饮食有洁。

（3）使用硬板床或硬床垫，下床活动佩戴护腰，避免剧烈活动，预防病理性骨折的发生。

（4）衣被干净，勤换衣物，勤沐浴。

（5）体力及病情允许的情况下可进行锻炼，如慢步走，避免劳累。

（6）骨痛明显者卧床休息，轴线翻身，预防压力性损伤发生。

二、饮食护理

（1）可进食高蛋白、高热量、富含维生素的易消化食物。

（2）肾功能不全者宜进优质低蛋白饮食，限制食盐的摄入。

（3）多饮水，饮水量大于 3000 mL/d，尿量小于 500 mL/d 或有严重水肿者须限制水的摄入。

三、居家用药护理

（1）安全保管和在有效期内使用口服化疗药物，按时按量服药。

（2）口服沙利度胺、来那度胺等靶向药物时，注意观察有无嗜睡、皮疹、腹痛、恶心、呕吐、肢体肿胀疼痛等不良反应，必要时可咨询医生。

（3）不随意使用药物，尤其是非甾体抗炎药。

四、情志护理

化疗后出现脱发，可使用假发或帽子，化疗疗程结束后头发会再生。鼓励亲友共同支持患者，鼓励患者在病情允许的情况下参与正常的社交活动。

由于受到疾病、疼痛的影响，患者往往存在暴躁、焦虑、抑郁等消极心理，根据患者喜好播放钢琴曲或舒缓的音乐转移其注意力，指导患者家属关心、呵护患者，使患者以健康、积极的心态对抗疾病，消除应激情绪反应。

五、居家中医护理技术

（1）穴位按摩。取天门、太阳、百会、心俞、神门、合谷、太冲、涌泉穴，以调和脾胃、解郁调神。每次 15 ～ 20 min，以穴位透热为宜。

（2）中药足浴。川芎 10 g、生川乌 10 g、透骨草 25 g、当归 15 g、丹参 25 g、川牛膝 10 g、生草乌 15 g、木瓜 25 g、伸筋草 25 g，上述药剂加水 1000 mL 煎煮成 500 mL 汤药，加入 2000 mL 的温开水（38 ～ 45 ℃）中进行足浴 30 min，每天 1 次，以减轻使用硼替佐米引起的周围神经病变程度。

（3）穴位贴敷。取大黄 30 g 研成细末，用 75% 乙醇调成糊状，置于 4 cm×5 cm 的敷料中间，贴敷于神阙穴上，每天 1 次，每次敷 10 h，以助排便无力者通便，大便通畅后停止使用。

六、居家自我监测

（1）若血小板计数小于 50×10^9 L^{-1}，应减少活动，注意避免肢体的碰撞或外伤。沐浴或清洗时避免水温过高和过于用力擦洗皮肤，勤剪指甲，以免抓伤皮肤。避免抠鼻、剔牙。

（2）若白细胞计数小于 4×10^9 L^{-1}，注意监测体温变化，若出现发热及时就诊。

（3）观察全身皮肤有无带状疱疹发生，若出现及时就诊。

（4）PICC：穿刺口避免沾水，每周维护 1 次，每天观察穿刺口情况，如有红肿疼痛或敷料松脱等情况及时进行维护。输液港：每 4 周维护 1 次，注意观察输液港周围皮肤有无破损，检查港体部分及导管有无异常。

（5）活动或扭伤后出现剧烈疼痛，可能为病理性骨折，应立即就诊。

参考文献

[1] 丛支亮，车红，曲洪澜，等. 现代临床血液病学 [M]. 吉林：吉林科学技术出版社，2017.

[2] 林果为，欧阳仁荣，陈珊珊，等. 现代临床血液病学 [M]. 上海：复旦大学出版社，2013.

[3] 王瑞静，马春霞，秦莹，等. 血液系统疾病护理 [M]. 郑州：河南科学技术出版社，2017.

[4] 魏丽丽，吴欣娟. 多发性骨髓瘤护理实践指南 [J]. 中华护理杂志，2020，55(5)：721.

[5] 吴艳荣，郑美琼，程春燕，等. 穴位按压联合音乐疗法在多发性骨髓瘤患者化疗相关周围神经病变中的应用 [J]. 山东医学高等专科学校学报，2021，43（6）：453－455.

[6] 王丽凤，蔡文亮，徐宏，等. 耳穴压豆联合大黄贴敷神阙穴治疗多发性骨髓瘤并发气虚型便秘临床研究 [J]. 新中医，2021，53（22）：135－139.

[7] 徐海萍，陈文宇，徐龙生，等. 中药足浴在预防硼替佐米引起的急性周围神经病变中的疗效 [J]. 中国现代医生，2019，57（24）：93－96.

[8] 尤黎明，吴瑛. 内科护理学 [M]. 北京：人民卫生出版社，2006.

[9] 姚庆民. 血液系统疾病诊断思路与治疗策略 [M]. 吉林：吉林科学技术出版社，2017.

[10] 姚惠娟. 中医情志护理对多发性骨髓瘤患者疼痛的干预效果 [J]. 中国医药指南，2020，18（25）：133－134.

（朱向定　黄丽至　黄咏琪）

第二十五章　宫颈癌的居家护理

宫颈癌是指发生在宫颈阴道部或移行带的鳞状上皮细胞及宫颈管内膜的柱状上皮细胞交界处的恶性肿瘤。中医文献中虽无子宫颈癌的病名，但通过比较相关临床症状表现，可归于"带下病""崩中"等范畴。宫颈癌是女性各种恶性肿瘤中最常见的肿瘤，发病年龄从 15 岁至 80 岁不等，高峰年龄为 50 岁左右，近年来不足 40 岁患者数量增多。

第一节　宫颈癌的病因

病因至今尚未明确。流行病学调查发现其与人乳头瘤病毒（human papilloma virus，HPV）感染、吸烟、多个性伴侣、性传播疾病、性生活过早（不足 16 岁）、经济状况低下及免疫抑制等因素相关。

第二节　宫颈癌的临床表现

一、白带增多

大多数宫颈癌患者有不同程度的阴道分泌物增多，多为早期症状，大多发生在阴道出血之前。初期白带性质可为黏液性或水样，随着病程进展可呈米汤样、血水样，有腥臭味，晚期癌组织坏死脱落及继发感染，可出现白带变浑浊，如大量脓性恶臭白带。

二、阴道出血

阴道出血为宫颈癌的常见症状。阴道出血情况大致可归纳为如下 3 种类型。

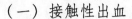

（一）接触性出血

多为早期表现，性交后出血或妇科检查时出血。此症状有时可出现在白带增多之前。

（二）不规则出血

不规则出血表现为除正常月经外的阴道出血，出血量时多时少，淋漓不尽。早期大多为小量流血，晚期流血增多，当癌肿侵蚀大血管后，可引起致命的大量阴道出血。年轻患者可表现为经期延长、月经周期缩短、经量增多等症状。一般外生型癌出血较早、血量多，内生型癌出血较晚。

（三）绝经后出血

绝经后出血主要表现为女性绝经后不规则的阴道流血。

三、疼痛

疼痛症状大多出现在晚期，由肿瘤压迫引起，可出现严重持续的腰骶部或坐骨神经疼痛，下肢肿胀和疼痛。

四、泌尿系及直肠症状

癌肿压迫侵犯膀胱，可出现尿频、尿急、尿痛和血尿，严重者可出现膀胱－阴道瘘，即尿液失去控制而从阴道排出。癌肿累及直肠可出现腹泻、便血、里急后重等症状，严重者可出现阴道－直肠瘘，即粪便不自主地从阴道排出。晚期可出现恶病质，有明显的消瘦、贫血、发热等症状。

第三节　宫颈癌的治疗配合

宫颈癌的相关检查包括阴道镜检查、宫颈细胞学检查、阴道脱落细胞检查、宫颈癌脱落细胞检查、宫颈活检、碘染、液基薄层细胞检测、肿瘤固有荧光检查等。

宫颈癌常见的治疗方法包括手术、化疗和放疗等。手术主要用于早期宫颈癌患者，常用术式有全子宫切除术、次广泛全子宫切除术加盆腔淋巴结清扫术等。化疗为宫颈癌的辅助治疗方法，适用于晚期及复发病例。化疗对于晚期患者能减轻痛苦，延长生命。放疗作为宫颈癌的主要治疗手段，适用于各期宫颈癌患者，尤其是ⅢB期及以后各期均应将放疗作为首选疗法。

第四节　宫颈癌的常规护理

一、手术患者的护理

（一）术前护理

1．阴道准备

术前每天行阴道冲洗，若有阴道出血或有异味及时通知医生，可使用宫腔引流、阴道填塞或抗感染治疗。术晨予阴道冲洗，用0.5%络合碘或过氧化氢消毒阴道和宫颈。

2．其他准备

饮食调整，术前3天，予半流质饮食。术前1天，改全流质饮食；手术前一晚及手术当天清晨嘱患者禁食、清洁灌肠、留置尿管。术前1天备皮。

3．术前功能锻炼指导

指导患者术前练习深呼吸及有效咳嗽，学会卧床期间配合翻身，预防肺部感染等并发症。训练床上肢体活动，预防术后血栓的形成。讲解术后早期下床活动的意义，以利于康复。练习床上二便，锻炼膀胱功能。

4．心理护理

面对手术及治疗的经济负担，大多患者及其家属均表现出不同程度的焦虑、沮丧情绪。护士要关心体贴患者，了解患者的心理状态，耐心倾听患者的诉说，用通俗易懂的语言进行术前宣教，缓解患者术前心理压力。

（二）术后护理

1．体位

术后应给予去枕平卧位。6 h后可予半卧位（改体位时间可根据麻醉要求而调整）。

2．病情观察

术后密切观察患者的生命体征，每30～60 min测量并记录血压、脉搏、呼吸及血氧饱和度情况。注意伤口敷料有无渗血，并及时更换敷料。观察引流管是否通畅，引流液的颜色及量，做好记录。术后12 h，引流液为血性，但引流量不超过300 mL。若12 h后引流液色鲜红且量增加，则有内出血的可能，立即报告医生处理。

3．饮食

禁食6 h后，予全流质饮食。肛门排气后，予半流质饮食。排大便后，予普食。指导患者每天饮水2000 mL～2500 mL（包含汤、果汁等液体摄入），保持尿液淡黄清亮，预防泌尿系感染。

4．尿道护理

每天行会阴抹洗2次，导尿管妥善固定，防止脱落，观察并记录尿管引流尿液的颜色、量及性状，及时倾倒尿液，定时更换尿袋。遵医嘱予夹尿管训练膀胱功能，白天每

2 h 开放 1 次，晚间全放开不夹闭尿管。

5. 功能锻炼

术后每 2 h 翻身 1 次，被动活动下肢。术后 3 天可下床活动。

二、放疗患者的护理

（一）放疗前护理

1. 心理护理

向患者及家属介绍有关放疗的知识、治疗中可能出现的不良反应及需要配合的注意事项。放疗前可陪同患者到放疗区熟悉放疗环境，缓解患者恐惧焦虑心理，积极配合治疗。

2. 饮食护理

宜进高蛋白、高热量、高维生素清淡饮食，嘱患者戒烟、酒。

3. 阴道冲洗

以清除阴道坏死组织，防止感染和粘连，增强放疗的效果。

4. 病情观察

观察患者有无腹痛、阴道流血。评估患者是否出现贫血、脱水及电解质紊乱，若出现，报告医生及时处理。

（二）放疗期间护理

1. 病情观察

观察患者全身及局部反应情况，全身反应主要有头晕、乏力、食欲缺乏、恶心、呕吐、心慌、白细胞下降等。局部反应主要有外阴烧灼感。观察有无放射性直肠炎和放射性膀胱炎等放疗的并发症和后遗症。观察有无腹痛及阴道流血的情况。

2. 心理护理

应多与患者沟通交流，让患者明白放射生物效应导致的局部反应是暂时现象，停照后 1～2 个月或更久时间内，肿瘤可继续缩小甚至消失，鼓励患者以积极乐观的心态配合治疗。

3. 饮食护理

宜进高蛋白质、高维生素、高热量、清淡易消化饮食，如鱼、肉、鸡、蛋、豆制品、新鲜蔬菜、水果等，尽量多食蒸、炖的食物，不吃油炸、腌制品、过甜的食物，戒烟、酒及辛辣、刺激性食物。

4. 皮肤护理

因放射线损伤上皮细胞，使成熟的上皮细胞持续丢失、剥脱，导致放射性皮炎。放疗期间，须选穿全棉柔软内衣，修剪指甲。保持放射野皮肤清洁干燥，勿用肥皂擦洗，勿自行涂药及搔抓摩擦刺激。皮肤脱屑，忌用手剥撕，禁贴胶布，避免冷热刺激。照射区皮肤禁止注射，不宜作为供皮区，清洁时使用浸过温水的柔软毛巾轻轻沾洗。保持放射野体表画线标记清晰，如果术野画线标记不明显或被不小心洗掉，必须由主管医师补画后才能进行放疗。

5.症状护理

（1）腹痛。若突然出现腹痛或腹痛加剧、面色苍白、血压下降，立即报告医师，警惕发生子宫穿孔。

（2）阴道流血。一般要求卧床休息，减少活动，遵医嘱给予止血对症支持治疗。若出血量多，则予以阴道填塞纱条，24 h 后取出，并观察生命体征变化。

（3）腹泻。评估腹泻的严重程度，观察有无黏液和脓血便，报告医生并常规检查和处理，向患者做好解释工作，消除其恐惧心理。鼓励进食低渣、易消化的半流质食物。必要时遵医嘱给予止泻、抗炎及补液治疗。

（4）尿频、尿急。遵医嘱予以口服消炎药，并鼓励患者多饮水。出现血尿者，应予以止血药。

第五节　宫颈癌的居家护理

一、日常起居

（1）做好个人卫生，保持外阴及会阴部清洁干燥。长期坚持阴道冲洗，冲洗液选用 1∶5000 的高锰酸钾溶液。放疗患者放疗结束后半年内坚持每天做阴道冲洗，前 6 个月每天 1 次，6 个月至 2 年，每天冲洗 1 次，预防阴道炎、阴道粘连和阴道闭锁。

（2）治疗期满半年后可恢复性生活，腔内治疗后因阴道纤维化致阴道缩窄，及时恢复性生活还有利于改善阴道狭窄，保持阴道的宽度与长度。宫颈癌根治术后，尤其是切除双侧卵巢后会因阴道干燥、阴道缩短而引起性交疼痛，影响性生活质量。这种不适可以通过改变性交体位、抬高臀部、使用润滑剂等方法缓解。可行肛提肌锻炼，以增强阴道肌张力，提高生存质量。

二、饮食护理

（一）饮食原则

加强营养摄入，应少食多餐，选择高热量、高蛋白的膳食。

（二）辨证施膳

（1）肝郁气滞型。表现为少腹胀痛，善叹息而口苦咽干，白带增多，微黄夹血，阴道流血夹瘀块；情志郁闷，心烦易怒，胸闷脘胀，舌苔薄白或有瘀点，脉涩或弦。宜进食疏肝解郁、凉血解毒的食品，如苦瓜、薄荷、萝卜、杏仁、茴香等。食疗方：桂杏汤。

（2）湿热瘀毒型。表现为带下量多，赤白相兼，色黄如脓，或如米泔，污秽腥臭，阴道流面暗紫改有瘀块，口苦咽干，腰酸困痛，尿黄便干，舌红苔黄腻，脉滑数。宜进食清热化湿、解毒散结的食品，如薏苡仁、莲藕、马蹄、红小豆等。食疗方：马蹄绿

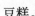

豆糕。

（3）肝肾阴虚型。表现为阴道不规则出血，量多色红，头晕耳鸣，腰背酸痛，手足心热，低热盗汗，舌红少苔，脉细数或沉细。宜进食养阴清热的食品，如沙参、梨、鸭肉、银耳、百合等。食疗方：沙参玉竹瘦肉汤。

（4）脾肾阳虚型。表现为神疲乏力，腰膝酸软，小腹坠胀，纳少便溏，白带清稀而多，崩中漏下，面目浮肿，四肢畏冷，小便清长，舌淡胖，苔白润，脉沉细或细弱。宜进食温肾健脾、祛寒散结的食品，如黑豆、枸杞子、鲈鱼、茯苓、驴肉等。食疗方：黑米桂圆粥。

（三）临证饮食

（1）恶心和呕吐者可吃干、咸的食品，如饼干、烤面包、馒头等，避免过甜、油腻的食品。

（2）腹泻者可服用止泻剂，多吃高蛋白、高维生素、富含钾的食物，如水果、蔬菜、鲜橙汁、蘑菇等，并增加水分的摄入，但须慎吃奶类。

（3）便秘者应增加维生素的摄入，以及多饮水。戒烟、酒，少食生葱、韭菜等。

三、居家用药护理

（一）内服中药

（1）气滞血瘀、痰湿瘀结、肾虚血瘀患者的中药汤剂宜饭后温服。

（2）湿热瘀阻患者中药汤剂宜饭后微温服。

（二）注射给药

若发生不良反应，请及时告知医护人员。如出现头晕、心慌、气促等症状，应立即停止用药，并及时告知医护人员。

（三）外用中药的使用

使用前注意皮肤干燥、清洁，必要时需局部清创。注意观察用药后的反应，当出现灼热、发红、瘙痒、刺痛等局部症状时，请及时告知医护人员。过敏体质者慎用。

四、情志护理

保持心情愉快。癌症患者心理负担较重，应努力保持足够的信心。适当进行体育锻炼，增强机体抵抗力。病情稳定或早期治愈者可以继续上班，即使已退休也应适当参加社交活动，尽快摆脱病痛的折磨并战胜疾病，延长生命。

五、术后复查

一般出院后第1年应每1～3个月复查1次，第2年应每3～6个月复查1次，第3年应每半年1次，6年后改为每1年复查1次。随访内容包括盆腔检查、阴道细胞学检查、胸部X线摄片、B超检查、血常规检查等项目。

六、复发信号

宫颈癌复发的典型症状为阴道出现血性液体或浆液性分泌物，伴恶臭，其次可有下腹不适,并逐渐出现下腹疼痛、下腹水肿或盆腔疼痛,也有表现为臀部疼痛或深部中央性盆腔疼痛,排尿、排便困难,有时发现下腹包块。注意的是,在放疗后数月内也会有此现象,因此应定时复查,经医生检查后及时做出正确判断。若有远处转移,常见肺转移和骨转移。晚期可出现黄疸,若扩散至输尿管并导致阻塞,会出现肾衰竭。怀疑有肿瘤复发或转移时,在复查时可通过活体组织检查、B 超检查、CT 检查、MRI 检查或同位素淋巴造影等检查以明确诊断,及早发现,及时治疗。

参考文献

[1] 付艳枝,田玉凤,许新华. 肿瘤化学治疗护理 [M]. 2 版. 北京:科学出版社,2017.

[2] 贾立群. 中西医防治肿瘤放化疗不良反应 [M]. 北京:中国中医药出版社,2015.

[3] 缪景霞,蔡姣芝,张甫婷. 肿瘤内科护理健康教育 [M]. 北京:科学出版社,2018.

[4] 宁宁,侯晓玲. 实用骨科康复护理手册 [M]. 北京:科学出版社,2016.

[5] 齐海燕,刘宗淑. 社区肿瘤护理指导 [M]. 兰州:兰州大学出版社,2015.

[6] 秦元莉,孙永翠. 常见肿瘤的护理与健康教育 [M]. 广州:中山大学出版社,2013.

[7] 孙丽,吴晓燕. 肿瘤疾病护理健康教育 [M]. 武汉:湖北科学技术出版社,2017.

[8] 吴素慧. 妇产科恶性肿瘤非手术治疗 [M]. 武汉:华中科技大学出版社,2019.

[9] 吴晓明,于雷. 肿瘤患者常见症状自我调控 [M]. 北京:人民卫生出版社,2015.

[10] 王霞,王会敏. 实用肿瘤科护理手册 [M]. 北京:化学工业出版社,2019.

[11] 夏小军. 肿瘤中西医结合护理 [M]. 兰州:甘肃科学技术出版社,2021.

[12] 张子理,金宇. 中西医结合肿瘤学 [M]. 2 版. 兰州:兰州大学出版社,2018.

[13] 邹艳辉,周硕艳,李艳群. 实用肿瘤疾病护理手册 [M]. 北京:化学工业出版社,2018.

（李 玲 周碧玉）

第二十六章 卵巢癌的居家护理

卵巢癌是来自于卵巢上皮、生殖细胞、性腺间质、非特异性间质的原发性肿瘤，还包括来自其他脏器的转移性肿瘤，属于中医学"症瘕""积聚""肠覃"范畴。卵巢癌是继宫颈癌、子宫内膜癌之后发病率位居第3位的妇科恶性肿瘤，由于早期症状隐蔽，确诊时有2/3已属于晚期，故属于病死率最高的女性生殖道肿瘤。卵巢恶性肿瘤可以发生在任何年龄段和不同时期，但在不同年龄段和不同时期，恶性生殖细胞肿瘤在20岁以下的女性中最常见，而上皮性卵巢癌在50岁以上的老年女性中最常见。

第一节 卵巢癌的病因

卵巢癌病因不明，流行病学研究表明，卵巢癌主要与内分泌因素（晚婚、不育）、遗传性因素、病原体因素（人乳头瘤病毒、沙眼衣原体、单纯疱疹病毒）相关。除此以外，一些研究认为，经济状况低下、高胆固醇饮食、口服避孕药、吸烟、种族差异和地理环境差异等也是卵巢癌发生的高危因素。

第二节 卵巢癌的临床表现

一、下腹不适或盆腔下坠

可伴食欲缺乏、恶心、胃部不适等症状，大多因肠蠕动及体位变化使肿瘤受牵扯所致。进食后盆腔内不适感是卵巢癌最常见的特征性表现。

二、腹部有膨胀感，腹部增大及有肿块

卵巢癌即使在临床早期也可以出现腹水，或肿瘤生长超出盆腔，在腹部可以触及

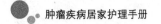

肿块。

三、尿频及下腹痛

大多为晚期的症状，因肿瘤附近器官受到牵拉或受压迫所致，疼痛可向大腿、会阴或肛门等部位放射。

四、压迫症状

肿块伴腹水者，除有腹胀外还可引起压迫症状，如横膈抬高可引起呼吸困难，患者不能平卧、心悸，由于腹内压增高，影响下肢静脉回流，可引起腹壁及下肢水肿，肿瘤压迫膀胱、直肠，可有排尿困难、肛门坠胀及大便改变等。

五、月经不调

与具有内分泌功能的肿瘤分泌雌激素或雄激素分泌过多有关，表现为性早熟、不规则阴道流血、绝经后阴道流血、闭经或男性化表现。

六、其他

表现为食欲缺乏、腹胀、消瘦、乏力、体重下降等。

七、癌转移所产生的症状

主要包括肺转移产生干咳、咯血、胸腔积液及呼吸困难。骨转移可产生转移性局部剧烈疼痛，局部有明显压痛点。肠道转移者可有大便变形、便血，严重者因发生不可逆的肠梗阻而死亡。

第三节　卵巢癌的治疗配合

一、筛查

由于其发病机制尚未明确，目前针对卵巢癌早期诊断仍没有有效的筛查方案，美国妇产科医师协会鼓励有遗传风险的女性接受降低卵巢癌风险的预防性双侧附件切除术，这是降低这一人群死亡率的最有效方法，对于没有遗传风险的女性在因其他指征行子宫切除术保留卵巢时，切除双侧输卵管和对拟行绝育手术的患者建议切除双侧输卵管，有利于降低其以后发生高级别浆液性癌的风险。

二、诊断

目前卵巢肿瘤的诊断主要依靠病史、临床症状、体格检查、影像学检查、肿瘤标志物检查相结合，最终诊断依据病理检查结果。由于卵巢体积较小，且盆腔位置较深，多数患者发生病变时无病史和特异的临床症状。影像学检查主要包括：传统的 X 线检查、超声检查、X 线计算机断层摄影、磁共振成像及正电子发射计算机断层扫描。实验室检查主要是测定肿瘤标志物含量，包括糖类抗原 CA125 测定、癌胚抗原测定、甲胎蛋白测定及血清人绒毛膜促性腺激素测定。其他检查有腹腔镜检查、细胞学检查、活组织检查等。

三、治疗

卵巢癌因病理类型不同而治疗方案不同，多采用手术治疗、联合化疗等综合治疗手段。

第四节　卵巢癌的常规护理

一、术前护理

（一）肠道准备

营养指导予以高蛋白、高热量、易消化、富含维生素、易消化饮食。术前 3 天进半流饮食，术前 1 天进流质饮食，避免食用牛奶、含糖过高及产气类食物，术前 6 h 禁食，2 h 禁饮，手术前一晚及手术当天清晨予清洁灌肠 3 次，末次清洁灌肠后应询问患者是否排出水样大便，如大便带渣较多需增加清洁灌肠次数直至排出水样大便。

（二）阴道准备

自入院开始每天行阴道冲洗，术晨用 0.5% 络合碘或过氧化氢消毒阴道和宫颈，并填塞无菌纱条托举宫颈以利于手术，留置导尿管（无性生活史者禁止行阴道冲洗）。

（三）皮肤及个人卫生准备

以顺毛、短刮的方式进行术野剃毛准备。其范围是上自剑突下，下至两大腿上 1/3 处及外阴部，两侧至腋中线。与医生、患者或家属共同做好术野标识。术前 1 天协助患者洗澡更衣，修剪指甲。

（四）指导训练

指导患者进行功能锻炼如深呼吸、有效咳嗽、体位训练、床上排泄、肢体功能训练等。

（五）心理护理

卵巢是女性的生殖器官，一旦切除，将会给患者造成巨大的精神压力。术前应向患者及家属解释其功能，共同讨论健康问题，解除其疑虑，缓解其不安情绪，使患者能以积极态度面对并接受住院期间的治疗和护理。

二、术后护理

（1）进行心电监护和血氧饱和度监测，密切观察生命体征，进行术后疼痛评估，指导患者使用镇痛泵，必要时遵医嘱使用止痛剂。

（2）保持腹腔及宫腔引流管管道位置固定良好并引流通畅，准确记录引流液的颜色、性质和量。检查导尿管是否固定良好及引流通畅，术后第3日定期开放导尿管，指导患者进行膀胱功能锻炼。

（3）卵巢癌患者饮食应遵循流食、半流食、普食过渡顺序并以少量多餐为原则，食物宜营养而清淡，不食或少食大剂量乳糖及过多的动物脂肪。

（4）做好口腔、会阴护理，术后保持会阴部清洁，及时更换会阴垫，每天2次会阴抹洗护理。协助患者进行床上肢体活动、双足背屈运动，预防肺部感染、尿道感染、下肢静脉血栓形成、盆腔淋巴囊肿和压疮等并发症的发生。鼓励患者尽早下地活动，自行洗漱、进食，必要时协助其做好各项生活护理。

第五节　卵巢癌的居家护理

一、日常起居

避免重体力活动，禁止性生活3个月，适当运动，多散步。禁止盆浴3个月，每天用温开水清洗会阴部2次。

二、饮食护理

（一）饮食原则

饮食宜富含高蛋白、高维生素，避免刺激性食物。

（二）辨证施膳

1. 气滞血瘀型

表现为少腹包块，坚硬固定，胀痛或刺痛，痛而拒按，夜间痛甚，或伴胸胁不能，月经不测，其则崩漏，面色晦暗，肌肤甲错，舌质紫暗有瘀点，瘀斑，脉细涩。宜进食行气活血、祛瘀消癥的食品，如红花、赤芍、洋葱、柚子、黄豆等。食疗方：山楂花茶饮。

2. 痰湿蕴结型

表现为少腹部胀满疼痛，痛而不解，或可触及质硬包块，胸脘痞闷，面浮懒言，带下量多质黏，舌淡胖或红，舌苔白腻，脉滑或滑数。宜进食健脾利湿、除痰散结的食品，如荠菜、竹笋、芋艿、芡实、扁豆等。食疗方：芡实瘦肉汤。

3. 肝肾阴虚型

表现为下腹疼痛，绵绵不绝，或可触及包块，头晕目眩，腰膝酸软，四肢无力，形体消瘦，五心烦热，月经不调，潮热盗汗，舌红少苔，脉细弦数。宜进食养阴清热、滋补肝肾的食品，如苹果、羊乳、鸭蛋、带鱼、鲍鱼等。食疗方：山药甲鱼汤。

4. 气血两虚型

表现为腹痛绵绵，或有少腹包块，伴消瘦乏力，面白神倦，心悸气短，动则汗出，纳呆，口干不多饮，舌质淡红，脉沉细弱，虚大无根。宜进食益气养血的食品，如红枣、樱桃、黑芝麻、鸽肉、鲢鱼等。食疗方：红枣桂圆羹。

三、居家用药护理

按时按量服药，不可自行随意增减药量，若服药过程中出现不良反应应及时就医。中药宜饭后 1 h 服用。

四、情志护理

理性面对现实，保持乐观情绪，多参加有益的娱乐活动。可逐步建立并完善自己的社会支持系统，通过专业渠道获取科学的性知识，鼓励患者回归社会。

五、功能锻炼

学习盆底肌锻炼，方法为先缩紧肛门，接着缩紧阴道及尿道，每次收紧不少于 3 s，然后放松，连续做 15 ～ 30 min，每天进行 2 ～ 3 次。

六、定期随访

目前缺少依据循证医学证据的指南来指导随访。一般而言，在完全缓解后 2 年内，可每 2 ～ 4 个月随访 1 次，然后可逐渐延长随访间隔，每 3 ～ 6 个月随访 1 次，共 3 年，5 年后可每年随访 1 次。每次随访时，应完成体格检查（包括乳腺、盆腔和直肠检查）、妇科检查、阴道断端细胞学检查、血清标志物、腹部盆腔 B 超检查，要重视妇科检查，不能仅做影像学检查，可能会耽误治疗，因为许多接近阴道残端和直肠子宫陷凹的小病灶仅靠影像学检查难以查出。

参考文献

[1] 付艳枝，田玉凤，许新华. 肿瘤化学治疗护理 ［M］. 2 版. 北京：科学出版社，2017.

[2] 贾立群. 中西医防治肿瘤放化疗不良反应 ［M］. 北京：中国中医药出版社，2015.

[3] 缪景霞，蔡姣芝，张甫婷. 肿瘤内科护理健康教育 ［M］. 北京：科学出版社，2018.

[4] 宁宁，侯晓玲. 实用骨科康复护理手册 ［M］. 北京：科学出版社，2016.

[5] 齐海燕，刘宗淑. 社区肿瘤护理指导 ［M］. 兰州：兰州大学出版社，2015.

[6] 秦元莉，孙永翠. 常见肿瘤的护理与健康教育 ［M］. 广州：中山大学出版

社，2013.

［7］孙丽，吴晓燕. 肿瘤疾病护理健康教育［M］. 武汉：湖北科学技术出版社，2017.

［8］吴素慧. 妇产科恶性肿瘤非手术治疗［M］. 武汉：华中科技大学出版社，2019.

［9］吴晓明，于雷. 肿瘤患者常见症状自我调控［M］. 北京：人民卫生出版社，2015.

［10］王霞，王会敏. 实用肿瘤科护理手册［M］. 北京：化学工业出版社，2019.

［11］夏小军. 肿瘤中西医结合护理［M］. 兰州：甘肃科学技术出版社，2021.

［12］张子理，金宇. 中西医结合肿瘤学［M］. 2 版. 兰州：兰州大学出版社，2018.

［13］邹艳辉，周硕艳，李艳群. 实用肿瘤疾病护理手册［M］. 北京：化学工业出版社，2018.

（李 玲 田 霞）

第二十七章 骨肿瘤的居家护理

骨肿瘤是指发生于骨骼及其附属组织（骨髓、血管、神经、脂肪、纤维组织等）的原发性肿瘤，以及由其他组织、器官的肿瘤经血液循环或淋巴系统转移到骨骼的继发性肿瘤。骨肿瘤属于中医学"骨瘤""骨痨""骨疽""石疽"范畴。骨肿瘤多见于长骨的骨干骺端，如股骨远端、肱骨近端。原发性骨肿瘤属于少见的肿瘤类型，占全身肿瘤的2%～3%。原发性骨肿瘤包括良性肿瘤、恶性肿瘤和瘤样病变三大类，其中以良性肿瘤多见。骨肿瘤好发于男性，恶性肿瘤死亡者多见于10～20岁及60岁以上两个年龄段。

第一节　骨肿瘤的病因

骨肿瘤的病因至今尚未明确，可能与环境和遗传、病毒、射线等多种因素相关。继发性骨肿瘤以肺癌、乳腺癌、甲状腺癌骨转移最为常见。

第二节　骨肿瘤的临床表现

一、疼痛

疼痛为骨肿瘤早期出现的主要症状，肿瘤生长速度越快，疼痛症状便越显著。随着病情的进展，疼痛可发展为持续性，还可向远处放射。多数患者的疼痛在夜间加剧，以致影响睡眠。突然暴发的剧烈疼痛常见于病理性骨折。

二、肿块

位于骨膜下或表浅的肿瘤出现较早，可触及骨膨胀变形。如肿瘤穿破到骨外，可产生固定的软组织肿块，表面光滑或者凹凸不平。

三、畸形

因肿瘤影响肢体骨骼的发育及坚固性而合并畸形，以下肢最为多见。

四、功能障碍

骨肿瘤后期，因疼痛肿胀而致患部功能障碍，可伴有相应部位的肌肉萎缩。

五、压迫症状

向颅腔和鼻腔内生长的肿瘤，可压迫脑和鼻的组织，因而出现颅脑受压和呼吸不畅的症状。盆腔肿瘤可压迫直肠与膀胱，产生排便及排尿困难。脊椎肿瘤可压迫脊髓而产生瘫痪。

六、病理性骨折

肿瘤部位只要有轻微外力就容易引起骨折。骨折部位肿胀疼痛剧烈。脊椎病理性骨折常合并截瘫。

七、全身症状

随着肿瘤的生长，受肿瘤消耗、毒素刺激和痛苦的折磨，可出现一系列全身症状，如失眠、烦躁、食欲不振、精神萎靡、面色苍白、进行性消瘦、贫血、恶病质等。

第三节　骨肿瘤的治疗配合

骨肿瘤的治疗主要以肿瘤的性质、大小和部位为依据。良性肿瘤多以局部刮除、植骨或切除为主，如能彻底去除，一般不复发，愈后良好。恶性肿瘤常用的手术式式有截肢术、关节离断术、保留肢体术等。近年来，随着化疗方法的进步，许多辅助治疗措施如瘤段切除或全骨切除、用人工假体置换、采取保留肢体的"局部广泛切除加功能重建"辅以化疗等正逐步推广。全身化疗常用的药物包括多柔比星及大剂量氨甲蝶呤，但这些药物作用的选择性不强、肿瘤细胞在分裂周期中不同步均会影响化疗的效果。局部化疗包括动脉内持续化疗及区域灌注，其中以区域灌注效果较好，区域热灌注化疗一般在化疗后 10 天进行。其他治疗手段包括免疫治疗、放射治疗和综合治疗。

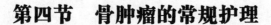

第四节　骨肿瘤的常规护理

一、术前护理

（一）饮食护理

术前予饮食指导，以高蛋白、高热量、高维生素、易消化食物为宜。加强营养，以增强机体抵抗力及对手术的耐受性，促进康复。术前禁食 10～12 h，禁饮 4～6 h。

（二）体位

注意静息调养，确保充足睡眠。下肢骨肿瘤的患者，应避免下地负重，以预防病理性骨折。

（三）术前准备

完善各项检查，常规备血。评估患者肿瘤局部疼痛的程度，按三阶梯止痛疗法控制疼痛，制订个体化止痛计划并实施。为预防感染，关节置换患者术前 1～2 h，以及双侧同时行膝关节置换术患者应在第 2 天术前加用 1 次抗生素。

（四）宣教指导

吸烟者应在术前 2 周戒烟，教会患者有效咳嗽、排痰的方法。指导患者勿在恶性肿瘤局部用力按摩挤压，也不能热敷、理疗，以及涂抹刺激性药膏，勿私自用中草药外敷。必要时指导患者学会使用床上便器。术前指导患者进行功能锻炼，下肢截肢者应学会拐杖的使用方法，进行手臂力量锻炼。行假体置换者，指导患者学会相关肌肉的等长收缩，以及足部的跖、背屈运动的方法。

（五）术区皮肤准备

严格检查手术区域及附近的皮肤，若出现皮肤破溃等情况，及时报告医生处理。无菌手术术前 3 天开始备皮，即第 1、第 2 天用肥皂水清洁局部皮肤，第 3 天将手术区皮肤剃毛、洗净，以 75% 乙醇消毒后用无菌巾包扎，术日早晨重新消毒后包扎。注意剃毛发时不可刮破皮肤，以免增加感染风险。

（六）心理护理

向良性骨肿瘤患者讲解肿瘤的特点，告知肿瘤生长缓慢，症状较轻，预后较好，解除患者及家属的顾虑。由于恶性骨肿瘤病情发展较快、易转移，晚期易出现恶病质和全身多器官功能衰竭而危及生命，应评估患者及家属的心理状况，加强沟通。及时给予心理安慰、支持和鼓励，缓解患者的不良心理反应。需要截肢者，应向患者及其家属说明截肢的必要性，解释义肢的安装与功能重建方式，帮助患者克服预期性悲哀心理，使其积极配合治疗。

二、术后护理

（一）病情观察

观察患者体温、脉搏、呼吸、血压的变化，做好病情记录。观察患肢末梢血运情况，包括皮肤的颜色、感觉、温度、毛细血管充盈反应及动脉搏动情况。观察肢体有无疼痛、肿胀，以及有无神经损伤表现。观察伤口有无渗血，如渗血较多，及时报告医生处理。加强基础护理，预防压力性损伤、坠积性肺炎、泌尿系感染、便秘、深静脉血栓等并发症。

（二）体位

全身麻醉术后，患者平卧至苏醒后 6 h，头偏向一侧。腰麻、硬膜外联合麻醉去枕平卧 24 h，硬膜外麻醉去枕平卧 6 h。四肢术后，用枕头或支架抬高患肢使之高于心脏水平，以减轻患肢肿胀。保持关节功能位，必要时用石膏固定，固定的肢体应摆放舒适，使之有利于静脉回流且不引起石膏断裂或压迫局部软组织。

（三）引流管护理

观察并记录引流液的颜色、量、性质，发现异常及时通知医生处理。定时挤压引流管，保持引流通畅，在无菌操作下更换负压引流装置。

（四）牵引患者术后护理注意事项

皮牵引时用绷带胶布固定，牵引带无脱位；牵引砣要悬空，不能随意加减重量；卧硬板床，保持正确体位，抬高床尾，保持反牵引力；牵引绳应滑动自如，并与患肢长轴成一直线；观察患肢末梢血液循环，发现异常及时报告医生。骨牵引患者应注意观察牵引针眼处有无出血、感染，保持针眼处干燥、清洁，每天消毒针眼 2 次。皮牵引患者应注意胶布或皮牵引带有无松散或脱落，皮肤有无过敏性皮炎、溃疡等。

（五）术后石膏固定的护理观察要点

（1）注意观察患肢远端血循环及触知觉变化，注意有无固定性疼痛、发麻发凉，颜色苍白或发绀，发现异常立即报告医生处理。

（2）观察记录石膏外液体和血液渗出的时间、颜色及渗液的污染范围，用记号笔划出边界，并观察有无扩大。注意观察石膏内有无异常气味，以便排查是否发生感染化脓。

（3）石膏边缘垫以棉花或海绵，预防发生皮肤擦伤。若石膏内皮肤瘙痒，禁用尖硬物件搔抓，避免皮肤破溃。

（4）搬运时用手掌轻轻托起石膏，观察石膏固定处是否发生变形或出现凹陷。

第五节 骨肿瘤的居家护理

一、日常起居

长期卧床者，若病情允许，应加强翻身，指导进行有效咳嗽及多饮水，以预防压疮、肺部感染和泌尿系感染。饭后及日常可按摩腹部，防止便秘。

二、饮食护理

（一）饮食原则

以清淡饮食为主，宜进食高蛋白，高热量，富含胶原、微量元素的食物，坚持良好的饮食习惯，提高身体抵抗力。

（二）辨证施膳

（1）阴寒凝滞型。表现为肿瘤初起，时痛时止，逐渐加重，遇寒痛甚，得温痛减，肿块皮色不变，漫肿不热，面白形寒，口中不渴，尿清，舌淡苔白，脉沉细或沉弦。宜进食温阳散寒、活血通络的食品，如淡菜、羊肉、鸡蛋、牛肉、乌鸡等。食疗方：丹参乌鸡汤。

（2）毒热瘀结型。表现为病变局部肿胀灼痛，疼痛难忍，痛处拒按，肿块坚硬不移，增大迅速，难消难溃，皮肤红紫，皮温较高，肢体活动障碍，伴发热、口渴、便结、尿赤，舌红、有瘀斑，苔黄，脉数弦涩。宜进食清热解毒、化瘀散结的食品，如海带、石花菜、蕨菜、马齿苋、白菜等。食疗方：白菜番茄豆腐煲。

（3）肝肾阴虚型。表现为患处肿痛日久，疼痛难忍，朝轻暮重，口干饮少，形瘦体弱，腰膝酸软，头晕耳鸣，夜寐多梦，低热或五心烦热，可伴有肢体畸形、活动障碍，或见咳嗽、咯血、胸闷，舌红少苔或剥苔，脉细数。宜进食滋肾降火的食品，如蚌、海参、甲鱼、山药、鸡蛋黄等。食疗方：玉竹山药粟米羹。

（4）脾肾两虚型。表现为患处隆起肿块，胀痛不休，坚硬不移，皮色不变或淡紫，按之疼痛，患肢功能障碍，形体瘦弱，神疲乏力，气短心悸，纳呆少食，面白或萎黄无华，常伴见咳嗽、咯血、胸闷等症，舌淡或淡胖苔薄白，脉细弱。宜进食补肾健脾、散结止痛的食品，如胡桃仁、鸽蛋、鳝鱼、桂圆、韭菜等。食疗方：大枣猪腰汤。

三、居家用药护理

按医嘱用药者应坚持用药并注意药物的疗效及副作用，定期随访，随时复查。服用口服化疗药时，多饮水，帮助排除体内毒素。

四、心理护理

手术创伤、麻醉反应、疼痛、患肢制动、留置各种管道及担心疾病预后等，易使患者产生焦虑、恐惧心理。患者要培养良好的心理素质，应多与亲朋好友倾诉交流，获得心理安慰和心理支持，保持情绪稳定。

五、加强功能锻炼

功能锻炼应掌握好锻炼时机，循序渐进，以主动锻炼为主，被动锻炼为辅。正确的功能锻炼可预防失用性肌萎缩、关节挛缩、关节畸形等并发症。应充分认识到功能锻炼的重要性，要有毅力，持之以恒。

六、居家康复护理

（一）截肢术后的居家康复护理

（1）观察残肢有无出血、红肿、水疱、渗液、皮肤坏死、并发感染等。残肢末端平放于床面，关节处于功能位。大腿截肢者，要防止髋关节屈曲外展挛缩。

（2）小腿截肢者，要避免膝关节屈曲外展挛缩。对残端进行频繁和均匀的压迫，促进残端软组织的收缩。术后3周可局部按摩，促进水肿消退，并练习残肢屈伸运动，达到术前范围。积极锻炼，主动活动，增强肌力，提早练习扶拐行走，为安装义肢做准备。

（3）幻肢痛一般出现在截肢后1周或者数周内，也有在数月、数年后出现。痛感呈持续性、夜间加重，也与自身情绪变化相关。出现幻肢痛的患者，家属要多关心体贴，引导患者注视残端，以使其接受事实，促进其心理接受。学会放松，分散注意力，运用能增加舒适感的措施减轻幻肢痛，如协助患者转身运动、放松运动、改变体位等。家属应协助患者训练平衡能力和独立生活能力，从精神上、日常生活上多帮助患者，减轻其痛苦。对疼痛病史较长的患者，可轻轻叩击其残肢残端，也可采用理疗或针灸治疗。可进行适当的残肢活动和早期扶拐下地行走，有利于缓解症状。对顽固性疼痛，可行封闭、交感神经阻滞或交感神经切断术。

（二）瘤段骨灭活后再植术的术后的居家康复护理

（1）注意观察患肢末端的血运情况、感觉及运动状况，如果有剧痛、麻木、血循环障碍，应及时就医处理。抬高患侧肢体，促进静脉回流，减轻肿胀。

（2）石膏固定的松紧度要适宜，以防皮肤受压、溃疡。肢体肿胀消退后，如果石膏过松不能起到固定作用，应到医院重新更换石膏。保持石膏清洁，石膏表面的污渍可用毛巾、肥皂水或清水拭净，毛巾不宜过湿，以免石膏软化。

（3）术后1周患者应开始做股四头肌的锻炼。术后2～3周开始活动远端肢体的肌肉和关节，防止肌肉萎缩和关节僵硬。患者应多饮水、勤翻身并做有效咳嗽，以防发生肾结石、深静脉血栓、肺炎、压疮等并发症。

（4）术后6～8周应到医院做患肢X线检查，若无异常医生则可撤除石膏。石膏撤除后患者应活动各个关节并下床活动，但活动宜循序渐进，不可过早负重。

（5）拆除石膏后清洁皮肤，然后用弹力绷带包扎植骨固定部位，以防肢体发生反应性水肿。随着功能适应后，可逐渐撤除弹力绷带。

（三）行假体置换术后的居家康复护理

（1）适当抬高患肢，保持功能位。髋关节置换术后，保持患肢体展30°中立位，可穿防外旋鞋或进行皮牵引，避免下肢内收和外旋。膝关节置换术后，保持膝屈曲10°，两侧可放置沙袋保持中立位。肩关节置换术后，用三角巾固定，保持上臂身体侧边平行，肘关节屈曲90°，前臂置于胸前。肘关节置换术后，屈肘90°。须经常检查患肢位置。

（2）病情观察。注意观察患肢末梢皮肤颜色、温度、肿胀情况，以及有无异常感觉、有无被动牵拉指（趾）痛等。

（3）进行正确的功能锻炼。全髋关节置换术一般拆线后即可坐起，在床上练习关节活动，待适应直立姿势后方可扶拐下地行走。拐杖使用1～2个月，以后即可使用手杖。避免急速行走和赛跑，避免坐凳过矮，防止关节脱位。髋关节置换术后患者要注意"三不"原则，即不侧卧、不盘腿、不跷二郎腿。膝关节置换术一般术后1周可进行关节主动运动，2周后练习扶拐下地行走，拐杖一般使用2个月以上。需要注意的是，扶拐下地行走时须注意保护，以防止跌倒。肘关节置换术后1～2周可进行关节主动屈伸运动。肩关节置换术后2～3周可主动练习肩关节外展。

（四）人工全膝关节置换术后患者居家康复护理

（1）术后0～3天，因疼痛较重，不主张活动关节，可抬高患肢。主动屈伸踝关节和趾间关节，进行股四头肌和腘绳肌肌肉的等长收缩活动。每小时活动5～10 min，以防止血栓形成和肌萎缩。

（2）术后4～14天，除继续早期锻炼外，要加强膝关节屈伸活动范围。用关节恢复器（continues passive motion，CPM）继续锻炼，不使用CPM时可在床上继续进行膝关节屈伸活动。

（3）术后2～6周，增加上述练习的频率和时间，挂拐练习行走，逐渐脱离拐杖行走，练习上下楼梯活动。要求上楼梯时健腿先上，下楼梯时患腿先下，适应后脱离拐杖。完全康复后可进行适当的体育活动，如散步、打太极拳、骑自行车，但要预防肥胖、骨质疏松，不做剧烈活动。

（五）肩关节置换术后患者居家康复护理

（1）术后第3天开始做手腕关节的活动、肩部肌肉的收缩运动，促进血液循环。

（2）术后5～7天开始下床活动，患肢屈肘90°用三角巾悬吊上肢于胸前，做握拳、松拳活动。

（3）术后1周开始用健侧手协助患侧手，做上举动作，如举腕过肩、摸前额等。

（4）术后3周术肢可做主动锻炼。

（六）骨转移癌的居家康复护理

（1）骨转移癌患者常合并骨质疏松，易发生病理性骨折，故不同的病情宜选择不同的运动方式和运动量进行功能锻炼。选择正确、适当的项目，逐渐增加运动量。患者运动时要提高自我保护意识，防绊倒、防碰撞、防跌倒，避免骨折。

（2）身体虚弱、行动不便的患者可在室内或床上进行肌肉、关节的活动。此外，还可进行全身肌肉的按摩，主要通过捏拿肌肉的方法，刺激肌肉收缩。被动地活动四肢关节，刺激骨骼，减少骨质的丢失，每天做 2 次，以不疲劳为宜，同时注意保证每天接受日光照射 1～2 h。身体状况较好的患者可进行户外活动，如练气功、打太极拳、散步、慢跑等，可适当增加日光照射。

参考文献

[1] 付艳枝，田玉凤，许新华. 肿瘤化学治疗护理［M］. 2 版. 北京：科学出版社，2017.

[2] 贾立群. 中西医防治肿瘤放化疗不良反应［M］. 北京：中国中医药出版社，2015.

[3] 缪景霞，蔡姣芝，张甫婷. 肿瘤内科护理健康教育［M］. 北京：科学出版社，2018.

[4] 宁宁，侯晓玲. 实用骨科康复护理手册［M］. 北京：科学出版社，2016.

[5] 齐海燕，刘宗淑. 社区肿瘤护理指导［M］. 兰州：兰州大学出版社，2015.

[6] 秦元莉，孙永翠. 常见肿瘤的护理与健康教育［M］. 广州：中山大学出版社，2013.

[7] 孙丽，吴晓燕. 肿瘤疾病护理健康教育［M］. 武汉：湖北科学技术出版社，2017.

[8] 吴素慧. 妇产科恶性肿瘤非手术治疗［M］. 武汉：华中科技大学出版社，2019.

[9] 吴晓明，于雷. 肿瘤患者常见症状自我调控［M］. 北京：人民卫生出版社，2015.

[10] 王霞，王会敏. 实用肿瘤科护理手册［M］. 北京：化学工业出版社，2019.

[11] 夏小军. 肿瘤中西医结合护理［M］. 兰州：甘肃科学技术出版社，2021.

[12] 张子理，金宇. 中西医结合肿瘤学［M］. 2 版. 兰州：兰州大学出版社，2018.

[13] 邹艳辉，周硕艳，李艳群. 实用肿瘤疾病护理手册［M］. 北京：化学工业出版社，2018.

[14] 周岱翰，林丽珠. 中医肿瘤食疗学［M］. 广州：广东科技出版社，2021：277－283.

（李　玲　陈应平）

第二十八章　肾癌的居家护理

肾癌属于中医学"肾积""血尿""腰痛"等范畴，中医认为多因肾气亏虚，水湿不化，湿毒内生，或外受湿热邪毒，湿热下注，入里蓄毒，气血瘀阻水道所致。

第一节　肾癌的病因

肾癌的具体病因至今未明，不同类型肾癌的病因也不尽相同。总体来说，吸烟、饮酒等不良生活习惯、服用激素药物，以及有基础疾病是导致肾癌发病的主要因素。好发人群为中老年吸烟男性、高血压患者、糖尿病患者、肥胖患者等，诱发因素为放射性刺激或者其他肿瘤疾病。

一、主要病因

（一）吸烟

关于吸烟与肾癌相关性的研究较多。研究指出，主、被动吸烟均可增加肾癌发病风险，戒烟超过30年者的肾癌发病风险减少50%，长期戒烟者与不吸烟者发病风险均较低。

（二）饮酒

总饮酒量与肾癌的发病风险呈负相关，适量饮酒（尤其绝经后女性）可降低肾癌发病风险。

（三）激素及药物

化学物质可刺激人体细胞发生癌变，速效利尿药可能会促进肾癌发病与发展。滥用解热镇痛类药物，尤其含非那西丁的药物易诱导肾盂癌的发生。

（四）其他基础疾病

糖尿病患者更容易罹患肾癌。BMI 大于等于25 kg/m^2、高血压和泌尿系结石也是肾癌发病的危险因素。

（五）遗传性因素

大部分肾细胞癌是散发性的，遗传性肾癌占肾癌总数的 2%～4%，多以常染色体显性遗传的方式在家族中遗传。

二、流行病学

肾癌发病率在我国泌尿系统肿瘤中排名第二，仅次于膀胱肿瘤。肾癌占成人恶性肿瘤的 3%～4%，占小儿恶性肿瘤的 20%～25%，发病率呈逐年上升的趋势。与世界部分国家（地区）的肾癌发病率比较，我国肾癌发病率在世界上处于较低水平，但 1988—2002 年发病率呈逐年上升趋势，应引起重视。黑种人相对于白种人、西班牙人和亚洲人的发病率更高，并且生存率更低，主要以局限性肾癌居多。此外，黑种人比其他种族患者的平均诊断年龄低。亚洲人较其他种族的发病率更低，且生存率更高。男性发病率约是女性的 2 倍，且生存率更低。

三、好发人群

50～70 岁的中老年男性；有长年吸烟史、饮酒史的人群；慢性高血压、糖尿病及泌尿系结石患者；患有肥胖症的人；长期服用激素及解热镇痛类药物的人群，以及免疫系统受损人群，如艾滋病患者等。

四、诱发因素

（一）放射因素

放射性污染物如游离的 α、β、γ 照射可能损伤肾小管上皮细胞，从而引发肾癌的发生。

（二）其他肿瘤

存在原发癌者，继发肾癌的风险增加。

（三）工作中接触有毒物质

暴露于三氯乙烯、石棉、多环芳香烃等物质的职业人群，可能会增加罹患肾癌的风险。

（四）遗传因素

有肾癌家族史的人可能更容易罹患肾癌。

第二节　肾癌的临床表现

肾癌的典型症状是肾癌三联征，即血尿、腰痛和腹部肿块。临床上同时出现三联征的概率较小，多数患者会因其中 1 种或 2 种症状就医。30% 患者可能会出现副肿瘤综合

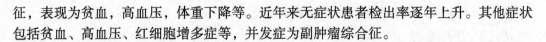

征，表现为贫血，高血压，体重下降等。近年来无症状患者检出率逐年上升。其他症状包括贫血、高血压、红细胞增多症等，并发症为副肿瘤综合征。

一、典型症状

（一）血尿

无痛性肉眼血尿是肾癌患者较常见的症状，常表现为间歇性、无痛性、全程肉眼血尿。

（二）腰痛

腰痛常表现为腰部钝痛，其可能原因是肿瘤生长导致肾被膜的张力增加，也有可能是肿瘤晚期侵犯浸润周围脏器组织所导致。

（三）腹部肿物

腹部肿物常发现于肿瘤生长体积较大时，表现为质硬、触之无痛、可随呼吸上下浮动。

（四）其他症状

1. 贫血

贫血主要是由于肾癌使骨髓的造血功能下降，促红细胞生成素生成减少所致。

2. 高血压

主要是由于肿瘤压迫或肿瘤内动静脉分流所致肾素生成过多，导致肾素－血管紧张素系统过度激活。

3. 红细胞增多症

肾癌肾皮质缺氧，释放促红细胞生成素，致红细胞生成增多。

4. 消瘦

消瘦是大部分肾癌患者会出现的临床表现。

（五）并发症

副瘤综合征是指临床表现不是由原发肿瘤或转移灶所在部位直接引起，而是由肿瘤分泌的产物间接引起的异常免疫反应或其他不明原因引起的机体内分泌、神经、消化、造血、骨关节、肾脏及皮肤等系统发生病变，并出现相应的临床表现。肾癌患者副瘤综合征的发生率约为30%，具体表现为高血压、红细胞沉降率增快、红细胞增多症、肝功能异常、高钙血症、高血糖、神经肌肉病变、淀粉样变性、溢乳症、凝血机制异常等。

二、辨证分型

（一）湿热瘀结型

主证为无痛性血尿，或有腰痛、坠胀不适，腰腹部肿块，伴发热、口渴，纳呆，或有恶心呕吐，舌质暗红，舌苔黄腻，脉滑数。

（二）瘀血内阻型

主证为腰腹部肿物日渐增大，肾区肿胀不适，腰痛加剧，多呈刺痛或钝痛，痛有定处，血尿或夹血块，面色晦暗，舌质紫暗或见瘀斑，苔薄白，脉弦或涩或结代。

（三）肾虚毒蕴型

主证为腰腹肿块，尿血或腰痛，腰膝酸软，潮热盗汗，口燥咽干，耳鸣或耳聋，舌质红少津，脉细数。

（四）气血亏虚型

主证为神疲乏力，面色苍白或萎黄，自汗，心悸失眠，纳呆，形体消瘦，腰或腹部肿块明显增大，腰痛，肉眼血尿，舌质淡暗，苔白，脉细弱。

第三节　肾癌的治疗配合

一、辅助检查

（一）B 超

肾脏超声可发现肾内细小的占位病灶，可精确到 1 cm 以上，并且易与其他肾脏疾病区分开来。其典型征象为肾实质内的圆形、边界清晰的团状回声，低回声占位灶较多。

（二）CT

相较于 B 超，CT 用于诊断更为精确，可发现肾内 5 mm 的病变。还可显示肿瘤与其周围组织的侵犯关系，是影像学中较为可靠的检查手段。

（三）磁共振成像

在显示肿瘤与周围组织关系的方面比 CT 更加准确，可通过淋巴结转移程度确定肿瘤情况。

（四）尿常规

40%～60%的肾癌患者出现血尿时可为肉眼血尿或镜下血尿，多数为无痛性血尿，尿内有时还带血丝。大多数病例血尿的出现是由肿瘤侵入肾盂、肾盏引起的，一般多见红细胞增多，而蛋白质与白细胞不多。然而，血尿的发生不是肾癌的早期症状，而是病变发展到晚期的症状。另外，尿常规完全正常，也不能排除肾脏肿瘤。

（五）血常规

血常规异常可表现为贫血、血红蛋白降低。30%的病例可发生血常规异常，肿瘤切除后可恢复正常。

（六）血沉

肾癌患者往往血沉加快，与贫血及发热有关。合并发热和血沉增快者预后差。

（七）肝功能

肾癌患者肝功能改变包括碱性磷酸酶升高、胆红素升高、血浆白蛋白降低。

（八）血钙

肾癌患者能分泌一种促进骨吸收的溶骨因子，从而导致血钙增高。肾癌切除后症状可迅速解除，血钙亦恢复正常。

（九）C反应蛋白

出现急性反应物质升高的肾癌患者，主要是C反应蛋白的升高，常见于肿瘤发育迅速时。C反应蛋白测定结果阳性对肾癌的诊断有一定帮助。

（十）肾肿瘤穿刺活检

可为影像学无法诊断的骨肿瘤提供病理组织学依据。

二、诊断标准

（1）肾癌的典型症状。包括血尿、腰痛、腹部包块，持续性腰部隐痛伴有贫血、血沉加快等全身表现。

（2）影像学检查。肾脏超声可表现为肾实质内圆形或椭圆形，同时出现边界清晰的团状回声伴较多低回声灶。CT图像一般为圆形、椭圆形或不规则占位，较大者肾皮质局部隆起。MRI可见肿瘤血管结构丰富，可见流空的瘤内黑色血管影，迂曲而扩张。

三、鉴别诊断

（一）肾囊肿

肾囊肿可通过影像学检查与肾癌相鉴别。然而，当囊肿内有出血或感染时，易被误诊为肿瘤。此外，有些肾透明细胞癌内部均匀，呈很弱的低回声，体检筛查时容易被误诊为常见的肾囊肿。

（二）肾错构瘤

肾错构瘤中有脂肪成分存在，临床上易与肾癌相鉴别。B超示其内有强回声，CT示肿块内CT值为负数。

（三）肾腺瘤

肾腺瘤为良性肿瘤，临床上多数无症状，常于体检中发现。因在影像学技术等检查手段上难以与肾细胞癌相鉴别，因此，临床上多采用手术探查、术中病理检查以帮助确诊。

（四）肾脂肪瘤

肾脂肪瘤比较罕见，多见于中年女性。起源于脂肪细胞，临床上多无症状，少数可出现血尿。应用B超、CT等影像学检查多可确诊。

（五）肾淋巴瘤

肾淋巴瘤一般指淋巴结或其他淋巴组织恶性肿瘤累及肾脏，引起肾脏损害的疾病。

临床表现为发热、乏力、无痛性淋巴结肿大、肝脾大、贫血和恶病质。男性发病多于女性，多发于 20～40 岁。应用 B 超、CT、MRI 等检查多可确诊。

四、治疗

综合影像学检查确定肿瘤分期，根据临床分期制订治疗原则，依据术后组织学确定的侵袭范围进行病理分期，从而制订术后治疗方案。治疗周期多为长期持续性治疗，治疗方式包括手术治疗、药物治疗等，通常以手术治疗为主，多选择根治性肾切除术。药物治疗通常用于肾癌的晚期治疗及一些伴随症状的治疗。

（一）治疗周期

肾癌需要长期持续性治疗。

（二）药物治疗

1. 干扰素 α

干扰素 α 适用于晚期及转移性肾癌，对干扰素 α 及其所含组分过敏的人群禁用。其药理机制如下：直接或间接抑制肿瘤细胞，调控宿主抗肿瘤免疫反应，从而改变宿主和肿瘤之间的关系；通过抑制肿瘤血管形成、分解营养因子等抑制肿瘤发展。

2. 白介素 –2

白介素 –2 适用于肾癌伴癌性胸腹腔积液的治疗，对于高热、严重心脏疾病、低血压、严重肝肾功能障碍、肺功能异常等人群禁用。其药理机制是通过激活免疫活性细胞和诱导其他细胞因子而产生抗肿瘤作用。

3. 贝伐珠单抗

贝伐珠单抗可作为晚期、转移性或复发性肾癌患者的一线治疗药物，可延长患者的无疾病进展生存期，延长患者总生存时间。患者一般对此类药物具有良好的耐受性，但此类药物价格昂贵，而治疗需长时间给药。

（三）手术治疗

1. 根治性肾切除术

根治性肾切除术是目前公认可能治愈肾癌的方法之一，切除范围包括肾周筋膜、肾周脂肪、患侧肾、同侧肾上腺、区域淋巴结及髂血管分叉以上输尿管。此类手术死亡率约为 2%，局部复发率为 1%～2%。

2. 保留肾单位手术

保留肾单位手术会导致术后肾功能不全或尿毒症。术后死亡率为 1%～2%，术后局部复发率为 10% 以下。

（四）微创治疗

射频消融、高强度聚焦超声、冷冻消融等适用于不适合手术的小肾癌患者，如不适合开放手术、需尽量保留肾单位的患者。对于有全身麻醉障碍、肾功能不全的患者，微创治疗不作为首选治疗方案。

五、预后

不同分期的肾癌预后往往具有较大差异。若发现比较晚，则预后较差，生存率较低。早期肾癌患者经过及时的系统治疗可以痊愈，术后生存率可达97%。晚期肾癌的预后往往较差，但经过系统规范的治疗，能够减轻疾病的症状，减少患者的痛苦，提高生活质量。肾癌常见后遗症为肾功能不全、肾衰竭。T1、T2患者每3～6个月复查1次，连续3年，以后每年1次。T3、T4患者每3个月复查1次，连续2年，第3年每6个月复查1次，以后每年复查1次。

六、后遗症

肾功能不全或肾衰竭。肾癌本身就会对身体产生很大的危害，会侵犯邻近的器官，引起器官的损害，或致命性的转移癌。除此之外，手术后也会对患者肾功能造成一定的影响，不管是独肾还是正常的肾，部分切除或剜除都会对生活造成一定影响。肾单位的减少会引起肾功能的不全，甚至肾脏衰竭。

第四节　肾癌的常规护理

肾癌的护理由始至终围绕着肾癌的治疗过程密切开展。从最初患者的心理安慰到术前指导及术后护理，肾癌的护理工作有条不紊地进行着。一般肾癌经肾切除治疗后5年生存率为35%～40%，10年生存率为17%～30%。肾癌的预后有时难以估计，因此肾癌的护理工作不容小觑。肾癌的护理如下。

一、心理护理

大多数患者在毫无思想准备的情况下突然知道已被确诊患肾癌时，最初心理上难以承受这种恶性刺激，表现出悲观失望、萎靡不振、失眠、厌食、烦躁不安等。护士和患者家属应深切理解患者的心理变化，关怀体贴患者，给予最大的精神鼓励并与患者建立良好的病护关系。耐心解释治疗的安全性和手术对挽救生命的必要性，以使患者思想稳定，配合治疗。

二、术前护理

了解患侧肾的病理变化及对侧肾功能情况。说明手术后置入各种管道的作用及需配合的事项。为明显改善患者的体质，增强手术的耐受力，鼓励患者多食用高蛋白、高热量、高维生素饮食，纠正贫血和低蛋白血症。

三、术后护理

（1）专人护理，严密观察生命体征。每15～30 min测血压、脉搏、呼吸1次，并记录，至患者完全清醒、病情稳定后改为1～2 h测量1次。

（2）详细观察术后第一次排尿的时间、尿量和颜色。若术后6 h无尿或排出大量血尿，应及时与医生联系。注意每天的尿量、颜色、性质，必要时留取标本化验。

（3）术后48 h禁食，予静脉输液以利尿并维持水电解质平衡。患者排气后可予流质饮食。

（4）施行肾输尿管切除术后，须留置导管尿5～7天。注意观察伤口引流或胸腔闭式引流是否通畅、引流量及性质、伤口渗血情况。防止引流管脱落、渗血或漏尿过多，敷料浸湿应及时更换。

（5）肾功能正常，无并发高血压、水肿者，应鼓励患者多饮水，每天摄入量3000 mL，以达到自行冲洗的目的。

（6）对尿失禁、尿漏者，应保持会阴部清洁干燥。切除范围包括膀胱者，膀胱造瘘口周围涂氧化锌软膏保护皮肤。

（7）术后宣教时解释说明肾癌发生的原因及预后，鼓励康复后在病友之间进行交流介绍，增强对疾病恢复的信心。

第五节　肾癌的居家护理

一、日常起居

（1）家庭环境安静整洁，适当通风，适宜患者休息。

（2）嘱患者遵循日常生活规律，起居有常。

（3）适时增减衣物，注意肾区保暖，预防感冒，预防基础病。

（4）注意个人卫生，勤洗手，勤剪指甲，外出戴口罩，限制访客。

（5）睡眠时保证环境安静，光线、温湿度适宜，促进睡眠，保证充足睡眠时间。

（6）每天定时测量体温。

二、饮食护理

本病病机为肝肾阴虚，邪凝毒聚日久成积，饮食调理应以补益肝肾、利湿解毒为原则。

（1）注意补充富含维生素及优质蛋白的食物，如肉、蛋、奶类，增加患者营养，少量多餐，控制体重，促进患者的身心健康。限制红肉，包括猪、牛、羊肉等的摄入，尽量少吃红肠、罐头、腌制食品。

（2）饮食清淡宜消化，尽量避免进食可能损害肾功能的食物。忌辛辣、油腻等烧烤类食物，肾癌患者尽量不要饮酒。

（3）避免食用高糖、高脂肪食物，如蛋糕、可乐、肘子等。限制食盐的摄入，一般每天不超过5 g。

（4）中医食疗方。

A. 血尿、尿道涩痛、小便不利者可进食竹蔗茅根绿豆水，有清热解毒、利水通淋之效。

  B. 溺血、尿痛、小便短涩者可进食葡萄藕汁生地饮，有清热利尿、凉血祛瘀之效。

  C. 体虚眩晕、腰膝萎软疼痛者可进食杜仲煲猪脊骨，有利于补肾养血、壮腰止痛。

  D. 体虚纳呆、尿痛尿血者可进食海马田七乳鸽汤，可滋肾壮阳、活血散结。

  E. 肾癌体虚乏力或术后尿频尿短者可进食黄芪猪腰汤，可补肾助阳、益气利水。

三、居家用药护理

（1）患者应学会观察尿液色、量、质，出现血尿时应遵医嘱使用止血药物。

（2）对于癌痛患者，可在医师指导下，进行某些镇痛类药物如芬太尼贴的使用，缓解疼痛，必要时口服曲马多。减轻身心痛苦，缓解焦虑。

（3）观察用药效果。

（4）可遵医嘱服用中药汤剂，缓解病痛。

四、情志护理

（1）嘱患者家属经常与患者聊天，放松心情，切勿过于担心病情。

（2）指导患者听音乐，转移注意力。

（3）指导患者适当做家务劳动，愉悦身心。

（4）指导患者读书、看报等以分散注意力。

（5）必要时请家庭心理医生，指导心理保健。

五、居家中医护理技术

（1）指导患者进行艾灸，可取肾俞、关元、气海等穴，益肾健脾。

（2）穴位按摩足三里、三阴交、涌泉等穴位，促进睡眠，养心益肾。

（3）耳穴压豆，取心、神门、交感、肾、皮质下等穴位以安心凝神、养肾护肾。

（4）中药沐足。

六、居家自我监测

（1）每天定时自我监测体温。

（2）自我监测有无并发症的发生，如胸腹腔积液、骨折等。

（3）监测每天尿量，以及观察是否有血尿等情况出现。

（4）自我监测凝血功能，观察有无牙龈出血，皮下有无出血点等。

参考文献

［1］周岱翰，林丽珠. 中医肿瘤食疗学［M］. 广州：广东科技出版社，2021：222－227.

［2］周岱翰. 中医肿瘤学［M］. 广州：广东高等教育出版社，2020：380－381.

（张建东　叶美霞）

第二十九章　膀胱癌的居家护理

　　膀胱癌在中医学中属于"尿血""淋病""癃闭"等描述的疾病范畴，中医学认为，外感邪毒、饮食损伤、情志不调、脾肾亏虚是本病的主要原因。膀胱癌的病因至今尚未完全明确，较为明确的两大致病危险因素是吸烟和长期接触工业化学产品。吸烟是目前最为肯定的膀胱癌致病危险因素。

第一节　膀胱癌的病因

一、主要病因

　　（一）长期接触芳香族类物质

　　若从事染料、皮革、橡胶、油漆等行业，可增加罹患膀胱肿瘤的概率。研究证实，此类芳香类的致癌物质在尿液中以邻羟氨基酚类物质排出而使尿路上皮细胞发生癌变。

　　（二）吸烟

　　近年研究显示，吸烟者尿液中的致癌物质色氨酸的代谢增加50%。若吸烟停止，色氨酸水平恢复到正常。40%的男性膀胱癌患者和31%的女性膀胱癌患者的发病可能是由吸烟引起的。胡佛等人指出，随着吸烟人群人数的增加，膀胱癌的发病率也在提高。

　　（三）体内色氨酸代谢的异常

　　色氨酸的异常代谢可产生3-羟-2-氨基苯乙酮、3-羟基-邻-氨基苯甲酸等代谢产物，直接影响到细胞RNA和DNA的合成。这些代谢产物经过肝脏排泄入膀胱，由β-葡萄糖醛酸苷酶作用后，具有致癌作用。

　　（四）膀胱黏膜局部长期遭受刺激

　　膀胱壁长期遭受慢性的局部刺激，如长期慢性感染、膀胱结石的长期刺激，以及尿路梗阻，均可诱发膀胱癌。腺性膀胱炎、黏膜白斑被认为是癌前病变，可演变为膀胱癌。

二、流行病学

世界范围内，膀胱癌发病率居全谱恶性肿瘤的第九位。在我国，膀胱癌发病率远低于西方国家。男性发病率为女性的 3～4 倍。膀胱癌可发生于任何年龄，主要发病年龄为中年以后，且发病率随年龄增长而增加。

三、好发人群

（1）长期暴露于芳香族类物质，如从事染料、皮革、橡胶、油漆等的工作，可导致膀胱肿瘤的高发生率。

（2）吸烟者罹患膀胱癌的危险率增加 2～4 倍，其危险率与吸烟频率和时长成正比。近年研究显示，吸烟者尿液中致癌物质色氨酸的代谢增加 50%，若吸烟停止，色氨酸水平恢复到正常。

（3）慢性感染疾病。膀胱黏膜或膀胱壁遭受长期、慢性、局部的刺激，如长期慢性感染、膀胱结石及尿路梗阻，均可诱发膀胱癌。腺性膀胱炎、黏膜白斑被认为是癌前病变，也可诱致癌变。

（4）滥用药物。已证实大量服用非那西汀类药物可致膀胱癌。

四、诊断标准

（一）症状和体征

年龄 40 岁以上、出现血尿和尿频等症状应考虑膀胱癌可能。

（二）临床检查

常规的全身体格检查。

（三）实验室检查

（1）血液生化。血常规和肝肾功能等。

（2）尿脱落细胞学检查。是一种简单易行又无创伤的检查方法，对膀胱癌的诊断有重要价值。约 85% 的膀胱癌患者尿脱落细胞检查呈阳性。

（四）尿液肿瘤标志物的检测

（1）膀胱肿瘤抗原（bladder tumor antigen，BTA）是较早用于检测膀胱癌的肿瘤标记物。现在多采用 BTA Stat 和 BTA Trak 方法检测尿液中的人补体因子 H 相关蛋白，敏感性和特异性有所提高。

（2）核基质蛋白 22（nuclear matrix protein 22，NMP22）是核基质蛋白的一种，当细胞恶变时，NMP22 合成激增并通过凋亡细胞核的溶解释放入尿中，采用酶联免疫定量实验，以 10 kU/mL 为临界值。NMP22 在低分级和低分期膀胱癌中仍能保持较高的敏感性，是一种很有价值的膀胱癌早期诊断标记物。缺点是操作相对复杂、时间长，合适的临界值较难界定。

（五）膀胱镜检查

膀胱镜用于观察病变部位和范围，确定临床分期，并取病理活检。

（六）影像学检查

（1）胸正侧位片。了解有无肺部转移。

（2）腹盆腔 CT 或 MRI。腹部和盆腔 CT 或 MRI 检查可确定肿瘤侵犯范围，有无淋巴结转移、肝转移等。

（3）静脉肾盂造影。可以发现并存的上尿路尿路上皮肿瘤。

第二节　膀胱癌的临床表现

一、血尿

大多数膀胱肿瘤以无痛性肉眼血尿或显微镜下血尿为首发症状。患者表现为间歇性、全程血尿，有时可伴有血块。因此，临床上间歇性无痛肉眼血尿被认为是膀胱肿瘤的典型症状。出血量及血尿持续时间长短与肿瘤的恶性程度、肿瘤大小、范围和数目有一定关系，但并不一定成正比。即发生肉眼血尿时，肿瘤可能已经很大或已属晚期，但也有可能出现大量血尿时，肿瘤却很小。由于血尿呈间歇性表现，因而当血尿停止时容易被患者忽视，误认为疾病消失而不及时做进一步的检查。

二、膀胱刺激征

早期膀胱肿瘤较少出现尿路刺激征。若膀胱肿瘤同时伴有感染，或肿瘤发生在膀胱三角区，尿路刺激征则会较早出现。此外，还必须警惕尿频、尿急等膀胱刺激征，这可能是提示膀胱原位癌的发生。因此，凡是缺乏感染依据的膀胱刺激征患者，应进行积极、全面的检查，确保早期做出诊断。

三、排尿困难

少数患者因肿瘤较大、肿瘤发生在膀胱颈部或血块形成，可造成尿流阻塞、排尿困难甚至出现尿潴留的表现。

四、上尿路阻塞症状

癌肿浸润输尿管口引起肾盂、输尿管扩张积水甚至感染时，可引起不同程度的腰酸、腰痛、发热等症状。如肿瘤侵犯双侧输尿管口，可发生急性肾衰竭症状。

五、全身症状

全身症状包括恶心、食欲不振、发热、消瘦、贫血、恶病质、类白血病反应等。

六、辨证分型

（一）湿热下注型

主证为血尿鲜红，频频出现，或小便时有灼热疼痛，少腹拘急疼痛，伴有低热，口干口苦，乏力，纳呆，恶心呕吐，舌质红，苔黄腻，脉滑数。

（二）瘀毒蕴结型

主证为血尿，尿中可见血块，或尿恶臭带腐肉，小便点滴而下或尿细如线，甚则小便阻塞，完全不通，少腹坠胀疼痛，舌质暗，舌体有瘀点、瘀斑，脉沉细。

（三）肾虚火旺型

主证为尿血鲜红，小便短赤不畅，腰膝酸软，头晕耳鸣，五心烦热，潮热颧红，舌红少苔，脉细数。

（四）脾肾阳虚型

主证为血尿，血色淡红，呈间歇性、无痛性，伴头晕耳鸣，腰膝酸软，乏力口淡，恶心呕吐，舌质淡，苔白，脉沉细。

第三节　膀胱癌的治疗配合

一、检查配合

（一）常规检查

对尿液样本进行离心后在高倍显微镜下寻找红细胞，以判断血尿的存在。此为诊断隐性血尿的唯一办法，简单易行。利用此方法可发现早期膀胱癌患者，也可作为高危人群的常规检查项目。

（二）尿脱落细胞检查

这是一种简单易行又无创伤的检查方法，对膀胱癌的诊断有重要价值，约85%的膀胱癌患者尿脱落细胞检查呈阳性。

（三）X线造影检查

通过造影可了解膀胱充盈情况和肿瘤浸润的范围、深度。结合肾盂和输尿管造影可了解是否存在肾积水，以及输尿管浸润及浸润程度等。

（四）膀胱镜

可以直接看到癌肿的生长部位、大小、数目、形状、浸润范围、是否合并出血等。

（五）B超检查

B超可以通过充盈膀胱、伸展膀胱壁黏膜，测量出肿瘤的大小、位置，以及黏膜浸润程度。若是经直肠超声扫描，则能显示肿瘤基底部的膀胱壁畸形和突入膀胱腔的肿块回声，可依此确定膀胱肿瘤的范围。

（六）CT检查

当膀胱肿瘤组织向腔内或壁外生长及出现转移时，CT成像可充分显示其形状、大小，准确率在80%左右。此检查有助于膀胱癌分期。

二、治疗

（一）外科手术治疗

外科手术治疗是治疗膀胱癌的主要方法。具体手术范围和方法应根据肿瘤的分期、恶性程度和病理类型，以及肿瘤的大小、部位、有无累及邻近器官等情况综合分析确定。

（二）放射治疗

膀胱放射治疗多是配合手术在手术前后进行。对于失去手术时机、拒绝手术及术后复发的晚期患者，姑息性放疗也能获得一定疗效。

（三）介入放射治疗

介入放射学治疗是指利用放射学技术，经导管将药物直接注入肿瘤的供养血管，从而杀灭肿瘤细胞。对于Ⅱ—Ⅳ期膀胱癌患者，利用此方法可使肿瘤病灶缩小，提高手术切除率，减少复发率。

（四）化疗

膀胱癌的化学药物治疗包括膀胱内灌注化疗、全身联合化疗等。

（1）膀胱内灌注化疗。适用于各期患者，尤对0～Ⅰ期浅表肿瘤效果最好。对其他已有深部浸润的病灶不能发挥良好的治疗作用，但对浅表病灶者仍有治疗作用。

（2）全身联合化疗。全身联合化疗可以提高手术切除率，提高膀胱癌的综合治疗效果。

（五）免疫治疗

研究表明，膀胱移行细胞癌具有抗原性，患者免疫力受损的情况与肿瘤分期、分级和血管淋巴扩散有很大关系。因此，该病适合应用免疫治疗。

第四节　膀胱癌的常规护理

一、心理护理

患者对癌症的恐惧与焦虑，以及害怕膀胱全切除术后存在尿流改道、造瘘口或引流装置生理改变等，会使心理产生较大的负担。缓解患者的恐惧与焦虑，使其能够接受自我形象改变的现实。

二、术前护理

（一）心理护理

解释手术相关事项，缓解患者紧张心理。

（二）病情观察

观察和记录排尿情况和血尿程度。

（三）膀胱刺激征

观察有无膀胱刺激症状，出现膀胱刺激症状说明膀胱肿瘤瘤体较大或数量较多或肿瘤侵入较深。

（四）饮食

嘱患者食用高蛋白、易消化、营养丰富的食品，多饮水。

（五）膀胱全切肠道代膀胱术

行膀胱全切肠道代膀胱术的患者，按肠切除术做术前准备。

三、术后护理

（一）生命体征

观察生命体征及出血。

（二）膀胱冲洗

膀胱肿瘤电切术后常规冲洗 1～3 天，密切观察膀胱冲洗引流液的颜色。根据引流液颜色的变化，及时调整冲洗速度，防止血块堵塞尿管。停止膀胱冲洗后指导患者多饮水，起自主冲洗的作用。

（三）饮食

膀胱肿瘤电切术后 6 h 即可进食，以营养丰富、粗纤维饮食为主，防止便秘。

（四）术后持续胃肠减压

膀胱全切术后持续胃肠减压，密切观察胃液的性质、颜色、量并做好记录。待胃肠功能恢复后，拔除胃管开始进食，从米汤等流食开始，逐渐过渡到普食。观察患者进食后有无恶心、呕吐、腹泻、腹胀、腹痛、肠梗阻等症状。

（五）术后观察

回肠膀胱术后，密切观察尿路造口的血运情况，及时发现造口并发症。保持伤口、造口部位敷料清洁、干燥。

（六）预防感染

定时测体温及关注血白细胞变化，观察有无感染发生。保持造瘘口周围皮肤清洁干燥，定时翻身、叩背咳痰，若痰液黏稠予雾化吸入。适当活动等措施可预防感染发生。

（七）引流管的护理

①为各种引流管贴标签分别记录引流情况，保持引流通畅。回肠膀胱或可控膀胱因肠黏膜分泌黏液，易堵塞引流管，注意及时挤压将黏液排出。有贮尿囊者可用生理盐水每4 h洗1次。②拔管时间。回肠膀胱术后10～12天除输尿管引流管和回肠膀胱引流管，改为佩戴皮肤造口袋；可控膀胱术后8～10天除肾盂输尿管引流管，12～14天除贮尿囊引流管，2～3周除输出道引流管，训练自行排尿。

四、健康教育

（一）康复指导

①术后适当锻炼，加强营养，增强体质；②禁止吸烟，对密切接触致癌物质者加强活动保护。

（二）用药指导

病情允许，术后半月行放疗和化疗。膀胱保留术后能憋尿者，予膀胱灌注，可预防或抑制肿瘤复发。膀胱灌注每周灌注1次，共6次，以后每月1次，持续2年。灌注时插导尿管排空膀胱尿，将由蒸馏水或生理盐水稀释的药液灌入膀胱后取平、俯、左、右侧卧位，每15 min轮换体位1次，共2 h。

（三）定期复查

①浸润性膀胱癌术后需定期复查肝、肾、肺等脏器功能，及早发现转移病灶；②放疗、化疗期间，定期查血、尿；③膀胱癌保留膀胱的术后患者，须定期复查膀胱镜。

（四）自我护理

尿流改道术后腹部佩带接尿器者，应学会自我护理，避免集尿器的边缘压迫造口。保持清洁，定时更换尿袋。可控膀胱术后初期每2～3 h导尿1次，后逐渐延长间隔时间至每3～4 h导尿1次。导尿时要注意保持清洁，定期用生理盐水或开水冲洗贮尿囊，清除黏液及沉淀物。若无残余尿，很少发生上行感染。

第五节　膀胱癌的居家护理

一、日常起居

（1）养成良好的生活习惯，戒烟限酒。

（2）多在阳光下运动，加强体育锻炼，增强体质。

（3）避免接触燃料、油漆、橡胶皮革等有害物质。

（4）膀胱造瘘的患者，应熟练掌握造口袋的应用技巧，定期更换，防感染。

二、饮食护理

该病病机为脾肾亏虚，湿热瘀毒积聚于膀胱。饮食调理该以补裨益肾、清热利湿为原则。

（1）注意补充富含维生素及优质蛋白食物，如肉、蛋、奶类，增加患者营养，控制体重。

（2）饮食清淡宜消化，多饮水，少饮用咖啡，忌烟酒。避免食用辛辣刺激性食物，如辣椒、芥末等。避免食用高糖食物。

（3）中医食疗方。

A. 尿痛频数者可进食马鞭草苦瓜排骨汤，可清热解毒、活血散瘀。

B. 尿痛、尿少或溺血淋沥者可进食莲藕旱莲汁，可利水散毒、凉血止血。

C. 纳呆、体虚、小便淋沥者可进食金钱草老鸭汤，可滋阴补肾、通淋散结。

D. 血虚气弱、纳呆消瘦者可进食党参虫草水鱼汤，可补中益气，填精养血。

三、居家用药护理

（1）患者应用药物镇痛时，慎重使用非那西丁。环磷酰胺可引起膀胱血尿，也应慎重应用。

（2）应用膀胱癌常规药物，注意用药后反应。

（3）膀胱癌术后患者按医嘱进行化疗治疗，注意用药后反应。出现恶心呕吐者可应用止吐药物。

（4）中药汤剂应饭后温服。

四、情志护理

（1）保持良好的心态应对压力，劳逸结合，不要过度疲劳。

（2）保持情绪稳定，勿大喜大悲，容易引起病情反复。

（3）家属应关心体贴患者，鼓励患者说出心中所想，加强交流。

（4）膀胱造瘘患者由于自身形象的改变，容易引发焦虑。应对造瘘的重要性做好解释，指导患者逐步接受自身形象的改变。

五、居家中医护理技术

（1）指导患者使用中药热敷下腹部，增强膀胱气化功能，促进小便排出。

（2）穴位按摩取关元、曲骨、地机、涌泉等穴位，导赤通淋、通利小便。

（3）耳穴压豆，取膀胱、神门、交感、肾、皮质下等穴位，促进机体健康。

（4）循序拍打膀胱经，每天数次，增强膀胱经气血，健肾利尿，促进膀胱开阖。

六、居家自我监测

（1）注意有无尿频、尿急、尿痛现象出现，若有上述症状及时就医。

（2）观察尿液颜色及排尿感觉，若有血尿或排尿困难，及时就医。

（3）膀胱癌容易复发，应定期复查，不可麻痹大意。

（4）膀胱癌化疗后机体免疫力降低，要定时测体温，如有发热、咳嗽、感冒等症状，应及时就医。

参考文献

[1] 周岱翰，林丽珠. 中医肿瘤食疗学 [M]. 广州：广东科技出版社，2021.

[2] 周岱翰. 中医肿瘤学 [M]. 广州：广东高等教育出版社，2020.

（张建东 曹艳雯）

第三十章 前列腺癌的居家护理

在中医学中，并无前列腺这一器官的名称，但将其功能概括于肾、膀胱、三焦等脏腑之内，前列腺癌在古代中医典籍中类似于"癃闭""淋证""积聚"等疾病。前列腺癌是男性特有的疾病，其发病隐匿，生长缓慢，且早期症状并不明显。前列腺癌的病因尚不明确，一般认为与体内的雄激素和雌激素水平紊乱、种族、年龄增长等因素有关。

第一节 前列腺癌的病因

一、病因

前列腺癌是指发生在前列腺的上皮性恶性肿瘤。位居男性恶性肿瘤发病率的第6位。发病年龄在55岁前处于较低水平，55岁后逐渐升高，发病率随着年龄的增长而增长，高峰年龄是70～80岁。家族遗传型前列腺癌患者发病年龄稍早，年龄在55岁以下的患者占43%。

（1）染色体的变异。染色体的变异在前列腺癌较为普遍，表现有杂合性缺失、等位基因丢失、基因扩增和染色体重排等。

（2）肿瘤基因与肿瘤抑制基因。前列腺癌的发生和恶性进展是由于DNA特定的基因群改变而引发DNA损伤蓄积所致。DNA点突变、局部基因扩增、细胞RNA或蛋白质的表达，以及染色体易位及基因重排等，均可激活癌基因，或覆盖、灭活抑癌基因而引发癌变。

（3）DNA甲基化。DNA甲基化是实体癌瘤的早期表现，前列腺癌也不例外。前列腺癌细胞中谷胱甘肽-S-转移酶基因、雄激素受体启动子等基因的甲基化增加了细胞的肿瘤易感性。

（4）年龄、家族遗传和种族是该病确定性的危险因素。脂肪饮食、激素、维生素、微量元素及输精管切除术是可能或潜在的危险因素。

（5）正常前列腺上皮处于细胞增殖和凋亡的平衡，不存在净增长。细胞更新周期约500天，保持相对稳定状态。然而，有研究表明，前列腺癌细胞的生长调控失去平衡，癌细胞过度增殖活化。

二、分类

（1）潜伏癌或偶发癌。直肠指检和影像学检查未发现明显肿瘤，在切除的前列腺组织内偶然发现肿瘤。

（2）局限性前列腺癌。肿瘤结节局限于前列腺叶内，直径小于1.5 cm。

（3）扩展性前列腺癌。肿瘤穿破前列腺包膜，出现淋巴结或远处脏器转移。

（4）临床上98%为腺癌，未分化癌、鳞癌很少见。

三、扩散与转移

（1）局部扩散。首先侵及两侧叶，穿破包膜，至输精壶腹、精囊、膀胱颈和后尿道。

（2）淋巴道转移。可至髂内、外腹主动脉旁淋巴结等。

（3）血道转移。最常见转移为骨盆、脊椎、股骨，可引发病理性骨折、截瘫。其次为肝、肺、胸膜、肾上腺、脑等部位和内脏器官。

第二节　前列腺癌的临床表现

一、主要临床症状

早期前列腺癌常无症状。当肿瘤增大到阻塞尿路时，出现与前列腺增生相似的泌尿系统梗阻症状，以及逐渐加重的尿频，主要表现为夜尿次数增多、尿流变细、排尿困难及尿潴留等。

晚期神经受压出现腰痛、腿痛；淋巴、静脉回流受阻出现下肢水肿；骨转移出现骨痛、病理性骨折、截瘫；直肠受压出现排便困难；肝转移、肺转移出现呼吸困难、咯血、贫血、恶病质。

二、辨证分型

（1）湿热蕴结型。主证为小便不畅，滴沥不通或成癃闭，偶有血尿，口苦口黏，渴而不欲饮，时有发热起伏，腰痛不适，小腹胀满，会阴部胀痛，拒按，舌质红，苔黄腻，脉滑数。

（2）瘀毒内阻型。主证为小便点滴而下，尿如细线，或时而通畅，时而阻塞不通，少腹胀满疼痛，或少腹积块，尿血色紫暗有块，伴腰背、会阴疼痛，行动艰难，烦躁不安，舌质紫暗或有瘀点，苔薄，脉涩或细数。

（3）肾阳亏虚型。主证为小便不通或点滴不爽，排尿乏力，神疲怯弱，腰膝冷痛，下肢酸软，畏寒肢冷，喜温喜按，大便溏泻，尿流渐细，舌淡，苔润，脉沉细。

（4）气阴两虚型。主证为尿流变细，排出无力或点滴不通，面色无华，贫血消瘦，倦怠乏力，心悸怔忡，动则气促，头晕眼花，饮食减退，身疼腰痛，潮热盗汗，舌红，苔少或无苔，脉细数。

第三节　前列腺癌的治疗配合

前列腺癌有多种治疗方法，每种治疗方法都有其利与弊。根据治疗的目的，前列腺癌治疗方法分为治愈性和姑息性治疗。姑息性治疗以减缓肿瘤进展和缓解肿瘤相关症状为目标。

一、外科手术

外科手术是目前最常用的治愈性治疗方法，一般采用前列腺癌根治术，即将前列腺和肿瘤完全切除。前列腺癌根治术可采用经耻骨后途径（切口从脐到耻骨上缘）、经会阴途径（切口位于阴囊和肛门之间）和腹腔镜下前列腺癌根治术。根据患者的体型特征和医生的技术选择相应的手术方式。

二、放射性治疗

放射性粒子种植治疗（近距离放疗）是指通过皮肤将放射线性粒子种植到前列腺中，再通过近距离放射线对前列腺癌细胞进行杀伤。因损伤小，通常不需要其他辅助治疗，是治疗前列腺癌的新方法之一。根据肿瘤的分级、分期、前列腺特异性抗原值，放射性粒子种植治疗后可进一步加用体外照射放射治疗。

体外照射放射治疗是一种将外照射治疗应用于前列腺癌的新方法。通过提高前列腺部位的最大照射剂量，同时减少前列腺周围组织的照射剂量，从而减轻传统体外放射治疗的不良反应，提高治疗效果。

三、冷冻治疗

冷冻治疗是一种微创治疗手段，在超声引导下将探针通过皮肤置于前列腺中，然后注入液氮以冷冻和杀死肿瘤细胞。目前，冷冻治疗常作为对外照射治疗无效患者的前列腺癌二线治疗方法。

四、高能聚焦超声治疗和组织内肿瘤射频消融

高能聚焦超声治疗和组织内肿瘤射频消融是尚处于试验阶段的局部治疗方法。与传统前列腺癌外科手术治疗和放射性治疗相比，它们对临床局限性前列腺癌的治疗效果有待进一步的研究。

五、前列腺癌内分泌治疗

前列腺癌内分泌治疗是一种姑息性治疗手段，包括服药、打针、服药联合打针、双

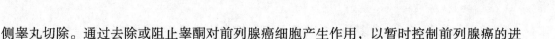

侧睾丸切除。通过去除或阻止睾酮对前列腺癌细胞产生作用，以暂时控制前列腺癌的进展和延缓癌细胞的生长。

六、化疗

化疗常用于治疗转移性前列腺癌患者，以期抑制肿瘤生长，延长患者的生命。研究已经证实，多西他赛能有效延长激素抵抗前列腺癌患者的生存时间。临床试验正在研究新的药物和药物组合，目的是找到更有效、不良反应更少的治疗手段。

七、核素治疗

核素治疗是一种用于治疗前列腺癌骨转移患者的姑息性治疗手段。静脉注射二磷酸盐类药物也可用于治疗骨转移导致的骨痛。

第四节　前列腺癌的常规护理

一、生活护理

（1）保持病房安静、安全舒适、整洁、室内空气新鲜，减少患者因环境不适而加重疼痛。

（2）放疗患者注意保暖，防止感冒，预防感染，保护照射野皮肤。

（3）保持局部皮肤清洁干燥，预防压疮，协助患者采取舒适卧位。

（4）嘱患者戒烟酒，适量运动，劳逸结合。

二、病情观察

（1）排尿障碍。表现为进行性排尿困难（尿流变细、尿流变歪、尿流分叉或尿程延长）、尿频、尿急、尿痛、尿意不尽感等，严重时发生尿滴沥及尿潴留。

（2）生命体征。加强观察患者神志、瞳孔、体温、脉搏、呼吸、血压，如有异常，及时报告医生，配合处理。

（3）患者的体重及营养状况：每天监测患者体重，记录白蛋白、血红蛋白、腹围等客观指标情况，适当补充营养，增强体质。

（4）化疗后观察血象及不良反应。

（5）放疗后观察局部皮肤情况及其他放疗反应。

（6）疼痛的性质、程度、部位。

（7）大小便情况。

三、常规护理措施

（1）加强心理护理，注意观察患者情绪，讲解必要的疾病知识，增加患者治疗的信心。

（2）加强营养，少食多餐，戒烟酒及刺激性食物，保持大便通畅。

（3）观察患者排尿情况，血尿严重时，报告医生用止血药，并监测血压、脉搏的变化，留置导尿管的患者注意保持尿管通畅，避免感染。

（4）化疗患者注意保护血管，预防化疗药物刺激产生静脉炎，避免药物外渗。加强保护性隔离，防止感染。

（5）放疗患者应每周化验血常规1次。根据不同症状及时对症处理。

（6）晚期患者存在疼痛症状，应遵医嘱适当给予止痛药。

（7）指导患者出院后遵医嘱服药，定期复诊，适当运动，有不适随时来医院就诊。注意观察排尿次数、颜色、量及有无血尿。

第五节 前列腺癌的居家护理

一、日常起居

（1）家庭环境安静整洁，适当通风，适宜患者休息。嘱患者遵循日常生活规律，起居有常。

（2）保持大便通畅，切勿用力如厕。注意个人卫生，尤其是保持会阴部清洁、干燥，每天洗澡。

（3）不穿紧身内裤，保持内裤清洁，每天更换。

（4）不宜久坐，适当运动，促进血液循环。

（5）性生活不宜频繁。

（6）多饮水，预防尿路感染。

二、饮食护理

前列腺癌病位在精室和肾，与脾、肝、膀胱气化关系密切，其病机在于肾气亏虚、阴阳失调，饮食调理原则为补益肝肾、解毒祛湿。

（1）注意补充富含维生素及优质蛋白食物，如肉、蛋、奶类等。增加患者营养，少量多餐，控制体重，促进患者的身心健康。饮食宜清淡易消化，宜多食粗纤维食品，保持大便通畅。

（2）宜多吃能增强免疫力的食物，如山药、扁豆、薏苡仁、菱角、金针菜、香菇等。忌烟、酒、辛辣刺激性食物，如葱、蒜、姜、花椒、辣椒、桂皮等。

（3）增强天然维生素E的摄入，如绿茶、新鲜水果和蔬菜、坚果等。每天摄入豆类食物，限制脂肪和加工肉类的摄入。

（4）风热、痰热及脾胃内伤者忌腥膻之物，如虾、蟹、羊肉等，以及糯米、大麦、小麦等。

（5）脾虚纳呆或外感初起者忌黏滑之物，如糯米、大麦、小麦等所制的米面食品。

（6）中医食疗方。

A. 头晕目眩、疲倦纳呆者可进食党参鱼肚鸡丝羹，可补中益气、滋阴补肾。

B. 体质虚衰、心烦不寐、腰酸梦遗者可进食核桃人参乳，可滋阴益气、和中安神。

C. 肿瘤溃烂肿痛、小便短涩者可进食田七土茯苓炖鸡，可解毒散瘀、填精补虚。

D. 消瘦纳呆、肿块疼痛者可进食葵树子煲兔肉，可软坚散结、凉血解毒。

E. 腰酸目眩、口干口苦者可进食虫草冬菇鸡，可健脾补肾、滋阴生血。

三、居家用药护理

（1）患者应学会观察小便的色、量、质，出现血尿时按医嘱使用止血药物。

（2）对于癌痛患者，可在医师指导下使用镇痛类药物缓解疼痛，如芬太尼贴。必要时口服曲马多，减轻身心痛苦，缓解焦虑。

（3）观察用药效果。

（4）可遵医嘱服用中药汤剂，缓解病痛。

四、情志护理

（1）嘱患者家属经常与患者聊天，放松心情，切勿过于担心病情。

（2）患者可听音乐，转移注意力。

（3）患者可适当做家务劳动，愉悦身心。

（4）患者通过读书、看报等来分散注意力。

（5）必要时求助家庭心理医生，指导心理保健。

五、居家中医护理技术

（1）中药熏洗外阴部。将 43 ～ 46 ℃ 药液倒入容器内，对准熏蒸部位，持续20 ～ 30 min。熏洗前要饮淡盐水或温开水 200 mL，避免出汗过多引起脱水。注意保暖，避免着凉。

（2）中药外敷外阴部。

六、居家自我监测

（1）注意有无尿频、尿急、尿痛现象出现，如有上述症状及时就医。

（2）观察尿液颜色及排尿感觉，如有血尿或排尿困难，及时就医。

（3）记录大便的频率与次数，保持大便通畅，如有持续血便，及时就医。

（4）自我监测凝血功能，如有无牙龈出血、皮下出血点等。

参考文献

[1] 周岱翰，林丽珠. 中医肿瘤食疗学 ［M］. 广州：广东科技出版社，2021.

[2] 周岱翰. 中医肿瘤学 ［M］. 广州：广东高等教育出版社，2020.

（张建东　曹艳雯）

附录一　肿瘤患者常用药物

一、常见口服中成药

1. 鹤蟾片

【功能】解毒除痰，凉血祛瘀，消症散结。

【主治】用于原发性支气管肺癌，肺部转移癌，能够改善患者的主观症状体征，提高患者体质。

【用法用量】口服，每次6片，每天3次。

【注意事项】妊娠期及哺乳期女性慎用。

2. 小金丹（又名小金丸）

【功能】散结消肿，化瘀止痛。

【主治】用于阴疽初起，皮色不变，肿硬作痛，多发性脓肿，瘰疬，瘰疬，乳岩，乳癖。临床上适用于甲状腺瘤、甲状腺癌、颈淋巴结核、乳房纤维瘤、乳腺癌，皮肤转移癌等。

【用法用量】口服，成人每次0.6 g；重症每次1.2 g，每天2次；7岁以上小儿，每次0.3 g；7岁以下小儿每次0.15～0.2 g。

【注意事项】孕妇及哺乳期女性禁用；疮疡阳证者禁用；过敏体质者慎用；脾胃虚弱者慎用；运动员慎用；肝肾功能不全者慎用；服药期间忌食辛辣、海鲜、油腻及刺激性食物。

3. 化癥回生片

【功能】消症化瘀。

【主治】用于症积，产后瘀血，少腹疼痛拒按，适用于属血瘀气滞型的原发性支气管肺癌及原发性肝癌等。

【用法用量】口服，每次6片，每天2次。

【不良反应】个别患者出现恶心、呕吐、腹泻、腹痛。

【注意事项】经期女性、体质虚弱者患者禁用；用出血性疾病患者慎用；孕妇禁用。

4. 消癥益肝片

【功能】破瘀化积，消肿止痛。

【主治】对原发性肝癌和肝疼痛、肝大、食欲不振等症状有一定的缓解作用。

【用法用量】口服，每次6～8片，每天3次。

【注意事项】孕妇慎用；服药期间忌食辛辣、刺激性食物。

5．抗癌平丸

【功能】清热解毒，散瘀止痛。

【主治】用于热毒瘀血壅滞而致的胃癌、食管癌、贲门癌、直肠癌等消化系统肿瘤。

【用法用量】口服，每次 0.5～1 g，每天 3 次；或遵医嘱。

【不良反应】部分患者偶见荨麻疹。

【注意事项】初服时可由少到多，逐步增加，若胃部有发胀感，可酌情减少；服药期间忌食霉菌类食物。

6．片仔癀

【功能】清热解毒，凉血化瘀，消肿止痛。

【主治】主要用于热毒血瘀所致急慢性病毒性肝炎，痈疽疔疮，无名肿毒，跌打损伤及各种炎症；各种类型的原发性肝癌，结直肠癌等。

【用法用量】口服，每次 0.6 g；8 岁以下儿童每次 0.15～0.3 g，每天 2～3 次；外用研末用冷开水或食醋少许调匀涂在患处，每天数次。

【注意事项】孕妇禁用；忌食辛辣、油腻食物；过敏者禁用，过敏体质者慎用；运动员慎用。

7．清肺散结丸

【功能】清肺散结，活血止痛，解毒化痰。

【主治】用于肺癌气阴两虚、痰热瘀阻证，也可作为肺癌手术、放化疗的辅助用药。

【用法用量】口服，每次 3 g，每天 2 次；或遵医嘱。

【注意事项】服药后若有口干现象，宜多饮水；孕妇禁用。

8．平消胶囊

【功能】活血化瘀，止痛散结，清热解毒，扶正祛邪。

【主治】对肿瘤具有一定的缓解症状、缩小瘤体、抑制肿瘤生长、提高人体免疫力、延长患者生命等作用；适用于食管癌、胃肠道肿瘤、肝癌、乳腺癌、肺癌、贲门癌等。

【用法用量】口服，每次 4～8 粒，每天 3 次。

【不良反应】少见恶心，药疹，偶见头晕，腹泻。

【注意事项】可与手术治疗，放疗，化疗同时使用；孕妇忌用；本品不可过量使用；用药过程中饮食宜清淡，忌食辛辣刺激食物；不宜久服；运动员慎用。

9．安康欣胶囊

【功能】活血化瘀、软坚散结、清热解毒、扶正固本。

【主治】临床上主要是用于常见肿瘤，如胃癌、肺癌、肝癌、胰腺癌、结肠癌、乳腺癌、卵巢癌等的治疗及辅助治疗。

【用法用量】口服，每天 3 次，每次 4～6 粒，饭后温开水送服。

【注意事项】孕妇忌用或遵医嘱。

10．金龙胶囊

【功能】破瘀散结，解郁通络。

【主治】用于原发性肝癌血瘀郁结证，症见右胁下积块，胸胁疼痛，神疲乏力，腹胀，食欲缺乏等；适用于肺癌、乳腺癌、肝癌、宫颈癌、白血病等。

【用法用量】口服，每次4粒，每天3次。

【注意事项】服药期间出现过敏者，应及时停药，并给予相应的治疗措施；妊娠及哺乳期女性禁用。

11. 复方红豆杉胶囊

【功能】祛邪散结。

【主治】用于阴两虚、气滞血虚；临床上用于乳腺癌、卵巢癌、肺癌、宫颈癌、食管癌、直肠癌、肝脏肿瘤、头颈部肿瘤、淋巴细胞白血病等。

【用法用量】口服，每次2粒，每天3次，21天为1个疗程。

【不良反应】轻度胃肠道反应表现为恶心呕吐；轻度的白细胞降低；偶见肌肉酸痛。

【注意事项】过敏者禁用；清淡饮食，不吃辛辣等刺激性食物。

12. 复方斑蝥胶囊

【功能】破血消癥，攻毒蚀疮。

【主治】适用于原发性肝癌、肺癌、直肠癌、恶性淋巴瘤、妇科肿瘤等。

【用法用量】口服，每次3粒，每天2次。

【不良反应】恶心、呕吐、腹痛、腹泻、腹部不适、肝功能异常、皮疹、瘙痒、头晕、抽搐、血尿、排尿异常、肾功能异常、心悸、血糖升高等。

【注意事项】孕妇及哺乳期女性禁用；过敏者禁用；糖代谢紊乱者慎用；肝肾功能不良者慎用；用药期间忌辛辣食物。

13. 槐耳颗粒

【功能】扶正固本，活血消癥。

【主治】适用于正气虚弱，瘀血阻滞，原发性肝癌不宜手术和化疗者辅助治疗用药，有改善肝区疼痛、腹胀、乏力等症状的作用。

【用法用量】口服，每次20 g，每天3次。1个月为1个疗程，或遵医嘱。

【不良反应】个别患者出现恶心，呕吐。

14. 西黄丸

【功能】清热解毒，消肿散结。

【主治】痈疽疔毒、瘰疬、流注、癌肿等；临床上适用于肝癌、肺癌、乳腺癌、宫颈癌、淋巴癌、甲状腺癌、白血病等。

【用法用量】口服，每次3 g，每天2次。

【不良反应】药物性皮疹。

【注意事项】孕妇禁用；运动员慎用；服药期间忌油腻、辛辣食物。

15. 六神丸

【功能】清凉解毒，消炎止痛。

【主治】用于烂喉丹痧、咽喉肿痛、喉风喉痛、单双乳蛾、小儿热疖、痈疡疔疮、乳痈发背、无名中毒；临床上适用于喉癌、舌癌、扁桃体癌、上消化道肿瘤、白血病等。

【用法用量】口服，每天 3 次（1 岁每次服 1 粒；2 岁每次服 2 粒；3 岁每次服 3～4 粒；4～8 岁每次 5～6 粒；9～10 岁每次服 8～9 粒；成人每次 10 粒）；可外敷在皮肤红肿处，取丸数十粒，用冷水或米醋少许化散，敷搽四周。

【不良反应】表现为药疹，也有出现喉头水肿者，严重可出现过敏性休克，故过敏体质慎用；因六神丸内含麝香，故孕妇禁用、运动员慎用；脾胃不足、身体虚弱者因慎用或禁用。

【注意事项】忌辛辣、油腻、鱼腥食物，戒烟酒；外用不可入眼；儿童应遵医嘱且必须在成人监护下使用。

16. 肝复乐片

【功能】健脾理气，化瘀软坚，清热解毒。

【主治】适用于以肝瘀脾虚为主证的原发性肝癌，证见上腹肿块、胁肋疼痛、神疲乏力、食少纳呆、脘腹胀满、心烦易怒、口苦咽干等。

【用法用量】口服。每次 10 片，每天 3 次。Ⅱ期原发性肝癌疗程 2 个月，Ⅲ期患者疗程 1 个月，或遵医嘱。

【不良反应】少数患者开始服药后，出现腹泻，一般不影响继续治疗，多可自行缓解。

【注意事项】孕妇禁用；有明显出血倾向者慎用。

17. 鸦胆子油软胶囊

【功能】具有抗癌药的功效。

【主治】用于肺癌，肺癌脑转移，消化道肿瘤及肝癌的辅助治疗。

【用法用量】口服，每次 4 粒，每天 2～3 次，30 天为 1 个疗程。

【不良反应】少数患者偶有油腻感，恶心，厌食等消化道不适的反应。

【注意事项】孕妇及哺乳期女性慎用；对本品过敏或有严重不良反应病史者禁用。

18. 鼻咽清毒颗粒

【功能】清热解毒，化痰散结。

【主治】用于热毒蕴结鼻咽，鼻咽肿痛，以及鼻咽部慢性炎症，鼻咽癌放射治疗后分泌物增多等症。

【用法用量】口服，每次 20 g，每天 2 次，30 天为 1 个疗程。

【注意事项】孕妇及儿童慎用；忌食辛辣食物。

19. 参一胶囊

【功能】培元固本，补益气血。

【主治】与化疗配合用药，有助于提高原发性肺癌、肝癌的疗效，可改善肿瘤患者的气虚症状，提高机体免疫功能。

【用法用量】饭前空腹温开水口服，每次 2 粒，每天 2 次。

【不良反应】少数患者服药后出现口咽干燥、口腔溃疡；过量服用可能出现咽干、咽痛、头晕、耳鸣、鼻中血丝、胸闷、多梦等。

【注意事项】有出血倾向者忌用；孕妇禁用；过敏者慎用；忌食寒凉、生冷、油腻的食物；火热证或阴虚内热证者慎用。

20．贞芪扶正颗粒

【功能】补气养阴。

【主治】提高人体免疫功能，保护骨髓和肾上腺皮质功能；用于各种疾病引起的虚损；配合手术、放射线、化学治疗，促进正常生理功能的恢复。

【用法用量】口服，每次1袋，每天2次。

【注意事项】过敏体质者慎用；孕妇慎用；儿童慎用；注意加强营养，忌辛辣、油腻食物，戒烟酒。

21．复方皂矾丸

【功能】温肾健髓，益气养阴，生血止血。

【主治】用于再生障碍性贫血、白细胞减少症、血小板减少症，骨髓增生异常综合征及放疗和化疗引起的骨髓损伤、血细胞减少，属肾阳不足，气血两虚证者。

【用法用量】口服，每次7～9粒，每天3次，饭后即服。

【不良反应】少数病例初服本品有轻微消化道反应，减量服用数日，即可耐受。

【注意事项】忌茶水。

二、常见口服靶向药

1．盐酸安罗替尼胶囊

【功能】具有抗肿瘤血管生成和抑制肿瘤生长的作用。

【主治】用于既往至少接受过2种系统化疗后出现进展或复发的局部晚期或转移性非小细胞肺癌患者的治疗。

【用法用量】口服，每次3～4片，每天3次。

【注意事项】孕妇及哺乳期女性禁用；严重心脏病，高血压，肝、肾疾病忌用；中央型肺鳞癌或具有大咯血风险的患者禁用；过敏者禁用，过敏体质者慎用。

2．阿法替尼

【功能】关闭癌细胞信号通路、抑制肿瘤生长。

【主治】用于治疗非小细胞肺癌。

【用法用量】口服，每次40 mg，每天1次。

【不良反应】腹泻、皮疹、视力模糊、结膜炎、干眼、肝功能衰竭以及呼吸急促窘迫综合征等。

【注意事项】过敏者、妊娠期女性、哺乳期女性禁用；伴随心肺等疾病患者慎用；女性患者、较低体重患者以及有潜在肾功能损害患者慎用；间质性肺疾病患者慎用；严重肝功能损害患者慎用；溃疡性角膜炎患者慎用。

3．吉非替尼

【功能】抗肿瘤药，可阻碍肿瘤的生长、转移和血管生成，促进肿瘤细胞凋亡。

【主治】对晚期或转移性非小细胞肺癌具有抗肿瘤活性，可改善临床症状。

【用法用量】口服，每次250 mg，每天1次。

【不良反应】腹泻、皮疹、瘙痒，皮肤干燥和痤疮等。

【注意事项】细菌和病毒的感染者慎用；重度肾功能不全患者、肝功能不全患者慎用；间质性肺病患者和骨髓抑制者慎用；哺乳期女性慎用；过敏者禁用，过敏体质者慎用；孕妇及儿童禁用。

4．厄洛替尼

【功能】抗肿瘤。

【主治】适用于既往接受过至少 1 个化疗方案失败后的局部晚期或转移的非小细胞肺癌。

【用法用量】口服，每次 150 mg，每天 1 次。

【不良反应】皮疹、腹泻、食欲缺乏、乏力、肝功异常、呼吸困难、咳嗽、恶心、感染、呕吐、口腔炎、瘙痒、结膜炎、干燥性结膜炎等。

【注意事项】过敏者禁用，过敏体质慎用；肝功能损害者慎用；孕妇慎用；肝功能严重受损者应减量或暂停用药。

5．甲磺酸奥希替尼片

【功能】抗肿瘤。

【主治】用于非小细胞肺癌的治疗。

【用法用量】口服，每次 80 mg，每天 1 次。

【不良反应】腹泻、皮疹、甲沟炎、皮肤干燥和口腔黏膜炎。严重不良事件为肺炎和肺栓塞。

【注意事项】本品不得与圣约翰草一起服用；过敏者禁用，过敏体质者慎用；孕妇禁用；肝功能损害、肾功能损害者慎用。

6．克唑替尼

【功能】抗肿瘤。

【主治】用于经国家药品监督管理局批准的检测方法确定的间变性淋巴瘤激酶阳性的局部晚期或转移性非小细胞肺癌患者的治疗。

【用法用量】口服，每次 250 mg，每天 2 次。

【不良反应】视觉异常、恶心、腹泻、呕吐、便秘、水肿、转氨酶升高及疲乏。

【注意事项】过敏者禁用，过敏体质者慎用；严重肝损害者禁用；孕妇慎用。

7．苯甲磺酸拉帕替尼

【功能】抗癌。

【主治】拉帕替尼与卡培他滨联用，适用于酪氨酸激酶受体 2 过度表达且既往接受过包括蒽环类、紫杉醇、曲妥珠单抗治疗的晚期或转移性乳腺癌患者的治疗。

【用法用量】推荐剂量为 1250 mg，每天 1 次，第 1—21 天服用，与卡培他滨 2000 mg/d，第 1—14 天分 2 次服联用。拉帕替尼，应每天服用 1 次，不推荐分次服用。饭前 1 h 或饭后 2 h 后服用。

【不良反应】恶心、腹泻、口腔炎和消化不良等，皮肤干燥、皮疹、背痛、呼吸困难及失眠等。

【注意事项】肝毒性、重度肝损害者慎用；过敏者禁用，过敏体质者慎用。

8．甲磺酸伊马替尼

【功能】抗肿瘤。

【主治】临床上主要治疗对甲磺酸伊马替尼耐药，或不耐受的费城染色体阳性慢性髓系白血病慢性期、加速期和急变期成年患者。

【用法用量】口服，每次 100 mg，每天 1 次。

【不良反应】胸腔积液、腹泻、头痛、上呼吸道感染、肺部感染、鼻咽炎、疲乏和发热。

【注意事项】过敏者禁用；化疗期间禁止饮酒；肝功能损害者慎用。

9．索拉非尼

【功能】抗肿瘤。

【主治】用于治疗不能手术或远处转移的肝细胞癌。

【用法用量】口服，每次 0.4 g，每天 2 次。

【不良反应】腹泻，皮疹，脱发和手足综合征。

【注意事项】过敏者禁用；孕妇慎用。

10．阿昔替尼

【功能】抗肿瘤。

【主治】临床上主要用于既往接受过一种酪氨酸激酶抑制剂或细胞因子治疗失败的进展期肾细胞癌的成人患者。

【用法用量】口服，每次 5 mg，每天 2 次。

【不良反应】高血压、动脉血栓栓塞、静脉血栓栓塞、出血、心力衰竭、胃肠穿孔和瘘管形成、甲状腺功能不全、伤口愈合并发症等。

【注意事项】过敏者禁用；孕妇慎用。

11．卡博替尼

【功能】抗肿瘤。

【主治】用于治疗进展性、转移性甲状腺髓样癌。

【用法用量】140 mg/d。

【不良反应】出血、肺炎、败血症、瘘管、心搏骤停、呼吸衰竭、腹泻、口腔炎等。

【注意事项】建议患者养成良好的口腔卫生习惯，不推荐用于中度及重度肝功能不全患者，孕妇慎用，过敏者禁用。

12．盐酸埃克替尼片

【功能】抗肿瘤。

【主治】适用于既往接受过至少 1 个化疗方案失败后的局部晚期或转移的非小细胞肺癌，既往化疗主要是指以铂类为基础的联合化疗。

【用法用量】口服，每次 125 mg，每天 3 次。

【不良反应】皮疹、腹泻、口腔溃疡、恶心、肝功异常、白细胞下降等。

【注意事项】过敏者禁用，过敏体质慎用；肝功能损害者慎用；孕妇慎用；肝功能严重受损者应减量或暂停用药。

13．苹果酸舒尼替尼胶囊

【功能】抗肿瘤。

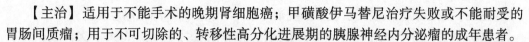

【主治】适用于不能手术的晚期肾细胞癌；甲磺酸伊马替尼治疗失败或不能耐受的胃肠间质瘤；用于不可切除的、转移性高分化进展期的胰腺神经内分泌瘤的成年患者。

【用法用量】胃肠间质瘤和晚期肾细胞癌推荐剂量：口服，每次 50 mg，每天 1 次，服药 4 周，停药 2 周；对于胰腺神经内分泌瘤推荐剂量：口服，每次 37.5 mg，每天 1 次。

【不良反应】疲劳、乏力、发热、腹泻、恶心、黏膜炎/口腔炎、呕吐、消化不良、腹痛、便秘、高血压、外周水肿、皮疹、手足综合征等。

【注意事项】皮肤和组织：常见皮肤褪色、皮肤干燥、变厚或裂开以及手掌和脚底板出现水疱或皮疹。每个治疗周期应监测肝功能，若出现严重的肝功能检查异常，应暂停用药。注意监测患者是否发生高血压，并根据需要进行标准的降压治疗。

14. 甲磺酸阿帕替尼

【功能】抗肿瘤。

【主治】适用于既往至少接受过 2 种系统化疗后进展或复发的晚期胃腺癌或胃－食管结合部腺癌；用于既往接受过至少一线系统性治疗失败或不可耐受的晚期肝癌患者。

【用法用量】晚期胃腺癌－食管结合部腺癌：口服，每次 850 mg，每天 1 次；晚期肝癌：口服，每次 750 mg，每天 1 次。

【不良反应】高血压、蛋白尿、白细胞减少症、血小板减少症、乏力、掌趾红肿综合征、腹泻、呕吐、食欲下降等。

【注意事项】血压升高：最常见的不良反应之一，多在服药一周后出现，服药期间监测血压，在医师指导下行降压治疗。蛋白尿/肾功能损伤：用药期间建议患者定期检查尿常规及肾功能。皮肤毒性：手足综合征是服用本品最常见的皮肤不良反应，用药期间可在医师指导下采取必要的对症支持治疗，加强皮肤护理，保持清洁，避免压力或摩擦，使用润肤霜等。使用本品会出现疲劳，注意力不集中，因此建议患者服药期间不宜驾驶或操纵重大机器。

15. 瑞戈非尼

【功能】抗肿瘤。

【主治】用于治疗既往接受过以氟尿嘧啶、奥沙利铂和伊立替康为基础的化疗的结直肠癌患者；既往接受过索拉非尼治疗的肝癌患者。

【用法用量】口服，每次 160 mg，每天 1 次，于每一疗程的前 21 天口服，28 天为 1 个疗程。

【不良反应】乏力、手足皮肤反应、腹泻、食欲下降及进食减少、高血压、发声困难及感染。

【注意事项】肝脏毒性：建议在开始用药前进行肝功能检查，并在用药开始的 2 个月内严密监测肝功能，有异常者尽快处理。感染：研究表明，使用本品与感染事件发生率升高相关，在出现感染恶化情况下，应考虑中断瑞戈非尼治疗。出血：开始用药前，肝硬化患者的食管静脉曲张筛查和后续治疗应根据标准治疗实践进行，预防出血。

16. 仑伐替尼

【功能】抗肿瘤。

【主治】用于既往未接受过全身系统治疗的不可切除的肝细胞癌患者。

【用法用量】对于体重不足 60 kg 的患者，推荐剂量为 8 mg，每天 1 次口服；对于体重 60 kg 及以上的患者，推荐剂量为 12 mg，每天 1 次口服。

【不良反应】高血压、疲乏、腹泻、食欲下降、体重下降、关节痛/肌痛、腹痛、手足综合征、蛋白尿、甲状腺功能减退症、恶心等。

【注意事项】高血压：已有高血压的患者，应在用药前接受降压治疗至少 1 周；在用药治疗 1 周后应监测血压，之后 2 个月内每 2 周监测 1 次，其后每个月监测 1 次。并根据患者状况行相应的降压治疗。蛋白尿：用药期间应定期监测尿蛋白，若尿蛋白为 ++ 及以上，应调整用药剂量或停药。心功能不全、肝肾功能不全者慎用。

17. 呋喹替尼

【功能】抗肿瘤。

【主治】用于治疗既往接受过以氟尿嘧啶、奥沙利铂和伊立替康为基础的化疗的结直肠癌患者。

【用法用量】空腹口服或与食物同服，每次 5 mg，每天 1 次，连续服用 3 周，随后停药 1 周，每 4 周为 1 个治疗周期。

【不良反应】高血压、蛋白尿、手足皮肤反应、发声困难、出血、转氨酶升高、甲状腺功能检查异常、口腔黏膜炎、乏力、腹痛腹泻等。

【注意事项】出血：用药时应密切关注出血风险，须常规监测患者的血常规和凝血指标，引起出血主要包括消化道出血、血尿、牙龈出血等。转氨酶升高及肝功能异常：用药前应监测肝功能，治疗期间常规监测肝功能。手足皮肤反应：多在用药后第 1 个周期内出现，3 级的手足皮肤反应经过对症治疗及剂量调整后基本可以得到缓解。

三、常见口服化疗药

1. 曲氟尿苷替匹嘧啶片

【功能】抗肿瘤。

【主治】适用于既往接受过氟嘧啶类、奥沙利铂和伊立替康为基础的化疗患者，以及既往接受过或不适合接受抗血管内皮生长因子治疗、抗表皮生长因子受体治疗的转移性结直肠癌患者。

【用法用量】成人的推荐起始剂量约为每次 35 mg/m^2，早晚餐后 1 小时内口服，每天 2 次。

【不良反应】贫血、白细胞降低、血小板减少，还有身体虚弱、极度疲倦、乏力、恶心、食欲减退、腹泻、呕吐、腹痛和发热。手足综合征等其他化疗药常有的副作用出现率很低。

2. 依托泊苷软胶囊

【功能】抗肿瘤。

【主治】用于治疗小细胞肺癌、恶性淋巴瘤、恶性生殖细胞瘤、白血病、神经母细胞瘤、横纹肌肉瘤、卵巢癌等。

【用法用量】单用每天 60 ～ 100 mg/m^2，连用 10 天，每 3 ～ 4 周重复。联合化疗每

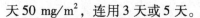

天 50 mg/m²，连用 3 天或 5 天。

【不良反应】主要为血液系统和消化道毒性，与静脉制剂比较，呕吐发生率较低。极少数可发生严重过敏反应，应重视。

【注意事项】宜饭前服用，注意可能发生过敏反应。本品有骨髓抑制作用，用药期间应定期检查患者血象，肝功能障碍者慎用。

3．卡培他滨

【功能】抗肿瘤。

【主治】用于结直肠癌、乳腺癌、胃癌的辅助化疗。

【用法用量】应在用餐后 30 min 内整片吞服，每次剂量为 1250 mg/m²，每天 2 次，治疗 2 周后停药 1 周，3 周为 1 个疗程。

【不良反应】口腔黏膜炎、口腔溃疡、皮肤皲裂、口干、胃部不适、腹泻、下肢水肿、心律不齐、骨髓抑制、关节痛等。

【注意事项】卡培他滨可引起腹泻，注意预防脱水；还可引起严重的皮肤反应，如手足综合征，注意预防。

四、常见中成药注射液

1．复方苦参注射液

【功能】清热利湿，凉血解毒，散结止痛。

【主治】用于癌肿疼痛、出血。

【用法用量】肌内注射，每次 2～4 mL，每天 2 次；或静脉滴注，每次 20 mL，用氯化钠注射液 200 mL 稀释后应用，每天 1 次，儿童酌减，全身用药总量 200 mL 为 1 个疗程，一般可连续使用 2～3 个疗程，或遵医嘱。

【不良反应】偶见恶心、呕吐、发热、寒战、腹胀和胃不适等症状；偶有过敏反应，表现为头颈部皮肤潮红出汗，皮疹，瘙痒等，可能与患者的特异体质有关。局部使用有轻度刺激，但吸收良好。

【注意事项】严重心肾功能不全者慎用；孕妇及哺乳期女性慎用；对本品过敏或有严重不良反应病史者禁用。

2．华蟾素注射液

【功能】解毒，消肿，止痛。

【主治】用于中、晚期肿瘤，慢性乙型肝炎等症。

【用法用量】肌内注射，每次 2～4 mL，每天 2 次；静脉滴注，每次 10～20 mL，用 5% 的葡萄糖注射液 500 mL 稀释后缓缓滴注，用药 7 天，休息 1～2 天，4 周为 1 个疗程，或遵医嘱。

【不良反应】个别患者如果用量过大或两次用药间隔不足 6～8 h，用药后 30 min 左右，可能出现发冷发热现象；少数患者长期静滴后有局部刺激感或静脉炎，致使滴速减慢，极个别患者还可能出现荨麻疹、皮炎等。

【注意事项】避免与剧烈兴奋心脏药物配伍；个别患者出现不良反应时，应停止用药作对症治疗，待反应消失后仍可正常用药。

3. 艾迪注射液

【功能】清热解毒，消瘀散结。

【主治】用于原发性肝癌，肺癌，直肠癌，恶性淋巴瘤，妇科恶性肿瘤等。

【用法用量】成人一次 50 ～ 100 mL，加入生理盐水或 5% ～ 10% 葡萄糖注射液 400 ～450 mL 中静脉滴注，每天 1 次；与放、化疗合用时，疗程与放、化疗同步；手术前后使用本品 10 天为 1 个疗程；介入治疗 10 天为 1 个疗程；单独使用 15 天为 1 个周期，间隔 3 天，2 周期为 1 个疗程；晚期恶病质患者，连用 30 天为 1 个疗程，或视病情而定。

【不良反应】偶有患者出现面红、荨麻疹、发热等反应，极个别患者有心悸、胸闷、恶心等反应。

【注意事项】首次用药应在医师指导下，给药速度开始 15 滴/分，30 min 后如无不良反应，给药速度控制 50 滴/分；如有不良反应发生应停药并作相应处理。再次应用时，艾迪注射液用量从 20 ～ 30 mL开始，加入生理盐水或 5% ～ 10% 葡萄糖注射液 400 ～ 450 mL，同时可加入地塞米松注射液 5 ～ 10 mL；因本品含有微量斑蝥素，外周静脉给药时注射部位静脉有一定刺激，可在静滴本品前后给予 2% 利多卡因 5 mL 加入生理盐水 100 mL 静滴；孕妇及哺乳期女性禁用。

4. 康莱特注射液

【功能】益气养阴，消症散结。

【主治】适用于不宜手术的气阴两虚，脾虚湿困型原发性非小细胞肺癌及原发性肝癌。配合放、化疗有一定的增效作用。对中晚期肿瘤患者具有一定的抗恶病质和止痛作用。

【用法用量】缓慢静脉滴注 200 mL，每天 1 次，21 天为 1 疗程，间隔 3 ～ 5 天，可进行下一疗程。联合放、化疗时，可酌减剂量。首次使用，滴注速度应缓慢，开始 10 min 滴速应为 20 滴/分，20 min 后可持续增加，30 min 后可控制在 40 ～ 60 滴/分。

【不良反应】临床偶见脂过敏现象，如体温上升，轻度恶心，寒战，使用 3 ～ 5 天后此症状大多可自然消失而适应。偶见有轻度静脉炎。

【注意事项】在脂肪代谢严重失调时（如严重肝硬化、急性休克、急性胰腺炎、病理性高脂血症、脂性肾病等患者）禁用；若偶有患者出现严重脂过敏现象可对症处理，并酌情停止使用；本品不宜加入其他药物混合使用；静脉滴注时应小心，防止渗漏血管外而引起刺激疼痛；冬季可用 30 ℃温水预热，以减少物理性刺激；使用本品应采用一次性输液器（带终端滤器）；若发现本品出现油、水分层（乳析）现象，严禁静脉使用；如有轻度静脉炎出现，可在注射本品前和后适量（50 ～ 100 mL）输注生理盐水或 5% 葡萄糖注射液；孕妇禁用；肝功能严重异常者慎用。

5. 康艾注射液

【功能】益气扶正，增强机体免疫功能。

【主治】用于原发性肝癌、肺癌、直肠癌、恶性淋巴瘤、妇科恶性肿瘤；各种原因引起的白细胞低下及减少症。慢性乙型肝炎的治疗。

【用法用量】缓慢静脉注射或滴注；每天 1 ～ 2 次，每天 60 mL，用 5% 葡萄糖或生

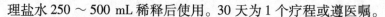

理盐水 250 ～ 500 mL 稀释后使用。30 天为 1 个疗程或遵医嘱。

【不良反应】偶见皮疹、瘙痒、寒战、发热、恶心、呕吐、胸闷、心悸等不良反应，罕见严重过敏反应，表现为过敏性休克等。

【注意事项】禁止和含有藜芦的制剂配伍使用。输液速度：滴速勿快，老人、儿童以 20 ～ 40 滴/分为宜，成年人以 40 ～ 60 滴/分为宜。本品可能发生罕见严重过敏反应，表现为过敏性休克等，故应在有抢救条件的医疗机构使用，用药过程中，应密切观察用药反应，特别是开始 30 min，用药后出现过敏反应或其他严重不良反应时须立即停药并及时救治。应单独使用，严禁混合配伍。过敏体质患者，老人、儿童等特殊人群和初次使用本品的患者应慎重，用药后密切观察。

6. 榄香烯注射液

【功能】抑制肿瘤生长。

【主治】用于神经胶质瘤和脑转移瘤的治疗；癌性胸腹水辅助治疗。

【用法用量】（1）神经胶质瘤、脑转移瘤。①于用药前 30 ～ 60 min 快速静脉点滴甘露醇 250 mL，以暂时开放血脑屏障，并降低颅内压。②隔日动脉介入。本品每次 600 mg，以 10% 葡萄糖注射液稀释 1 倍（总量 60 mL），加入地塞米松 2 mg 作动脉穿刺给药；本品 400 mg 和地塞米松 2.5 mg 加入 500 mL 10% 葡萄糖溶液内静脉滴注。③非动脉介入给药日，本品 1000 mg 和地塞米松 5 mg 加入 1000 mL 10% 葡萄糖溶液内静脉滴注。

（2）癌性胸腹水。按体表面积 200 ～ 400 mg/m^2，于抽出胸腹水后，胸、腹腔内注射，每周 1 ～ 2 次或遵医嘱。

【不良反应】用药后局部有轻微刺激疼痛，特别是药液外渗时表现明显，但患者均可忍受。经热敷后很快缓解，无须特殊处理。部分患者用药后出现发热、局部反应及轻度消化道反应。

【注意事项】本品应以 10% 葡萄糖注射液稀释，用其他稀释剂稀释产生沉淀，不得使用；本品不得与其他药物混用；为防止静脉炎发生，滴注后可用 500 mL 生理盐水冲洗血管；有过敏史者禁用；若发生过敏反应，立即停药，并给予 1∶1000 的水剂肾上腺素；孕妇应慎用；有过敏史或对本品中的任何成分过敏者禁用；高热、胸腹水合并感染者禁用。

7. 鸦胆子油乳注射液

【功能】清热解毒，抗癌。

【主治】用于肺癌、肺癌脑转移及消化道肿瘤。

【用法用量】静脉滴注，每次 10 ～ 30 mL，每天 1 次（本品须加灭菌生理盐水 250 mL，稀释后立即使用）。

【不良反应】有少数患者用药后有油腻感、恶心、厌食等消化道不适反应。

【注意事项】若有分层，应停止使用；鸦胆子油乳注射液有毒，易损害肝肾功能，应在医生指导下使用，不可过量；过敏体质者慎用。用药期间出现过敏者，应及时停药，并给予相应的治疗措施；用药过程中有少数患者有油腻感，恶心，厌食等消化道不适的反应，脾胃虚寒者慎用；鸦胆子油乳注射液不宜与其他药物同时滴注，以免发生不良反应；孕妇禁用。

8. 斑蝥酸钠维生素 B$_6$ 注射液

【功能】抗肿瘤。

【主治】适用于原发性肝癌、肺癌及白细胞低下症，亦可用于肝炎、肝硬化及乙型肝炎病毒携带者。

【用法用量】静脉滴注，每天 1 次。每次 10 ～ 50 mL，以生理盐水或 5% ～ 10% 葡萄糖注射液适量稀释后滴注。

【不良反应】偶见患者局部静脉炎。

【注意事项】肾功能不全者慎用，泌尿系统出现刺激症状，应暂停用药。孕妇及哺乳期女性慎用。

9. 香菇多糖注射液

【功能】免疫调节剂。

【主治】用于恶性肿瘤的辅助治疗。

【用法用量】静脉滴注，每次 1 ～ 2 mg，每周 1 ～ 2 次或遵医嘱。

【不良反应】部分患者有时出现食欲不振、恶心、呕吐、胸闷、气短、头痛、头晕、皮疹、出汗、发热、肌注部位轻微疼痛。可对症处理，严重者停药即可；偶见白细胞和血红蛋白减少症，很少见过敏性休克。要特别注意用药后出现寒战，脉搏不规则，血压下降，口内异常感，呼吸困难等，发生过敏性休克者应立即停药，并给予急救处理。

【注意事项】儿童、妊娠和育龄女性慎用；本品用生理盐水或 5% 葡萄糖注射液溶解后，立即使用，不宜久存。

10. 甘露聚糖注射液

【功能】免疫调节剂。

【主治】用于恶性肿瘤患者接受放、化疗中改善免疫功能低下的辅助治疗。

【用法用量】静脉注射：每次 5 ～ 10 mg（1 ～ 2 支），加入 100 mL 生理盐水静脉滴注，每天 1 次，7 天为 1 个疗程。

【不良反应】瘙痒，皮疹，红斑，风团，寒战，发烧；呼吸系统：胸闷，呼吸困难，有发生呼吸骤停的报告；注射局部：疼痛。

【注意事项】对本品过敏者、风湿性心脏病、支气管哮喘、气管炎患者禁用，高敏体质者禁用；过敏性体质者慎用；当药品性状发生改变时禁止使用。

五、常见静脉输注化疗药

1. 多西他赛注射液

【主治】适用于局部晚期或转移性乳腺癌的治疗；适用于局部晚期或转移性非小细胞肺癌的治疗，也适用于使用以顺铂为主的化疗失败的晚期或转移性非小细胞肺癌的治疗。

【用法用量】多西他赛只能用于静脉滴注。

【不良反应】骨髓抑制剂量限制性毒性为中性粒细胞减少；轻度过敏反应表现为瘙

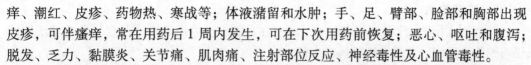

痒、潮红、皮疹、药物热、寒战等；体液潴留和水肿；手、足、臂部、脸部和胸部出现皮疹，可伴瘙痒，常在用药后 1 周内发生，可在下次用药前恢复；恶心、呕吐和腹泻；脱发、乏力、黏膜炎、关节痛、肌肉痛、注射部位反应、神经毒性及心血管毒性。

【注意事项】过敏者禁用；严重骨髓抑制、严重肝肾功能损害者、妊娠及哺乳期女性禁用；浓度必须在稀释至 300 ～ 1200 μg/mL 时，才能输注；治疗期间注意监测血象；出现严重的过敏反应需中断治疗，停止滴注并做相应处理；液体潴留是本药独特的不良反应，尤其在用药 4 周期后常见，应预防用药；糖尿病患者慎用本品。

2. 长春新碱

【主治】用于治疗急性淋巴细胞性白血病，疗效较好，对其他急性白血病、霍奇金淋巴瘤、淋巴肉瘤、网状细胞肉瘤和乳腺癌也有疗效。

【用法用量】静脉注射。

【不良反应】剂量限制性毒性是神经系统毒性，主要引起外周神经症状，如手指、神经毒性等，与累积量有关。足趾麻木、腱反射迟钝或消失，外周神经炎。腹痛、便秘，麻痹性肠梗阻偶见；骨髓抑制和消化道反应较轻；有局部组织刺激作用，药液不能外漏，否则可引起局部坏死；可见脱发，偶见血压的改变。

【注意事项】仅用于静脉注射，漏于皮下可导致组织坏死、蜂窝织炎。一旦漏出或可疑外漏，应立即停止输液，并予相应处理；防止药液溅入眼内，一旦发生应立即用大量生理盐水冲洗，以后应用地塞米松眼膏保护；使用过程中避免日光直接照射；肝功能异常时减量使用。

3. 奥沙利铂注射液

【主治】用于经氟尿嘧啶治疗失败后的结直肠癌转移的患者，可单独或联合氟尿嘧啶使用。

【用法用量】静脉滴注，加入 250 ～ 500 mL 5% 葡萄糖溶液中输注 2 ～ 6 h。

【不良反应】可引起贫血、白细胞减少、粒细胞减少、血小板减少；可引起恶心、呕吐、腹泻；有时可伴有口腔周围、上呼吸道和上消化道的痉挛及感觉障碍。

【注意事项】过敏者禁用；妊娠及哺乳期间慎用；当出现血液毒性时（白细胞计数 2000/L 或血小板计数 50000/L），应推迟下一周期用药，直到恢复；由于本品在消化系统毒性，如恶心、呕吐，应预防性或治疗性给予止吐药；因使用本品时低温可致喉痉挛，故不得食用冰冷食物或用冰水漱口。

4. 注射用异环磷酰胺

【主治】适用于睾丸癌、卵巢癌、乳腺癌、肉瘤、恶性淋巴瘤和肺癌等。

【用法用量】静脉滴注。

【不良反应】骨髓抑制：白细胞减少较血小板减少更为常见；泌尿道反应：可致出血性膀胱炎，表现为排尿困难、尿频和尿痛；中枢神经系统毒性：与剂量有关，通常表现为焦虑不安、神情慌乱、幻觉和乏力等；少见的有一过性无症状肝肾功能异常；若高剂量用药可因肾毒性产生代谢性酸中毒；其他反应尚包括脱发、恶心和呕吐等；注射部位可产生静脉炎；长期用药可产生免疫抑制、垂体功能低下、不育症和继发性肿瘤。

【注意事项】严重骨髓抑制患者、对本品过敏者、妊娠及哺乳期女性禁用。

5．硼替佐米

【主治】用于治疗套细胞淋巴瘤及多发性骨髓瘤。可用于治疗儿童复发或难治性淋巴母细胞淋巴瘤、急性淋巴细胞白血病。

【用法用量】静脉滴注。

【不良反应】腹泻、恶心、便秘、呕吐、口腔黏膜炎、腹痛、周围神经病变、神经性疼痛、头痛、头晕、感觉异常、疲乏、发热、外周水肿、贫血、上呼吸道感染、背痛、肢体疼痛、关节痛、咳嗽、呼吸困难、食欲差、皮疹、体重降低、失眠等。

【注意事项】禁用于鞘内注射，鞘内注射会导致死亡；过敏者禁用；有晕厥史者及脱水患者慎用。

6．注射用顺铂

【主治】多用于实体瘤的治疗，可单药应用或与其他化疗药物联合应用。包括小细胞肺癌、胃癌、食管癌、卵巢癌、宫颈癌、膀胱癌、前列腺癌、骨肉瘤、黑色素瘤等。此外，可以作为放疗增敏剂，在适当情况下与放疗联合使用。

【用法用量】静脉滴注，动脉灌注，胸腔腹腔注药。

【不良反应】肾脏毒性、耳毒性、消化系统反应、神经毒性、骨髓抑制、过敏反应、心脏毒性等。

【注意事项】肝肾功能不全者慎用，耳毒性是累积的，应进行听力测试，注意发生直立性低血压及惊厥。

7．依托泊苷注射液

【主治】用于小细胞肺癌、淋巴瘤、睾丸癌、白血病等治疗。

【用法用量】用生理盐水稀释，静脉滴注时间不少于 $30 \sim 60$ min。

【不良反应】骨髓抑制：主要是白细胞减少、血小板减少，多发生在用药后 $7 \sim 14$ 天，20 天左右可恢复正常；消化道反应：恶心、呕吐、食欲减退、口腔炎等；脱发；乏力、头晕、头痛等。

【注意事项】静脉滴注速度过快时，可出现低血压、心悸等反应；用药期间应定期检查血常规、肝功能、肾功能。

8．注射用卡铂

【主治】主要用于卵巢癌、小细胞肺癌、非小细胞肺癌、头颈部鳞癌、食管癌、精原细胞瘤、膀胱癌、间皮瘤等。

【用法用量】用 5% 葡萄糖注射液溶解本品，浓度为 10 mg/mL，再加至 5% 葡萄糖注射液 $250 \sim 500$ mL 中静脉滴注。

【不良反应】孕妇用此药可导致胎儿损害，具有胚胎毒性和致畸性；常有胃肠道反应，如恶心、呕吐、食欲减退；骨髓抑制；偶见过敏反应。

9．注射用奈达铂

【主治】主要用于头颈部癌、小细胞肺癌、非小细胞肺癌、食管癌、卵巢癌等实体瘤。

【用法用量】用生理盐水溶解后，再稀释至 500 mL，静脉滴注，静脉滴注时间不应少于 1 h，滴完后需继续点滴输液 1000 mL 以上。

【不良反应】主要不良反应为骨髓抑制，表现为白细胞、血小板减少；其他较常见的不良反应包括恶心、呕吐、食欲减退等；肝肾功能异常、耳神经毒性、脱发等。

【注意事项】听力损害、骨髓、肝、肾功能不良，合并感染和水痘患者及老人慎用；有较强的骨髓抑制作用，注意监测血象、肝肾功能指标；主要由肾脏排泄，使用过程中须确保补充足够的液体，增加尿量，以减少尿中药物对肾小管的毒性损伤。

10. 注射用紫杉醇（白蛋白结合型）

【主治】适用于治疗联合化疗失败的转移性乳腺癌或辅助化疗后 6 个月内复发的乳腺癌。

【用法用量】静脉滴注 30 min，每 3 周给药 1 次。

【不良反应】最常见的不良反应为脱发、中性粒细胞减少、感觉神经毒性、心电图异常、疲劳、乏力、肌肉痛、关节痛、恶心欲呕、腹泻、贫血等。

【注意事项】发生重度的超敏反应为罕见不良反应，一旦出现，则不应再次使用本品；用药期间注意监测患者血象，警惕出现骨髓抑制，肝功能损害等。

11. 注射用紫杉醇脂质体

【主治】可用于卵巢癌的一线治疗及以后卵巢转移性的治疗、作为一线化疗，也可与顺铂联合应用；可用于曾用过含阿霉素标准化疗的乳腺癌患者的后续治疗或复发患者的治疗。

【用法用量】稀释至 250 ～ 500 mL 5% 葡萄糖注射液中，采用符合标准的输液器静脉滴注 3 h，为预防发生过敏反应，用药前行抗过敏预处理。

【不良反应】过敏反应：表现为潮红、皮疹、呼吸困难、低血压及心动过速，曾发生过敏的患者不宜再次使用本品。骨髓抑制、神经毒性、心血管毒性、胃肠道反应、肝脏毒性。

【注意事项】本品只能用 5% 葡萄糖注射液溶解和稀释；肝功能不全者慎用；用药期间应定期检查外周血象和肝功能。

12. 注射用氟尿嘧啶

【主治】可用于乳腺癌、消化道肿瘤、卵巢癌和原发性支气管肺腺癌的辅助治疗和姑息治疗；可用于治疗恶性葡萄胎和绒毛膜上皮癌；可用于浆膜腔癌性积液和膀胱癌的腔内化疗等。

【用法用量】静脉注射、静脉滴注。

【不良反应】恶心、呕吐、食欲减退；偶见口腔黏膜炎或溃疡、腹部不适或腹泻；白细胞减少，大多在疗程开始后 2 ～ 3 周内达最低点，3 ～ 4 周恢复正常；脱发、色素沉着、神经毒性等。

【注意事项】本品不可用鞘内注射，用药期间不宜饮酒或与阿司匹林类药物同用，以减少消化道出血的可能；肝功能异常者慎用。

六、常见免疫检查点抑制剂

1. 替雷利珠单抗注射液

【主治】可用于经典型霍奇金淋巴瘤、尿路上皮癌、非小细胞肺癌、肝细胞癌等的治疗。

【用法用量】静脉输注。

【不良反应】在使用替雷利珠单抗治疗时可能会观察到输液反应，症状包括发热、寒战、恶心、瘙痒症、血管性水肿、低血压、头痛、支气管痉挛、荨麻疹、皮疹、呕吐、肌痛、头晕或高血压。由于可能发生罕见的危及生命的反应，因此在输液期间应密切监测患者是否出现这些症状和体征。出现2级输液反应时，应降低滴速或暂停给药，当症状缓解后可考虑恢复用药并密切观察。如果出现3级或4级输液反应，必须停止输液并永久停止本品治疗，并给予适当的药物治疗。

【注意事项】孕妇及哺乳期女性慎用；请勿摇晃药瓶，药品从冰箱中取出后，稀释前可放置在室温下（25 ℃及以下），最长放置2 h；第一次输注时间应不短于60 min；如果患者耐受良好，则后续每一次输注时间应不短于30 min。

2．帕博利珠单抗注射液

【主治】适用于经一线治疗失败的不可切除或转移性黑色素瘤的治疗；适用于由国家药品监督管理局批准的检测评估为程序性死亡受体配体1肿瘤比例分数不低于1%的表皮生长因子受体基因突变阴性和间变性淋巴瘤激酶阴性的局部晚期或转移性非小细胞肺癌一线单药治疗；适用于表达程序性死亡受体配体1的食管癌、结直肠癌患者。

【用法】静脉滴注。

【不良反应】最常见的不良反应为贫血、皮疹、免疫相关性肺炎、恶心呕吐、疲劳、腹泻、中性粒细胞减少症、食欲减退等。

【注意事项】警惕出现免疫相关性肺炎，用药期间，应对患者肺炎的相关体征和症状进行监测，及早发现及早治疗；警惕出现免疫相关性结肠炎、免疫相关性肝炎、免疫相关性肾炎、免疫相关性内分泌疾病、免疫相关性皮肤不良反应。

3．阿替利珠单抗

【主治】本品用于经国家药品监督管理局批准的检测方法评估为不低于50%肿瘤细胞程序性死亡受体配体1染色阳性或肿瘤浸润程序性死亡受体配体1阳性免疫细胞覆盖不低于10%的肿瘤面积的表皮生长因子受体基因突变阴性和间变性淋巴瘤激酶阴性的转移性非小细胞肺癌一线单药治疗。亦适用于肝癌、小细胞肺癌的患者。

【用法】静脉滴注，第一次用药时间须至少持续60 min，如果首次滴注患者耐受性良好，则随后的滴注时间可适当缩短，但至少应持续30 min。

【不良反应】疲乏、食欲下降、恶心、咳嗽、呼吸困难、发热、腹泻、皮疹、骨骼肌肉疼痛、尿路感染、甲状腺功能减退症、甲状腺功能亢进症等。

【注意事项】注意观察患者用药期间是否出现免疫相关性肺炎，警惕出现较罕见的心肌炎。

4．维迪西妥单抗注射液

【主治】适用于至少接受过2个系统化疗疗程的HER2过表达局部晚期或转移性胃癌的患者。

【用法】静脉滴注（禁止静脉注射或快速静脉滴注给药）。

【不良反应】脱发、乏力、感觉减退、皮疹、恶心欲呕、腹痛、腹泻、头晕、神经

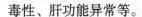

毒性、肝功能异常等。

【注意事项】应用 6 mL 灭菌水配药，用药期间注意观察患者粒细胞减少、血小板减少、血红蛋白减少的血液毒性。此外，还常会出现转氨酶升高，感觉异常等。

七、常用止痛药

（一）解热镇痛抗炎药

1. 阿司匹林

【适应证】抑制血小板聚集：用于抗凝，预防血栓性疾病。解热、镇痛：①缓解轻度或中度疼痛，如头痛、偏头痛、牙痛、神经痛、肌肉痛及痛经等；②缓解感冒引起的发热、咽喉痛；③用于多种急慢性发热性疾病的解热治疗。抗炎、抗风湿：用于风湿热、风湿性关节炎、系统性红斑狼疮性关节炎和胸膜炎。

【用法用量】解热镇痛：成人每次 0.3 ~ 0.6 g，每天 3 次，必要时每 4 h 1 次，口服。抗炎、抗风湿：每次 0.3 ~ 0.6 g，每天 3 ~ 6 次，口服。抑制血小板聚集：每次 75 ~ 150 mg，每天 1 次，急性心肌梗死或血管重建手术时，开始用较高剂量（每天 160 ~ 325 mg）负荷量，以后改为常用的低剂量。

【注意事项】不可同时使用两种或两种以上的非甾体抗炎药，以免出现严重的不良反应，但可与一种对乙酰氨基酚联合使用，以增强镇痛效果。既往有胃肠道病史（溃疡性结肠炎、克罗恩病）谨慎使用，服药期间出现消化道出血、溃疡时立即停药。服药期间避免饮酒，过量饮酒会增加胃出血风险。避免驾驶或操作机械。阿司匹林与抗凝血药、糖皮质激素类药物、促尿酸排泄的抗风湿药等药物联用时，应在医生指导下进行。心肾功能不全、高血压病史、老年患者用药时应监测肾功能；长期用药者应密切监测凝血功能。严重葡萄糖 -6- 磷酸脱氢酶缺乏症患者可至溶血或溶血性贫血，应谨慎使用；低剂量阿司匹林减少尿酸的消除，可诱发痛风。

2. 对乙酰氨基酚

【适应证】用于中、重度发热的解热治疗。缓解轻、中度疼痛，如头痛、肌痛、关节痛等，为轻、中度骨关节炎的首选止痛药。

【用法用量】成人：每次 0.3 ~ 0.6 g，每天 3 ~ 4 次，口服，1 天总量不超 2 g，解热治疗时间不超 3 天，镇痛治疗不超 10 天。儿童：每次 10 ~ 15 mg/kg，每隔 4 ~ 6 h 1 次，或 1.5 g/(m² · d)，每隔 4 ~ 6 h 1 次；12 岁以下儿童每 24 h 给药次数少于 5 次。儿童解热用药一般不超过 3 天，镇痛治疗遵医嘱。骨关节炎：成人应用缓释片每次 0.35 ~ 0.65 g，每隔 8 h 1 次。每在最大剂量不超过 2 g，疗程按医嘱。

【注意事项】对乙酰氨基酚可与一种非甾体抗炎药联合使用。但不可同时服用两种都含有对乙酰氨基酚的药物，以免造成肝损害。主要副作用为肝毒性，服药期间若出现肝功能异常或出现全身乏力、食欲不振、厌油、皮肤黄染、上腹胀痛等不适，应立即停药就医。用药后若出现瘙痒、皮疹，尤其出现口腔、眼、外生殖器红斑、糜烂等过敏反应时，应立即停药就医。避免长期超量服用或服药期间过量饮酒，以免导致严重肝损害。避免与抗病毒药齐多夫定合用，以免增加肝毒性。肝肾功能不全、肝病或病毒性肝炎、对阿司匹林过敏者、孕妇及哺乳期女性、过敏体质者慎用。

3. 吲哚美辛

【适应证】关节炎，轻、中、重度风湿病的炎症疼痛和肿胀。软组织损伤和炎症。解热。也可用于治疗偏头痛、痛经、手术后痛、创伤后痛等。

【用法用量】成人常用量：①抗风湿：每次 25 ～ 50 mg，每天 2 ～ 3 次，餐后服用，每天不超过 150 mg。关节炎患者如有持续性夜间疼痛或晨僵，可在睡前给予栓剂 50 ～ 100 mg 塞肛；②抗痛风：每次 25 ～ 50 mg，每天 3 次，直到疼痛缓解；③痛经：每次 25 mg，每天 3 次。④退热：每次 12.5 ～ 25 mg，每天不超过 3 次；⑤成人直肠给药：每天 50 ～ 100 mg，睡前塞肛；⑥口服与直肠联合用药：1 天最大剂量 150 ～ 200 mg。

小儿常用量：每天按体重 1.5 ～ 2.5 mg/kg，分 3 ～ 4 次。待有效后减至最低量。

【注意事项】本品解热作用强，服用时防止大汗和虚脱，及时补充足量液体。宜于饭后或与食物、制酸药同服，以减少药物对胃肠道的刺激。既往有胃肠道病史（溃疡性大肠炎，克隆氏病）的患者应慎用；当服用药期间发生胃肠道出血或溃疡时，应立即停药就医。本品毒副反应较大，治疗关节炎已不作为首选用药，避免与其他非甾体抗炎药、噻嗪类或髓袢利尿剂联用。用药期间注意监测血压、凝血功能、血尿素氮及血肌酐等指标；注意观察有无出现严重的皮肤不良反应，如剥脱性皮炎等。对其他非甾体抗炎药（如阿司匹林）过敏、心功能不全、出血性疾病（如血友病）、再生障碍性贫血等患者慎用。本品可导致角膜沉着及视网膜改变（包括黄斑病变），若有视力模糊应立即做眼科检查。

4. 布洛芬

【适应证】各种慢性关节炎的关节肿痛症状。各种软组织风湿疼痛，如肩痛、腱鞘炎、滑囊炎、肌痛及运动后损伤性疼痛等。急性轻、中度疼痛，如手术、创伤后、劳损痛、牙痛、头痛等。有解热作用，可用于解热治疗。

【用法用量】抗风湿：每次 0.4 ～ 0.6 g，每天 3 ～ 4 次。轻中度疼痛：每次 0.2 ～ 0.4 g，每隔 4 ～ 6 h/次，1 天最大剂量为 2.4 g。儿童用药：12 岁以下儿童每次 5 ～ 10 mg/kg，每天 3 次。

5. 氟比洛芬酯

【适应证】术后镇痛及癌痛的治疗。

【用法用量】每次 50 ～ 100 mg，每隔 8 ～ 12 h 1 次，缓慢静脉注射（1 min 以上）。每天 100 ～ 200 mg，患者静脉自控镇痛。

【注意事项】正在使用依洛沙星、洛美沙星和诺氟沙星的患者禁用氟比洛芬酯。

6. 双氯芬酸钠

【适应证】类风湿关节炎、骨关节炎、脊柱关节病、痛风性关节炎或风湿性关节炎等各种慢性节炎的急性发作期或持续性关节肿痛症状的治疗。软组织风湿性疼痛，如肩痛、腱鞘炎、滑囊炎、肌痛及运动后损伤性疼痛等。急性轻、中度疼痛，如手术、创伤或劳损疼痛，原发性痛经，牙痛，头痛等。

【用法用量】成人用于关节炎，每次 25 ～ 50 mg，每天 3 次。缓释剂型：成人用于关节炎，每次 75 ～ 100 mg，每天 1 ～ 2 次，1 天最大剂量为 150 mg。乳胶剂：外用，每天 3 次。栓剂：直肠给药，成人每次 50 mg，每天 50 ～ 100 mg。

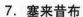

7. 塞来昔布

【适应证】用于缓解骨关节炎、类风湿关节炎、强直性脊柱炎的肿痛症状，也用于缓解手术前后、软组织创伤等的急性疼痛。研究表明对骨转移癌痛患者镇痛效果显著。

【用法用量】口服，每天最大限量不超过 400 mg。

①治疗骨性关节炎：成人口服每次 200 mg，每天 1 次；必要时可增至每次 200 mg，每天 2 次。儿童不推荐使用。②治疗类风湿关节炎：成人口服每次 100 ～ 200 mg，每天 2 次，儿童不推荐使用。③急性疼痛：首剂 400 mg，之后根据需要，每天 2 次，每次 200 mg。

【注意事项】因系选择性环氧合酶 - 2 抑制剂，胃肠道副作用轻微，胃肠道禁忌相对放宽。禁用于接受冠状动脉旁路移植术患者的围术期镇痛。禁用于既往服用阿司匹林或其他非甾体抗炎药后诱发哮喘、荨麻疹或过敏反应的患者。禁用于重度心力衰竭的患者。

8. 依托考昔

【适应证】本品为选择性环氧合酶 - 2 抑制剂，适用于治疗骨关节炎急慢性期的症状和体征，也可用于治疗急性痛风性关节炎。

【用法用量】关节炎治疗：推荐剂量为每天 30 mg，必要时可增至每天 60 mg，最长疗程 4 周，日最大限量为 60 mg。用于急性痛风性关节炎治疗，推荐剂量为每次 120 mg，每天 1 次，只适用于急性发作期，最长使用 8 天，日最大限量为 120 mg。对于轻、中度肝功能不全患者，使用剂量不应超过每天 60 mg，可以考虑每天 30 mg 的剂量。对于肌酐清除率小于 30 mL/min 的晚期肾病患者不推荐使用本品，对于肌酐清除率大于等于 30 mL/min 的患者不需要调整剂量。

【注意事项】禁用于冠状动脉搭桥、已确诊的缺血性心脏疾病、外周动脉血管和/或脑血管疾病患者的疼痛治疗。禁用于有活动性消化溃疡或活动性出血、既往曾复发消化道溃疡或出血的患者。禁用于既往服用阿司匹林或其他非甾体抗炎药后诱发哮喘、荨麻疹或过敏反应的患者。

（二）阿片类镇痛药

1. 氨酚双氢可待因

【成分】每片含 500 mg 对乙酰氨基酚和 10 mg 酒石酸双氢可待因。

【适应证】可广泛用于各种疼痛：创伤性疼痛，外科手术后疼痛及计划生育手术后疼痛，中度癌痛，肌肉疼痛如腰痛、背痛，头痛，牙痛，痛经以及劳损、扭伤引起的持续性疼痛。还可用于各种剧烈咳嗽，尤其是非炎性干咳以及感冒引起的头痛、发热和咳嗽。

【用法用量】每 4 ～ 6 h 服用 1 ～ 2 片，每次不得超过 2 片，每天最大剂量为 8 片。

【注意事项】有呼吸抑制及呼吸道梗阻性疾病，尤其是哮喘发作的患者禁用。对本品过敏者、有颅脑损伤者、分娩期女性禁用。18 岁以下的青少年儿童禁用。

2. 氨酚羟考酮

【成分】每片含 5 mg 盐酸羟考酮和 325 mg 对乙酰氨基酚。

【适应证】主要用于各种原因引起的中、重度急性、慢性疼痛。

【用法用量】每 6 h 服用 1 片，24 h 内服用不可超过 4 片，可根据疼痛程度和给药后反应来调整剂量。

3. 盐酸曲马多

【成分】盐酸曲马多。

【适应证】盐酸曲马多在推荐剂量范围内无呼吸抑制作用，也不影响胃肠动力，镇痛作用为吗啡的 1/10 ～ 1/6，用于中度至重度疼痛。

【用法用量】口服：通常初始剂量为每次 100 mg，每天早、晚各 1 次。如果止痛不满意，剂量可增加至每次 150 mg 或 200 mg，每天 2 次。每天最大剂量不超过 400 mg，应整片吞服，勿掰开或咀嚼。注射：12 岁以上青少年及成人单次静脉注射 100 mg（缓慢注射或稀释于输液中滴注）；皮下或肌内注射，单次用量为 100 mg，每天总量不超过400 mg。

【注意事项】最常见的不良反应是恶心和眩晕。当用药剂量超过常规日用剂量上限时，可能增加癫痫发作的危险性。大量资料表明，长期应用可能引起耐受及精神和身体依赖，但发生率较低。突然撤药可能导致戒断症状，建议缓慢减药。

4. 硫酸吗啡片

【成分】主要为硫酸吗啡。

【适应证】本品为强效镇痛药，适用于其他镇痛药无效的急性锐痛，如严重创伤、战伤、烧伤、晚期癌症等疼痛，是治疗重度癌痛的代表性药物。亦可使应用于心源性哮喘肺水肿症状的缓解。但不能单独用于内脏绞痛，应与阿托品等有效解痉药合用。

【用法用量】口服。第一次剂量范围可较大，每天 3 ～ 6 次，临睡前一次剂量可加倍。常用量：每次 5 ～ 15 mg，每天 15 ～ 60 mg。极量：每次 30 mg，每天 100 mg。对于重度癌痛患者，应按时口服，个体化给药，逐渐加量，以充分缓解癌痛，无"天花板"效应。

【不良反应】有成瘾性，但对于晚期中重度癌痛患者，规范使用造成的成瘾性极其罕见。初用药者可能会出现恶心、呕吐、呼吸抑制、嗜睡、眩晕、便秘、排尿困难、皮肤瘙痒等不适，除便秘外，其他的不良反应均可逐渐耐受。便秘可持续发生于阿片类药物止痛治疗的全过程，应预防性使用辅助通便的药物，如乳果糖等。本品急性中毒的主要症状为昏迷、呼吸抑制、瞳孔缩小、血压下降等，用药过程中应密切观察病情。中毒解救距口服 4 ～ 6 h 内应立即洗胃以排出胃中药物。采用人工呼吸、给氧、给予对症治疗、补充液体促进排泄。静脉注射拮抗剂纳洛酮 0.005 ～ 0.010 mg/kg，成人 0.4 mg。亦可用烯丙吗啡作为拮抗药。长期使用可致生理上和心理上的依赖，不可突然停药，以免出现戒断症状。

5. 盐酸羟考酮片

【成分】盐酸羟考酮。

【用法用量】本品为缓释片，必须整片吞服，不得掰开、咀嚼或研磨。初始剂量为 5 mg，每 12 h 1 次，后根据病情滴定剂量转换为等效本品，个体差异较大。口服本品 10 mg 相当于口服吗啡 20 mg。

【注意事项】初用药者可能会出现恶心、呕吐、呼吸抑制、嗜睡、眩晕、便秘、排尿困难、皮肤瘙痒等不适，除便秘外，其他的不良反应均可逐渐耐受。便秘可持续发生于阿片类药物止痛治疗的全过程，应预防性使用辅助通便的药物，如乳果糖等。缓释片需要按时整片吞服，不可掰开、咀嚼或研磨，以免导致药物的快速释放与潜在致死量的吸收。使用本品者可引起直立性低血压，老年患者使用时注意防跌倒。勿行驾驶或操作机械等注意力高度集中的活动。手术前或手术后 24 h 内不宜使用本品。本品急性中毒的主要症状为昏迷、呼吸抑制、瞳孔缩小、血压下降等，用药过程中应密切观察病情。

6. 芬太尼

【成分】芬太尼。

【适应证】用于治疗中度到重度慢性疼痛以及不能口服和阿片类药物耐受的患者。

【用法用量】本品剂量应根据患者的个体情况而定，应在给药后定期进行剂量评估。应使用最低有效剂量。打开后应立即使用，使用时须用手掌用力按压 30 s，遵医嘱使用不同剂型贴剂整片贴于皮肤平坦、毛发少的部位。

【注意事项】在使用前可用清水清洗贴用部位，不可用肥皂水、油剂、洗剂或其他可能会刺激皮肤或改变皮肤性状的用品。应在躯干或上臂未受刺激及未受放射线照射的皮肤表面贴用，若贴用部位有毛发，应在使用前剪除（勿用剃须刀剃除）。以确保贴剂与皮肤完全接触，尤其注意边缘部分。骨架型芬太尼透皮贴可剪开使用，可以持续贴用72 h，更换贴剂时，应更换粘贴部位。发热者禁用。外贴局部不可热敷、按摩，以免药物一过性吸收过量导致镇痛过度。抱小孩及与他人接触时，注意勿意外将药贴到对方皮肤。便秘发生情况较羟考酮、硫酸吗啡片少，但注意观察呼吸抑制情况，以免发生中毒反应。

附录二 疼痛评分工具及疼痛评估量表

1. 视觉模拟评分量表（Visual Analogue Scale，VAS）

VAS（附图4-1）是最常用的一种疼痛强度的单维度测量评估工具。量表主要由一条100 mm的直线组成，该直线的一端表示"完全无痛"，另一端表示"能够想象到的最剧烈的疼痛"或"疼痛到极点"等。让患者在这条线上相应的位置做标记（用一个"×"或一个垂直的"1"等）以代表他们体会到的当时的疼痛强烈程度。VAS需要患者有一定的抽象思维能力，因此，建议成人患者使用。

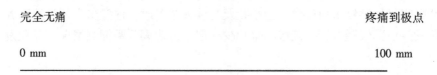

附图4-1 视觉模拟评分量表

2. 数字评定量表（Numeric Rating Scale，NRS）

将疼痛程度用0～10个数字依次表示，0表示无疼痛，10表示能够想象的最剧烈疼痛。由患者自己选择一个最能代表自身疼痛程度的数字，或由医护人员协助患者理解后选择相应的数字描述疼痛（附图4-2）。NRS评分准确简明，但需要患者有抽象的刻度理解能力，还有一定的文字阅读理解能力。因此，NRS比较适用于10岁以上有一定文化程度的患者。

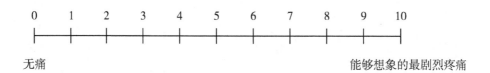

附图4-2 疼痛程度数字评定量表

3. 主诉疼痛程度分级法（Verbal Rating Scale，VRS）

主要根据患者对疼痛程度的表达，将疼痛程度分为轻度、中度、重度三类。VRS的优势是评估简单快捷，但要求评估对象有一定的语言理解能力，多用于理解文字并能表达疼痛的患者。

（1）轻度疼痛。有疼痛，但可忍受，生活正常，睡眠未受到干扰。

（2）中度疼痛。疼痛明显，不能忍受，要求服用镇痛药物，睡眠受到干扰。

（3）重度疼痛。疼痛剧烈，不能忍受，需用镇痛药物，睡眠受到严重干扰，可伴有自由神经功能紊乱或被动体位。

4. 脸谱疼痛评定量表（Faces Pain Rating Scale，FPRS）

Wong Backer FPRS 由圆脸谱构成，多适用于 3 岁以上的儿童（附图 4-3）。

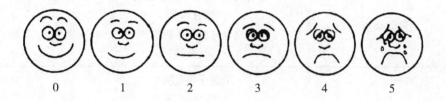

附图 4-3 Wong Backer 脸谱疼痛评定量表

R-FPRS 由长脸谱构成，与 Wong Backer FPRS 相比，其所含脸谱更接近正常人表情，适用于 5～12 岁的儿童及成人。一般情况下，脸谱疼痛评定量表适用于自己表达困难的患者，如儿童、老年人、存在语言文化差异或其他交流障碍的患者（附图 4-4）。

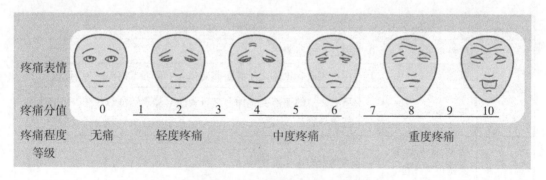

附图 4-4 修订版脸谱疼痛评定量表

5. 行为疼痛评估量表（behavioral pain scale，BPS）

BPS（附表 4-1）是专为机械通气的重症监护患者设计的，用来评估机械通气患者的疼痛程度，不需要患者有沟通能力。但对于应用神经肌肉阻滞药、镇静药患者和重度瘫痪的患者多因无法观察疼痛的行为指标，影响疼痛的评估，因此中文版 BPS 只应用于 ICU 机械通气清醒患者的疼痛评估。

附表 4 - 1　行为疼痛评估量表

观察指标	描述	评分
面部表情	表情放松	1 分
	部分紧绷（如皱眉）	2 分
	完全紧绷（如眼睛紧闭）	3 分
	面部扭曲	4 分
上肢活动	没有因疼痛导致的活动	1 分
	部分弯曲	2 分
	完全弯曲且手指弯曲	3 分
	持续回缩	4 分
呼吸机的顺应性	耐受呼吸机	1 分
	咳嗽但耐受	2 分
	人机对抗	3 分
	无法控制通气	4 分

6. 重症监护疼痛观察量表（Critical-care Pain Observation Tool，CPOT）

适用于不能表达但具有躯体运动功能、行为可以观察的患者（附表 4 - 2）。

附表 4 - 2　重症监护疼痛观察量表

项目	分值/分		描述
面部表情	放松，平静	0	未见面部肌紧张
	紧张	1	存在皱眉、耸鼻或任何面部变化（如睁眼或疼痛时流泪）
	表情痛苦	2	所有之前的面部变化加上双目紧闭（患者可能口腔张开或者紧咬气管导管）
身体活动	活动减少或者保持正常体位	0	完全不动或正常体位
	防护状态	1	缓慢小心地移动，轻抚痛处，通过移动身体引起别人注意
	焦躁不安	2	拉扯气管导管，试图坐起，在床上翻来覆去，不配合指示，袭击工作人员，试图翻越床栏
人机（非气管插管者）人机协调（气管插管者）	人机协调	0	通气顺畅，无呼吸机报警
	呛咳但尚可耐管	1	呛咳，呼吸机报警触发、疼痛时自主呼吸暂停
	人机对抗	2	人机不同步、呼吸机频繁报警

续上表

项目	分值/分		描述
发声 （非气管 插管者）	语调平稳或不出声	0	说话时语调平稳或不出声
	叹息，呻吟	1	叹息、呻吟
	哭喊，抽泣	2	哭喊、抽泣
肌紧张	放松	0	对被动运动无抵抗
	紧张，僵直	1	抵抗被动运动
	非常紧张，僵直	2	对被动运动强烈抵抗，无法完成被动运动
总分：0～8			

7. 儿童疼痛行为评估量表（Face，Legs，Activity，Cry，Consolability，FLACC）

FLACC 最初设计应用于 2 个月至 7 岁患儿术后疼痛评估，有研究表明该量表也可用于创伤、癌症、危重症及智障患儿（附表 4-3）。

附表 4-3 儿童疼痛行为评估量表

评分	0 分	1 分	2 分
面部表情	表情自然或微笑	偶尔出现痛苦表情，皱眉，淡漠	经常或持续出现下颚颤抖或紧咬下颚
腿部动作	自然体位或放松	紧张不安地抖动	踢腿或双腿挺直
体位	安静躺着，正常体位或轻松活动	局促不安、翻来覆去	身体痉挛僵直，成弓形
哭闹	不哭（清醒或睡眠中）	呻吟、啜泣，偶尔诉痛	持续哭泣、尖叫，大声诉痛
可抚慰度	舒适、放松	抚摸拥抱和言语可以被安慰	难以被安抚

8. 简明疼痛量表（Brief Pain Inventory，BPI）

BPI（附表 4-4）是最常用的多维度疼痛评估工具之一。评估的主要内容包括疼痛的程度（0～10 代表"无痛"到"非常疼痛"）、疼痛性质（如刀割痛和闪电痛）、和疼痛对日常生活功能的影响（0～10 代表"无影响"到"非常影响"）。除上述以外，BPI 还要求患者对疼痛的位置进行描述，即在一张人体轮廓图上通过涂色的方法表示所有疼痛的位置，并以"×"标记出最疼的部位。适用于无精神异常、意识障碍、交流障碍，无身体虚弱，年龄为 12～90 岁，患者或家属配合者。除了复杂难治性的癌痛，尤其是癌性神经病理性疼痛患者，其余的疼痛患者均适用。

附表4 −4 简明疼痛量表

患者姓名:　　病案号:　　　诊断:　　　　评估时间:

评估者:

1. 大多数人一生中都有过疼痛经历（如轻微头痛、扭伤后痛、牙痛）。除这些常见的疼痛之外，现在您是否还感到有别的类型的疼痛?（1）是　　　　（2）否

2. 请您在附图4 −5 中标出您的疼痛部位，并在疼痛最剧烈的部位以"×"标出。

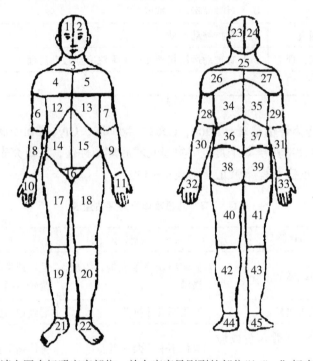

请在图中标明疼痛部位，并在疼痛最剧烈的部位以"×"标出

附图4 −5 疼痛部位标注

3. 请选择下面的一个数字，以表示过去24 h 之内您疼痛最剧烈的程度。

（不痛）0　1　2　3　4　5　6　7　8　9　10（最剧烈）

4. 请选择下面的一个数字，以表示过去24 h 之内您疼痛最轻微的程度。

（不痛）0　1　2　3　4　5　6　7　8　9　10（最剧烈）

5. 请选择下面的一个数字，以表示过去24 h 之内您疼痛的平均程度。

（不痛）0　1　2　3　4　5　6　7　8　9　10（最剧烈）

6. 请选择下面的一个数字，以表示您目前的疼痛程度。

（不痛）0　1　2　3　4　5　6　7　8　9　10（最剧烈）

7. 您希望接受何种药物或治疗控制您的疼痛?

8. 在过去24h 之内，由于药物或治疗的作用，您的疼痛缓解了多少? 请选择下面的一个百分数，以表示疼痛缓解的程度。

续上表

（无缓解）0 10% 20% 30% 40% 50% 60% 70% 80% 90% 100%（完全缓解）

9. 请选择下面一个数字，以表示过去 24h 之内疼痛对您的影响

（1）对日常生活的影响

（不影响）0 1 2 3 4 5 6 7 8 9 10（完全影响）

（2）对情绪的影响

（不影响）0 1 2 3 4 5 6 7 8 9 10（完全影响）

（3）对行走能力的影响

（不影响）0 1 2 3 4 5 6 7 8 9 10（完全影响）

（4）对日常工作的影响

（不影响）0 1 2 3 4 5 6 7 8 9 10（完全影响）

（5）对人际关系的影响

（不影响）0 1 2 3 4 5 6 7 8 9 10（完全影响）

（6）对睡眠的影响

（不影响）0 1 2 3 4 5 6 7 8 9 10（完全影响）

（7）对生活兴趣的影响

（不影响）0 1 2 3 4 5 6 7 8 9 10（完全影响）

附录三 患者疼痛日志

一、您感到哪里疼痛呢?

在附图5-1上将疼痛的部位画上记号"○",记下日期,当疼痛部位发生变化时做上一个新的标记(并记下变化日期)。

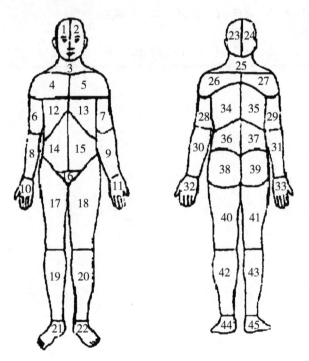

附图5-1 疼痛部位

二、请用数字表达您的疼痛程度

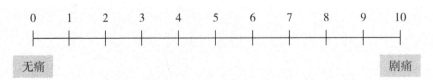

附图5-2 疼痛数字评分法

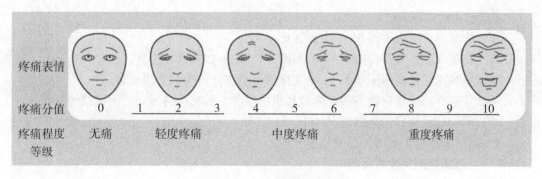

附图5-3 脸谱疼痛评分法

三、请描述您的疼痛

附表5-1 描述疼痛的词语

帮您描述疼痛的词语（您只需填写前面的代码）			
A 刀割样痛	B 烧灼痛	C 绞痛	D 刺痛
E 放射痛	F 射穿样痛	G 钝痛	H 胀痛
I 酸痛	J 跳痛	K 叮咬样痛	L 挤压感

附表5-2 疼痛日记

姓名：　　　　出生日期：　　　性别：　　　　体重：
职业：　　　　地址：　　　　　电话：　　　　负责治疗医师：
以前使用镇痛药物名称：　　　剂量：　　　　服用时间：
目前使用镇痛药物名称　　　　剂量：　　　　服用时间：

日期时间	疼痛部位	疼痛评分	疼痛描述	止痛药名称	止痛药剂量	药物不良反应

药物不良反应：1. 便秘　　2. 恶心　　3. 呕吐　　4. 嗜睡　　5. 其他

疼痛日记的使用方法：

（1）疼痛部位。在附图 5 – 1 中做标记。

（2）疼痛程度。参考附图 5 – 2 和附图 5 – 3 中的疼痛评分工具。

（3）疼痛描述。参考附表 5 – 1 中列出的一些描述疼痛的常用语言。

（4）您需要记录任何使疼痛减轻或加重的事件，如特殊的运动、消遣或治疗措施。

（5）需要记录疼痛信息的情况如下。

A. 当疼痛的程度或者部位发生变化时。

B. 当您感觉到突发性疼痛时。

C. 当您的止痛药物剂型和剂量发生变化时。

D. 当您同时进行其他治疗时，如物理治疗或按摩治疗。

E. 当您服用止痛药过程中出现便秘、恶心呕吐、嗜睡等症状时。

附录四 "互联网＋护理服务"指南

附表6-1 "互联网＋护理服务"项目清单

类别	项目	工作内容
母婴护理	产后处理	评估产妇子宫复旧、恶露、盆底肌功能训练等情况，提供母乳喂养、产褥期常见疾病护理及心理、健康、饮食、运动等指导
	足跟血采集	评估拟采血进行疾病筛查的新生儿进行评估，正确选择采血部位进行足跟血采集
	新生儿黄疸测量	评估新生儿情况，选择适宜的部分，用经皮黄疸测试仪进行测量，将测量结果告知照顾者，并给予相应指导
	新生儿护理	评估新生儿情况，根据需要给予沐浴、皮肤、脐部、臀部护理指导，新生儿抚触等
康复中医	中医护理	评估患者情况及主要症状，对患者实施耳穴压豆、耳尖放血、穴位按摩、刮痧、艾灸、拔罐（真空罐）、穴位贴数、中药封包、脐疗等技术
	骨科术后康复	评估骨科术后患者恢复情况，对患者实施适宜的康复治疗
	截瘫康复	评估截瘫患者恢复情况，对患者实施适宜的康复治疗
	脑卒中康复	评估脑卒中患者恢复情况，对患者实施适宜的康复治疗
监护监测	动态血压/心电监测	评估患者情况，选择适宜的监护设备，对血压/心电进行动态监测
	常规心电图检查	评估患者情况，用心电图机对患者心电图进行记录（可将心电图带回医疗机构，由具备资质的医师出具心电图诊断）

续上表

类别	项目	工作内容
专科护理	气管切开护理	对患者进行评估,清洗气管切开套管并进行分泌物清理、更换切开部位敷料,以保持管道通畅和切开部位的清洁干燥
	CVC 导管护理	评估患者导管及皮肤情况,对 CVC 导管进行维护,包括冲封管、消毒、更换敷料等
	PICC 维护护理	评估患者导管及皮肤情况,对 PICC 导管进行维护,包括冲管、封管、消毒、更换敷料等
	伤口护理	评估伤口情况,给予伤口换药
	压疮护理	对压疮进行评估,根据压疮分级,选择适宜的药物和合适的敷料,进行压疮伤口换药
	造口护理	评估造口(胃、肠、膀胱、肛门)部位及周围皮肤情况,进行日常清洁与维护,根据患者情况更换适宜的底盘、造口袋、人工肛门便袋等
	糖尿病足护理	评估患者全身及局部病变情况,选择合适的敷料、药物及护理用品进行处理
常见临床护理	输液港维护	静脉输液港留置期间的导管维护
	静脉采血	评估患者血管情况,正确选择采血部位,为患者采集静脉血标本
	肌肉/皮下注射	评估注射部位、药物性质、过敏史等,将药物注入患者的肌肉/皮下组织
	血糖检测	评估患者情况,对患者手指、耳垂实施采血,用床旁血糖仪测得数值。将结果告知患者/照顾者,做好记录